來自日本NHK從日常飲食調理體質的身體大全

全彩圖解

NHK出版 不調を食生活で見直すためのからだ大全

日本知名藥學博士、醫學博士、營養學博士
池上文雄　樫村亞希子　加藤智弘　川俣貴一　松田早苗◎監修
藥學博士、台北醫學大學藥學系名譽教授
楊玲玲◎中文版審定　高淑珍◎譯

方舟文化

前 言

每個人都希望自己每天健健康康的，但在繁忙的生活裡，完全不覺得身體有問題的人應該很少。

尤其周遭媒體充斥著各式各樣的健康資訊，從肥胖、肩頸痠痛、腰痛等常見的不適症狀，到嚴重的癌症等，到底哪些是真的，哪些是假的，在判斷上難免會感到不安。

對於認定身體各部位都具有關聯性的日本漢方醫學（譯註：原指日本的傳統醫學，現在大多將漢方與中醫畫上等號，兩者都是指台灣的傳統醫學）來說，健康就是整個身體處於平衡協調的狀態，某個部位失衡或失調了，身體就會生病，這種失調的狀態就稱為「未病」（接近疾病的狀態）。

因此，確實了解身體的生理結構，才能早日發現未病，進一步預防所有疾病。

目前在日本，超過 65 歲的人口比例接近 20%，即將步入少子化的超高齡社會（編註：台灣預計 2025 年會進入超高齡社會），不僅民眾的醫療費用或看護費增加，青年人或中壯年的負擔也跟著增加。再這樣下去，恐怕會跟歐美國家一樣，無法充分享有國民健康保險的診療服務。

如前所述，現在的媒體眾多、資訊氾濫，坊間流傳著各種健康資訊，其中讓人感到惶惶不安的惡質廣告也不少。了解身體的基本結構有其必要，才能掌握正確的訊息。

本書以人體的生理結構為主軸，按照不同章節詳細解說身心常見症狀、漢方或藥草等相關資訊、日常生活注意事項、健康檢查的目的或檢查數值等細節，非常適合當作家庭健康大百科。嘗試建立「去看醫生以前，我就是自己的主治醫師」的概念，改善不良的生活習慣，才能提升自我的療癒力！

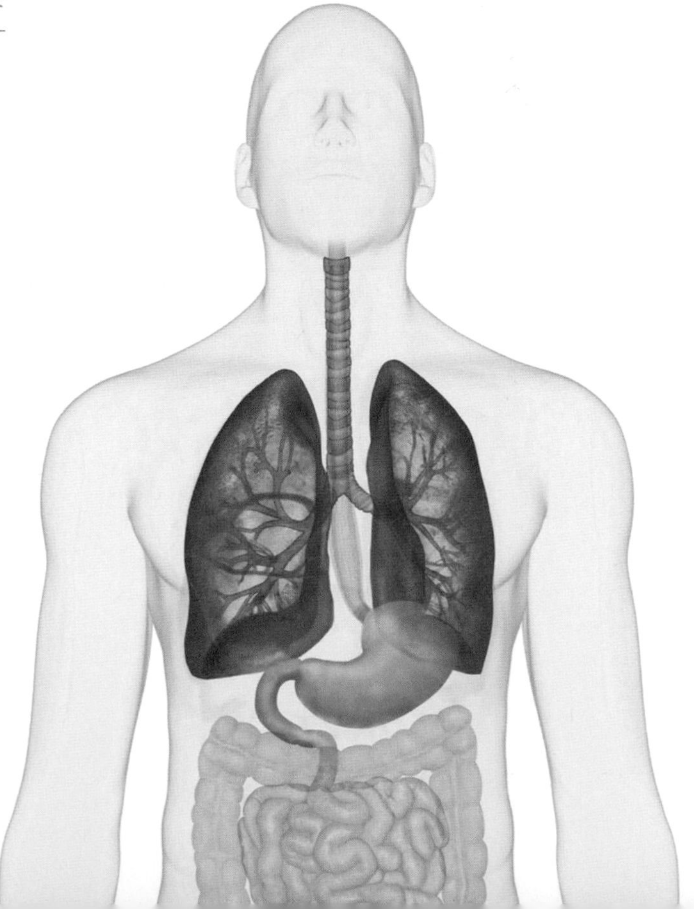

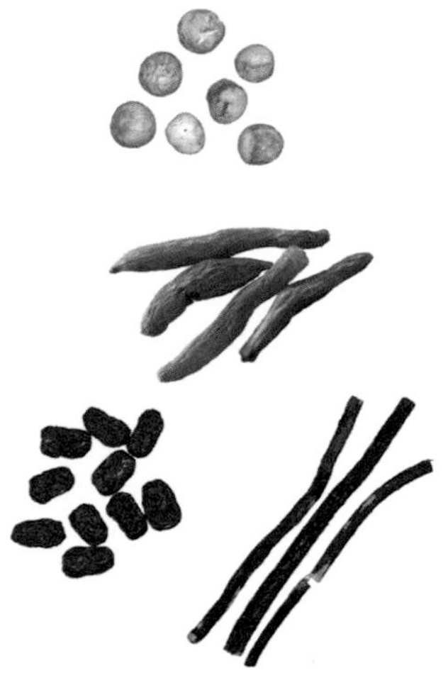

第6章

身體的結構 187

第7章

身體的淨化 233

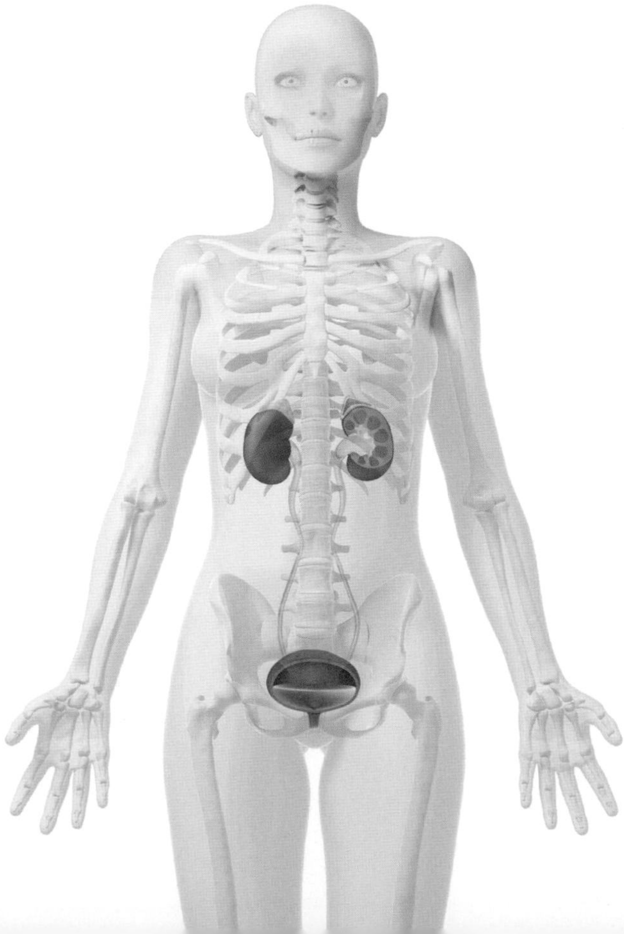

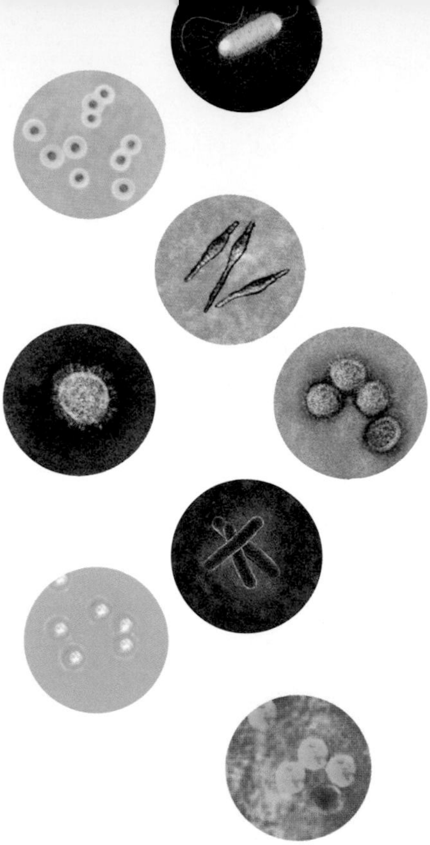

第8章
身體的守護者 241

第9章
身體的調和 267

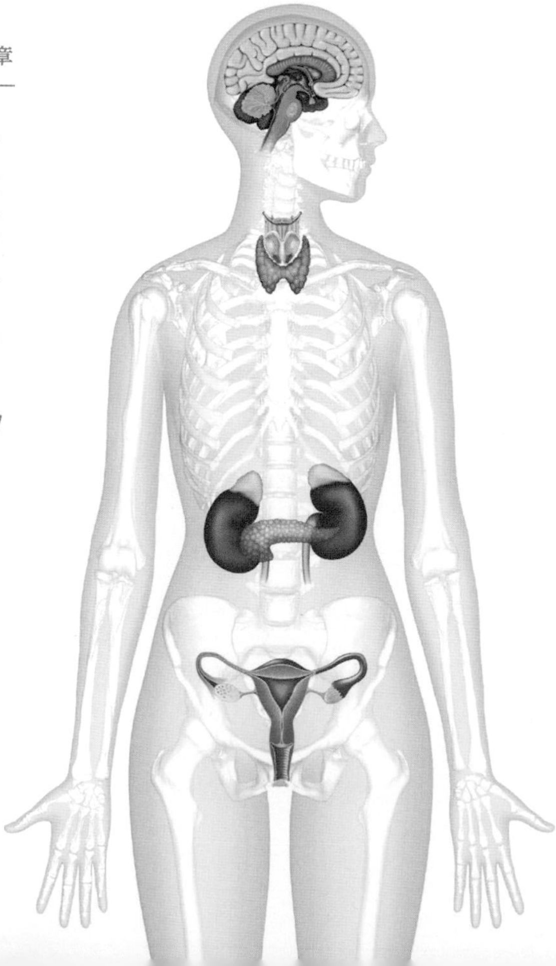

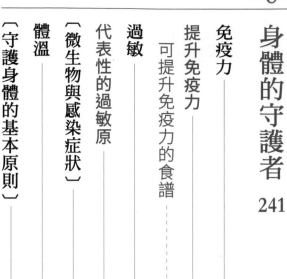

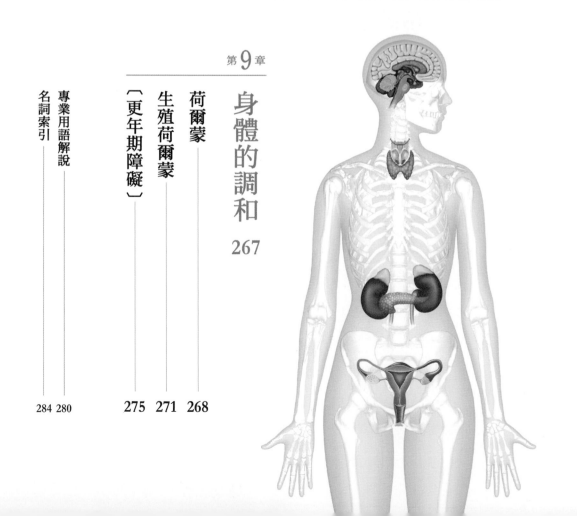

監修者簡介

池上文雄

藥學博士，藥劑師，千葉大學榮譽教授、高級院士、特任研究員，昭和大學藥學院客座教授。千葉大學研究所藥學研究科碩士課程修畢。於東京大學取得藥學博士學位。專長為藥用植物、生藥學或漢方醫藥學。以藥學融合農學為目標，致力於健康科學研究。著有《餐桌上的藥效事典》、《圖解 山珍海味 藥效與藥膳事典》(以上均由農文協〔日本最大農業圖書出版社〕出版)、《可延長健康壽命的藥食祕訣》(主婦之友社出版)，並監修《來自日本 NHK 打造健康身體的食材大全》等著作。

樫村亞希子

醫學博士，醫師。千葉大學醫學院附設醫院綜合治療科醫務人員。富山大學醫學院畢業後，於千葉大學研究所醫學藥學府修完博士課程。為綜合內科專門醫師、初級照護＊認定醫師、指導醫師，專長為綜合治療。

＊所謂的初級照護（primary care），指的是不管患者有何疑慮，周邊都有諮商管道的綜合性醫療。

加藤智弘

醫學博士。東京慈惠會醫科大學研究所消化器內科教授、東京慈惠會醫科大學附設醫院綜合健診及預防醫學中心執行長。川崎醫科大學研究所消化器內科課程修畢。專長為消化器官疾病，尤其是內視鏡相關治療與一般的預防醫學。擔任日本內科學會綜合內科專門醫師、日本消化器疾病學會專門醫師、指導醫師與社團評議委員、日本人類健檢學會專門醫師、指導醫師、日本成人病（生活習慣病）學會專門醫師、理事等多種職務。

川俣貴一

醫學博士。東京女子醫科大學腦神經外科客座教授及客座主任。東京醫科大學醫學院畢。本身是腦神經外科醫師，專長為腦膜瘤等頭蓋骨腫瘤或腦梗塞等腦血管病變手術。曾發表多篇關於良性腦瘤與缺血性腦血管病變的論文，也為許多手術操刀。為日本腦神經外科學會專門醫師、日本腦中風學會專門醫師、日本腦中風外科學會技術指導醫師、日本神經內視鏡學會技術認定醫師、日本內分泌學會內分泌代謝科指導醫師等。也擔任日本腦神經外科學會理事、日本腦下垂體腫瘤學會理事、日本腦腫瘤病理學會理事、日本神經內視鏡學會理事等多種職務。

松田早苗

營養學博士。管理營養師及到府訪問管理營養師。女子營養大學短期大學教授。除了擔任醫院的營養師，也在女子營養大學研究所進修碩士課程。進修完畢後，曾任女子營養大學短期大學助教，營養診所專任講師，2012 年後擔任現職。以營養學為專長，致力研究使用疾病動物模型之食品的機能性，以及對腎臟的影響。監修作品有《讓身體感到美味的全新營養學》(高橋出版)、《大家的今日料理 健康廚房》(https://www.kyounoryouri.jp/kenko)。

本書的使用方法

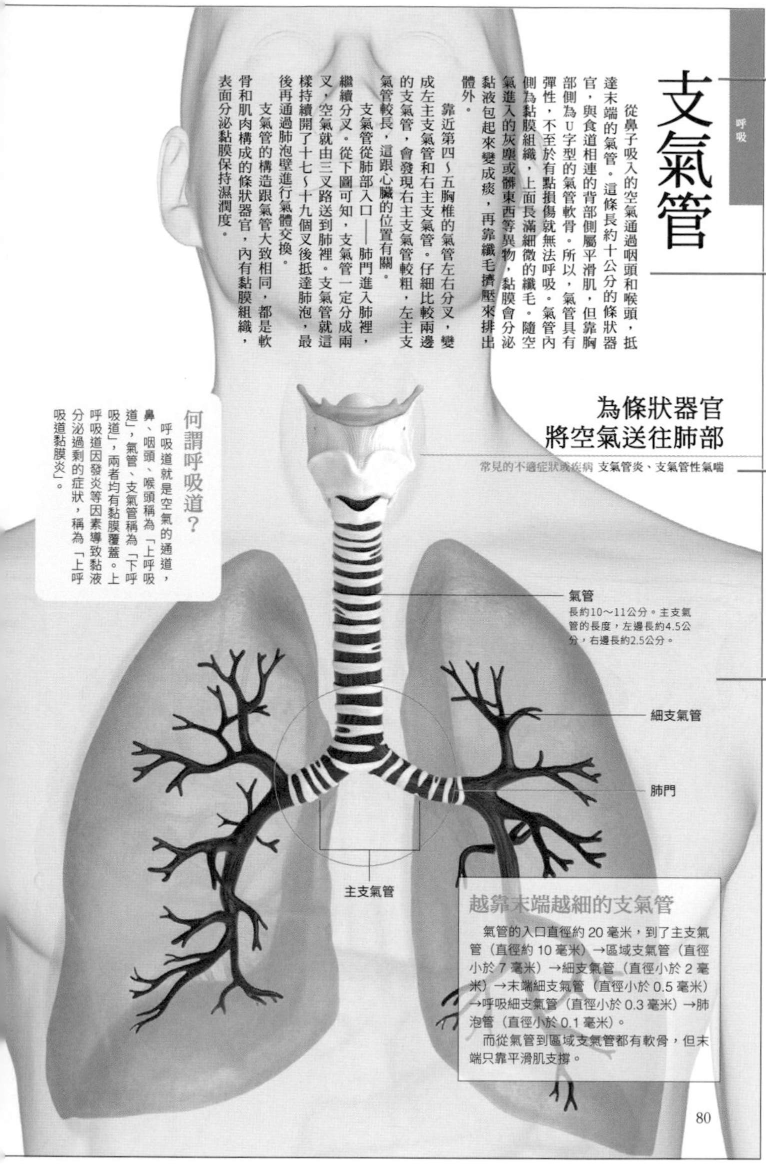
呼吸

支氣管

從鼻子吸入的空氣通過咽頭和喉頭，抵達末端的氣管。這條長約十公分的條狀器官，與食道相連的背部側屬平滑肌，但靠胸部側為U字型的氣管軟骨。所以，氣管具有彈性，不至於有點損傷就無法呼吸。氣管內側為黏膜組織，上面長滿細微的纖毛。隨空氣進入的灰塵或髒東西等異物，黏膜會分泌黏液包起來變成痰，再靠纖毛擠壓來排出體外。

靠近第四～五胸椎的氣管左右分叉，變成左主支氣管和右主支氣管。仔細比較兩邊的支氣管，會發現右主支氣管較粗，左主支氣管較長，這跟心臟的位置有關。

支氣管從肺部入口——肺門進入肺裡，繼續分叉。從下圖可知，支氣管一定分成兩叉，空氣就由三叉路送到肺裡。支氣管就這樣持續開了十七～十九個叉後抵達肺泡，最後再通過肺泡壁進行氣體交換。

支氣管的構造跟氣管大致相同，都是軟骨和肌肉構成的條狀器官，內有黏膜組織，表面分泌黏膜保持濕潤度。

為條狀器官將空氣送往肺部

常見的不適症狀或疾病 支氣管炎、支氣管性氣喘

何謂呼吸道？

呼吸道就是空氣的通道，鼻、咽頭、喉頭稱為「上呼吸道」，氣管、支氣管稱為「下呼吸道」，兩者均有黏膜覆蓋。上呼吸道因發炎等因素導致黏液分泌過剩的症狀，稱為「上呼吸道黏膜炎」。

越靠末端越細的支氣管

氣管的入口直徑約 20 毫米，到了主支氣管（直徑約 10 毫米）→區域支氣管（直徑小於 7 毫米）→細支氣管（直徑小於 2 毫米）→末端細支氣管（直徑小於 0.5 毫米）→呼吸細支氣管（直徑小於 0.3 毫米）→肺泡管（直徑小於 0.1 毫米）。

而從氣管到區域支氣管都有軟骨，但末端只靠平滑肌支撐。

80

部位或機能名稱

分章節說明人體生理學上的部位或生理機能等，以一般常用者為主。

內文解說

說明各部位生理學上的結構或機能，也包含日常生活比較容易意識到的未病症狀，與診斷時需要的疾病名稱。

在副標下註記「漢方見解」、「常見的不適症狀或疾病」等相關資訊。

解說圖

生理學的人體插圖，依部位有男性與女性之分。為了讓讀者容易理解，器官的位置或形狀等細節比較簡單扼要。
雖然也會盡量清楚標示器官的名稱，但內文篇幅不足以說明它所有的功能。

食譜的用法

食材／蔬菜

大概以中型尺寸的食材為標準。若沒有特別註記，都要清洗削皮再料理。

調味料

若沒有特別註記，醬油用濃口醬油，砂糖用白糖，味噌則用信州味噌。

分量註記

- 1 小匙＝ 5cc　1 大匙＝ 15cc　1 杯＝ 200cc。
  要煮飯的話，1 合＝ 180cc（1 米杯約 150g）。
- 微波爐的加熱時間以 500W 為準。
  不同廠牌的加熱時間不一，可自行斟酌加減時間。

熱量	000 kcal
含醣量	0.0 g
含鹽量	0.0 g
膳食纖維	0.0 g

營養資訊

關於熱量、含醣量和膳食纖維等標示，不是以食譜的食材分量，而是以「1 人份」的分量為標準，數值乃參考「日本食品標準成分表 2015 年版（第七版）」為標準加以計算。

健康檢查的目的與數值

說明健康檢查主要的目的與數值（檢查值）或正常值（標準範圍）等項目。

健康檢查採用的正常值，是統計健康者的檢查數據經過計算所得的數值。以健康成人（20～60 歲）的檢查數據為標準，各自扣除高標 2.5% 和低標 2.5%，將剩下的 95% 當作標準範圍，也就是把「95% 目前歸類於健康者的檢查數值」當作正常值。

不過，即便是正常值，也會因為檢查機構採用的檢測儀器及檢查方法不同，而有不同的正常值或單位。（編註：部分項目附上台灣的正常值供讀者參考，單位與日本的數值相同。）

漢方（中藥＝漢方藥）

介紹互相對應的漢方，或可改善不適症狀的常用漢方藥。

日本所謂的漢方藥，是以傳統中醫藥理論為基礎，組合多種生藥所擬定的處方。即根據中醫藥歷代典籍所記載之處方組成、劑量、使用方法為依據，加上漢方醫學（中醫）的診斷，以決定漢方的用法與劑量。此外，漢方分醫療用與一般用之別；前者須由醫師開立處方箋，目前日本厚生省公告可用處方有 148 種；後者有 200 種處方，可自行在藥局或藥妝店等購買。但是，原則上不要自行判斷，應遵照熟悉漢方的醫師或藥劑師等專家的建議選購，使用時確實遵守用法與劑量。

藥草（藥用植物）

藥草作為藥用植物或食材的歷史非常悠久，利用其成分、功效或效果，廣泛運用於藥品、健康食品、化妝品或芳香療法等。

當然，藥草的成分也會因為產地、產期或加工過程等因素出現變化，務必到專賣店選購優質藥草，使用時也要特別留意身體的狀況。

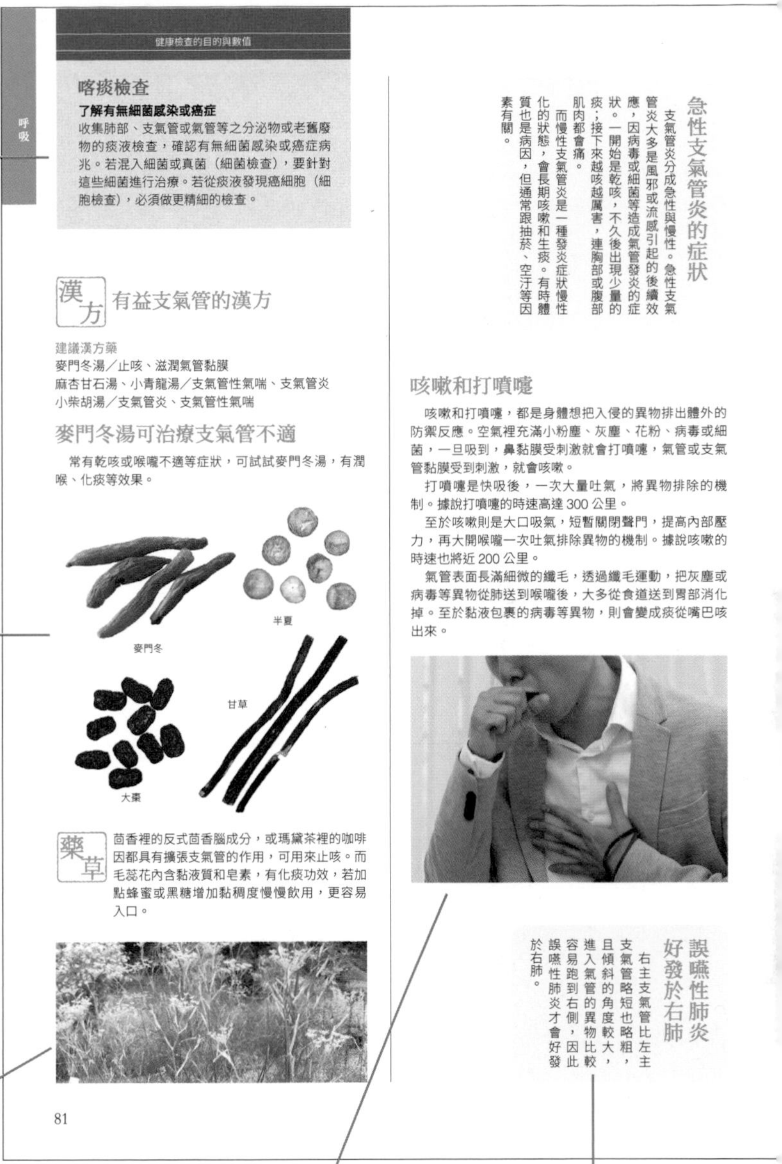

健康檢查的目的與數值

呼吸

喀痰檢查

了解有無細菌感染或癌症

收集肺部、支氣管或氣管等之分泌物或老舊廢物的痰液檢查，確認有無細菌感染或癌症病兆。若混入細菌或真菌（細菌檢查），要針對這些細菌進行治療。若從痰液發現癌細胞（細胞檢查），必須做更精細的檢查。

漢方　有益支氣管的漢方

建議漢方藥

麥門冬湯／止咳、滋潤氣管黏膜

麻杏甘石湯、小青龍湯／支氣管性氣喘、支氣管炎

小柴胡湯／支氣管炎、支氣管性氣喘

麥門冬湯可治療支氣管不適

常有乾咳或喉嚨不適等症狀，可試試麥門冬湯，有潤喉、化痰等效果。

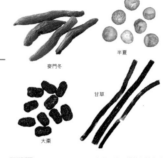

麥門冬　半夏　甘草　大棗

藥草　茴香裡的反式茴香腦成分，或瑪黛茶裡的咖啡因都具有擴張支氣管的作用，可用來止咳。而毛蕊花內含黏液質和皂素，有化痰功效，若加點蜂蜜或黑糖增加黏稠度慢慢飲用，更容易入口。

急性支氣管炎的症狀

支氣管炎分成急性與慢性。急性支氣管炎大多是風邪或流感引起的後續效應，因病毒或細菌等造成氣管發炎的症狀。一開始是乾咳，不久後出現少量的痰；接下來越咳越厲害，連胸部或腹部肌肉都會痛。

而慢性支氣管炎是一種發炎症狀慢性化的狀態，會長期咳嗽和生痰。有時體質也是病因，但通常跟抽菸、空汙等因素有關。

咳嗽和打噴嚏

咳嗽和打噴嚏，都是身體想把入侵的異物排出體外的防禦反應。空氣裡充滿小粉塵、灰塵、花粉、病毒或細菌，一旦吸到，鼻黏膜受刺激就會打噴嚏，氣管或支氣管黏膜受到刺激，就會咳嗽。

打噴嚏是快吸後，一次大量吐氣，將異物排除的機制。據說打噴嚏的時速高達 300 公里。

至於咳嗽則是大口吸氣，短暫關閉聲門，提高內部壓力，再大開喉嚨一次吐氣排除異物的機制。據說咳嗽的時速也將近 200 公里。

氣管表面長滿細微的纖毛，透過纖毛運動，把灰塵或病毒等異物從肺送到喉嚨後，大多從食道送到胃部消化掉。至於黏液包裹的病毒等異物，則會變成痰從嘴巴咳出來。

誤嚥性肺炎好發於右肺

右主支氣管比左主支氣管略短也略粗，且傾斜的角度較大，進入氣管的異物比較容易跑到右側，因此誤嚥性肺炎才會好發於右肺。

81

示意圖

透過示意圖簡單呈現內文概念，但不足以說明具體症狀。

未病解說

日常生活意識到的不適症狀，可能是生活習慣或年紀漸長引發的「未病」或重症的徵兆。但這些「不適症狀」因人而異，建議平常多留意身體的健康狀態，才能做出正確的判讀，若有疑慮請盡早求醫。

本書出版的目的並非為了治病，若發現無法自行改善這些不適感，請盡快到醫院求診。同時要理解，書裡所介紹的食譜等也會因為個人體質上的差異，出現不同的改善效果。

人體的功能

你對自己的身體了解多少？

據說人體有多達 37 兆個細胞，分布於體內各部位的器官，不僅擁有獨立的功能，還能互相合作，完成複雜的功能。所以，可持續運作超過 80 年的人體，可能比人類製造的任何機器還要優秀呢！

人類要靠食物才能活下去。食物經過消化吸收與代謝後，製造人體所需的熱量，讓心臟可以跳動，腦部可以運作。可是，有很多人似乎沒有意識到，食物經口順利被消化——這種每天尋常不過的消化功能（「飲食」p.11～72）是多麼重要啊！

不管是把營養素或熱量送到全身的心臟或血管等循環系統（「血液循環」p.93～134），或是吸入氧氣排出二氧化碳的呼吸系統（「呼吸」p.73～92），都得 24 小時不間斷地持續運作。而掌控身體每個動作的腦部（「腦部」 p.135～164），更是身體的控制中心。透過腦部的正常運作，人類才能做出各種高智慧的活動。

而眼睛或耳朵等感覺器官（「五感」 p.165～186）猶如感應器，讓人了解外界的狀態。泌尿系統（「身體的淨化」 p.233～240）的功能也很重要，負責將身體多餘的廢物排出體外。此外，能讓每個器官順利運作調整的內分泌（荷爾蒙）系統（「身體的調和」 p.267～279），也十分重要。至於能保護身體免於異物入侵的免疫系統（「身體的守護者」 p.241～266），更是值得關注的議題。

唯有分布於身體這個大容器（「身體的結構」 p.187～232）的各種器官都能正常運作，順利執行每一個動作，我們才能過著健康的生活。

關於身體的組織或機能，雖然還有很多未知的部分，但是最要緊的是，正確理解身體基本的結構，活用這些知識，才能預防疾病於未然。

第1章
飲食

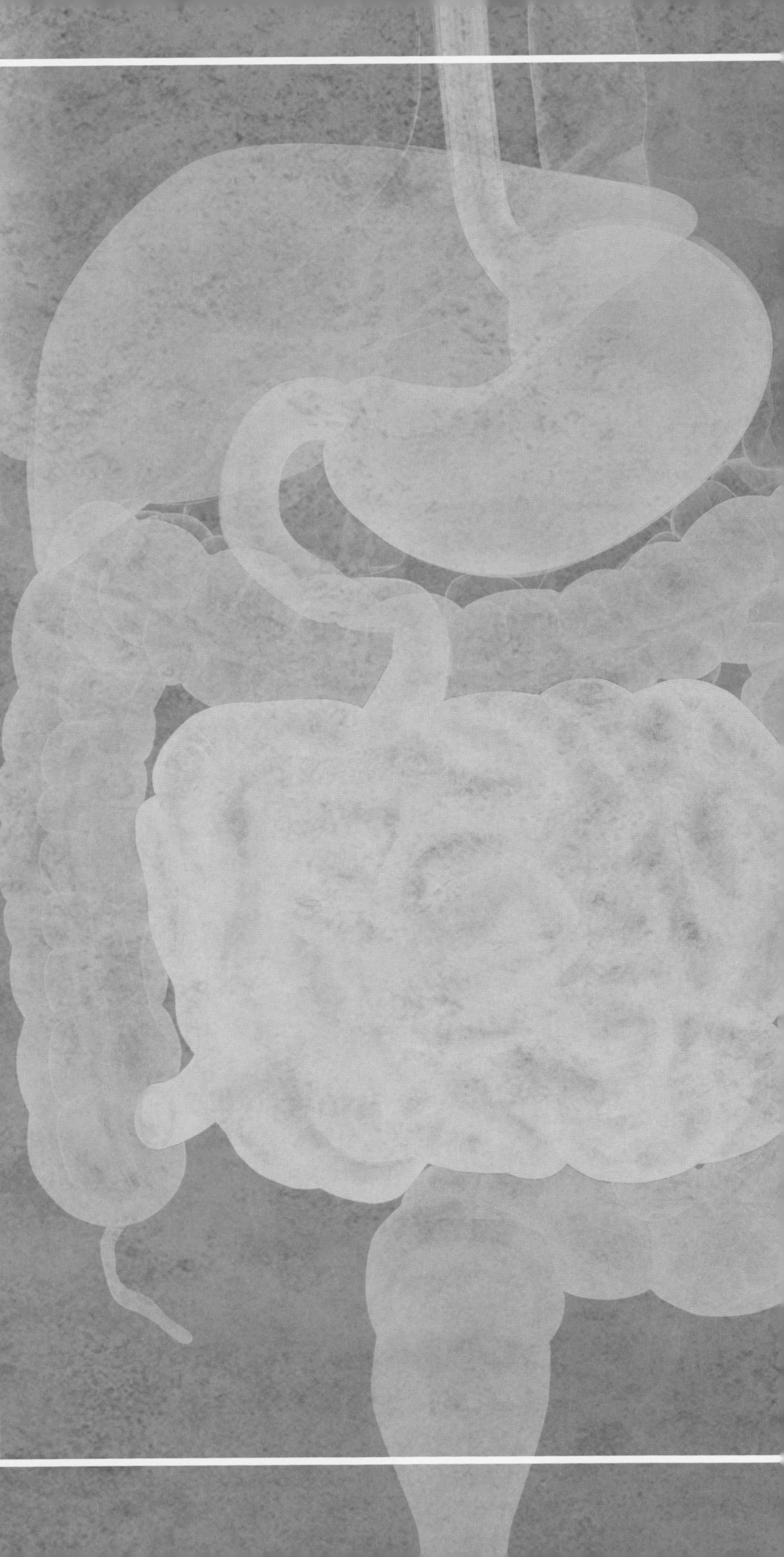

口腔

口腔由嘴唇（口唇）、上顎骨、下顎骨、臉頰、牙齒、舌頭、唾液腺，以及活動這些部位的顎關節所構成，為消化道的入口。食物的咀嚼、品嘗與吞嚥，甚至是講話、唱歌或做表情等各種功能，都必須靠口腔完成。

我們在口腔反覆咀嚼食物時，會分泌唾液幫助消化，這些唾液靠三大唾液腺以及舌頭或臉頰等無數個唾液腺所分泌。唾液一天的分泌量可達〇・五～一・五公升，但自律神經會影響唾液分泌量的多寡。

當唾液受到視覺或聽覺等刺激，腦部的延髓*1跟著反應，接收「交感神經」與「副交感神經」的指令，調整唾液的分泌量。

例如，受到巨大壓力等刺激，交感神經較為活絡時，唾液分泌量會減少；血管收縮時，黏稠度也會增加。

反之，身心放鬆、副交感較為活絡時，血管會擴張，唾液分泌量增加，黏稠度跟著降低。

此外，到了晚上，唾液分泌量通常會變少，這時唾液的作用和功能性跟著降低，嘴巴裡的細菌就會增加。所以，睡前和晨起時的刷牙格外重要。

唾液的功能很多，主要的作用之一就是分解食物裡的澱粉以幫助消化。

唾液成分包含了水、電解質、唾液

唾液猶如千面女郎

漢方見解 「口唇」與「脾」有關。
口為氣之門戶。若唇色佳或具光澤感，表示全身的氣血充足。（p.15）
「涎」也跟「脾」有關。
常見的不適症狀或疾病 口腔炎、口臭

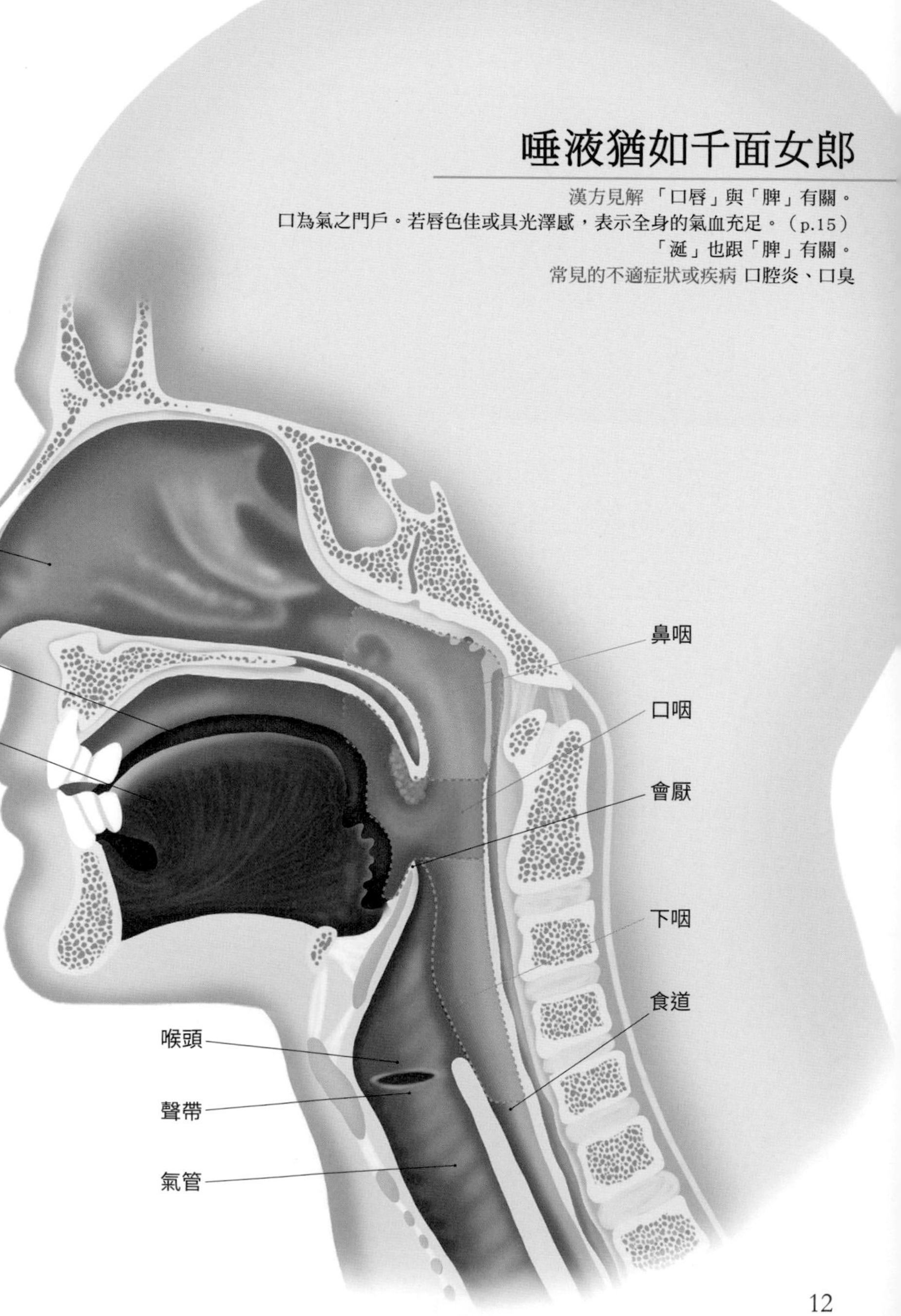

＊1 延髓
腦幹的一部分，為串聯大腦、小腦與脊髓的中繼點。人體不管是呼吸或循環等維繫生命的作用，幾乎都要靠中樞系統，若延髓受損，會導致四肢麻痺或呼吸障礙等問題。

＊2 澱粉酶
分解澱粉的消化酵素，主要從唾液腺或胰臟分泌。可隨血液循環體內，經腎臟過濾排入尿液中。

＊3 麥芽糖酶
為兩個葡萄糖的結合，屬於雙糖類。熱量比砂糖低，比較不會讓血糖上升。

唾液檢測

了解口腔的健康狀態

唾液可清潔口腔保持衛生，促進食物消化。採集唾液，可檢測內部的成分或細菌數，了解口腔內的健康狀態或乾淨程度。此外，從唾液採集的細胞解析遺傳因子，也有助於了解生活習慣病的罹患機率。

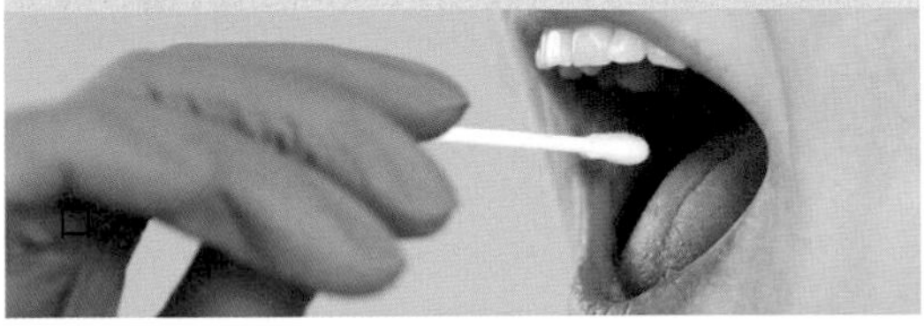

澱粉酶、黏蛋白等有機物。而屬於消化酵素的唾液澱粉酶*2，可將食物裡的碳水化合物分解為麥芽糖酶*3；所以，米飯或麵包才會越嚼越香。

此外，唾液還有很多功能，如沖刷附著於牙齒或牙縫食物殘渣的自淨作用、抑制口腔細菌增殖的抗菌作用、保護口腔黏膜、修復因飲食破損的牙齒表面，以預防蛀牙產生的再石灰化作用。

什麼是「口腔乾燥症」？

口腔乾燥症（dry mouth）是一種症狀，不是疾病。當口腔的唾液分泌量減少，感到口乾舌燥時，會引發各種症狀，嚴重的話還會影響日常生活。年紀增長、壓力、藥物引起的副作用、女性荷爾蒙減少、糖尿病或甲狀腺等疾病，都是導致唾液變少的因素。平常吃東西時記得充分咀嚼、多吃梅子或柑橘類、留意室內的濕度等，都是可以促進唾液分泌的生活好習慣。此外，若出現口腔乾燥症，容易讓口臭更嚴重，增加罹患牙周病或口腔炎（口內炎、口腔潰瘍）等風險。

口乾舌燥時喝什麼比較好？

唾液變少，口腔內部呈酸性時，飲用含檸檬酸（枸櫞酸）的柑橘類飲料，會讓口腔的酸性變高，可喝點水或茶類等鹼性飲料以中和酸性。

含咖啡因的飲料會活絡神經作用，短時間內會抑制唾液分泌，加上利尿效果，體內的水分變得更少，最好避免飲用。含糖飲料則會吸收嘴裡的水分，讓唾液變得更少，也請留意。

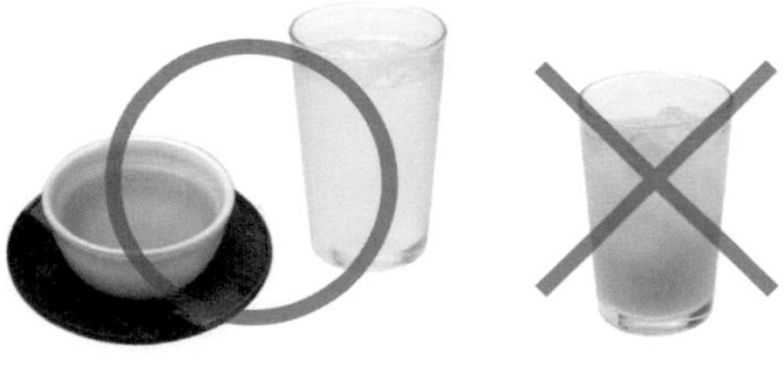

唾液

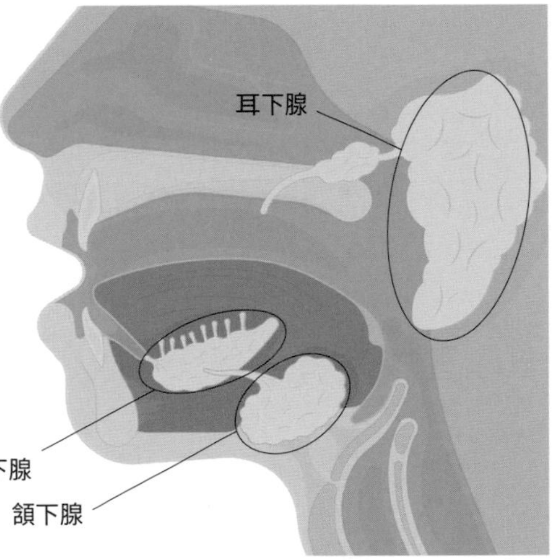

可製造唾液的耳下腺位於耳朵下方，有顏面神經通過，屬於大唾液腺。若得了流行性腮腺炎，這裡就會腫起來。除了耳下腺，大唾液腺還有下巴左右兩側的頜下腺，以及口腔底部黏膜下的舌下腺。

按摩唾液腺

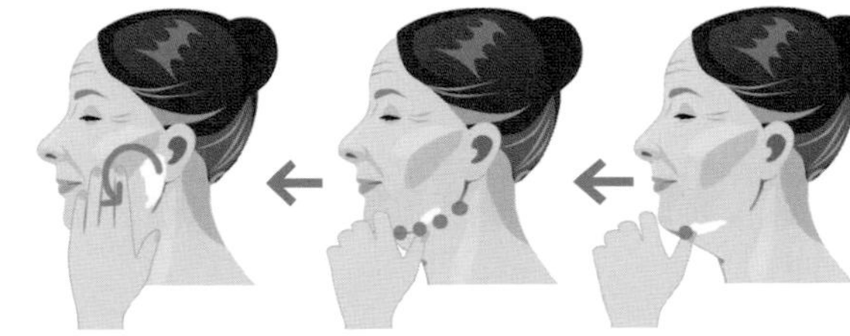

隨著年齡增長，唾液腺分泌唾液的能力會變差。可按摩耳下腺、頜下腺和舌下腺促進唾液分泌。首先把拇指以外的 4 根手指貼著臉頰，逆時針慢慢按摩上臼齒附近 10 圈，可刺激耳下腺分泌唾液。再將拇指靠在頜下骨內側軟軟的部分，從耳下到下巴分成 5 個點，每一個點各按壓 5 次，刺激頜下腺。最後將拇指併攏，從下巴往上頂著舌頭 10 次，可刺激舌下腺。

造成口臭的原因不只一個！整頓腸道環境也是重點

牙周病、口腔炎、口唇皰疹等都是口腔常見的問題，除此之外，有口臭困擾的人好像也不少。口臭可能來自生理或心理、食物、飲料或抽菸等習慣、壓力或疾病等因素，要特別注意的是跟疾病有關的口臭。

超過九〇%以上的口臭，起因是口腔的細菌。造成蛀牙或牙周病等的細菌代謝食物等殘渣後，就會產生臭味。

消化系統、呼吸系統、糖尿病等也可能造成口臭。例如，糖尿病患體內無法充分利用的醣類，反而會分解出很多脂肪。這時血液裡的酮體（人體於飢餓、禁食或某些病理狀態下，如糖尿病，肝臟分解脂肪產生的化合物）增加，混在呼出的氣裡，就會產生臭味。有時候，極端限制醣類的攝取也會引發口臭。

此外，腸道細菌讓食物殘渣腐壞後，也會製造臭味。而其中一部分臭味從腸道進入血液循環全身，當肺部呼吸時，會跟著二氧化碳吐出來。可見腸道健康與否會直接反映在你呼出的氣息，所以，調整腸道環境非常重要。

年紀增長會導致唾液分泌量不足

嘴巴咀嚼食物時會分泌唾液，當食物裡的成分與唾液融合後，味蕾裡的「味覺細胞」就能確實感受酸甜苦辣、鮮鹹等味道。這些味道經過組合後，就會讓人產生各種味覺。

只是，味道要像這樣融於水才能品嘗到，一旦唾液量變少，嘴巴當然就不容易感受味道。所以，當唾液腺老化、牙齒或咀嚼肌功能衰退導致唾液量變少，或者是年紀增長，都會不容易感受到味道。

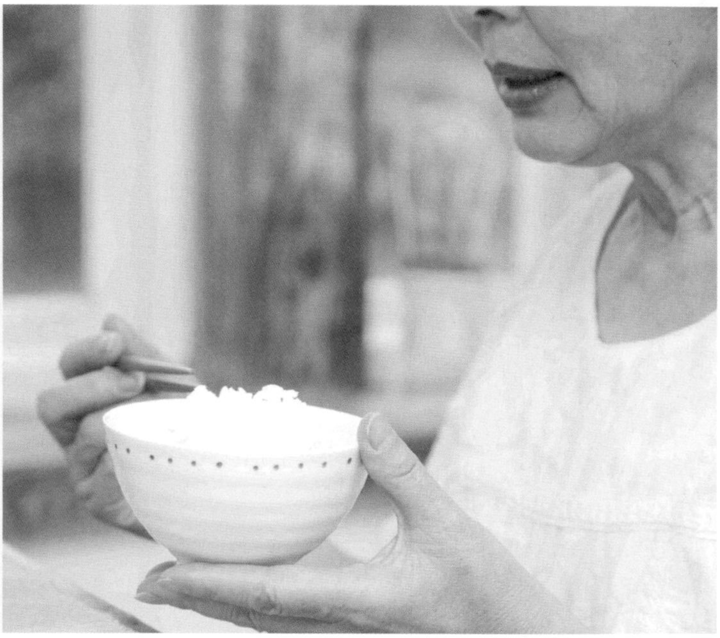

臉頰與雙唇

臉頰與雙唇（嘴巴）的肌肉互相連動、密不可分。生物從爬蟲類進化為哺乳類時，為了「喝母奶」才演變出臉頰與雙唇，只有哺乳類可用嘴巴啣住乳頭吸吮，鼓動臉頰吸奶，跟吸管的原理一樣。沒有臉頰的鱷魚，一張嘴就看到裡面的大臼齒，當然就沒辦法「閉上嘴巴」吃東西了。

此外，「紅唇」是人類才有的特徵，因為嘴巴表皮淺薄沒有色素，看得到微血管，嘴唇才會看起來紅紅的，這也是健康的指標。至於為何只有人類才有紅唇，至今仍是個謎。

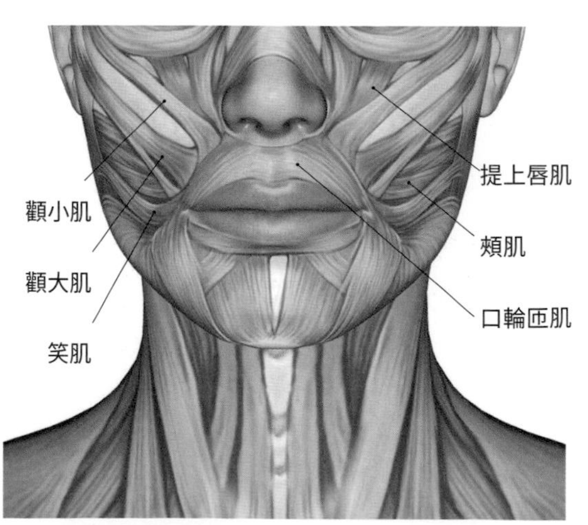

認識「口腔衰弱症」

英文的「frail」指的是虛弱，介於健康與機能障礙間的狀態，只要適切調整就能重拾健康狀態。

而「口腔衰弱症」（oral frail）就是口腔功能有點衰弱或出現問題的狀態。若不及時調整，會導致口腔功能衰退或進食困難，甚至有引發身心障礙的風險。「口腔衰弱症」可視為一種警訊，分成以下 4 種──

❶ 忽略口腔的清潔與衛生，增加掉牙的風險。

❷ 口齒不太清晰、食物容易掉出來、很多東西嚼不動、容易噎到。

❸ 嘴巴變得容易乾燥，不易保持清潔。咬合力變差，唇舌功能退化，吞嚥功能也變差。

❹ 因咀嚼障礙或吞嚥困難導致營養失調或運動障礙，需要他人看護。

意識到口腔的功能退化時，不能光吃容易入口的食物，也要留意口腔衛生，才能及早改善退化症狀，以免影響身體健康。

好食材與食用方法

唾液讓食物變得濕潤好消化

唾液裡的黏蛋白有機物可包裹食物，讓食物變得濕潤且黏糊，較好吞嚥。所以，吃東西一定要充分咀嚼，大量分泌唾液才能幫助消化。而具有黏性的食材也有類似功能，可多攝取。

建議食材：秋葵、山藥、納豆

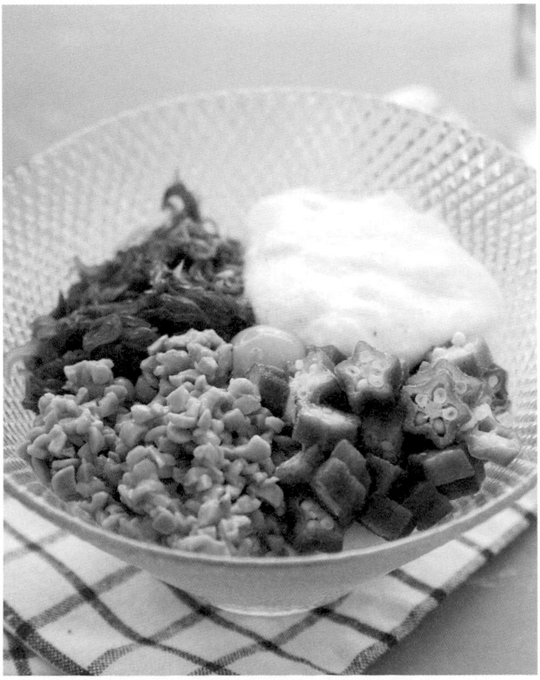

漢方　「口」與「脾」有關

漢方裡的「口」指的是「口腔」，包含唇、舌、齒。「口」為五官之一，與發音和味覺有關，而「脾」的入口為「口」，故「口」與脾有關，觀察唇色光澤即可了解「脾」的功能與狀態。「脾」若健康則唇色紅潤有光澤，「脾」若失調則唇色無光偏乾燥。至於「涎」（口水）是唾液中的稀薄液體，可藉由「脾」的運作加以製造和分泌，保護口腔增加潤澤度，除了具有清潔作用以外，還能促進食物吞嚥與消化。若「脾」或「胃」功能失調，「涎」的分泌量會變少或過多。至於「唾」則是唾液中黏黏的液體，由「腎精」所製作，若唾流太多，容易消耗「腎」的元氣。

建議漢方藥

半夏瀉心湯、黃連解毒湯、黃連湯、四物湯／口腔炎

藥草

建議藥草

德國洋甘菊／口腔炎

金盞花／修復口腔黏膜

百里香／口腔炎、口臭

藥用蜀葵／保護口腔黏膜

鼠尾草／口腔炎、保護口腔黏膜

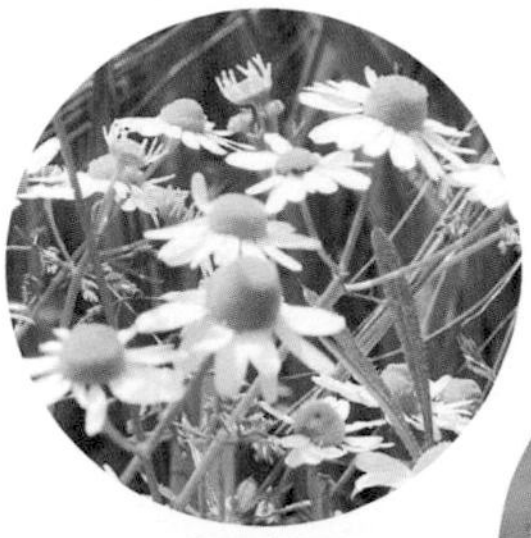

德國洋甘菊

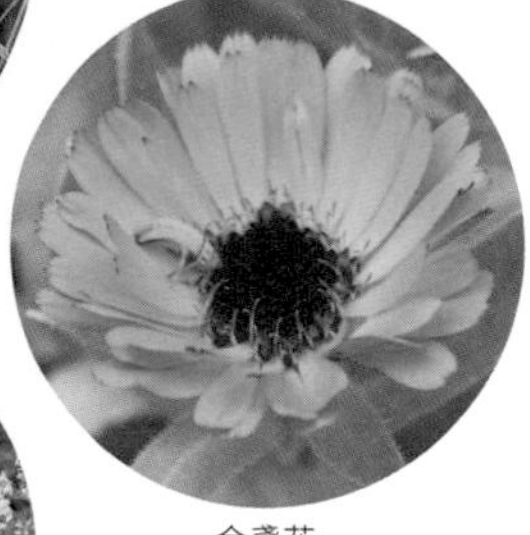

金盞花

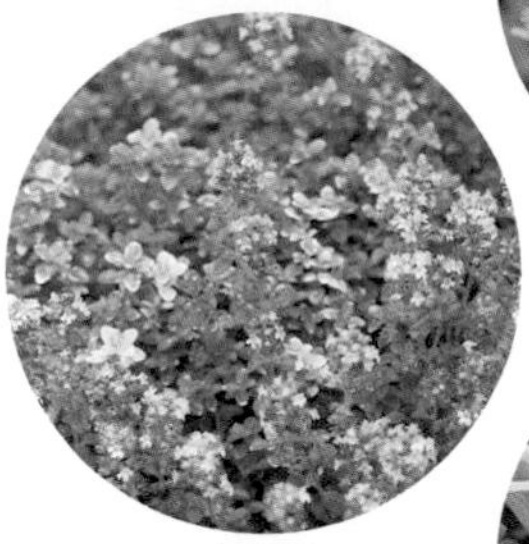

百里香

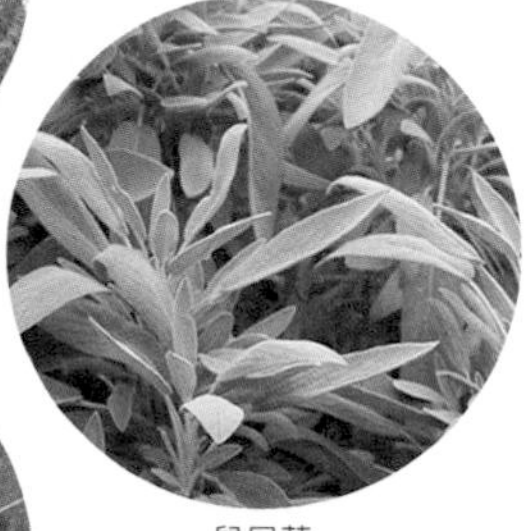

鼠尾草

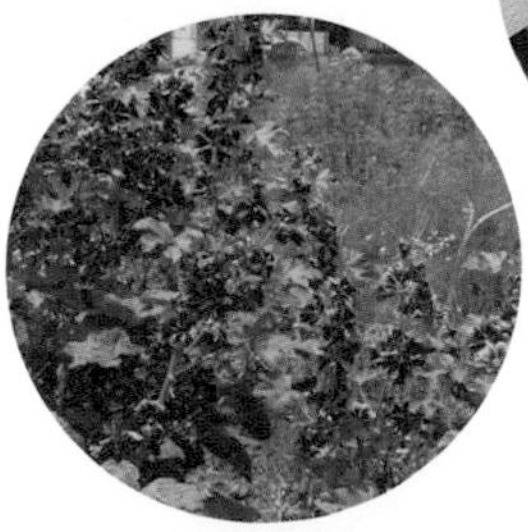

藥用蜀葵

牙齒

牙齒是身體最硬的部分，除了咬碎食物，還能磨碎食物，擔任消化的第一道關卡。

牙齒就像打進土裡的地樁，埋藏的部分是「齒根」（牙根），外露的部分是「牙冠」，牙齦就像那堆土。據說只要牙齒健康，就可以使用等同體重的力道咬碎食物。若牙齦鬆動不牢靠，就無法確實咬碎食物。

牙齒有乳牙（乳齒）與恆牙（恆齒）之分。雖說有個人差異，但大概出生後六～八個月就開始長乳牙，二～三歲乳牙長齊，上下排約二十顆。六歲起進入乳牙換成恆牙的換牙期，約十二～十三歲結束換牙，加上智齒，上下排牙齒總共三十二顆。現代人有人的智齒一～四顆，也有人一顆都沒有；長智齒的時間大多落在十五～二十五歲之間。

牙齒的構造

牙齒的本體為象牙質，表面包覆著琺瑯質與白堊質，內藏牙神經（牙髓組織）。象牙質的硬度跟骨頭一樣，裡面像蓮藕有許多洞洞。琺瑯質是身體最硬的組織，白堊質則是類似骨骼的組織。而牙髓組織因內藏很多神經和血管，被稱為牙齒的心臟，「抽神經」就是清除牙髓組織。

身體最硬的部分 是消化的第一道關卡

常見的不適症狀或疾病 牙周病（牙周炎、齒槽膿漏）、牙痛、蛀牙、智齒

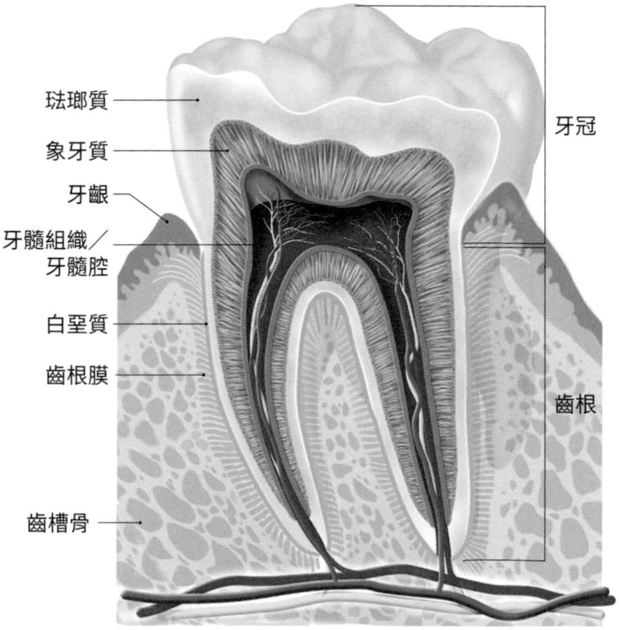

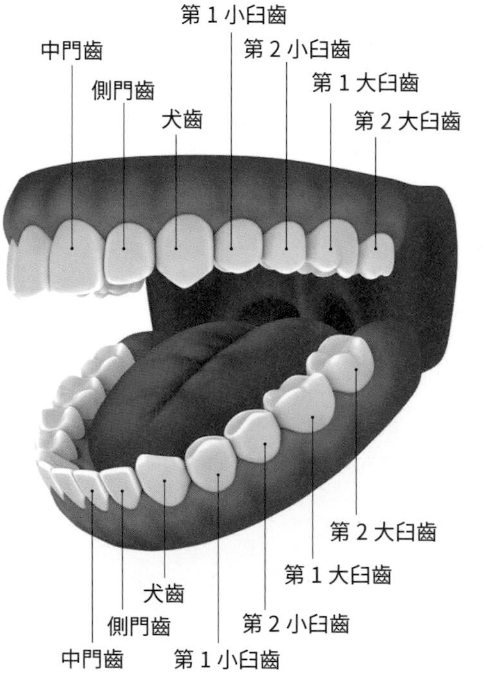

蛀牙的原因與預防方法

主要是造成蛀牙的變形鏈球菌，在牙齒表面的牙垢增殖，分解糖分而產生「酸」，這種酸會溶蝕牙齒表面的鈣或磷（脫灰），形成蛀孔（蛀牙）。總之，若具備這三個條件——「牙垢裡的細菌」（主要是變形鏈球菌）、「易溶於酸的牙本質」（對於酸的耐受力）和「醣類」（細菌的食物），加上時間累積，就會形成蛀牙。從「確實刷牙清除牙垢」（減少牙垢）、「使用含氟牙膏」（強化牙本質）和「少吃甜食」（抑制變形鏈球菌）這三個方向做起，就能有效預防蛀牙。

目前已知剛出生的寶寶並沒有這種變形鏈球菌，但這種菌會人傳人，父母等周遭的大人應避免將這種菌傳給寶寶。

牙周病檢查

了解牙周病的進行狀況或恢復情形

早期的牙周病會有牙齒和牙齦間出現牙周槽（牙周囊袋）的狀態。利用針狀器械可以檢測牙周槽的深淺，或是牙周病的程度。若症狀較嚴重，支撐牙齒的骨骼崩落，就必須照 X 光，了解症狀有多嚴重。

齲齒檢查

了解有無蛀牙或蛀牙情形

實際觀察牙齒，確認有無蛀牙，或是蛀牙情形嚴不嚴重。若是不易從表面觀察的牙齒接面等部位，可照 X 光進一步檢查。

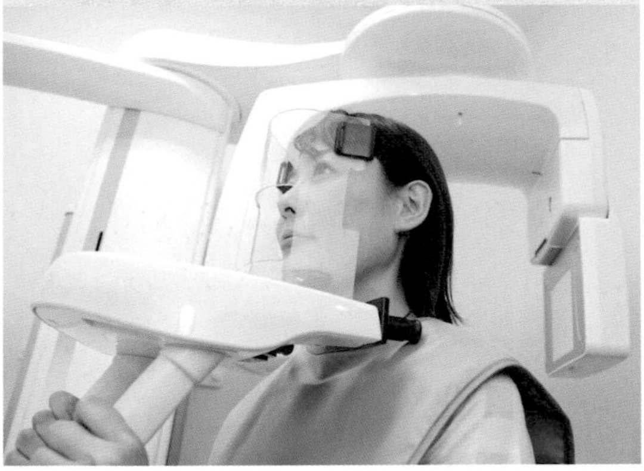

漢方　「齒」與「腎」有關

「齒為骨之餘」，齒跟骨（p.191）同源。跟「骨頭」一樣，牙齒也跟「腎」關係密切，若「腎精」（腎臟儲存的生命能量）不足，「牙齒」自然容易鬆動脆化。

建議漢方藥

立效散／牙痛

葛根湯／牙齦神經痛

好食材與食用方法

有益牙齒健康的食物

鈣質：製造琺瑯質→優格、起司等乳製品，小魚乾、羊栖菜

蛋白質：製造象牙質→肉、魚、蛋、奶、乳製品、大豆、大豆製品

維生素 A、維生素 C：促進琺瑯質或象牙質的生成→南瓜、菠菜等

維生素 D：促進琺瑯質或象牙質等生成→鮭魚、秋刀魚、乾香菇

氟化物：促進牙齒再石灰化、強固牙本質→沙丁魚乾、櫻花蝦、海帶芽、海苔、綠茶等

木醣醇：促進唾液分泌、促進牙齒再石灰化→草莓、藍莓等

何謂牙垢（plaque）？

人體口腔裡的細菌多達 300～500 種。沒刷乾淨之食物殘渣裡的醣類，成為這些細菌的食物，製造黏性不易溶於水的物質（葡聚糖），附著於牙齒表面。因葡聚糖黏性強，會吸附更多細菌形成斑塊，最後就形成牙垢。

何謂牙周病？

牙周病就是牙垢裡的特有菌種，造成牙齒與牙齦產生空隙（牙周槽）發炎，溶蝕支撐牙齒之齒槽骨的疾病。牙垢隨著時間累積會跟唾液裡的鈣結合，變成堅硬的牙結石。這種牙結石或周遭細菌會製造毒素，讓牙周病更惡化。此外，習慣性咬牙根、抽菸、壓力或全身性疾病等，也是牙周病惡化的因素。

智齒最好要拔掉？

只要沒有不良影響，不見得要拔掉智齒（第 3 大臼齒）。有些智齒上下長得很端正，剛好可以咬合，或是可當成假牙或牙橋的基座。

可是，若智齒生長有問題，無法正確咬合，牙齒容易附著髒東西，導致蛀牙、牙齦發炎或口臭的話，最好拔掉。且對下顎偏小的現代人來說，位在最內側的智齒很難清潔，不僅是智齒，連旁邊的第 2 大臼齒也有蛀牙的風險。所以，有時為了保護第 2 大臼齒，即使智齒不會痛還是會拔掉。

充分咀嚼可以幫助消化

充分咀嚼食物，把食物嚼碎，可促進唾液分泌，幫助消化以減輕胃腸負擔。如果是孩童，咀嚼時嘴巴周遭的肌肉受到鍛鍊，嘴巴能確實開合，發音會更清楚，表情也會更豐富。此外，充分咀嚼還可促進腦部血液循環，活化腦細胞，預防失智。充分咀嚼除了促進唾液分泌外，還有其他好處，能讓唾液裡的成分透過細菌再生被溶蝕的琺瑯質，甚至治療極為初期的蛀牙。

除此之外，避免狼吞虎嚥充分咀嚼食物，也能預防肥胖或糖尿病等問題。唾液裡的「腮腺激素」這種荷爾蒙，據說還有抗老化的效果，可見充分咀嚼也能常保年輕！

食道

食道乃銜接口腔與胃部的條狀器官，本身沒有消化功能，為食物的通道。

食道直徑約一・五~二公分，長約二十~三十公分。上面三分之一屬橫紋肌，下面三分之二屬平滑肌。

食道平常為緊閉狀態，有食物要通過時就會蠕動擴張。食物通過食道所需的時間，液體約一~十秒，固體約三十~六十秒。

食道的管壁厚度約四~五毫米，最內側為平滑又強韌的扁平上皮組織，可讓食物順利通過又不會傷及食道。

食道這條腔黏膜管共有好幾層肌肉，透過收縮般的波動（蠕動運動*1），將進入口腔的食物送往胃部。

當我們吞嚥時，與舌頭根部相連的會厭（軟骨組織）會下降，堵住氣管，避免食物誤入氣管。

萬一吞嚥的節奏出了差錯，會厭還沒關好就吞嚥，食物就會跑到氣管讓人嗆到。

食道其實就是貫穿食道口、氣管分歧部與橫膈膜這三大部位的細長通道。有時候食物會塞在食道裡，若發現食物老是塞在相同位置，就要考慮是否是其他疾病所造成。

此外，酷愛溫度高的食物、烈酒或有抽菸習慣等，都會傷害食道，甚至增

重複波浪般的蠕動運動 把食物送往胃部

常見的不適症狀或疾病 **逆流性食道炎**

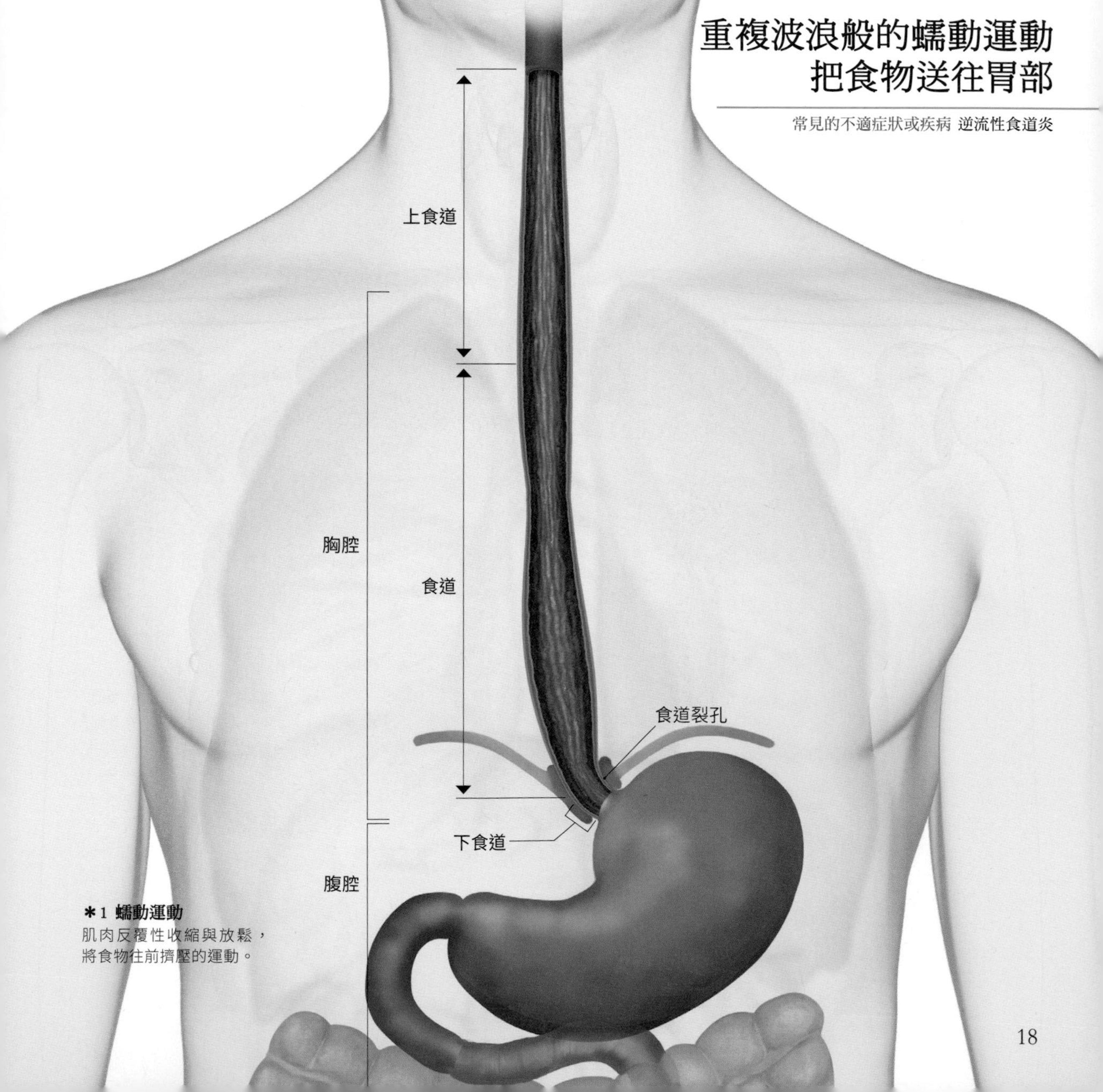

＊1 蠕動運動
肌肉反覆性收縮與放鬆，將食物往前擠壓的運動。

吞嚥是非常精細的自動機制

食物從嘴巴進去，經過喉嚨送到食道，稱為「吞嚥」，其實要靠非常複雜的連續動作才能完成。

首先要閉嘴瞬間憋氣，關住氣管，打開食道口讓食物進來，吞下去後再吐氣。

這時各器官可是以百分之一秒的速度自動連發，完成這些複雜的反射動作。

經過食道的食物在胃部正前方的食道裂孔暫停，再透過蠕動順利進入胃部。

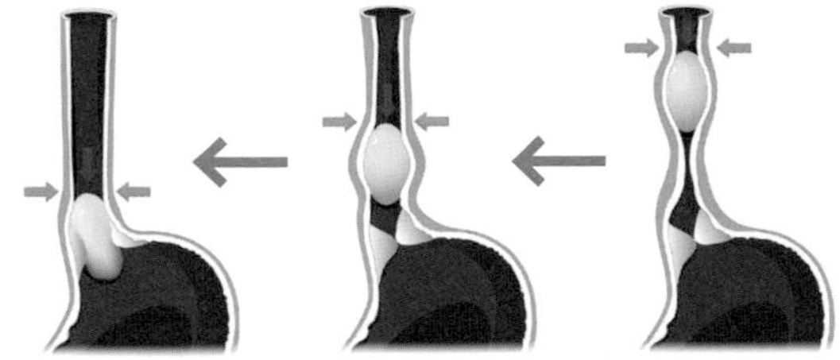

好食材與食用方法

將食物磨成泥狀避免誤嚥

為了讓食物好吞嚥，可將食物 ① 磨成泥狀 ② 切成一口大小 ③ 統一食物的形狀（避免將液體與固體食物混在一起）。

泥狀的食材：動物膠、寒天、山藥泥或蓮藕泥、芋頭泥、納豆或秋葵、嫩豆腐、美乃滋、芝麻醬、花生醬等

非固狀但形狀一致的食材：布丁、茶碗蒸、果凍、高湯、燉煮食材、冰淇淋、優格、山藥泥、粥品、葛粉湯、溫泉蛋等

＊動物膠入口即溶，好入喉容易吞嚥。

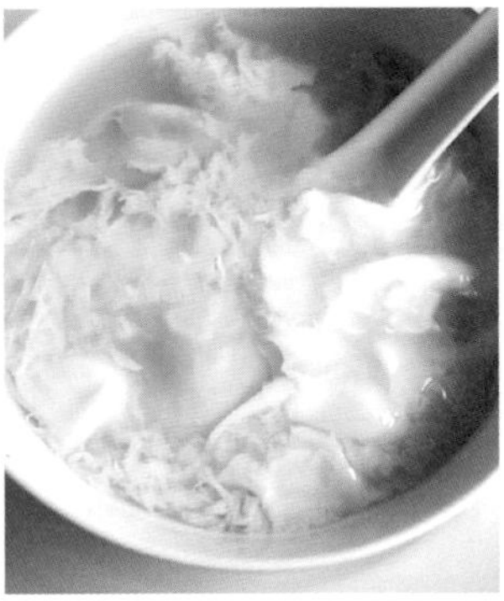

50 歲後要避免誤嚥

所謂的誤嚥就是食物或飲料誤入喉嚨或氣管。因誤嚥引起的肺炎稱為「誤嚥性肺炎」，容易在高齡者身上成為慢性病，甚至造成死亡。

大家常認為高齡者才有吞嚥機能退化的問題，事實上 50 歲後就會有此現象。所以，盡早訓練舌、喉、頸等與吞嚥有關的部位，才能預防誤嚥。

加「食道癌」或「咽頭癌」等癌症的風險。

食道的構造

食道壁從最內側算起，共有黏膜層、黏膜下層、肌肉層和漿膜層四層。其中，黏膜層為複層的扁平上皮細胞，可避免咀嚼後的食物傷及食道。

什麼是逆流性食道炎？

因為過度飲食或壓力過大等，導致胃酸逆流、食道黏膜發炎的疾病。若置之不理，可能引起食慾不振、失眠或無精打采等，影響日常生活。所以，若察覺不適症狀，應該盡早就診。

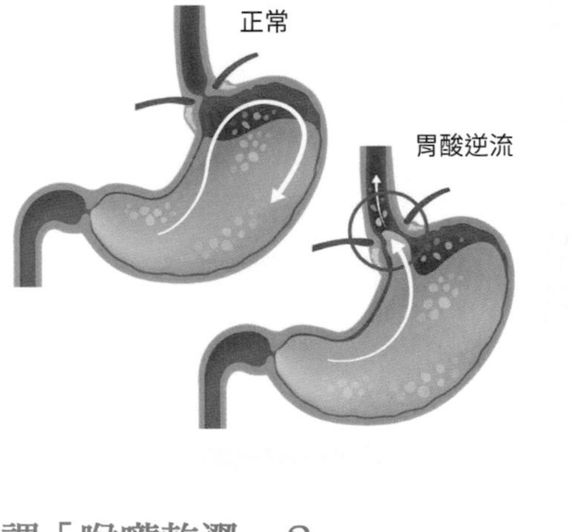

何謂「喉嚨乾澀」？

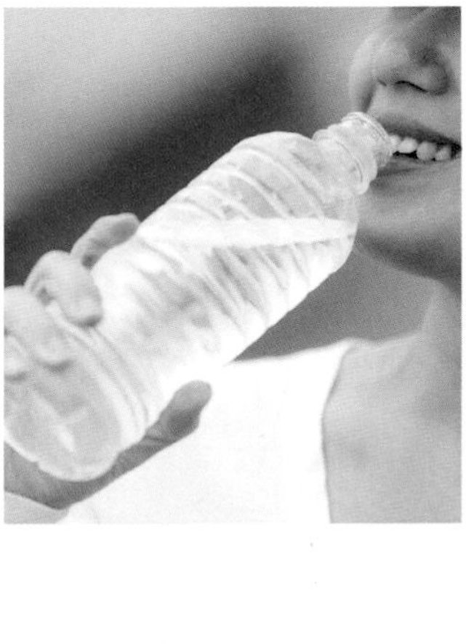

當你覺得喉嚨乾澀，絕不是只有喉嚨乾燥，而是身體缺水的警訊。身體流失占體重 0.5% 的水分時，就算血液只有些許變濃，腦部的下視丘還是會察覺到，因此發出讓人感到喉嚨乾澀的指令。

胃部

胃部為心窩左側的袋狀消化器官。成人空腹時的胃大概是二個拳頭大，容量約五十～一百毫升，吃飽的話，容量增加為一・五～二公升（大約是二罐啤酒）。

胃的主要功能為消化與殺菌。從食道進入的食物，通過胃部入口——「賁門」後，會在胃部滯留三～四小時加以消化。

胃部由「縱走肌（外縱層）、環走肌（內環層）、斜走肌（斜纖維）」這三層肌肉所構成。這些肌肉透過直、橫、斜向等運動，加上蠕動絞碎食物，摻和胃液消化為粥狀，再送到十二指腸。

胃液是由胃部黏膜無數個「腺體」（分泌腺）所分泌，平均每餐的分泌量約五百毫升。胃液裡面含有胃蛋白酶原（可透過胃酸轉化為胃蛋白酶這種消化酵素，分解蛋白質）或胃酸（鹽酸）等物質。

胃酸原本是一種足以讓皮膚潰爛的強酸（pH一～二），奇妙的是，胃酸可以抑制隨食物進入體內的病毒或細菌等繁殖，或是加以消滅。胃裡面有抗胃酸的黏液保護著胃壁，所以不用擔心胃會被自己的強酸給消化掉。不過，在這種強酸裡大量繁衍的細菌，據說就是會導致胃潰瘍或胃癌的「螺旋桿菌」。

當胃部環境平衡時就會分泌胃液，但食物進入胃部受到荷爾蒙刺激後，就會大量分泌胃液。

食物先由胃部絞碎再消化與吸收

漢方見解 「胃」與「脾」互為表裡關係。

常見的不適症狀或疾病 胸口灼熱、打嗝、胃酸過多、胃悶胃堵、噁心感、消化不良、食慾不振、胃潰瘍、宿醉、胃下垂

胃壁的構造

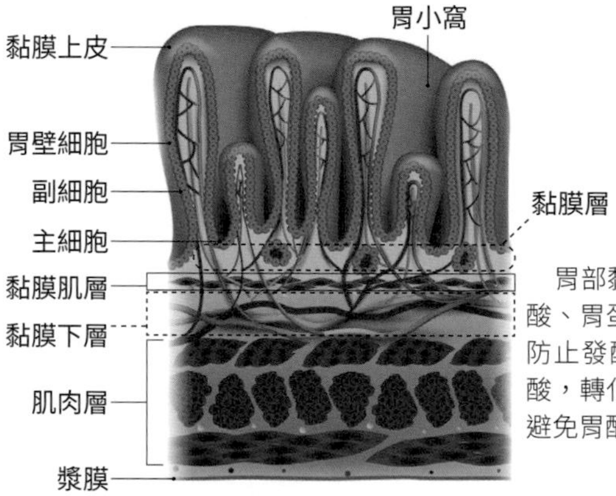

胃部黏膜的腺體（胃腺）可分泌胃液保護胃壁。胃液裡有胃酸、胃蛋白酶原、黏液等物質，可針對食物發揮殺菌、防腐、防止發酵等作用。其中胃蛋白酶原可透過胃壁細胞分泌的胃酸，轉化為胃蛋白酶。而副細胞所分泌的黏液，則能保護胃壁避免胃酸侵蝕。

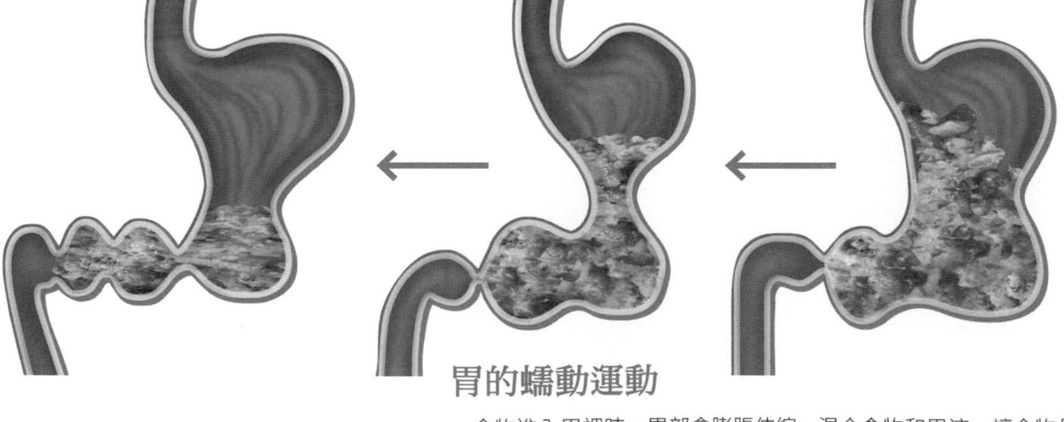

胃的蠕動運動

食物進入胃裡時，胃部會膨脹伸縮，混合食物和胃液，讓食物長時間留在胃裡消化。當胃裡沒食物，內層的黏膜皺褶會縮成細長狀。一旦食物進入，皺褶伸展開來，牽動三層肌肉（縱走肌、環走肌、斜走肌），充分混合食物與胃液。食物進入胃部約 4 小時後，胃部下面的肌肉就會收縮，把食物送往十二指腸。

胃部的構造

胃部的入口稱為賁門，出口（通往十二指腸的入口）稱為幽門。賁門負責讓胃的內容物或胃液留在胃部，不會逆流到食道，賁門腺可分泌黏液。消化後的食物要送往十二指腸時，幽門就會打開（平常是關閉狀態）。而胃液腺可以分泌製造胃液的荷爾蒙。胃底部易有空氣滯留，可分泌胃酸和胃蛋白酶原。如前所述，胃液為強酸，有良好殺菌效果，並含可分解蛋白質的胃蛋白酶。

上消化道攝影檢查

找出胃潰瘍或胃癌

先服用顯影劑——鋇劑，用特殊的 X 光從食道檢查到十二指腸，看看食道、胃、十二指腸有無腫瘤、潰瘍或癌症等病變徵兆。如有腫瘤或潰瘍等，會在黏膜表面形成凹凸感，透過顯影劑可找到病變跡象。

上消化道內視鏡檢查

確認顏色的變化或細微的隆起等病兆

即俗稱的胃鏡檢查。把前端有個小鏡子、粗約 1 公分的管子，從口腔、喉頭插入，觀察食道、胃或十二指腸有無病變徵兆。如有癌症等疑慮，再用內視鏡的鉗子採集組織進行病理檢查。

胃幽門桿菌檢查

確認有無感染胃幽門桿菌

胃幽門桿菌正式名稱為幽門螺旋桿菌，會引發胃炎、胃或十二指腸潰瘍、胃癌等多種疾病。利用抽血、糞便檢查、胃內視鏡等方法，都可確認有無胃幽門桿菌。

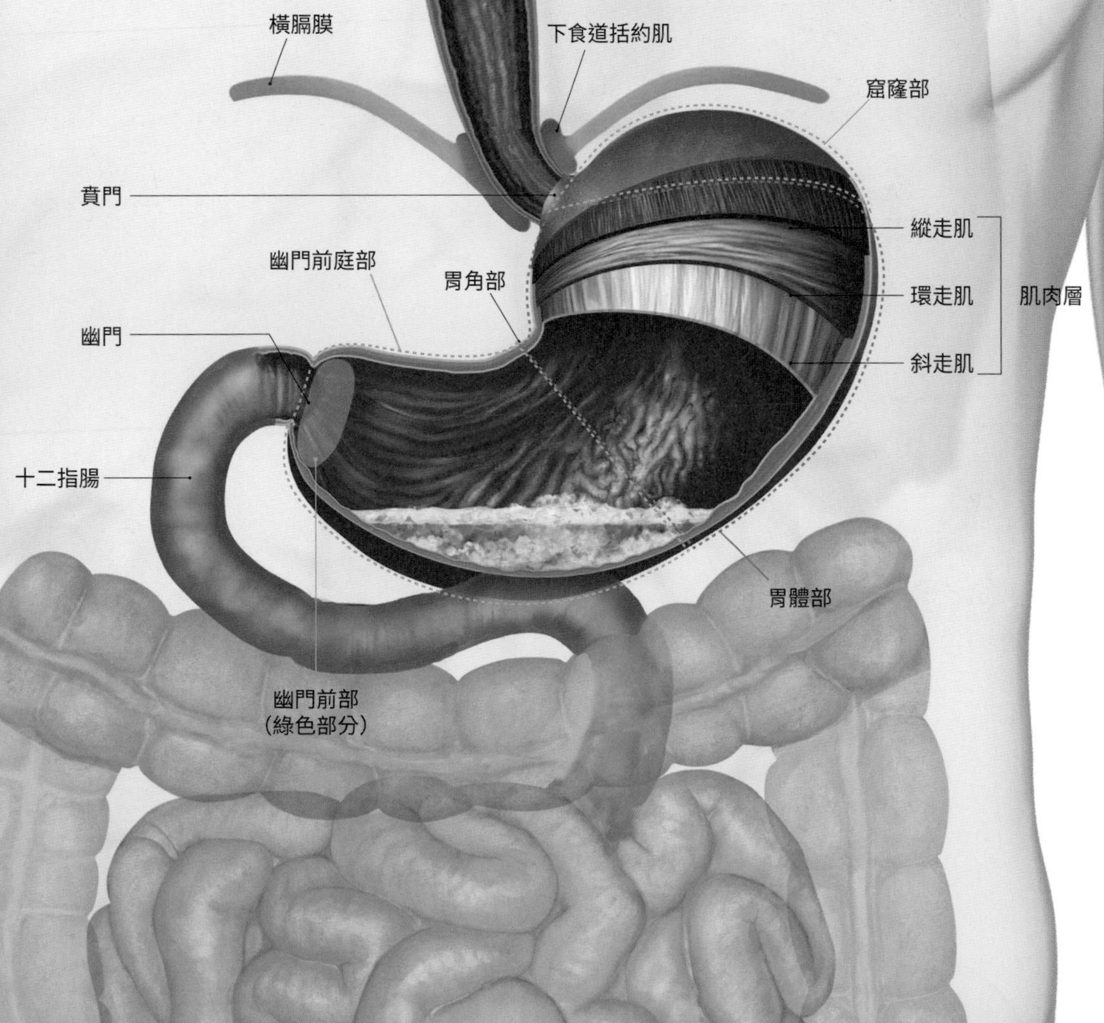

壓力、抽菸或酗酒為引發胃疾的主因！

胃裡可溶解食物的胃酸、胃蛋白酶蛋白質分解酵素和胃黏液，必須維持絕佳的平衡狀態。萬一這些物質失去平衡，胃壁可能出現糜爛般輕微發炎，或大面積剝落的潰瘍，嚴重的話甚至會胃穿孔。

壓力大、抽菸或酗酒等，都是造成失調的主因，前面（參考第二四頁）所說的胃幽門桿菌感染也是原因之一。

胃靠賁門括約肌＊1發揮應有作用，避免食物或胃液從胃逆流到食道，但若收縮力變差（食道裂孔）導致胃液逆流，就會刺激食道壁造成胸口灼熱。

其他像是反覆嘔吐，身體容易跑出胃酸，可補充電解水，維持體內的酸鹼平衡，以維持身體的健康。

什麼是胃潰瘍？

出於某些原因，胃酸侵蝕了胃黏膜，胃壁呈現糜爛受傷的狀態。例如胃很容易受到自律神經影響，若過勞或壓力太大導致自律神經失調，胃酸與胃液也會失衡。一旦胃酸分泌過多，就會傷害胃壁形成潰瘍。平日若常有心窩痛、噁心感、食慾不振或嘔吐等症狀，應盡早就診。

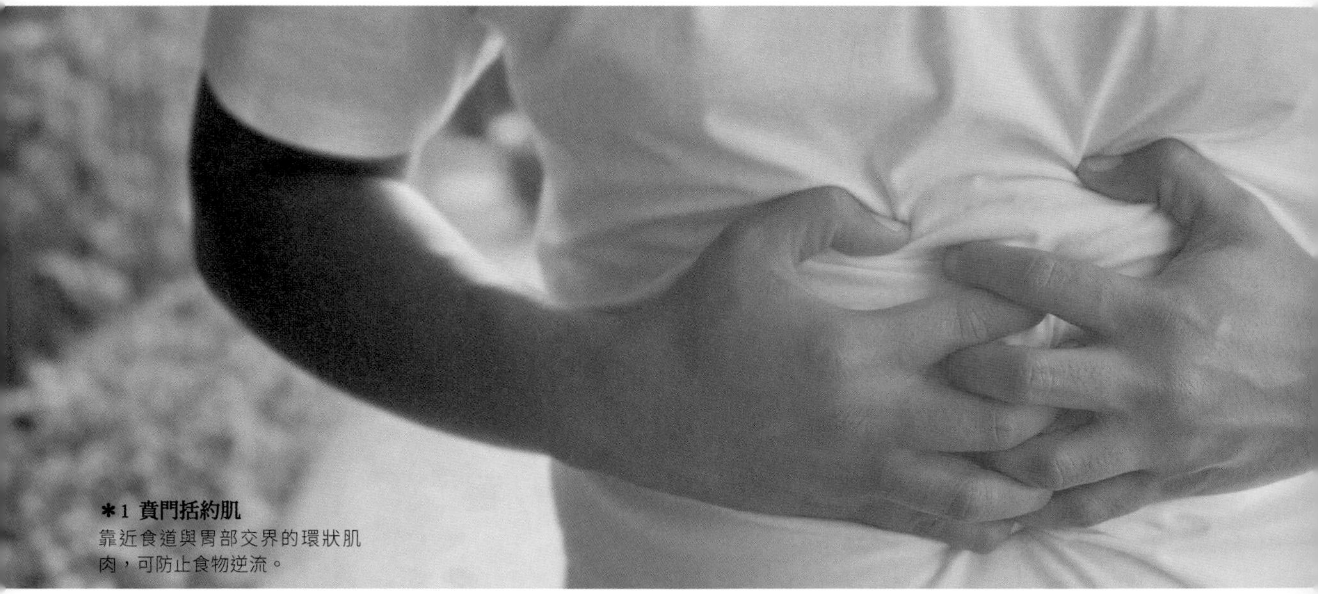

＊1 賁門括約肌
靠近食道與胃部交界的環狀肌肉，可防止食物逆流。

何謂胃下垂？

所謂的胃下垂，即胃部低於正常的位置。偏瘦的女性因腹壓變小，容易引起胃下垂。此外，暴飲暴食、過勞、焦慮、壓力等也會導致胃下垂。一旦出現胃下垂，食物滯留胃裡的時間變長，會增加胃腸的負荷。所以，平常應避開太燙以及過度刺激的食物，以免增加胃腸的負擔。

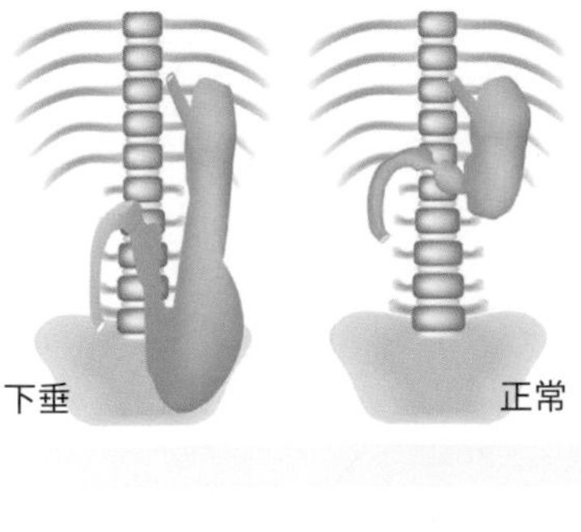

為何胃裡的食物不會壞掉？

食物進到胃裡，不會一下子就送往腸道，而是暫時把胃當成「儲藏室」，儲存三～四小時左右。在這個溫度維持攝氏三十七度、水分充足、跟食物一起進入體內的雜菌容易繁殖的環境，幸好有胃酸發揮有力的殺菌效果，食物才不會壞掉，慢慢被送往腸道。

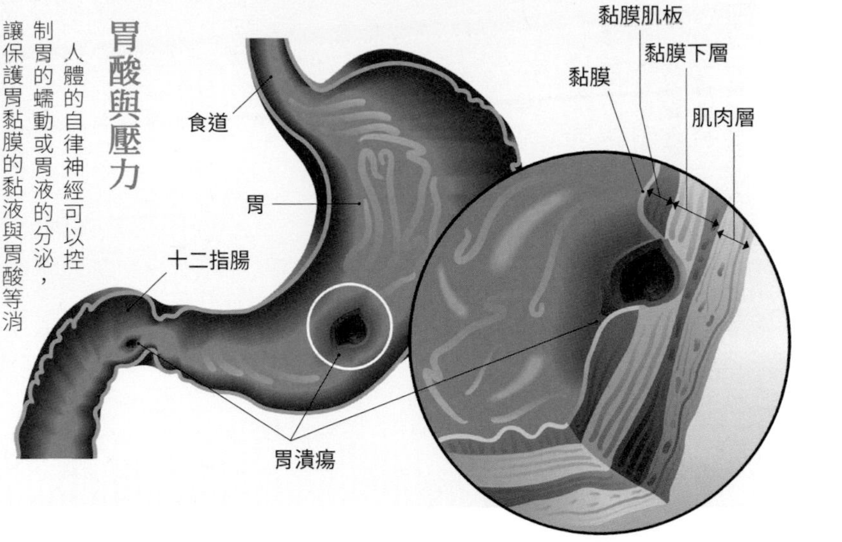

胃酸與壓力

人體的自律神經可以控制胃的蠕動或胃液的分泌，讓保護胃黏膜的黏液與胃酸等消化液維持平衡，確保胃部健康。但有壓力、情緒緊繃時，交感神經變得活絡，胃部血管收縮，血流量減少，保護胃黏膜的黏液就會跟著變少。等身體放鬆，副交感神經會發揮作用，控制胃酸分泌與胃部蠕動。因此，放鬆時，副交感神經變得活絡，會一股腦地分泌胃酸，但這時胃黏液卻變少，不耐胃酸的胃黏膜，遭到胃酸幾波攻擊而受損，就會引發急性胃炎或胃痛。

人為何會嘔吐？

位於腦部延髓（參考第一四二頁）的嘔吐中樞受到刺激，自律神經就會對胃產生作用，引發嘔吐。胃與腸的交界關閉時，若胃部扭轉或肌肉收縮，就會把食物往上推，造成嘔吐。基本上，嘔吐是一種將毒素等物質排出體內的機制，並非壞事。但某些疾病也會造成嘔吐，如果持續吐不停還是盡快就醫。

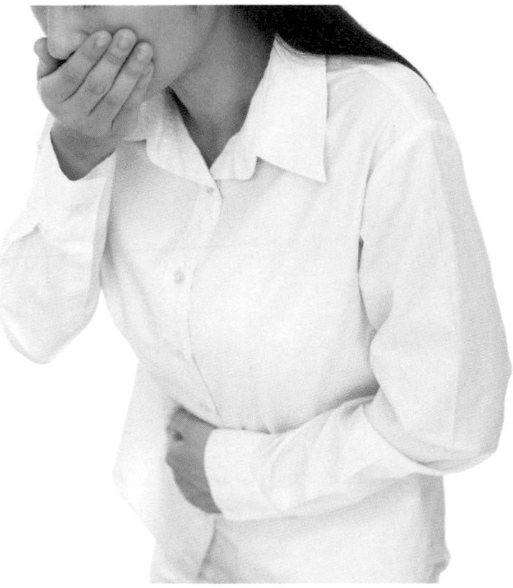

人體真的有「另一個胃」嗎？

正餐吃飽後還吃得下甜點，有人說那是另一個胃，那麼，人體真的有另一個胃嗎？

物理上，若胃的容量滿了，血糖上升，大腦的中樞神經會感應到胃已擴張，發出「飽足」的訊息。可是，當甜點出現在眼前，出現「想吃！」的訊號後，大腦就會分泌食慾素（下視丘泌素），這時接收大腦指令的胃會把部分食物送往小腸，騰出可以容納食物的空間。

這就是「另一個胃」的機制。

肚子為何會咕咕叫？

吃東西無意識吞下的空氣會滯留在胃裡，而食物消化完畢後，會從幽門被送往十二指腸，這時受到擠壓的空氣會發出咕咕聲。這種氣若從嘴巴跑出來就是打嗝，從屁股出來就變成放屁。

其實這種聲音來自十二指腸細胞所分泌，名為運動素的荷爾蒙。這種可促進腸道排泄的消化道荷爾蒙，會從胃到腸道扭轉運動，徹底清除食物殘渣、菌類、剝落的老舊黏膜細胞等廢物。有趣的是，狗跟人一樣也會分泌這種荷爾蒙，肚子也常咕咕叫。

漢方 「胃」與「脾」互為表裡關係

「胃」與「脾」由經絡相連，互為表裡，雙方的生理或病理活動互有影響。漢方視「脾」為五臟之一，負責消化。而解剖生理學所說的「脾臟」，只是一部分的「脾」，不是整個「脾」。「脾」的主要功能為「運化」、「生血與統血」、「升清」，即消化食物造血後，送往「心」或「肺」滋養全身。當「脾」之氣上升時，也能預防其他臟腑下垂。「脾」有異狀，必反應於肌肉或四肢、口、唇、涎。而「胃」為六腑之一。漢方認為胃有「受納、腐熟」、「通降」（和降）的作用。受納即接收食物，腐熟為初步消化，把磨成粥狀的食物送到小腸，就是通降。若受納機能退化，胃氣變差，恐怕會難以進食。胃氣可從食慾、舌苔、氣色、脈絡等研判。因此「胃」與「脾」相互為用，彼此取得平衡，消化機能才能正常運作。

建議漢方藥

安中散／神經性胃炎、慢性胃炎
平胃散／胃脹、消化不良、食慾不振
補中益氣湯／食慾不振、胃下垂、夏天消瘦
六君子湯／／食慾不振、逆流性食道炎
半夏瀉心湯／神經性胃炎、胸口灼熱
胃苓湯／急性腸胃炎、腹冷
大建中湯／腹冷、腹部脹滿
黃連解毒湯／胃炎
人參湯／胃腸炎、胃腸黏膜炎、胃擴張
半夏厚朴湯／胃下垂、神經性胃炎

藥草

建議藥草

德國洋甘菊、藥用蜀葵／胃炎
薄荷、羅勒／食慾不振

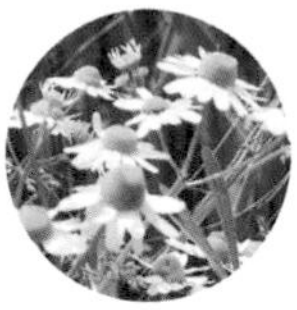
德國洋甘菊

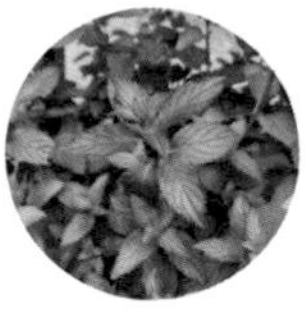
薄荷

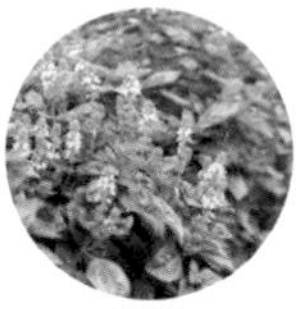
羅勒

市售胃藥的功效

胃部可能有好幾種不適症狀，必須根據症狀選購適合的胃藥。而胃藥主要可分為以下五大類。

① 制酸劑（可中和過多的胃酸）
② 黏膜保護劑或黏膜修復劑（修復受損黏膜，促進黏膜分泌避免胃酸的傷害）
③ 消化劑（改善消化不良）
④ 健胃劑（增加刺激促進胃液分泌／苦味健胃劑與芳香性健胃劑）
⑤ 組織胺阻斷劑（抑制胃酸分泌）

消化不良與胸口灼熱

所謂的消化不良，是吃下的食物超過胃容量，無法消化，或吃進太多不易消化的東西，消化時間太長所引起。此外，壓力或年紀增長，胃功能變差，食物長時間滯留胃部，也會造成消化不良。

而所謂的胸口灼熱，是指胃酸湧上心頭的感覺，或整個胸部都感到不舒服。若是睡覺或早上起床時出現的胸口灼熱，也可能是逆流性食道炎。這時可試著調整一次食量，吃飽也不能馬上躺著。萬一症狀依然出現，請盡早就診。

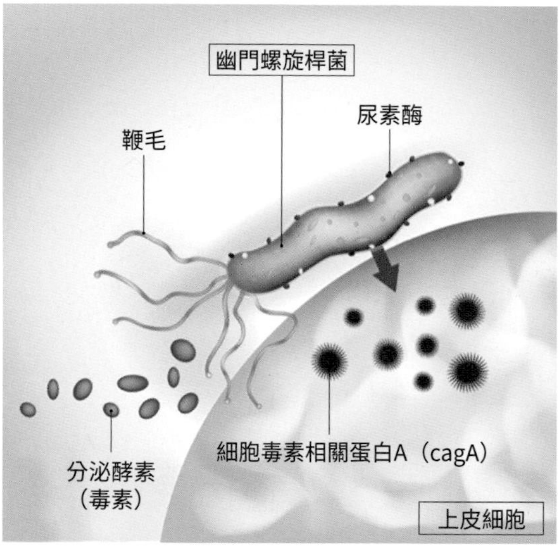

胃幽門桿菌

胃幽門桿菌全名為幽門螺旋桿菌，是胃黏液中孳生的細菌。顯微鏡下的幽門桿菌如上所示，為螺旋結構，靠細菌頭上的鞭毛移動。因胃裡有胃酸，一般的細菌無法存活，但幽門螺旋桿菌具備特殊酵素，可中和周遭環境而存活下來。人體若長期感染幽門螺旋桿菌，恐怕會導致慢性胃炎、胃潰瘍或十二指腸潰瘍，容易造成胃癌，甚至引發淋巴腫瘤等疾病。

目前醫界已了解胃幽門桿菌引發胃炎的機制，期待未來能研發無須抗生素的嶄新療法。

可以減輕胃腸不適的飲食習慣

胃腸的不適常起因於不良的生活習慣。先檢視飲食習慣，避免增加腸胃負擔。若疼痛等症狀非常嚴重，有時要先禁食，讓胃腸好好休息。

胃功能不佳者要減輕胃腸的負擔

- **少量攝取膳食纖維多的食材**

宜少量攝取竹筍、菇類或藻類等膳食纖維多的食材。

- **少量攝取脂肪多的食材**

雞胸肉或白肉魚優於脂肪含量多的肉類或魚類。

- **注意烹調方式**

如食材切小一點、煮爛一點、用好消化的奶油，分量少一些。有些肉或魚類煮過頭反而會變硬，不利消化，要注意烹煮的時間。

- **避免食用會刺激胃酸分泌的食材**

辛香料、太甜、過鹹、太酸的食材、酒精或濃咖啡、碳酸飲料等，都過於刺激。

◆ **吃東西要細嚼慢嚥。**

◆ **減少每餐的分量，一天改吃四～五餐。**

◆ **不要喝太熱或太冰的飲料。**

健胃成分

EPA、維生素 C、維生素 E、維生素 U、*β*- 胡蘿蔔素、澱粉酶、黏性食材

健胃好食材

食用技巧

好消化吸收的白肉魚、牛奶或豆腐裡的蛋白質，可搭配強化黏膜的黃綠色蔬菜，這樣就不容易增加胃部的負擔。

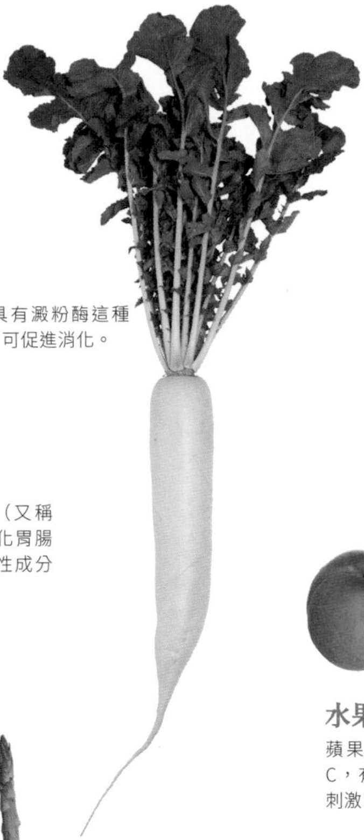

白蘿蔔

白蘿蔔裡具有澱粉酶這種消化酵素，可促進消化。

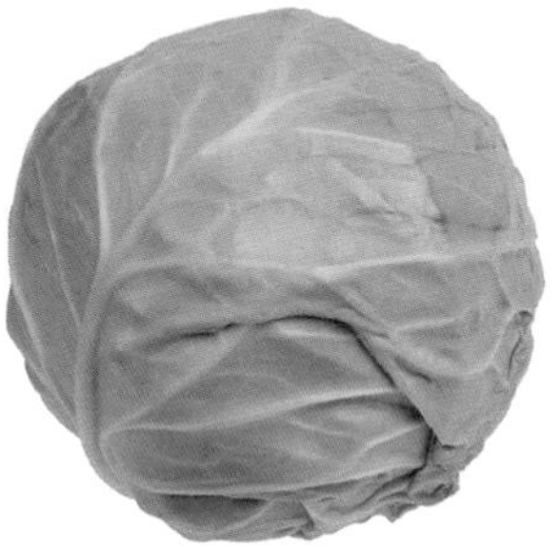

高麗菜

高麗菜含維生素 U（又稱 Cabbagin），可強化胃腸功能，也富含機能性成分「異硫氰酸鹽」。

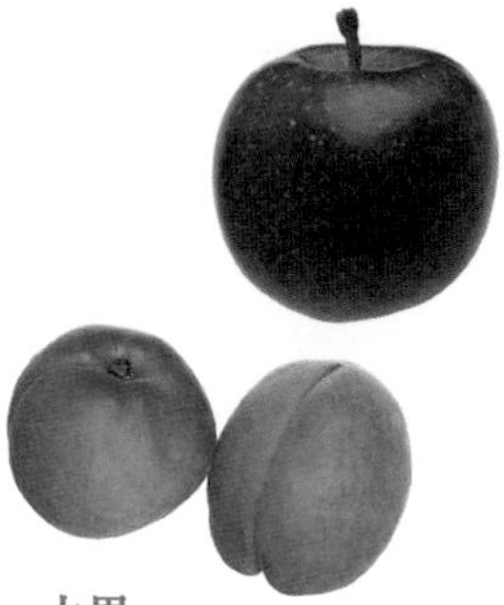

水果

蘋果或杏等水果均富含維生素 C，有益胃部，但過酸的水果會刺激胃液分泌，不宜食用。

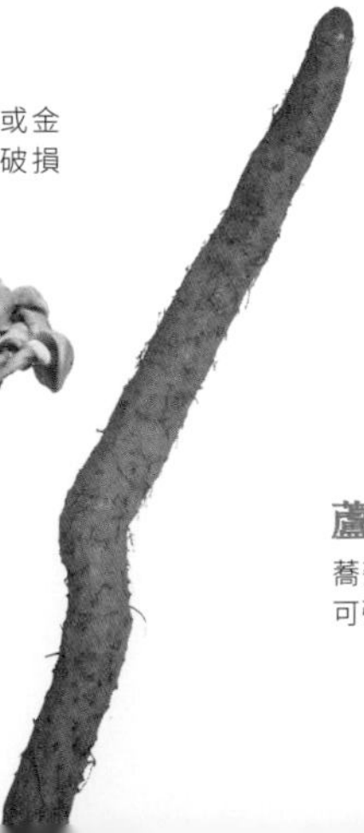

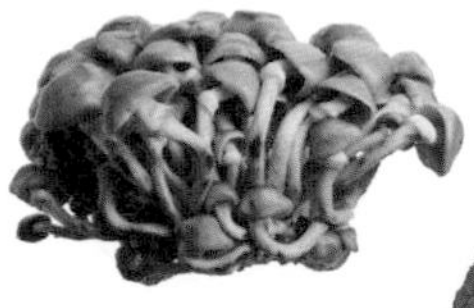

山藥、金滑菇

富含黏液的山藥、芋頭或金滑菇等食材，均可修補破損的胃黏膜。

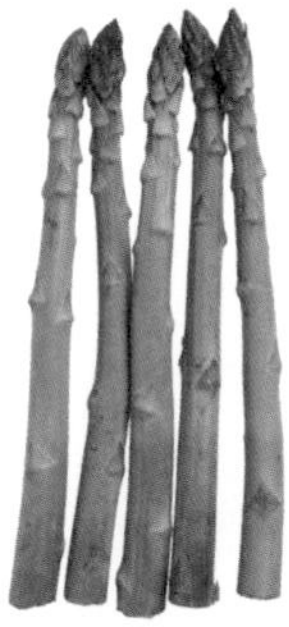

蘆筍

蕎麥或蘆筍等食材含芸香苷，可強化血管。

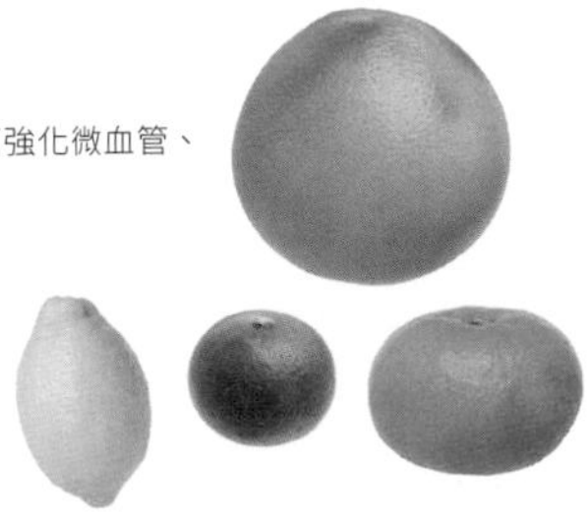

柑橘類

含橙皮苷，可強化微血管、保護胃壁。

營養素的基本知識

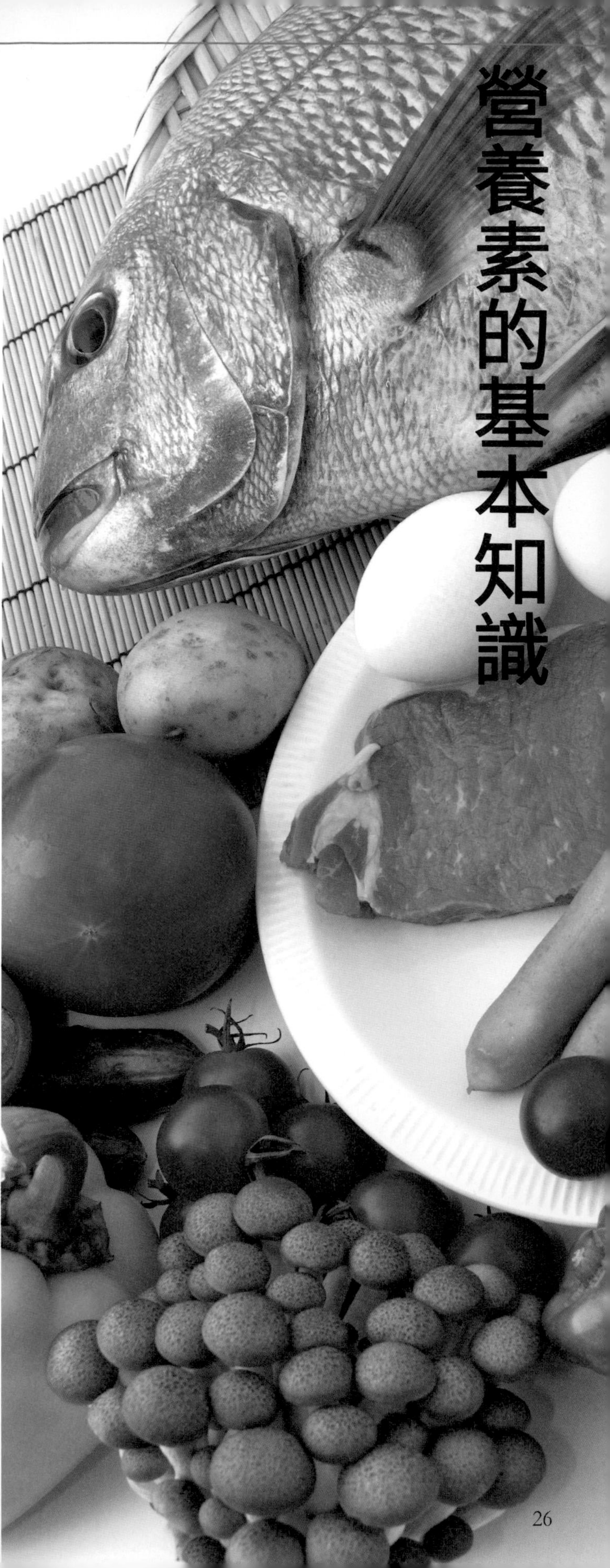

我們目前的飲食環境，達到了前所未有的豐富多元，但也因為選擇性太多，想自行攝取足夠的營養，似乎變得非常困難。在美食廣告過度渲染的氛圍下，我們不是吃得太多，就是在「瘦才是美」的價值觀裡，用錯誤的減肥方法瘦身。這些偏頗的飲食資訊，造成人們生了病或罹患了生活習慣病。

想在各式各樣的資訊下，擁有健康的飲食生活，就要先認識營養素的基本知識。一旦了解透過食物所攝取的營養素如何為身體所用，或如何落實於日常的飲食生活裡，就不會被眼前的飲食慾望或毫無根據的健康風潮給左右。

身體所有活動的熱量來源都要靠食物

不同於透過光合作用自己製造熱量的植物，屬於動物的人類必須從食物中獲取熱量。除了常見的走路、運動等動態活動以外，呼吸、腸道蠕動、心臟跳動、腦神經細胞運作等無法用自我意識控制的活動，都需要很多熱量。從出生到死亡，人類要持續不斷地攝取熱量，才能維持生命的活動。

五大營養素與其功能

食物含有各種物質，其中身體不可欠缺者稱為「營養素」，而可作為身體活動來源的「熱量」也是營養素之一。

當身體攝取營養後，可作為熱量來源的有「醣類」（碳水化合物）、「脂肪」（脂質）與「蛋白質」這「三大營養素」。再加上要讓這三大營養素順利運作不可或缺的「維生素」與「礦物質」，統稱為「五大營養素」。

醣類（碳水化合物）

醣類是米飯、麵包或麵食等多澱粉食品，或甜點等甜食裡面常見的營養素。一公克的醣類可製造四大卡的熱量。相較於也當成熱量來源的脂肪或蛋白質，醣類可於體內迅速分解與吸收，可視為即時性熱量。

若醣類攝取不足，身體會利用肝臟裡的肝醣製造熱量。如果肝醣也用完了，身體就會分解體脂肪，或分解蛋白質以補充熱量，可能導致肌肉量流失。

反之，若醣類攝取過剩，胰島素會把多餘醣類轉為脂肪儲存於脂肪細胞裡，久了就造成肥胖。如果長期攝取過量醣類，會影響胰島素的功能，增加糖尿病的風險。

脂肪（脂質）

脂肪為植物油或動物脂肪裡常見的營養素。一公克的脂肪可製造九大卡的熱量，比同為熱量來源的醣類或蛋白質多出兩倍以上。脂肪除了當作熱量，也可作為腦或神經細胞的構成成分或荷爾蒙的合成材料。此外，脂肪還能促進脂溶性維生素（如維生素A、D、E、K）的吸收。

若過度限制飲食導致脂肪攝取不足，身體會因缺乏熱量容易疲憊，或製造細胞的材料不足，造成免疫力下降。

不過，現代的飲食型態，常是攝取過量多於攝取不足，進而引發肥胖或脂質異常（高血脂症）。

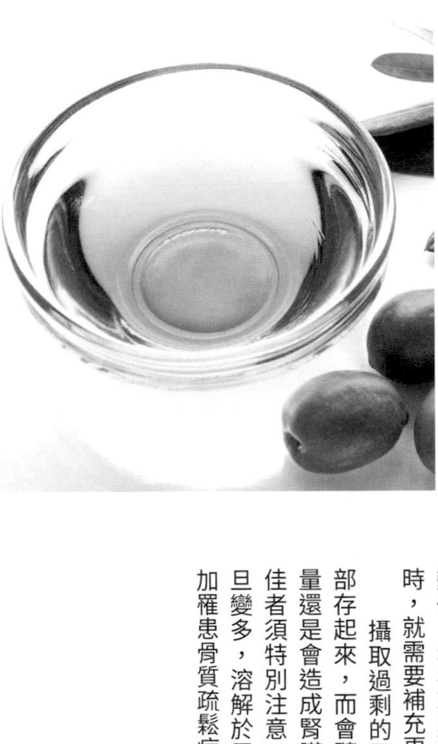

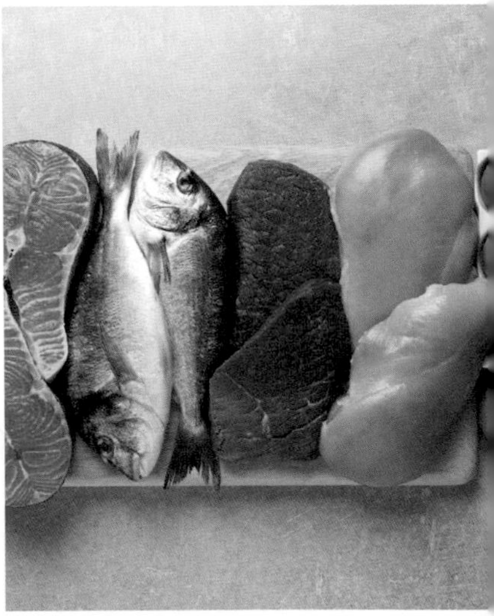

蛋白質

蛋白質為肉或魚等動物性食品，或豆類等食材裡常見的營養素。一公克的蛋白質雖然也可製造四大卡的熱量，但主要被當作構成身體細胞的成分。身體通常都先以醣類和脂肪當熱量，不足時再利用蛋白質。

所以，若蛋白質攝取不足，會缺少製作細胞的材料，造成體力或免疫力下降。至於蛋白質的需要量，會因個人的生活型態或體態等要素出現變化。有激烈運動習慣者，或出現感染或外傷時，就需要補充更多的蛋白質。

攝取過剩的蛋白質，並不會像醣類或脂肪全部存起來，而會隨尿液排出體外。但是，攝取過量還是會造成腎臟過濾尿液時的負荷，腎功能不佳者須特別注意。此外，動物性蛋白質攝取量一旦變多，溶解於尿裡的鈣質也會增加，也可能增加罹患骨質疏鬆症的風險。

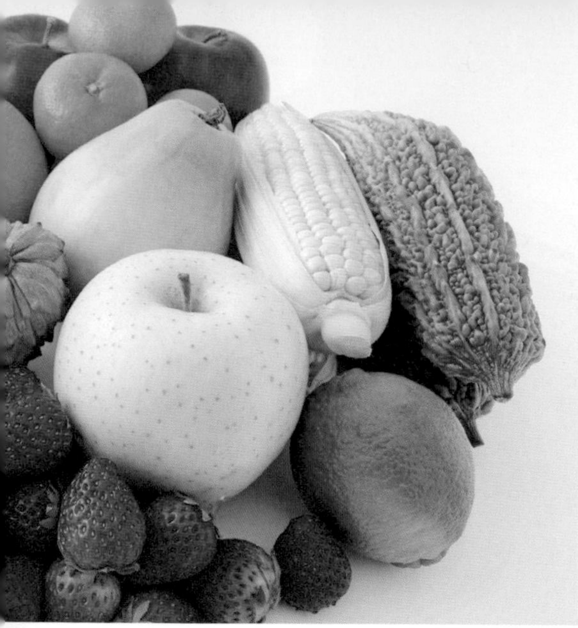

維生素

維生素可協助醣類、脂肪、蛋白質等營養素順利運作，維持身體正常機能。人體所需的維生素共有十三種，分為可溶於油脂或酒精的「脂溶性維生素」，以及可溶於水的「水溶性維生素」。

其中脂溶性維生素有維生素A、D、E、K四種，很適合油脂調理，可促進吸收率。

而水溶性維生素有八種維生素B群（B_1、B_2、菸鹼酸、B_6、B_{12}、葉酸、泛酸、生物素），加上維生素C，共有九種。這類維生素因易溶於水，即便大量攝取也會隨尿液排出，因此可每天適量補充。

維生素 E

脂溶性維生素。也稱為「可變年輕的維生素」，可防止血管、肌膚或細胞的老化，促進血液循環，預防生活習慣病。

維生素 D

脂溶性維生素。可促進鈣質吸收，強化骨骼。曬太陽可以幫身體合成維生素 D，也被稱為「太陽的維生素」。

維生素 A

脂溶性維生素。可維持眼、喉、鼻等黏膜的健康，強化皮膚，還可抗氧化，改善視力機能。

維生素 B_1

水溶性維生素。也稱為「消除疲勞維生素」，可促進熱量生成，維持神經或肌肉的正常機能。

維生素 K

脂溶性維生素。可促進凝血功能，也被稱為「止血維生素」。當鈣質沉積於骨骼時，維生素 K 為最佳的輔助酵素，跟骨骼健康關係密切。

維生素 B_6

水溶性維生素。可促進蛋白質的分解與合成，維持皮膚或黏膜健康。因與神經傳導物質合成有關，可穩定情緒，維持荷爾蒙的平衡。

菸鹼酸

水溶性維生素。可促進醣類、脂肪、蛋白質的代謝或醛類的分解，與酒精代謝有關。此外，也能維持腦神經的正常運作。

維生素 B_2

水溶性維生素。也稱為「促進成長維生素」，可促進熱量生成，輔助蛋白質合成，促進細胞的再生或新生。

葉酸

水溶性維生素。跟維生素 B_{12} 一樣，均可促進紅血球的生成，也稱為「造血維生素」。葉酸的重要功能，就是讓胎兒的神經系統正常生長發育。

維生素 B_{12}

水溶性維生素。與 DNA 或蛋白質的合成有關。因跟紅血球生成有關，可預防惡性貧血，促進神經細胞內之 DNA 或蛋白質的合成，讓神經功能正常運作。

維生素 C

水溶性維生素。可促進體內膠原蛋白的生成，除了維護血管、骨骼或皮膚的健康以外，還能抗氧化。此外，還能增強免疫力避免感冒，增加抗壓性，促進鐵質的吸收。

生物素

水溶性維生素。體內的腸道好菌可合成生物素，維持皮膚或毛髮的健康，也能舒緩肌肉疼痛。因為有益皮膚，所以有改善過敏性皮膚炎的效果。

泛酸

水溶性維生素。可促進熱量代謝，讓全身的細胞正常運作維持健康，據說也有提高抗壓性或預防動脈硬化等效果。

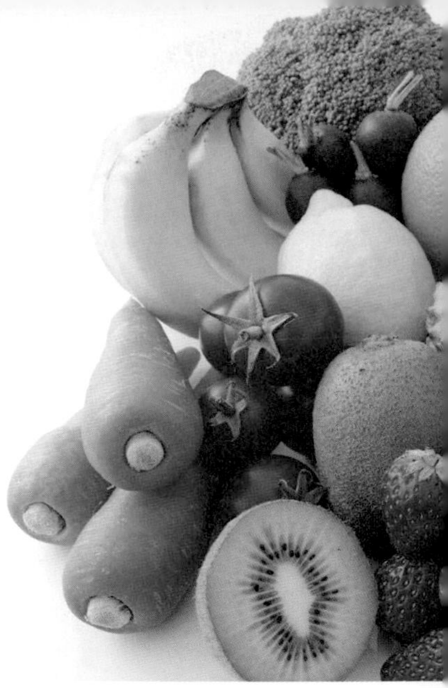

礦物質

礦物質為身體的構成成分、調整機能的元素。為了維持身體健康，人體不可或缺的礦物質共有十六種。

體內較見的鈣、磷、鎂等礦物質，是製造骨骼或牙齒等身體組織的成分。其他的礦物質則有調整體內酸鹼平衡、維護神經傳導機能、促進身體代謝等各種功能。

礦物質無法於體內生成，必須每天透過食物攝取。但礦物質的正確攝取量比較不好掌控，要注意攝取過量或不足等問題。鈉或磷等容易攝取過量，但鈣或鐵、鋅等反而會攝取不足。鈉攝取過量，會增加高血壓或動脈硬化的風險；磷過量則會妨礙鈣質吸收；一旦缺鈣，罹患骨質疏鬆症的機率也會增加。所以，預防生活習慣病在某個層次上，就是要小心適量地攝取礦物質。

硫磺

可透過飲食，像是肉、魚、蛋、奶或大豆裡的蛋白質攝取，若飲食正常，不容易缺乏。為構成皮膚、骨骼或毛髮、指甲等的成分。

鉀

可讓多餘的鈉隨尿液排出以降血壓。很多食品都含有鉀，除了預防水腫以外，還能讓肌肉維持正常運作。

磷

體內含量僅次於鈣的礦物質。可跟鈣、鎂結合生成牙齒或骨骼，也跟熱量的儲存或細胞的活絡有關。

鈣

體內含量最多的礦物質，可構成牙齒或骨骼，預防骨質疏鬆症，還能抗壓、紓解憂鬱。

鐵

為構成紅血球的成分，把氧氣送到全身的細胞或組織。鐵是預防貧血的重要礦物質，但現代的飲食型態容易缺鐵，應積極攝取。

鎂

與鈣關係密切，為生成牙齒或骨骼不可或缺的礦物質。鎂能讓許多身體酵素正常運作，輔助熱量生成，使血液正常循環。

鈉

為調整身體機能維持生命活動必要的礦物質，主要從食鹽攝取。可調節身體的水分含量，調整血壓與體液的酸鹼值。此外，也能維持神經系統或肌肉的機能。

氯

可透過飲食，跟鈉一起由食鹽攝取，若飲食正常，不容易缺乏。可調整血液的酸鹼平衡或體液的滲透壓。胃液裡的胃酸成分也含氯。

鉻

可讓血糖、血壓或膽固醇值下降，跟身體的所有代謝有關，尤其可以促進調節血糖之胰島素的功能。

錳

可促進骨骼或肝臟酵素的功能，幫助脂肪或碳水化合物代謝，並將體內不需要的氮轉為尿素排出體外。

銅

除了跟紅血球的生成有關以外，也能讓許多身體酵素正常運作，幫助骨骼生成。此外，還能預防貧血或動脈硬化，增強免疫力。

鋅

跟蛋白質或核酸合成有關的酵素成分，可讓味覺正常運作、修復傷口或促進生長。鋅也是比較容易缺乏的礦物質，應積極攝取。

鈷

為維生素 B_{12} 的構成成分，與紅血球的生成有關。除了可預防惡性貧血，還能維持神經機能正常運作。

鉬

存在於肝臟和腎臟，主要跟醣類或脂肪代謝有關，也具有預防貧血或痛風等效果。

硒

可抗氧化，與維生素 C 一併攝取效果更好。除了能預防疾病或延緩老化以外，據說還有抑制癌症的效果。

碘

也稱為沃素。甲狀腺裡有很多碘，為合成甲狀腺素的重要成分。可增加基礎代謝率，促進生長。

十二指腸

將胃部消化的食物再次消化的器官

漢方見解 涵蓋在「小腸」裡。
常見的不適症狀或疾病 十二指腸潰瘍

十二指腸呈C字型，位在小腸的起點，長度約十二根手指並排（故名十二指腸），實際長度約二十五～三十公分。

胃部消化後的食物送到十二指腸後，身體會分泌各種荷爾蒙，促進膽囊和胰臟的運作，分泌膽汁和胰液。這些膽汁和胰液會消化食物，正式進行消化作用。不過，十二指腸幾乎沒有吸收效果，而是由小腸負責吸收養分。

十二指腸有個名為「壺腹」（又名十二指腸乳頭*1）的突起，膽汁和胰液從此匯入十二指腸進行消化。其中，胰液一天的分泌量約五百～一千毫升，可中和經胃酸消化而呈酸性的食物。此外，在消化液中，胰液內含的消化酵素最多元，如可分解蛋白質的胰蛋白酶或胰凝乳蛋白酶，可分解醣類的胰澱粉酶，可分解脂肪的脂酶等。

十二指腸易受壓力影響，而十二指腸潰瘍發生的主因就是幽門螺旋桿菌（參考第二四頁）。

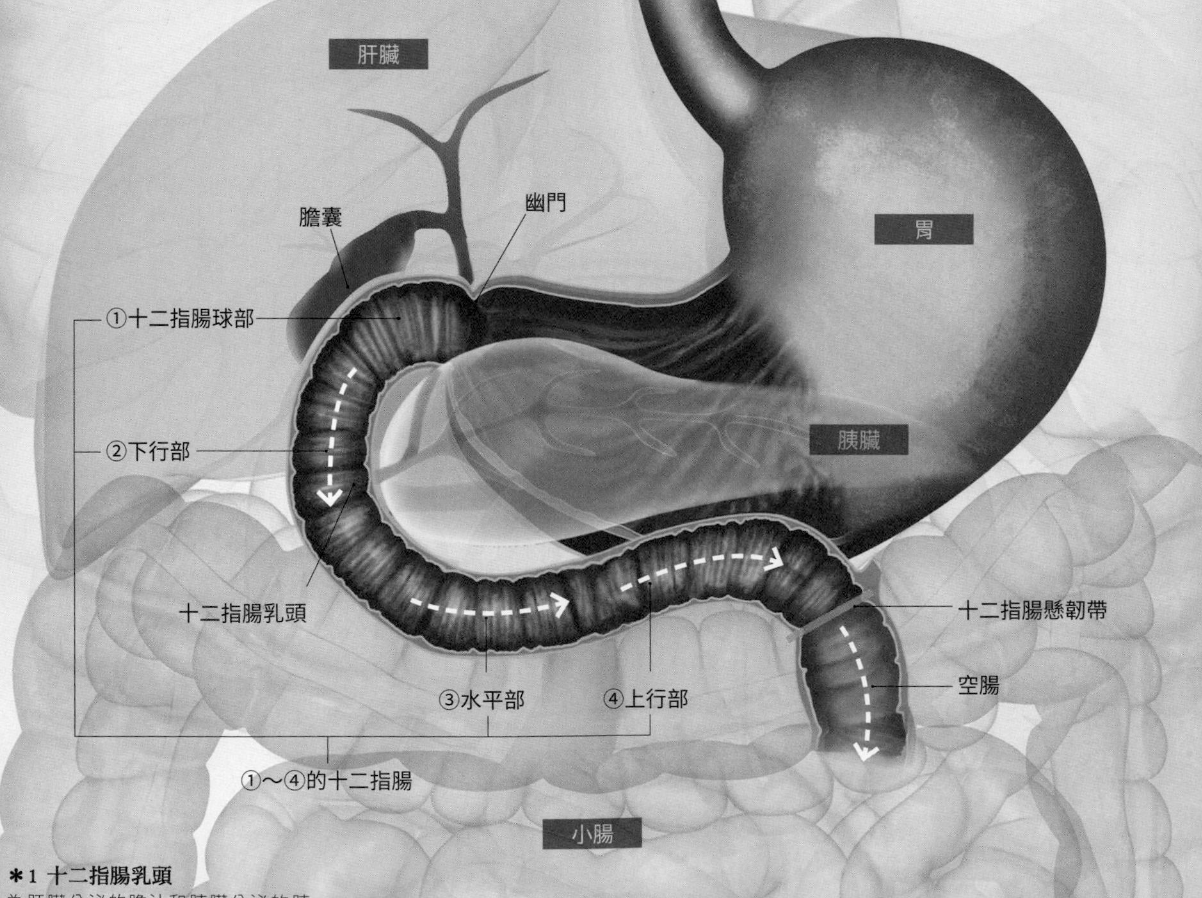

＊1 十二指腸乳頭
為肝臟分泌的膽汁和胰臟分泌的胰液匯入十二指腸的入口。

十分重要的器官

對於消化功能十分重要的膽汁和胰液等消化液，會匯入十二指腸裡。其中膽汁可分解脂肪，胰液除了中和變成強酸的食物，還有可分解碳水化合物、蛋白質或脂肪的消化酵素。

就食物被送往小腸的前哨站而言，十二指腸是十分重要的器官，能讓膽汁和胰液等消化液在此進行精密的消化作業，是連外科手術也難以重建的部位。所以，即便胃可能因手術全部被摘除，醫生也會盡量保留十二指腸的功能。

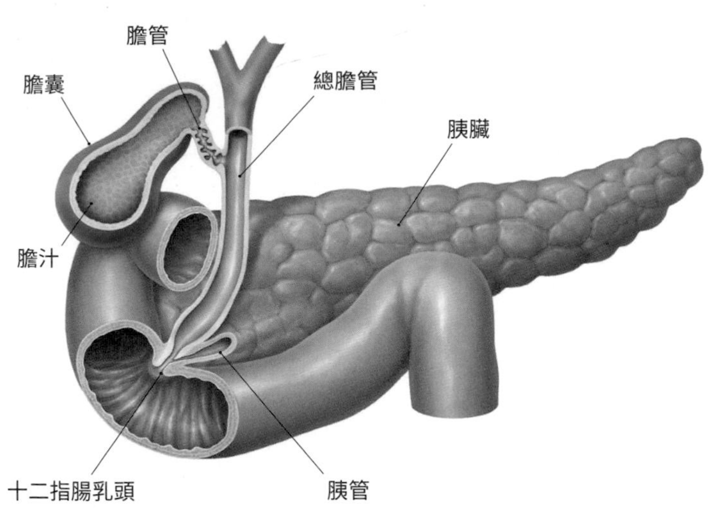

三大營養素會改變形態再被人體吸收

碳水化合物、蛋白質和脂肪被稱為三大營養素，是維持生命運作或生理活動不可或缺的熱量來源。

不過，從食物攝取的營養素，無法直接被人體吸收。這些營養素可能在消化過程中，分解或合成為幾大要素變成新成分，馬上被吸收；也可能先儲存，需要時再拿出來利用。例如，大家都認為膠原蛋白這種蛋白質能讓肌膚潤澤有彈性，但是就算吃下含膠原蛋白的食物，也不會馬上讓肌膚變得潤澤有彈性。這些膠原蛋白會先分解成為胜肽，再細分成更小的分子，變成胺基酸，才能被人體吸收。

何謂十二指腸潰瘍?

十二指腸黏膜因胃酸侵蝕潰瘍導致發炎的疾病，主要病因為幽門螺旋桿菌。壓力或藥物等都會讓黏膜功能下降，容易引發十二指腸潰瘍。

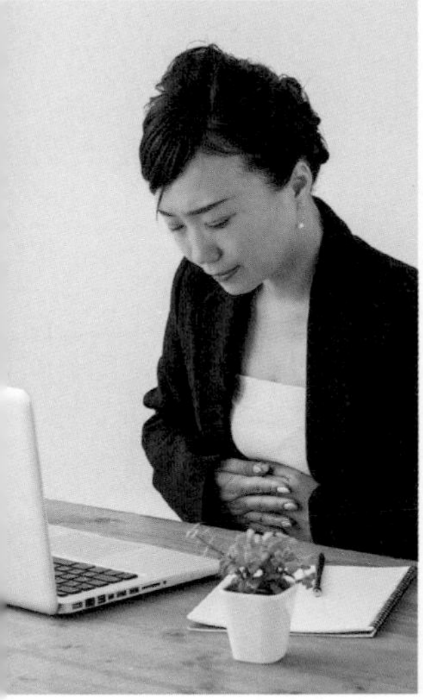

藥草 喝花茶舒緩因壓力引發的胃腸不適

如可紓解焦慮、穩定情緒的百香果、有消炎作用的德國洋甘菊、可緩解疼痛或不安感的薄荷等藥草或花草。若單喝不太好喝，可搭配其他花茶。

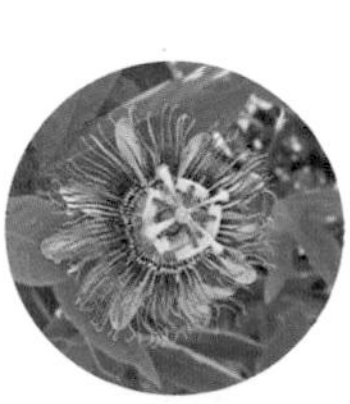
百香果

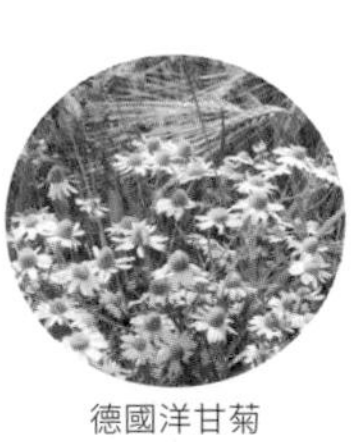
德國洋甘菊

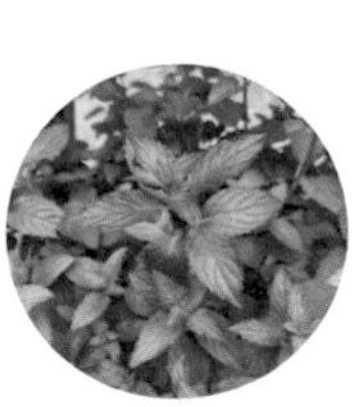
薄荷

市售整腸劑的功效

利用乳酸菌或酪酸等活菌製造的整腸劑，可調整腸道環境，也能改善腹瀉或便祕。像比菲德氏菌、糞腸球菌、酪酸菌、納豆菌等菌種，會加入消脹氣的藥物緩解腹脹感，甚至搭配當藥或牻牛兒苗（老鸛草的一種）等生藥。

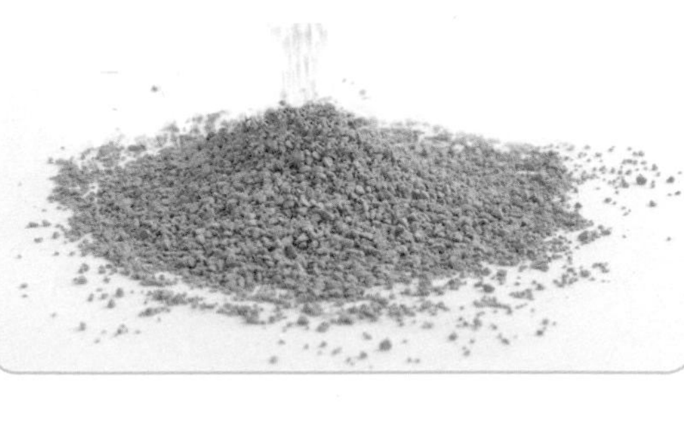

小腸

小腸連接胃部，長達六～七公尺，是身體最長的器官，直徑約二～三公分。小腸內壁有無數皺褶，表面由俗稱絨毛的許多微小突起所覆蓋，全部的表面積，相當於兩個網球場這麼大。

小腸絨毛長約〇．一公分，裡面有微血管網絡和一條淋巴管，負責吸收與運送養分。小腸不僅能吸收絕大部分的養分，還能吸收水分。若一天喝二公升的水，加上體內消化液七公升，體內多達九公升的水，其中八〇％都由小腸吸收。

而食物送到小腸後，消化酵素會發揮作用，把養分分解為比較好吸收的分子。

從胰臟分泌到小腸的主要消化酵素，有胰澱粉酶、胰蛋白酶和脂酶。養分由空腸進入迴腸，胰澱粉酶會把醣類轉為麥芽糖，胰蛋白酶會把蛋白質轉為胺基酸。

至於脂肪，則透過脂酶轉為脂肪酸和甘油單酯（油脂），幾乎所有養分都被小腸絨毛所吸收。

體內最長的器官 負責消化與吸收養分

漢方見解 「小腸」與「心」互為表裡關係。

常見的不適症狀或疾病 腸阻塞、腹冷（腹痛腹瀉）、食物中毒、腹部脹滿、大腸激躁症

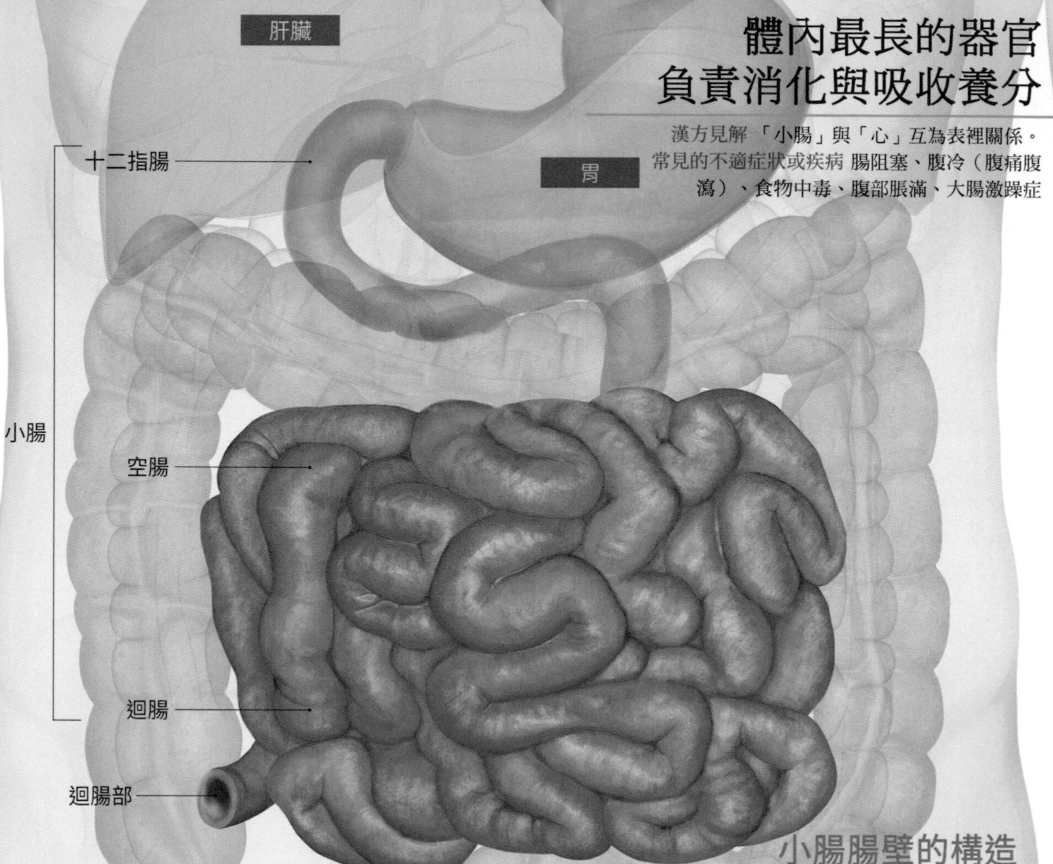

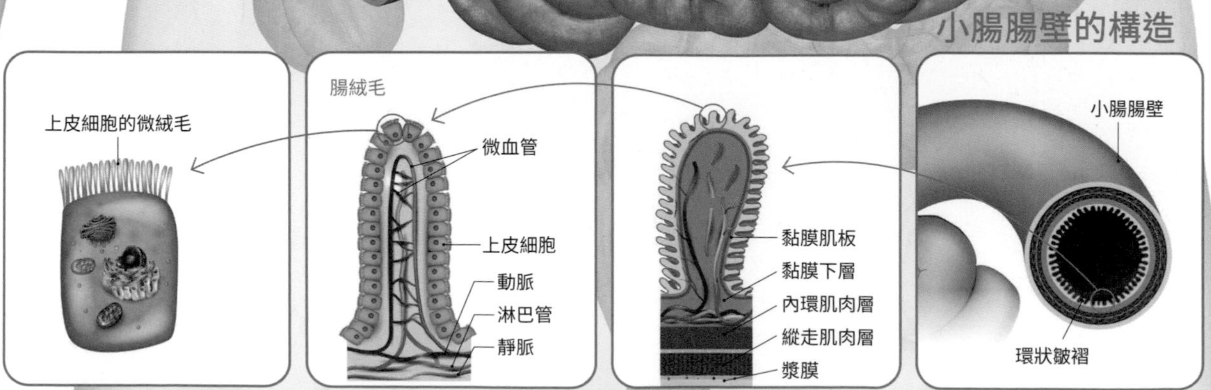

小腸內壁有許多皺褶與絨毛，可讓食物有效地消化與吸收。絨毛表面有上皮細胞，可吸收水分與養分，其中養分則透過微血管或淋巴管吸收。

小腸很敏感 若持續不適 應盡早就診

在腹部的不適症狀中，腹瀉（下痢）最令人難受。常見的腹瀉因素為感染，如手上或食物裡的細菌或病毒入侵腸道，對此出現反應的腸道細胞為了把這些異物盡快排除，就會出現腹瀉，有時還會腹痛、嘔吐或發燒。若發生這種情況，請不要為了盡快止瀉而過度服用止瀉劑。

可是，若不止瀉，體力會透支，身體甚至會脫水，所以還是要適當服藥止瀉。此外，除了感染，暴飲暴食或腸道失調也會導致腹瀉。

突發性的腹瀉，基本上過幾天就會好，但若症狀持續一個月或參雜血便，或者排便後肚子痛個不停，就要懷疑是否為其他疾病。

例如，大腸癌不只是便祕，也會造成腹瀉。潰瘍性大腸炎或胃病、肝臟疾病等，也會導致腹瀉。

漢方 「小腸」與「心」互為表裡關係

漢方裡「小腸」為六腑之一，包含十二指腸、空腸和迴腸。其主要功能為「受盛化物」與「清濁分別」，前者為接收胃消化的食物，再次消化；後者為區分營養素的「清」與殘渣的「濁」。清由脾吸收，濁送往大腸，不需要的水液送到膀胱。「小腸」與「心」有經絡相通，互為表裡，彼此的生理活動或病理機制都有牽連。當兩者均可正常運作時，「心」可助「小腸」消化吸收，「小腸」則利用營養物質來養「心」。若「小腸」功能不佳，可能引起心悸或失眠等不適。

建議漢方藥

大建中湯／腹冷、腹部脹滿
當歸湯／腹部脹滿
大柴胡湯／胃腸炎、便祕、痔瘡
柴胡桂枝湯／十二指腸潰瘍、緊張引起的心下部疼痛
桂枝茯苓丸／手腳冰冷、腹部脹滿
胃苓湯／腹冷、腹痛
真武湯／消化不良、慢性腸炎、腹瀉
人參湯／急性、慢性胃腸炎、胃潰瘍

藥草

建議藥草
茴香子／腹脹
覆盆子葉／腹瀉

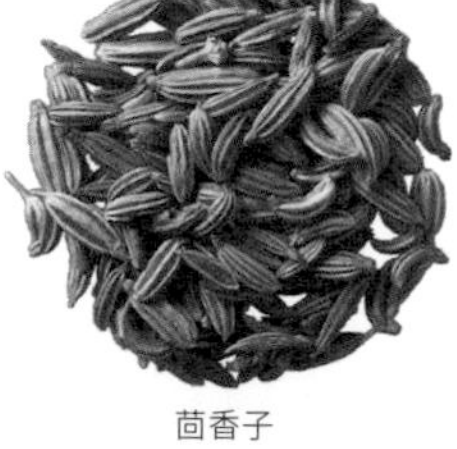

茴香子

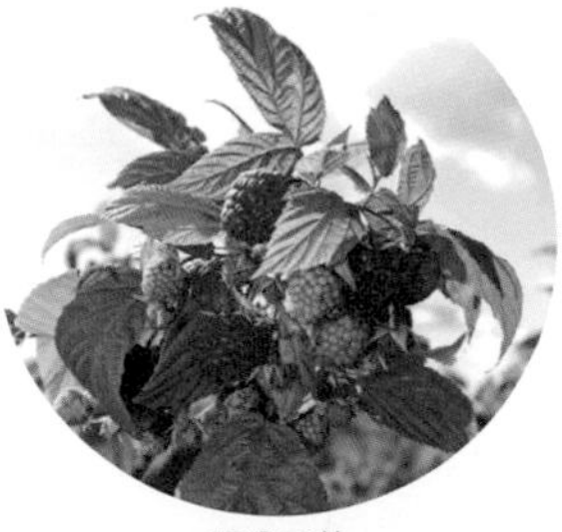

覆盆子葉

何謂「腹冷」？

「腹冷」就是寒冷引起的腹痛腹瀉。身體一覺得冷，血流變差，腸胃功能也會變差。這時食物消化不完全，未消化的食物送到腸道，就會引起腹痛或腹瀉，甚至是便祕或腹脹。這時可熱敷痛處，好好休息，或吃些溫熱食物、泡泡澡。

何謂止瀉劑？

止瀉劑就是用來止瀉的藥劑，有「分泌性」與「滲透壓性」兩種。分泌性用於腸道發炎時，滲透壓性則用於腸道水分失調時。此外，也可搭配當藥、桂皮、阿仙藥、牻牛兒苗等生藥。

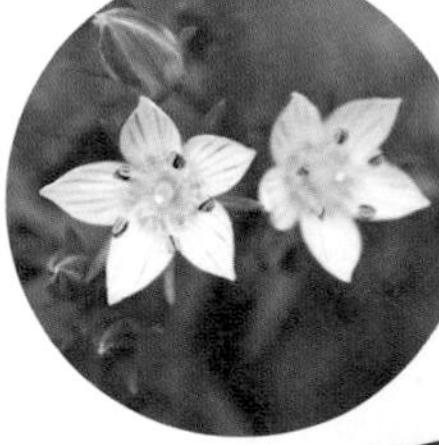

當藥

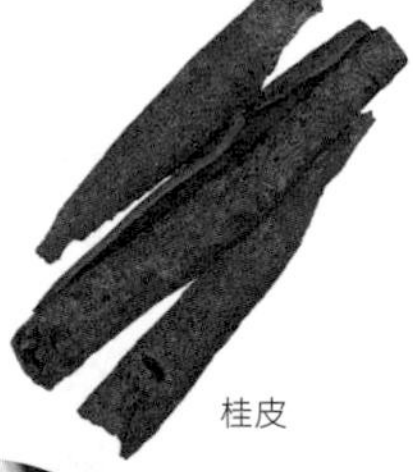

桂皮

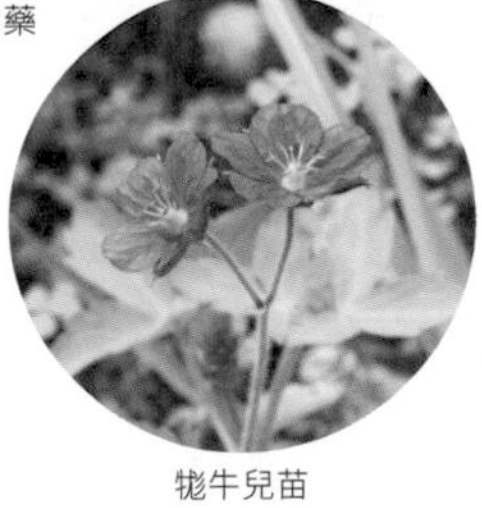

牻牛兒苗

大腸

大腸由食道、胃、小腸依序而下，為消化系統的最終站。

大腸長約一・五公尺，可分為盲腸、結腸和直腸三個部分，結腸再依方向分成升結腸、橫結腸、降結腸和乙狀結腸。

其中盲腸與小腸銜接，為退化器官，無特殊功能。

結腸負責分解吸收小腸無法消化的膳食纖維或蛋白質等物質，或吸收水分，製作糞便。結腸一攣縮，外形就像鼓脹的蛇腹；這些鼓脹處裝滿了消化的東西，再透過蠕動運動，來吸收裡面的水分。

直腸則是連接乙狀結腸和肛門，長約十五～二十公分的器官，雖不具消化功能，但可作為結腸送來之糞便的暫時存放處。當直腸積滿糞便，黏膜受到刺激，就會產生便意。

於是，部分的腸道或肌肉收縮，肛門括約肌鬆弛，就會開始排便。

吸收水分、製作糞便為大腸的主要功能

漢方見解　「大腸」與「肺」互為表裡關係。

常見的不適症狀或疾病　大腸激躁症、息肉、大腸炎、闌尾炎、潰瘍性大腸炎、便祕（功能性與器質性）、腹瀉

大腸的構造

大腸不同於小腸，幾乎不會吸收養分，而是吸收小腸無法吸收的水分，加上殘渣等物質固化，製作糞便加以排出。據說大腸可吸收的水分約為一・二公升，其中有〇・一公升會成為糞便排出體外。

大腸的腸壁由黏膜層、黏膜肌層、黏膜下層、肌肉層與漿膜層（包覆器官的半透明薄膜）所構成，以腸繫膜固定於腹腔。而大腸與腸繫膜則跟其他器官一樣，由腹膜所包覆。

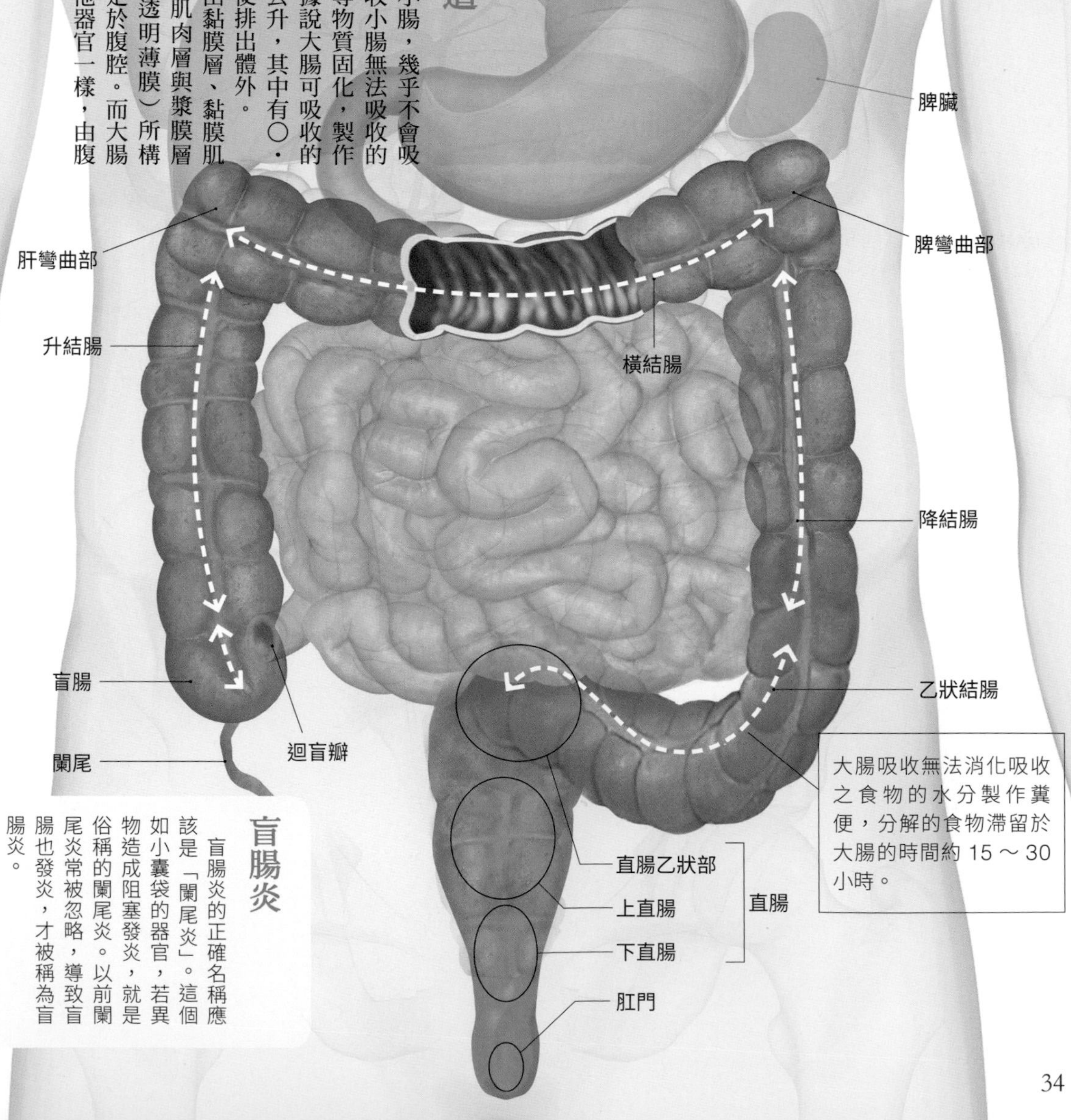

盲腸炎

盲腸炎的正確名稱應該是「闌尾炎」。這個如小囊袋的器官，若異物造成阻塞發炎，就是俗稱的闌尾炎。以前闌尾炎常被忽略，導致盲腸也發炎，才被稱為盲腸炎。

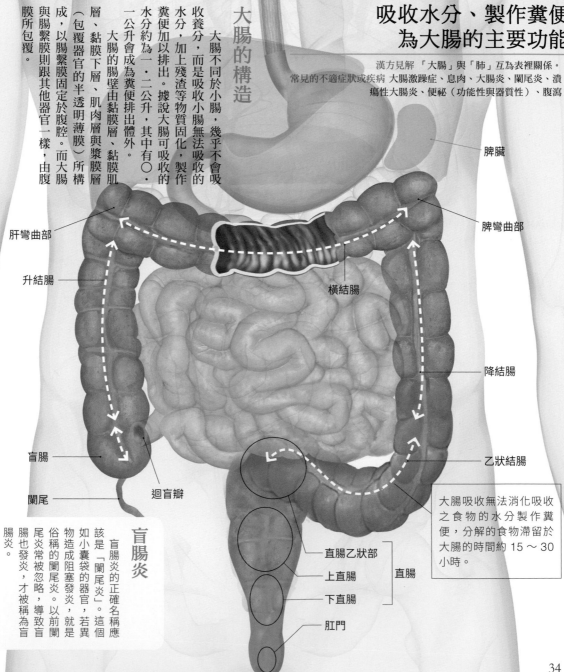

大腸鏡檢查

可觀察整個大腸

從肛門插入內視鏡，從直腸檢查到盲腸，看看整個大腸有無大腸炎、潰瘍、息肉、癌細胞或病程演變。一發現病變，會對組織切片進行病理檢查。

糞便潛血檢查

可早期發現大腸癌

採集糞便確認裡面有無看不到的血。若糞便潛血，可能有大腸息肉、大腸癌或痔瘡等問題。此外，若食道、胃或十二指腸、小腸等消化器官有問題，糞便也會有潛血反應。

沒有異常	異常
陰性（－）	陽性（＋）

各種便祕藥

除了用藥以外，平常多吃富含膳食纖維的食物，多喝水，促進腸子蠕動，加上適度運動，治療效果更好。便祕藥會加入具有緩瀉作用的成分，像是利用可促進蠕動的鎂，或利用可於腸道吸水膨脹之車前屬（車前草的一種）種皮製作的便祕藥都非常有名。其他像利用番瀉葉或蘆薈、大黃等植物之緩瀉效果製作的便祕藥也很多，效果穩定的漢方藥也很受歡迎。

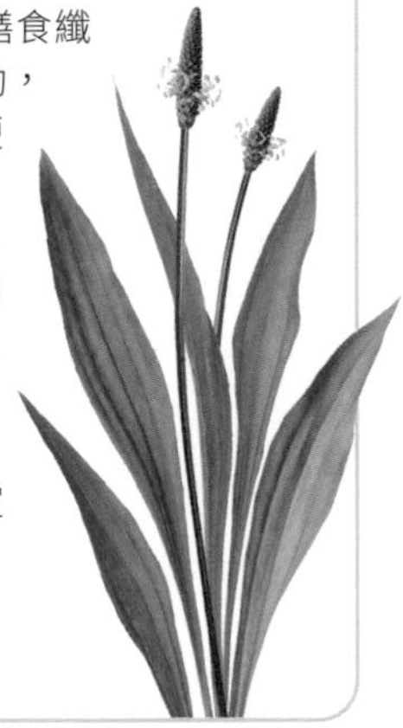

大腸皺褶

大腸外形如鼓脹的蛇腹，內壁為皺褶狀的黏膜組織。這些皺褶可將糞便前後蠕動送往肛門，並吸收消化物裡的水分。

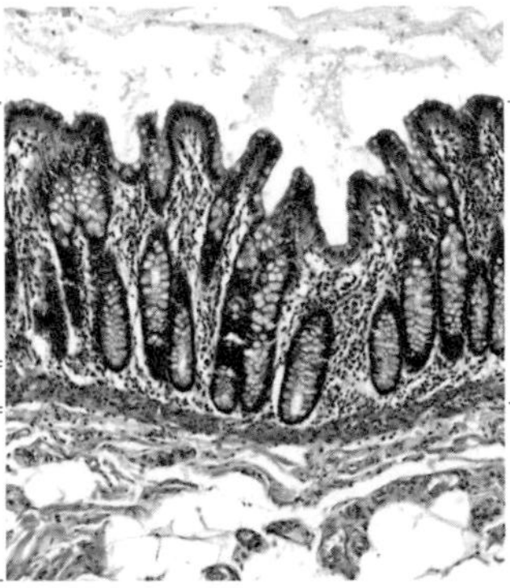

何謂大腸激躁症？

雖然腸道沒有異常，患者卻主訴不斷出現伴隨腹痛的腹瀉或便祕。好發於二十~四十歲，自律神經失調或心理壓力為主因，但過食、酗酒、偏食、抽菸、睡眠不足等也可能是發生原因。應檢視飲食、睡眠或生活習慣，試著調整生活節奏。

腸道菌群

也稱為腸道菌相或腸道菌叢，腸道裡的菌群（微生物相）多達上千種、上百兆個。最近的研究不斷透過腸道菌解析基因，可望找出各種疾病的原因，達到預防與治療的效果。

關於便祕

糞便被送到直腸後就不太移動，或是積在腸道裡數日，腸道過度吸水，糞便硬化很難排便，就成了便祕。便祕的原因可分為以下幾種：

❶功能性便祕

大腸運動功能變差，糞便長期積留硬化，是最常見的便祕類型。運動量不足、水分或膳食纖維攝取不足、肌力變差等都是原因。

❷痙攣性便祕

神經興奮導致腸道緊繃，無法順利運送糞便。患者糞便偏小且硬如羊糞，或反覆出現便祕與腹瀉症狀。壓力或大腸激躁症等都是原因。

❸直腸性便祕

糞便雖被送到直腸，但因沒有排便反射滯留於直腸。好發於高齡者、長期臥床或習慣性忍住排便的人。

❹器質性便祕

因大腸癌等身體因素，導致糞便的流動出現障礙。此外，止咳藥或降血壓劑等藥物也是原因，有時會抑制腸道蠕動造成便祕。

女性比男性容易便祕，是因為腹肌力較差，大腸推擠糞便的力道較弱。女性的黃體荷爾蒙（參考第二七三頁）也會發出指令，讓水分或鹽分留於體內，但腸壁吸收水分後，糞便就會變硬，所以生理期前或懷孕初期特別容易便祕。此外，過度減肥、食量變少，糞便量變少，好幾天沒有排便，也會造成便祕。

屁的本尊是空氣和氣體 忍著不放有害健康

送到大腸的食物經由腸道菌分解與發酵時會產生各種氣體，連進食時吞嚥的空氣也會跑進腸道裡。

雖然腸道也會吸收這些氣體或空氣，但是若太多了吸不完，就會變成屁，屁的本尊其實就是空氣和氣體。

而屁的主要成分有氮、氫、二氧化碳等氣體，會放臭屁是食物造成的。例如吃了肉類或重口味食物，會製造大量很臭的氨（阿摩尼亞）或吲哚[*1]等氣體，變成臭屁。此外，因便祕無法排便，糞便與氣體滯留腸道的時間變長，不斷發酵，也會產生臭屁。

有屁卻忍著不放，會讓血液裡的氣體（二氧化碳、甲烷、硫化氫等）增加，肝臟無法無臭化，最後變成呼出的氣。所以，若出現嚴重口臭時要注意。

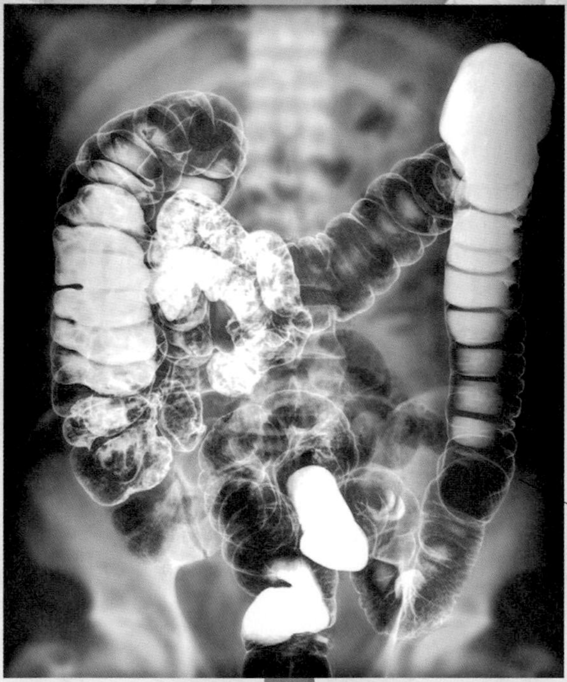

灌腸檢查的影像

大腸檢查的主要方式。透過飲食限制與瀉劑排空腸道，將鋇劑從肛門灌入，鋇劑會反映有問題的腸道位置。

＊1 吲哚
蛋白質腐壞製造的化合物，常見於哺乳類的排泄物裡。

漢方 「大腸」與「肺」互為表裡關係

漢方裡「大腸」為六腑之一。「大腸」包含結腸和直腸，主要功能為「糟粕傳導」。所謂的「糟粕」就是食物殘渣，大腸負責將其排泄。加上可吸水，也跟糞便形成有關。腸道若吸水有礙，會出現腹瀉或便祕。「大腸」與「肺」有經絡相通，互為表裡，彼此的生理活動或病理機制都有牽連。「肺」的肅降機能會影響排便，導致身體傳導功能不佳，進而引發呼吸系統的疾病。

建議漢方藥

大黃甘草湯、防風通聖散、大承氣湯、麻子仁丸／便祕
大黃牡丹皮湯／便祕引起的下腹痛
桂皮加芍藥大黃湯／交互的腹瀉與便祕

治療便祕的生藥

番瀉葉

急性便祕時使用，具有很強的瀉下作用；但因較刺激，用量或使用天數必須遵從專家指示。

大黃

具緩瀉作用，是常見的漢方便祕藥。

蘆薈

葉肉富含果凍狀的多醣類，具緩瀉效果，可食用，做成蘆薈優格也很受歡迎，但要注意用量。（審定註：葉表皮不具緩瀉效果。）

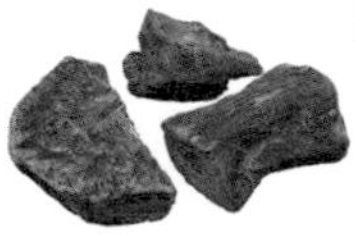
番瀉葉

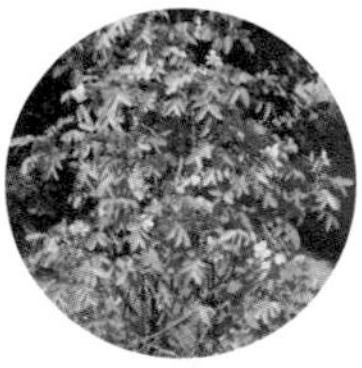
大黃

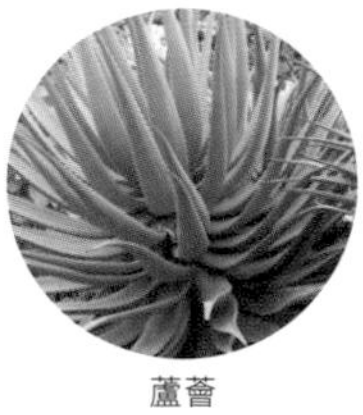
蘆薈

藥草 建議藥草

薄荷／腹脹、大腸激躁症
百香果／大腸激躁症
魚腥草、牛蒡、蒲公英／便祕

好食材與食用方法

牛蒡茶和蒲公英茶

想避免便祕，平常要多吃富含膳食纖維的蔬果或海藻類。水溶性膳食纖維可軟化糞便，非水溶性膳食纖維則能增加糞便量。此外，也可攝取比菲德氏菌或乳酸菌等好菌，促進腸子蠕動，調整腸道環境。牛蒡以「膳食纖維寶庫」聞名，做成牛蒡茶，不斷方便飲用，也可攝取菊糖或黏液成分。而蒲公英根製作的茶包也含菊糖或黏液成分，除了跟牛蒡一樣可以緩瀉，還能改善肝功能。蒲公英茶略帶苦味，烘焙後也被稱為「蒲公英咖啡」。

腸道環境最重要的是維持好菌和壞菌的平衡

大腸擁有多達上千種、上百兆個腸道菌，重約 1 ～ 2 公斤。據說人體有 90% 的細菌都在腸道，因此腸子被喻為人體的「第二個腦」。

這些細菌成叢地鋪滿在腸道壁裡，感覺就像一整片花海，因此被稱為「腸道菌相」（正式名稱為「腸道菌叢」）。

腸道菌相包含了 20% 的好菌（益菌、益生菌、共生菌）、10% 的壞菌（害菌、致病菌）和 70% 的中性菌（伺機菌、條件致病菌）這三種主要的菌。其中，中性菌大多是未知的細菌，是好是壞因人而異。

腸道好菌會吃膳食纖維或醣類等養分，發酵後製造乳酸菌，讓腸道環境呈弱酸性，壞菌無法繁殖。此外，自體外入侵的壞菌大多喜愛鹼性環境，只要腸道環境維持弱酸性，就算壞菌入侵也無法繁殖。

萬一壞菌取得優勢，腸道環境失衡的話，會產生便祕或腹瀉等問題，連屁都會變臭。

清宿便排毒只是噱頭

在消除便祕或腸道排毒的商品廣告裡，都會提到長年滯留腸道的「宿便」，訴求只要清除這些「宿便」，人就會變美、變健康。事實上，所謂的「宿便」並不存在，因為腸道每天都會新陳代謝，老化的腸道不斷剝落排出，所以糞便不可能一直積在腸道！

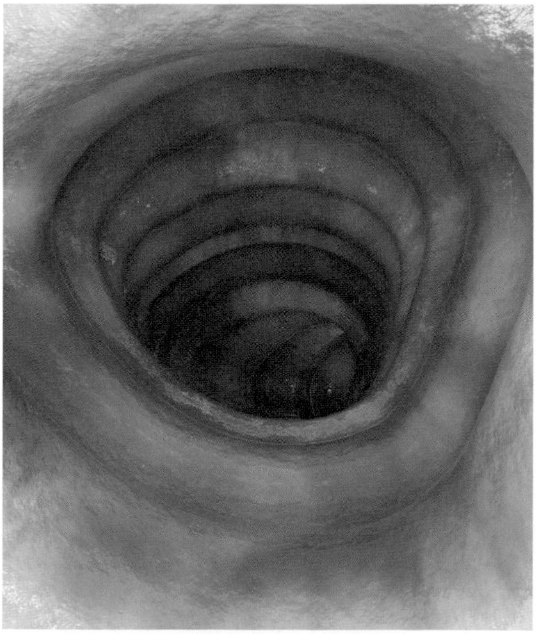
大腸內視鏡檢查影像。腸道殘留物沖洗乾淨的健康狀態。

腸道環境

腸道環境健康取決於細菌生態平衡

如前所述，我們的腸道擁有約百兆個細菌，而構成人體的細胞據說有三十七兆個，所以我們的肚子裡可是住著遠超過這數字的腸道菌。腸道菌依其功能可分成三大類——有益健康的「好菌」、危害健康的「壞菌」和不好不壞的「中性菌」。所謂「腸道環境很健康」，就是好菌取得優勢的腸道生態。而壞菌會引起腹瀉或便祕等問題，有些菌種還會致癌。但對人類來說，壞菌還是有它獨特的功能性，全部歸零不會比較好，重點是如何維持腸道菌的平衡。

腸道健康跟全身的健康有關

腸道環境平衡時，不僅排泄功能或肌膚狀態變好，身體免疫力跟著提升，也可預防感冒或疾病，降低罹癌風險，改善花粉症等過敏性疾病。如前所述，腸子是人體的「第二個腦」，可製造血清素或多巴胺等腦神經傳導物質的前驅物。像「幸福感」或「亢奮感」等心理感受等，也跟腸子的功能有關，所以改善腸道環境，就有助於解決憂鬱症等心理疾病。此外，像肥胖或糖尿病等生活習慣病，也跟腸道菌有關。

由此可知，腸道環境跟全身健康關係密切。有便祕或腹瀉等腸道問題的人一定要注意，而沒有這類困擾的人，也要留意腸道環境的平衡，才能確保身體健康。

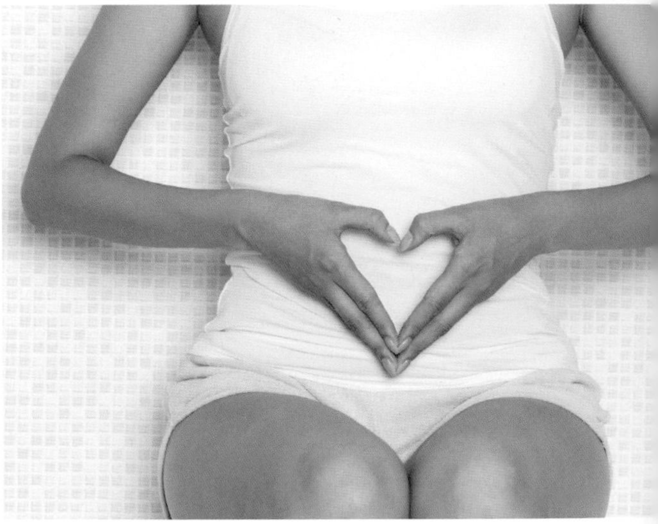

調整腸道環境的飲食習慣

腸道菌必須從腸子裡的食物攝取養分才能存活，所以我們吃的食物就等同於細菌的食物。不同的腸道菌似乎對食物也有偏好，好菌會多吃好食物，壞菌會少吃好食物，以改善腸道環境。

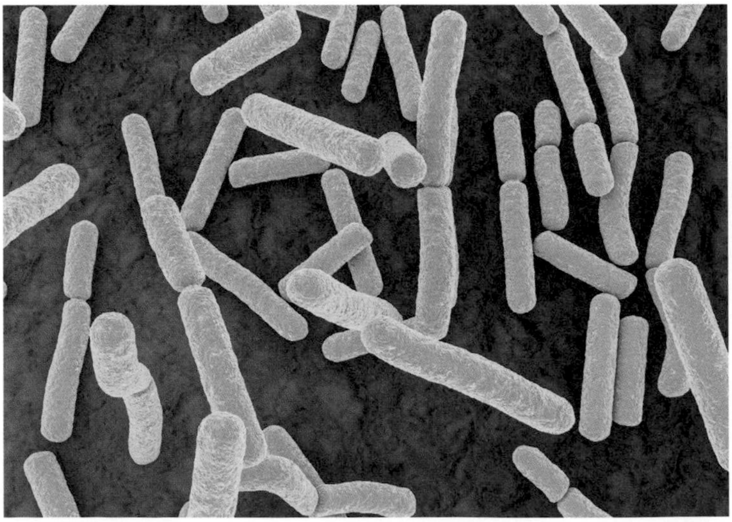

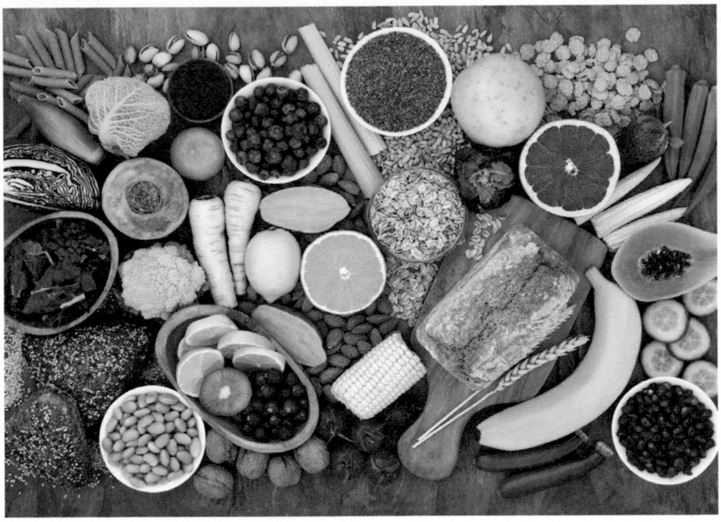

膳食纖維

分為可溶於水的水溶性膳食纖維，與不溶於水的非水溶性膳食纖維，前者可以增加腸道好菌、減少壞菌。

※富含水溶性膳食纖維的食物

完熟水果、芋薯類、高麗菜或蘿蔔等蔬菜類、海藻類、大豆或大麥、黑麥等麥類

※富含非水溶性膳食纖維的食物

牛蒡、麥麩、穀物、豆類、完熟蔬菜、菇類

發酵食品

從食物也能吃到好菌，如生命力很強，能活著抵達腸道，醃漬物裡常見的植物性乳酸菌。但優格等內含的動物性乳酸菌，幾乎都會被胃酸消滅，幸好它的屍體還能當成好菌的食物。

※發酵食品

米糠醬菜、泡菜、納豆、味噌、甘酒、優格、起司

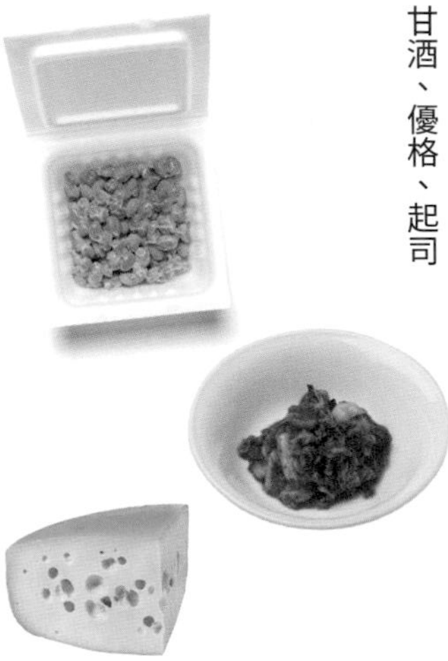

寡糖

寡糖也能當作好菌的食物，改善腸道環境。雖說不含糖的優格深受減肥者歡迎，但為了腸道健康，還是選擇市售的寡糖或含有寡糖的水果比較好。

※富含寡糖的食物

洋蔥、牛蒡、青蔥、蒜頭、蘆筍、香蕉、蘋果、大豆

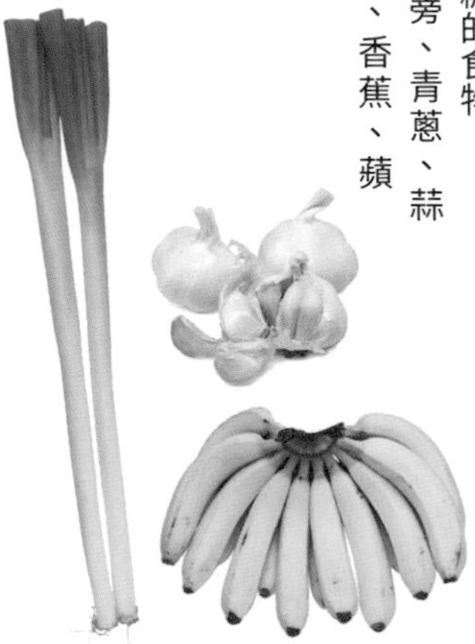

用腹式呼吸活化腸道！

腸道的活動要靠腹肌運動或橫膈膜上下移動才會活絡，在日常生活中，走路或開口笑都能改善腸道環境。

就能改善腸道環境的習慣來說，最簡單的就是腹式呼吸。腹式呼吸可以調整自律神經，很適合想放鬆的時候做。可利用家事或工作空檔，一小時認真做一次，還能提高工作效率呢！

正確的腹式呼吸

1 身體打直端坐，感覺骨盆到背骨的骨頭一塊塊往上堆疊，背肌拉直伸展，微微挺胸。這時要放鬆肩膀或頸部等部位。

2 嘴巴微閉，從鼻子慢慢吸氣，腹部像氣球一樣鼓起來。

3 再從鼻子慢慢吐氣，肚臍下面的肌肉內縮，直到氣全吐完。

4 腹式呼吸的重點是肚子放鬆，用鼻子自然吸氣，讓腹部像氣球一樣鼓起來。

5 呼吸的節奏放慢，3和4重複做10次。

（營養價值都是一人份）

熱量	104 kcal
含醣量	5.4 g
含鹽量	1.0 g
膳食纖維	7.1 g

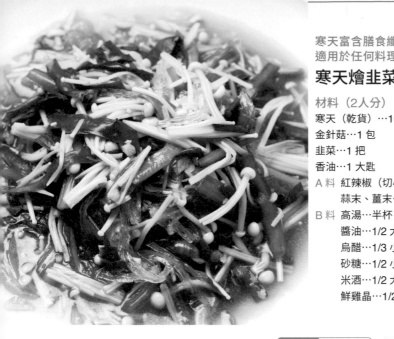

寒天富含膳食纖維
適用於任何料理

寒天燴韭菜

材料（2人分）
寒天（乾貨）…10g
金針菇…1 包
韭菜…1 把
香油…1 大匙
A 料 紅辣椒（切小口）…1 根
蒜末、薑末…各 1 大匙
B 料 高湯…半杯
醬油…1/2 大匙
烏醋…1/3 小匙
砂糖…1/2 小匙
米酒…1/2 大匙
鮮雞晶…1/2 小匙

作法
1 寒天泡水擰乾，切成 3 公分長段。金針菇切除根部，跟韭菜都切 3 公分。
2 香油加熱，先爆香 A 料，加金針菇和韭菜拌炒。再倒入調好的 B 料煮開，最後加寒天燴煮。

熱量	65 kcal
含醣量	9.5 g
含鹽量	2.1 g
膳食纖維	4.3 g

富含膳食纖維
放涼可當小菜

乾燒三菇涼拌菜

材料（2 人份）
香菇…4 朵
舞菇…1 包
鴻喜菇…1 株
A 料 昆布高湯…1 杯
醬油…1.5 大匙
烏醋…2 小匙
味醂…1 大匙
砂糖…1 小匙
鹽…少許
酸橘…2 顆

作法
1 A 料倒進鍋裡煮開後放涼。
2 香菇切薄片，舞菇、鴻喜菇撕大塊。酸橘切 3 片薄片當裝飾，剩下的榨汁倒入鍋裡當作調味料。
3 熱鍋後乾燒三菇，等燒出香氣也上色，再趁熱倒入 2 調味，涼拌 30 分鐘。最後用酸橘片裝飾。

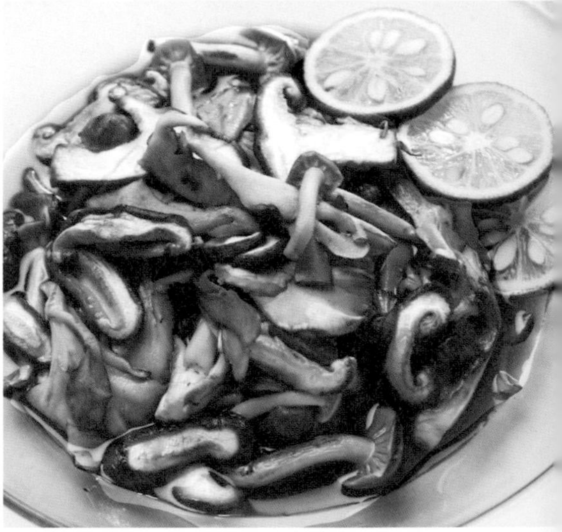

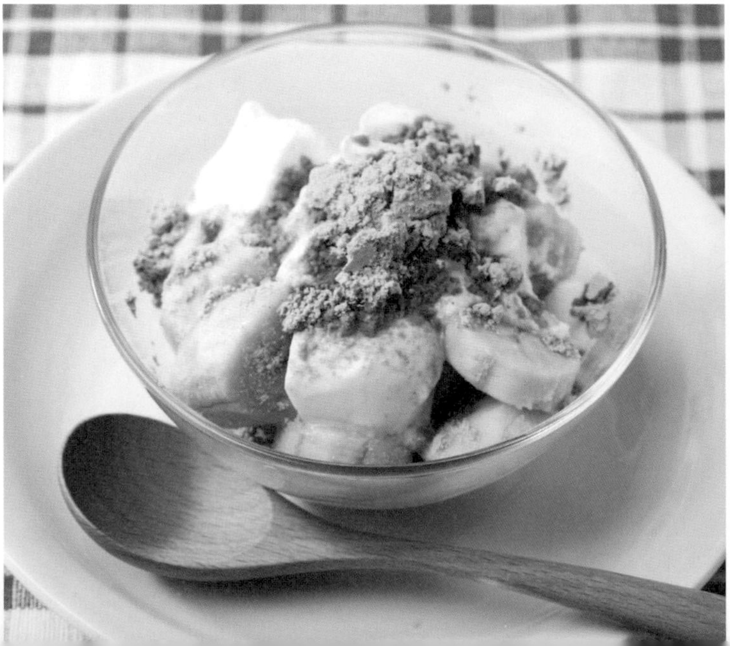

食材簡單
也適合當作早餐

熱量	73 kcal
含醣量	14.1 g
含鹽量	0.0 g
膳食纖維	1.1 g

香蕉黃豆粉優格

材料（2 人份）
香蕉…1 根
檸檬汁…少許
優格…2 大匙
黃豆粉…少許

作法
1 香蕉剝皮切成 2 公分厚片，淋上檸檬汁，擺盤冷凍 2 小時以上。
2 把凍過的檸檬香蕉片和適量優格盛到玻璃碗裡，撒上黃豆粉拌勻即可食用。

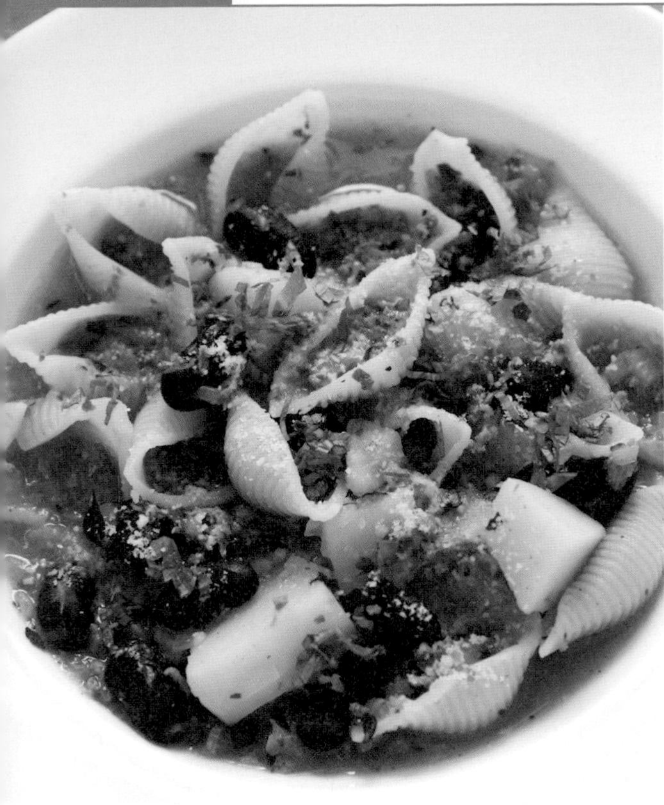

豆類富含膳食纖維
可提供蛋白質

紅豆貝殼通心粉

熱量	457 kcal
含醣量	48.6 g
含鹽量	0.6 g
膳食纖維	10.6 g

材料（2 人份）

紅豆（罐頭）…120g
洋蔥…1/4 顆
芹菜…1/2 根
馬鈴薯…1 顆
豬絞肉…50g
橄欖油…2 大匙
水…4 杯
月桂葉…1 片
百里香、鹽、胡椒粉…各適量
貝殼通心粉…80g
起司粉…3 大匙
香芹末…適量

作法

1 洋蔥、芹菜切碎，馬鈴薯切成 2 公分塊狀。
2 橄欖油加熱，先炒絞肉。炒散後加入洋蔥和芹菜炒軟。
3 再加水、紅豆、月桂葉、百里香、馬鈴薯和鹽巴，蓋上鍋蓋，轉小火煮 30 分鐘。
4 盛取一半紅豆打成豆泥。3 加通心粉煮透後，再倒回豆泥，加鹽、胡椒粉調味，撒上起司粉和香芹末。

熱量	65 kcal
含醣量	3.1 g
含鹽量	1.5 g
膳食纖維	5.3 g

利用微波爐作法超簡單
活化腸道的食譜

涼拌菇菇

材料（2 人份）

金針菇…1 包
杏鮑菇…2 根
香菇…4 ～ 5 朵
鴻喜菇…1 株
蘑菇…4 ～ 5 個
橄欖油…2 小匙
鹽…1/2 小匙

作法

1 除了蘑菇切 1 公分，其他菇菇都切 1 ～ 2 公分寬，撒鹽，倒入耐熱皿。
2 1 不用蓋保鮮膜，直接微波 5 分鐘去除水分。
3 2 拌入橄欖油，冷藏浸泡一晚即可食用。

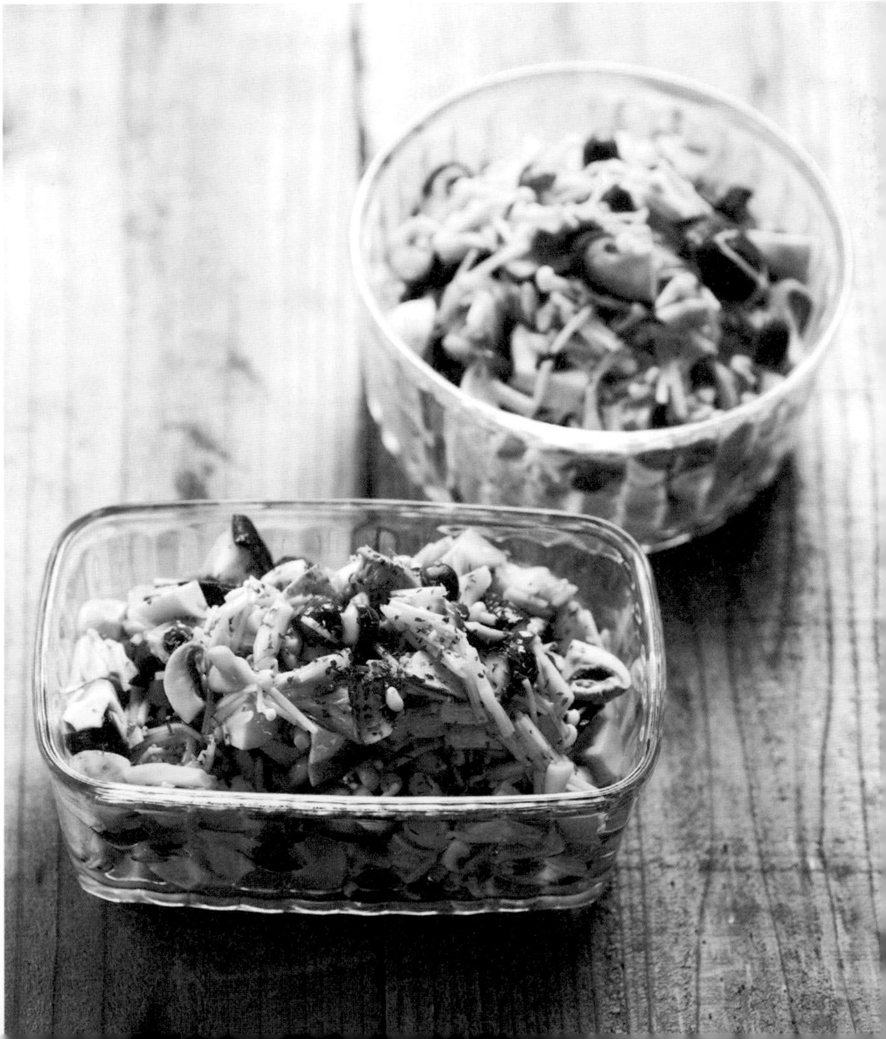

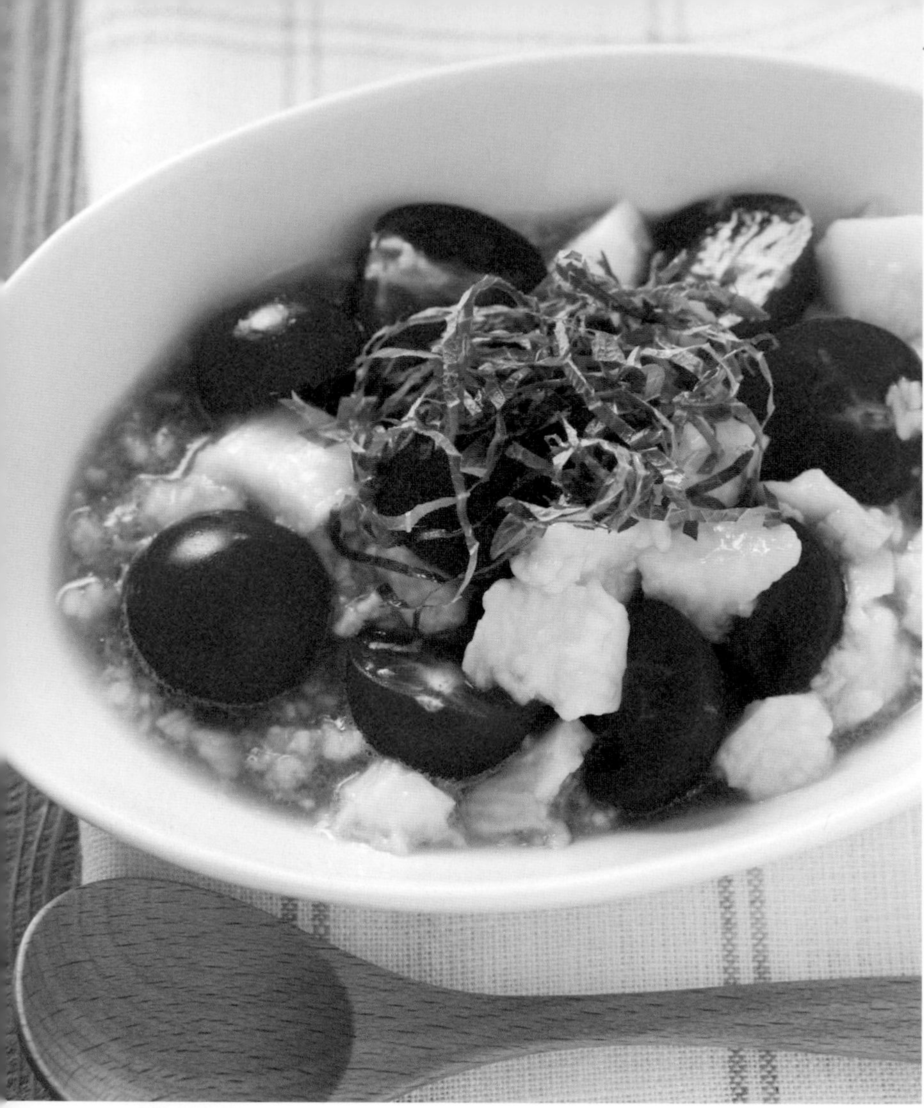

熱量	65 kcal
含醣量	9.3 g
含鹽量	0.4 g
膳食纖維	1.1 g

利用山藥黏性
調整腸道環境

山藥小番茄涼拌菜

材料（2 人份）

山藥…100g
小番茄…5 顆
紫蘇葉…3 片
A 料　香油、醋…各 1 小匙
　　　醬油、寡糖…各 1 小匙

作法

1 山藥放塑膠袋，用擀麵棍敲成適當大小。小番茄對切。A 料拌勻。
2 把 1 的食材倒入碗裡攪拌，盛盤後，加上切絲的紫蘇葉點綴。

富含膳食纖維
給人滿滿的幸福感

蓮藕糖醋雞

熱量	237 kcal
含醣量	15.3 g
含鹽量	2.6 g
膳食纖維	2.6 g

材料（2 人份）

蓮藕…1 小段
雞肉…100g
青龍椒…6 ～ 8 根
香油…1 大匙
A 料　醋、水…1 大匙
　　　豆瓣醬…1 小匙
　　　寡糖、酒…各 1/2 大匙
　　　太白粉、鮮雞晶…各 1/2 小匙

作法

1 蓮藕削皮切滾刀塊，泡水瀝乾。雞肉切一口大小，青龍椒去籽切三等分。
2 香油加熱，先炒雞肉和蓮藕。等蓮藕熟透倒入拌勻的 A 料調味，充分拌炒。

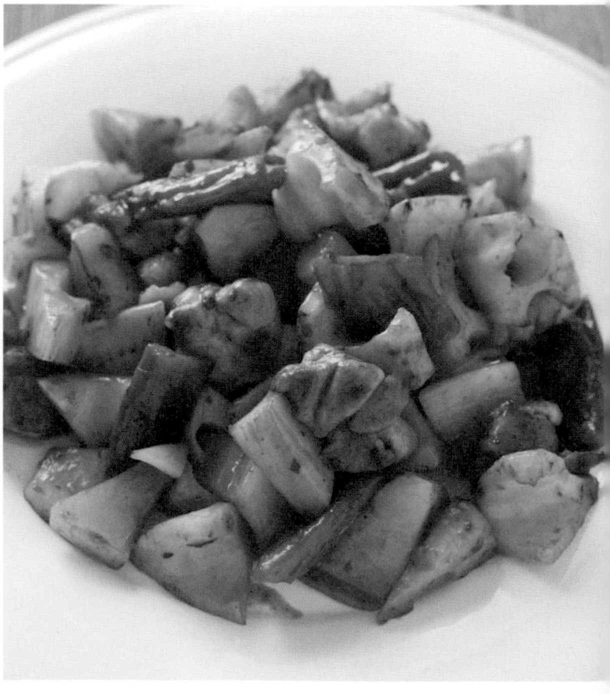

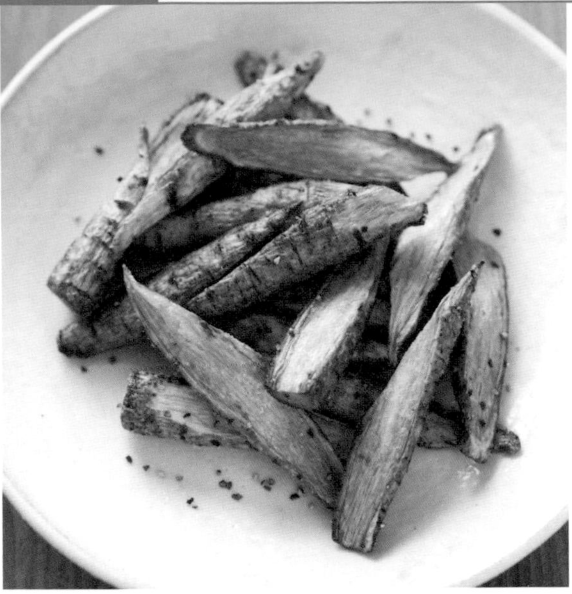

作法簡單
活化腸道的美味小菜

酥炸牛蒡片

熱量	123 kcal
含醣量	8.8 g
含鹽量	0.1 g
膳食纖維	5.1 g

材料（準備適當的分量）

牛蒡…200g
炸油…適量
鹽、粗黑胡椒…各適量

作法

1 牛蒡充分洗淨瀝乾，切長斜片。
2 炸油加熱到 170°C，牛蒡炸酥瀝油，撒鹽、粗黑胡椒調味。

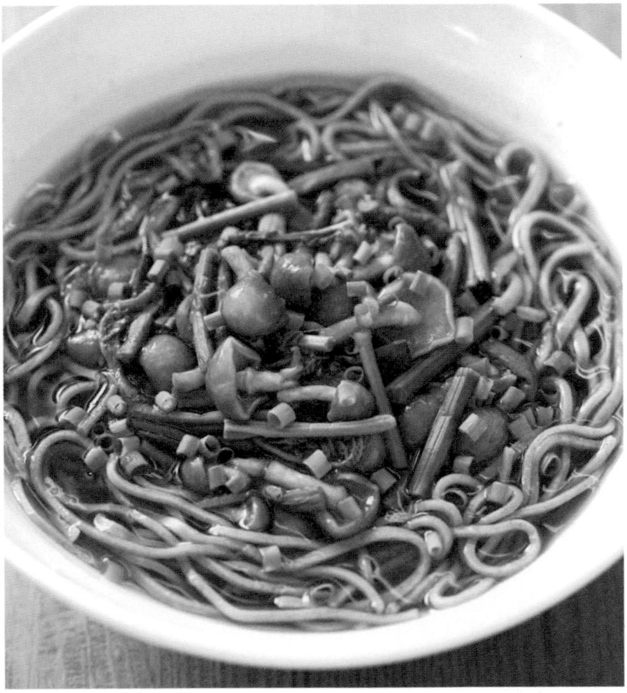

金滑菇富含飲食容易缺乏的
水溶性膳食纖維

金滑菇山菜昆布麵

熱量	235 kcal
含醣量	41.3 g
含鹽量	3.3 g
膳食纖維	6.7 g

※ 這道菜比較鹹，可以不要喝湯。

材料（2 人份）

金滑菇…1 包
山菜（水煮）…100g
青蔥…3 根
細絲昆布（山薯昆布）…5g
A 料 水…1.5 杯
麵味露（3 倍濃縮）…1/2 杯
薑泥…1/2 片的分量
麵條…2 人份

作法

1 把山菜切小段，跟金滑菇汆燙瀝乾。青蔥切蔥花。
2 A 料倒入鍋裡加熱，放入細絲昆布煮開。
3 麵條煮熟，用水漂洗瀝乾盛盤，再倒入 2 的昆布，鋪上 1 的蔬菜。

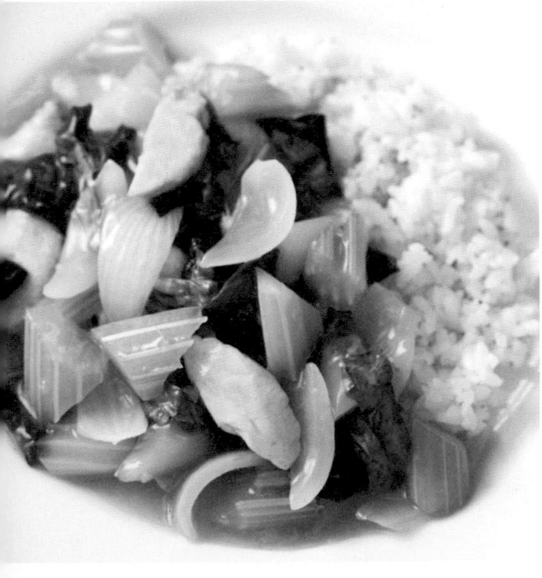

五穀飯舖滿蔬菜
補充膳食纖維

西洋芹五穀飯

熱量	380 kcal
含醣量	53.2 g
含鹽量	1.9 g
膳食纖維	5.9 g

材料（2 人份）

西洋芹…1 根
雞胸肉…2 條
洋蔥…半顆
乾木耳…5g
香油…1/2 大匙
A 料 水…1 杯
米酒…2 大匙
雞粉…2.5 小匙
薑泥…1 小匙
太白粉…1 大匙
五穀飯…2 碗

作法

1 西洋芹和洋蔥都切滾刀塊。雞胸肉切一口大小。木耳泡水後切小塊。
2 香油加熱先炒 1 的食材，等雞肉上色，加入 A 料（先拌勻），煮開後再勾芡。
3 五穀飯盛盤，淋上 2 的芡汁。

蔬菜的膳食纖維和優格的乳酸菌
可調整腸道環境

優格蔬菜湯

熱量	365 kcal
含醣量	39.9 g
含鹽量	1.9 g
膳食纖維	6.0 g

材料（2 人份）
維也納香腸…4 根
洋蔥…1 顆
馬鈴薯…2 小顆
胡蘿蔔…半根
高麗菜…1/4 顆
A 料 水…2 杯
雞湯塊…1 個
原味優格…1 杯
鹽、胡椒粉…各適量

作法
1 洋蔥去皮切菱形。馬鈴薯洗乾淨，表皮劃幾刀。胡蘿蔔直切成 4 塊。高麗菜剖半。
2 把 A 料、1 和香腸倒入鍋裡，以中火加熱煮開，放蔬菜，轉小火煮 15 分鐘，直到蔬菜軟熟。再加優格拌勻，撒鹽、胡椒粉調味。

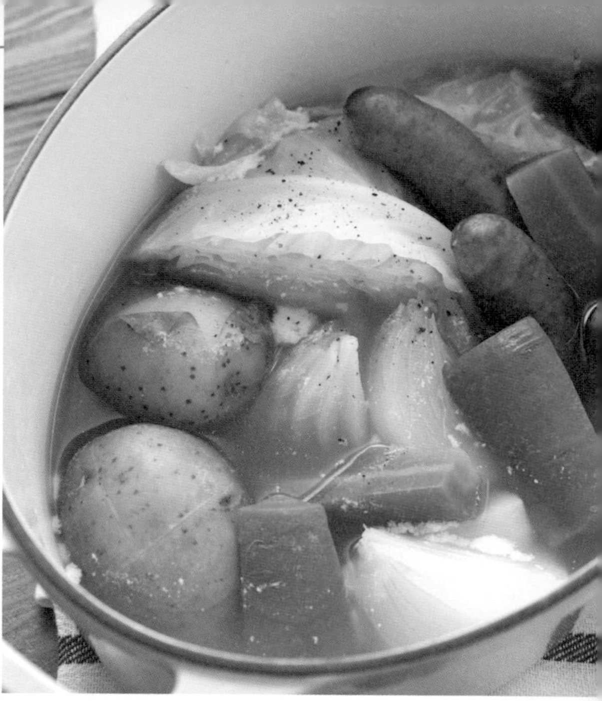

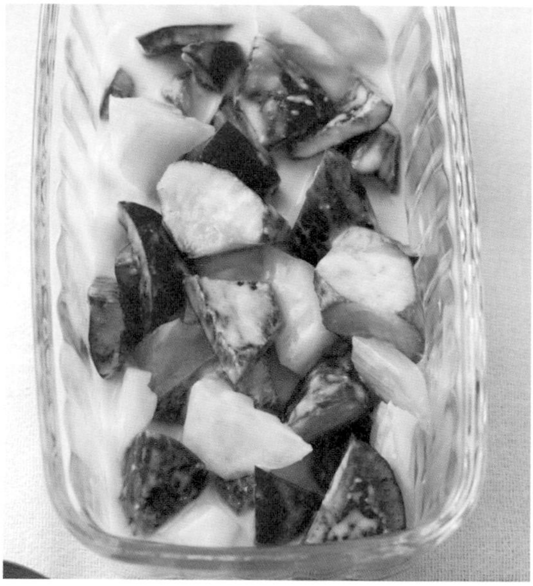

有益腸道健康的
涼拌小菜

優格鹽麴蔬菜

熱量	70 kcal
含醣量	12.3 g
含鹽量	2.6 g
膳食纖維	1.3 g

材料（準備適當的分量）
紅甜椒…半顆
西洋芹…半根
小黃瓜…1 根
A 料 鹽麴…2 大匙
原味優格…1/4 杯

作法
1 紅甜椒、西洋芹和小黃瓜都切滾刀塊。
2 把 A 料和 1 倒入塑膠袋充分搓揉，密封後冷藏一晚直到入味。冷藏可以放 2 ～ 3 天。

納豆可以減少
腸道壞菌

糙米納豆炒飯

熱量	482 kcal
含醣量	59.3 g
含鹽量	2.7 g
膳食纖維	6.1 g

材料（2 人份）
煮熟的糙米…2 碗
碎牛肉…50g
牛蒡…15cm
胡蘿蔔…1/3 根
青蔥…4 根
納豆…1 盒
雞蛋…1 顆
香油…1 大匙
A 料 鮮雞晶…1 小匙
醬油…1.5 大匙
鹽、胡椒粉…各適量

作法
1 牛蒡、胡蘿蔔切 0.5 公分小丁。青蔥切蔥花。
2 一半香油加熱，先炒納豆和雞蛋，等蛋炒鬆盛出。
3 剩下的香油也加熱，先炒 1 的蔬菜和糙米、牛肉，再倒入 2 的食材。等米粒炒開，用 A 料調味。

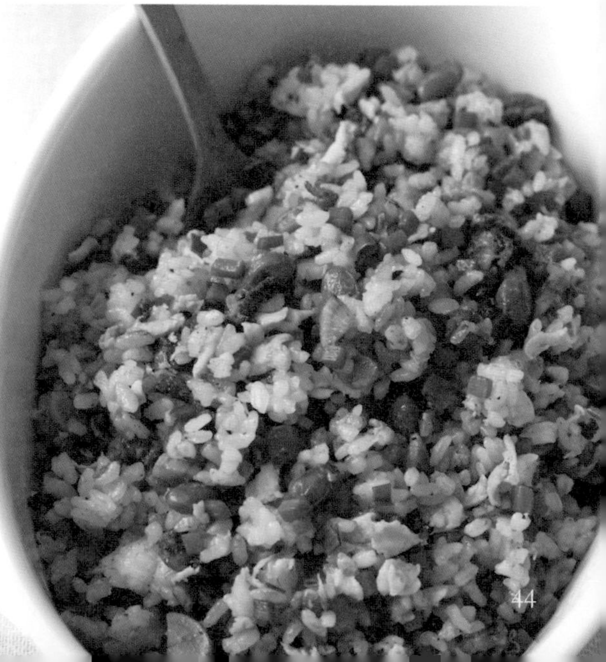

糙米的膳食纖維含量
是白米的 5 倍

糙米胡蘿蔔濃湯

熱量	284 kcal
含醣量	30.7 g
含鹽量	1.3 g
膳食纖維	2.0 g

材料（2 人份）

煮熟的糙米…100g
胡蘿蔔…1/2 根
洋蔥…1/4 顆
奶油…10g
雞湯塊…1 個
牛奶…2 杯
鹽、胡椒粉、粗黑胡椒…各適量

作法

1 胡蘿蔔切 0.5 公分厚的半圓形。洋蔥切薄片。
2 奶油下鍋加熱，先炒 1 的蔬菜和糙米。等蔬菜和奶油黏合在一起，加入可淹過食材的水（另外準備）和雞湯塊，將蔬菜煮到軟熟。
3 把 2 的食材倒進果汁機加牛奶打勻，再倒回鍋裡加熱，撒鹽、胡椒粉調味。
4 把 3 盛盤，撒上粗黑胡椒。

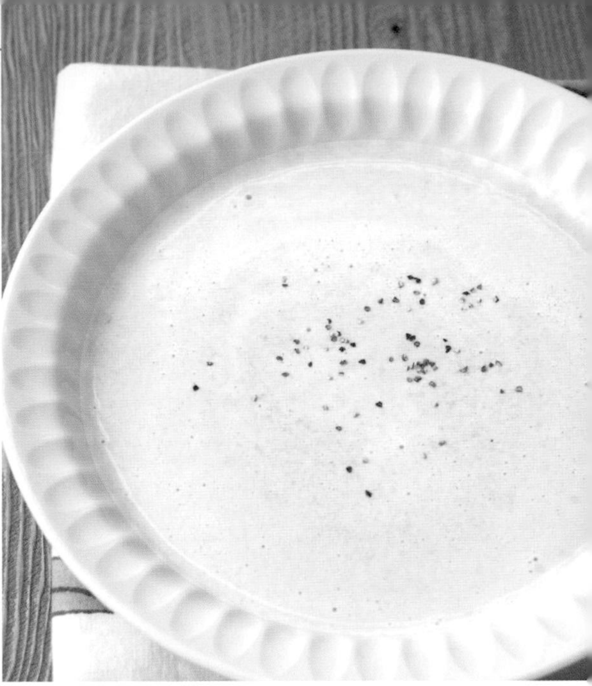

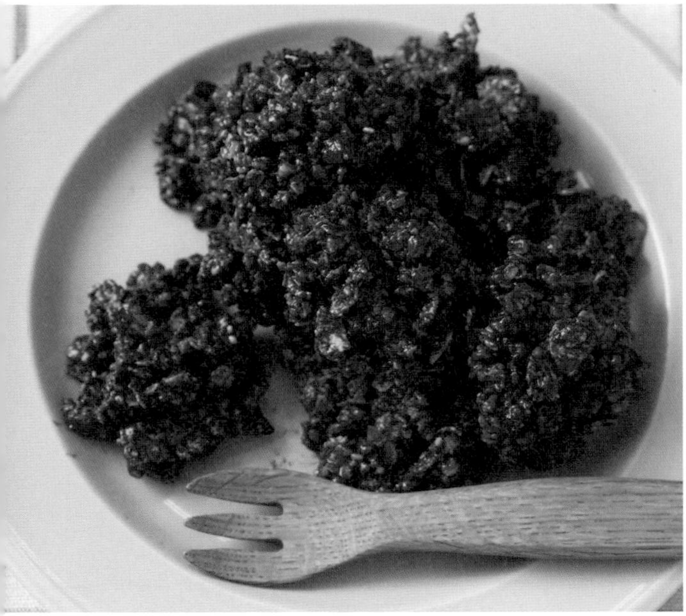

輕輕鬆鬆就能補充膳食纖維的
美味點心

巧克力烘烤燕麥

熱量	464 kcal
含醣量	54.1 g
含鹽量	0.4 g
膳食纖維	4.2 g

材料（4 人份）

巧克力…160g
烘烤燕麥（市售品）…150g
果乾…50g
糙米片…30g

作法

隔水加熱溶解巧克力，加入烘烤燕麥、碎果乾、糙米片充分攪拌，捏成一口大小，一個個鋪在烘焙紙上，冷藏定型後即可食用。

富含膳食纖維
提供飽足感

海蘊雜炊

熱量	174 kcal
含醣量	28.9 g
含鹽量	0.8 g
膳食纖維	1.0 g

材料（2 人份）

海蘊（水雲）…70g
白飯…150g
蛋液…1 顆
A 料 高湯…3/4 杯
醬油、米酒、味醂…1 小匙
鹽…少許
薑泥…少許
調味海苔…適量

作法

1 A 料和白飯倒入鍋裡，用中火煮開。
2 轉小火，等飯軟了，加海蘊、薑泥拌勻。淋上蛋液煮 30 秒蓋上鍋蓋，蛋變半熟。倒入陶缽，要吃時再撒海苔。

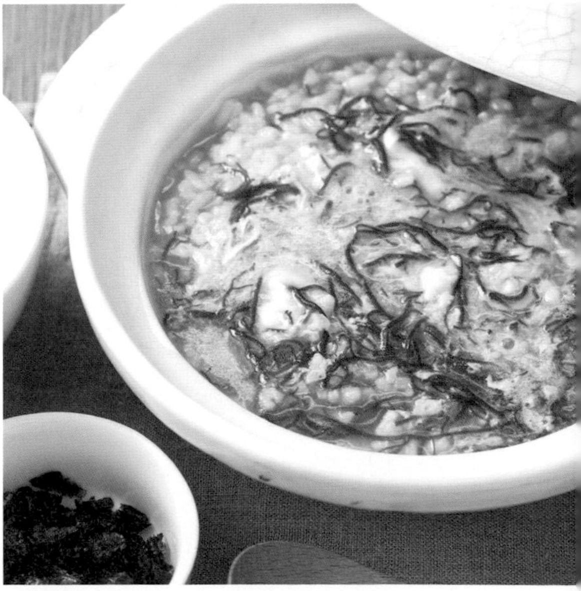

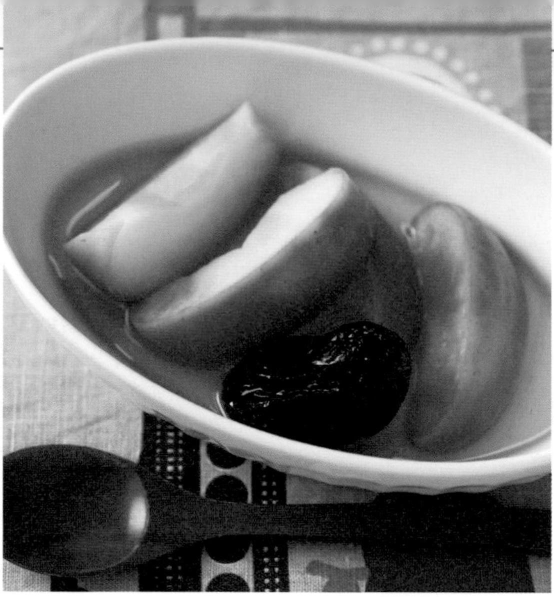

所有水果中
黑棗的膳食纖維含量最高

酒釀蘋果黑棗

熱量	212 kcal
含醣量	45.0 g
含鹽量	0.0 g
膳食纖維	2.7 g

材料（2 人份）
蘋果…1 顆
黑棗…2 個
白酒…6 大匙
寡糖…4 大匙

作法
1 蘋果帶皮直切成 8 片，去果核。
2 蘋果片和黑棗倒入耐熱皿，加白酒和寡糖，蓋上保鮮膜微波 4 分鐘。放涼再冷藏即可食用。

香蕉含有寡糖
具有整腸效果

香蕉椰奶湯圓

熱量	436 kcal
含醣量	74.4 g
含鹽量	0.1 g
膳食纖維	2.6 g

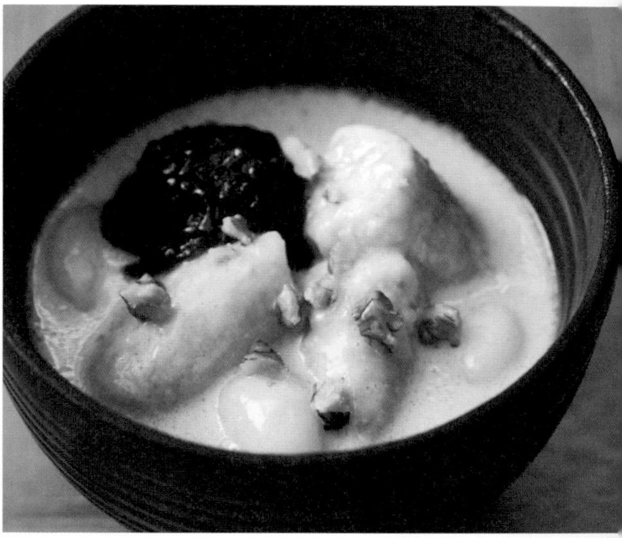

材料（2 人份）
白玉粉（糯米粉）…50g
香蕉…2 根
椰奶…半杯
牛奶…1/4 杯
煉乳…3 大匙
紅豆餡（市售品）…2 大匙
喜愛的堅果…適量

作法
1 先用白玉粉製作 10 顆白湯圓。香蕉剝皮切成 4 等分。
2 椰奶、牛奶、煉乳和香蕉倒入鍋裡，煮到香蕉變熱，加白湯圓一起煮。盛碗，加紅豆餡，撒上堅果。

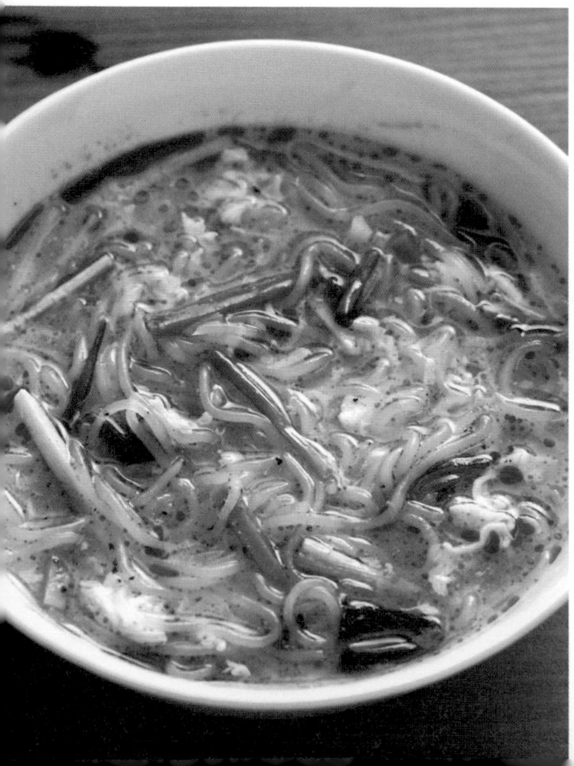

一碗湯
就能吃到滿滿的膳食纖維

蒟蒻絲酸辣湯

熱量	129 kcal
含醣量	9.5 g
含鹽量	2.4 g
膳食纖維	3.0 g

材料（2 人份）
蒟蒻絲…80g
雞胸肉…1 條
胡蘿蔔…1/4 根
乾木耳…3g
桶筍（水煮）…50g
青蔥…3 根
A 料 水…3 杯
鮮雞晶…1 大匙
B 料 醬油…1 小匙
米酒…1 大匙
鹽、胡椒粉…各適量
C 料 水、太白粉…1 大匙
雞蛋…1 顆
烏醋…3 大匙
辣油…適量

作法
1 蒟蒻絲煮熟瀝乾，切成適當長度。雞胸肉去筋膜，切斜薄片。胡蘿蔔、木耳、桶筍切絲，青蔥切段。
2 A 料下鍋煮開後，加 1 的食材煮 3～4 分鐘，用 B 料調味。再用 C 料勾芡，轉小火，加蛋液、烏醋，再轉大火，等蛋半熟後，稍微攪拌淋上辣油。

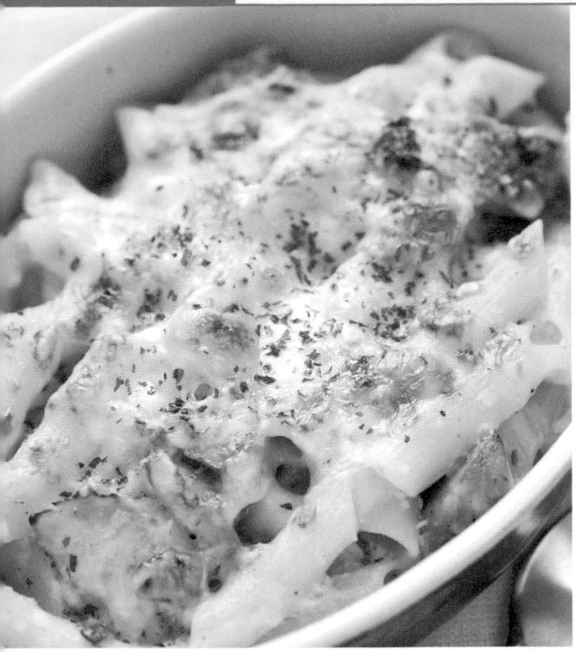

酒粕裡的成分
可增加腸道的好菌

酒粕白醬焗烤鮭魚筆管麵

熱量	836 kcal
含醣量	72.7 g
含鹽量	1.4 g
膳食纖維	4.6 g

材料（2 人份）

鮭魚…2 片
洋蔥…半顆
筆管麵…150g
鹽、胡椒粉…各少許
橄欖油…2 小匙
白酒…1 大匙
酒粕…50g
A 料 牛奶…1.5 杯
鹽…少許
白味噌…1 大匙
披薩專用起司粉…50g
西芹粉…適量

作法

1 鮭魚切成 5、6 小片，用鹽、胡椒粉醃一下。洋蔥切薄片，筆管麵煮熟。
2 橄欖油加熱，鮭魚煎至上色後，淋上白酒盛出。用鍋裡的油炒洋蔥。
3 加入撕好的酒粕，用 A 料轉小火煨煮收乾，倒回鮭魚和筆管麵拌勻。
4 把 3 的食材盛入碗裡，撒起司粉，用烤箱以 220°C烤約 8 分鐘。撒上西芹粉。

不起眼的蘿蔔乾
富含膳食纖維和甘甜味

蘿蔔絲乾醬炒豬肉片

熱量	344 kcal
含醣量	22.0 g
含鹽量	2.5 g
膳食纖維	7.2 g

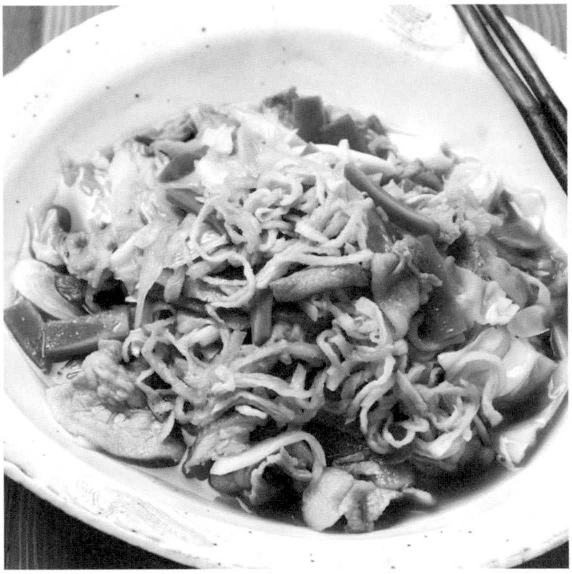

材料（4 人份）

蘿蔔絲乾…80g
豬肉薄片…300g
青蔥…1 根
胡蘿蔔…1 根
高麗菜…1/4 顆
醬油…2 小匙
香油…1 大匙
水…1.5 杯
A 料 辣醬油…4 大匙
蠔油…1 大匙

作法

1 蘿蔔絲乾洗淨，切 3 ～ 4 公分長。
2 肉片切適當大小，用醬油醃漬。蔥切斜段，胡蘿蔔切長條，高麗菜切大口。
3 香油加熱，先炒 2 的食材，再加入 1 的蘿蔔絲乾拌炒。
4 3 加水、加蓋燜燒至胡蘿蔔絲變軟，再用 A 料炒勻。

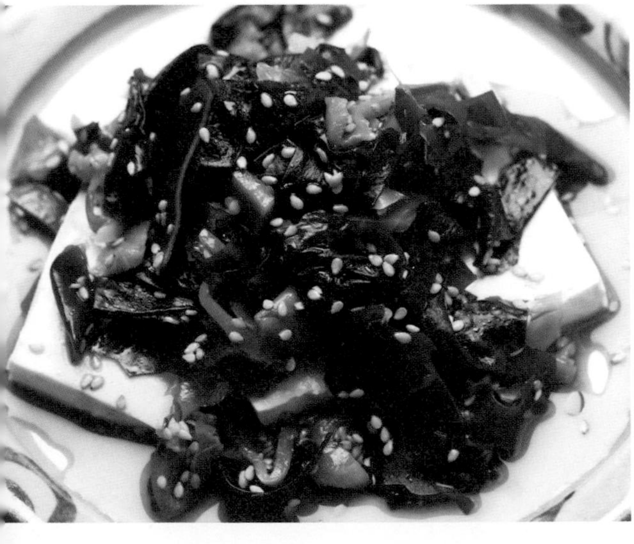

美味涼拌菜
隨時補充膳食纖維

海帶芽涼拌豆腐

熱量	185 kcal
含醣量	2.0 g
含鹽量	2.6 g
膳食纖維	7.2 g

材料（2 人份）

乾海帶芽（泡水）…50g
榨菜（市售品）…20g
板豆腐…1 塊
香油…1 小匙
A 料 香油…2 小匙
鹽…1/3 小匙
研磨白芝麻…1 大匙
蒜泥…少許
白芝麻粒…適量
辣油、醬油…各適量

作法

1 香油加熱，先炒海帶芽和榨菜，倒入 A 料（先拌勻）炒到海帶芽變軟，熄火。
2 豆腐用熱水煮 3 ～ 4 分鐘，對切盛盤，鋪上 1 的海帶芽，淋上辣油和醬油，撒上白芝麻粒。

肛門

肛門與直腸相連，負責排泄直腸裡的糞便，為消化器官的終點。

肛門有「內肛門括約肌」與「外肛門括約肌」兩種肌肉。內肛門括約肌為直腸肌的一部分，屬於不受意志支配，但可透過自律神經收縮肛門的平滑肌。而外肛門括約肌跟四肢的骨骼肌（橫紋肌）（參考第二〇〇頁）一樣，為可受意志支配以收縮肛門的骨骼肌。

食物經過消化於結腸吸水變硬的糞便，暫時滯留於結腸的末站——乙狀結腸；接下來送到直腸，直腸壁受刺激就會引發排便反射[*1]產生便意。

這時位於脊髓最下面的「薦髓」，對直腸和內肛門括約肌下達自動排便指令，由腦和副交感神經傳遞這些訊息，放鬆肌肉以引發便意。

內肛門括約肌平常是緊閉狀態，等到糞便滯留直腸，腸壁接收的刺激就會傳到腦部，指示肛門括約肌打開，產生便意。不過，有時即便有便意，也不會立刻上廁所，這是因為腦部控制住某種程度的排便反射，且內肛門括約肌外側的外肛門括約肌也會控制便意。

透過肛門內外的肌肉控制排便

常見的不適症狀或疾病
肛裂（裂痔）、痔瘡 （痔核）、痔瘻（肛門瘻管）

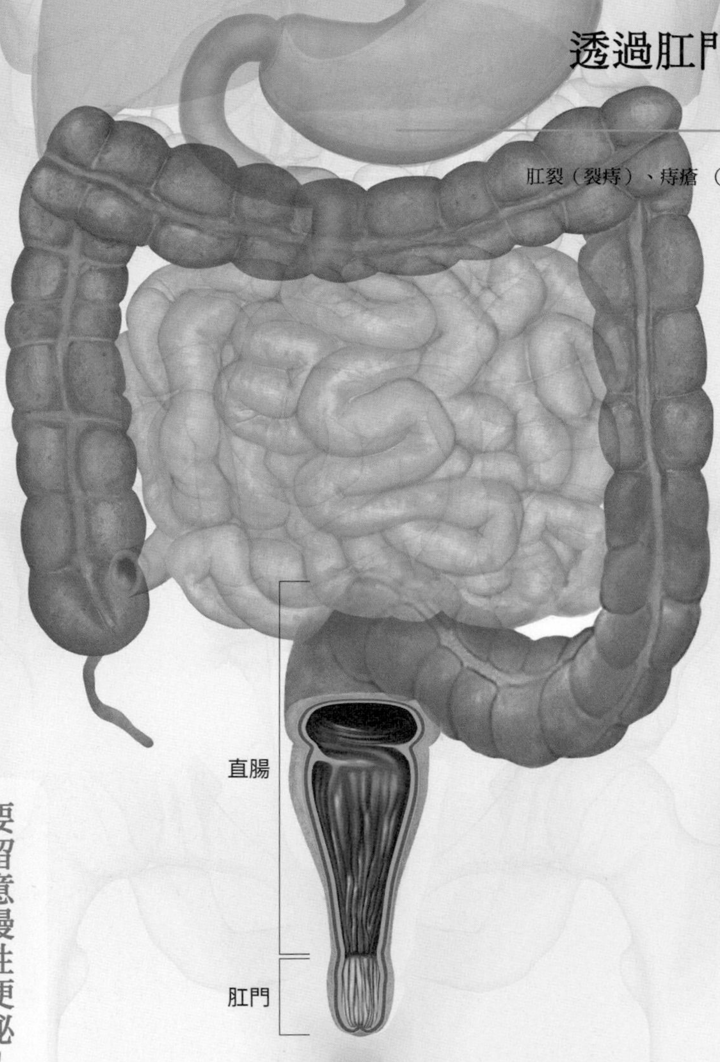

要留意慢性便祕！

慢性便祕可能潛藏著癌症、糖尿病、帕金森氏症等疾病的風險。此外，老化腹肌力或肛門括約肌力下降，也可能造成慢性便祕。若有血便、排便時劇烈腹痛等不適，請馬上就診。

＊1 排便反射
由自律神經的副交感神經自行運作，不受意志控制。

食物會影響便量和臭味

糞便裡面七〇％都是水分，剩下的三〇％就是小腸無法吸收的膳食纖維等食物硬化的殘渣。

而糞便包含了腸道菌、胃腸分泌物、體內不需要的鈣、鐵或鎂等物質。

吃下肚的食物變成糞便排出，需要二十四～七十二小時，每天的排便量為一百～二百公克。當然，這些數據會因吃的內容或分量出現變化，例如膳食纖維攝取量多，無法消化的殘渣變多，便量就會跟著增加。此外，若刺激腸道的力道變強，排便的次數也會增加。所以，想預防便祕，就要多攝取膳食纖維。

至於糞便的顏色受到膽紅素（參考第五〇頁）影響，腸道好菌多，糞便偏酸性，呈現黃褐色，若壞菌多則呈鹼性，糞便偏黑。

至於糞便的臭味，取決於腸道菌分解蛋白質後產生的吲哚（參考第三六頁）等物質。若腸道蠕動功能不佳，臭味會變淡，若糞便長期留在腸道裡，味道就會變得很臭。

至於糞便的形狀和硬度，則跟大腸蠕動的時間有關，蠕動速度快，糞便會軟些，蠕動慢的話，糞便會變硬。

漢方 可治療痔瘡的漢方

建議漢方藥

乙字湯／肛裂、痔瘡

桂枝茯苓丸、十全大補湯、大柴胡湯、大黃牡丹皮湯／痔瘡

補中益氣湯、當歸建中湯／痔瘡、脫肛

紫雲膏／痔核疼痛、肛門裂傷

乙字湯和紫雲膏

兩者都是漢藥醫所製的漢方藥。素以痔瘡藥聞名的乙字湯，常用來治療有便祕傾向的痔瘡疼痛或癢感，或是輕微出血。紫雲膏則是以麻油、黃蠟、豬油、當歸和紫草製作的外用藥膏，除了治療痔痛、肛裂，還是治療手腳龜裂、凍傷、燒燙傷、外傷、潰爛等症狀的萬用藥膏。

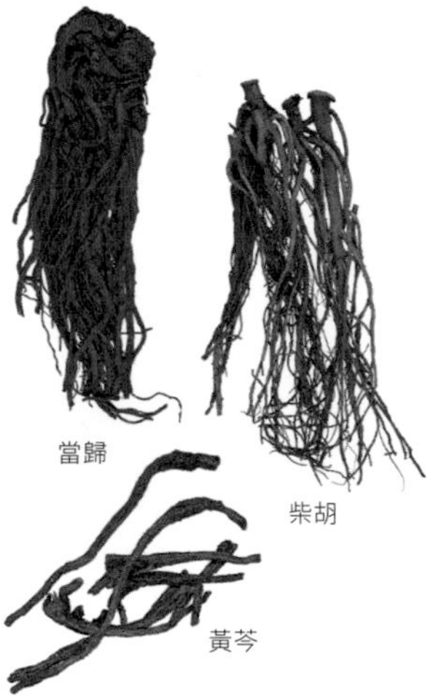

不要過度清洗肛門

覺得肛門有些癢癢的，就用大量的溫水沖洗或用肥皂搓洗，反而會讓皮脂流失，降低皮膚的防禦力，讓症狀更惡化，一點點刺激就覺得更癢；也不要用衛生紙用力擦拭。

如果是便祕，千萬不要用大量的水刺激肛門排便；萬一水跑進肛門，造成黏膜的黏液剝落，反而更難排便。

痔瘡的外用藥與內服藥

痔瘡外用藥膏，按生長位置使用痔瘡軟膏或栓劑，內含抑制紅腫或出血的抗發炎成分，或是可舒緩疼痛、收縮血管、止血或促進血液循環的成分等。至於痔瘡內服藥，雖較無即時功效，但可改善容易長痔瘡的體質，大多配合生藥，搭配外用藥膏效果更好。像乙字湯這種歷史悠久的漢方藥，就有軟便、促進排便的藥效。

痔瘡的種類

痔瘡是出現在肛門和肛門周遭的疾病，排便時過度用力或長時間久坐，都會增加肛門的負擔。痔分成幾種，最常見的痔瘡（痔核），可分為在肛門內緣形成腫塊的內痔，和在肛門外緣形成腫塊的外痔。其他還有肛門皮膚裂開的肛裂，或因某種因素發炎形成瘻管，反覆化膿的痔瘻（肛門瘻管），需動手術治療。無論出現任何症狀都不要自行判斷，請到專門醫療院所接受檢查。

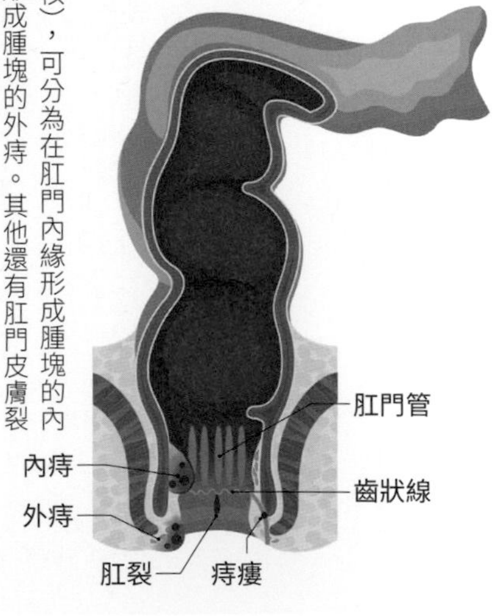

肝臟

肝臟能完成五百種以上的化學反應，是身體最大的器官。成人男子的肝臟重約一・五公斤，女子約一・三公斤，大概是體重的五十分之一。

肝臟被喻為「沉默的器官」，即便已經異常還是沒有自覺症狀，很難察覺異狀，導致病症持續進行。

肝臟也是血液含量很多的器官，負責運送血液的血管有兩種，一是可從腸道或脾臟把血液送進來的門脈（肝門靜脈），一是從大動脈分出的肝動脈，可將氧氣送到肝臟。

血液送到肝臟後，經過分叉的血管，將養分和氧氣送到每個肝細胞裡；然後再由肝靜脈運送血液，通過下腔靜脈回到心臟。

而連接肝臟與十二指腸的膽管上面，有一個負責儲存肝臟分泌之「膽汁*1」的「膽囊」，受飲食等刺激時，膽囊就會收縮，擠出膽汁。

這些膽汁通過膽管進入十二指腸，幫助「脂肪酶」消化酵素分解脂肪。而紅血球成分血色素（血紅素）所分解的「膽紅素*2」，則跟膽汁一起進入十二指腸，大部分被小腸再次吸收與利用，剩下的隨糞便排出。

維繫生命不可欠缺，身體最大的器官

漢方見解 漢方稱為「肝」。可讓全身氣流順暢。調整精神活動。調節生殖機能。儲存血液與調整儲存量。與「膽」互為表裡關係。膽則與判斷或決斷有關。

常見的不適症狀或疾病 肝功能障礙（暴飲暴食）、肝炎、肝硬化、黃疸、膽結石

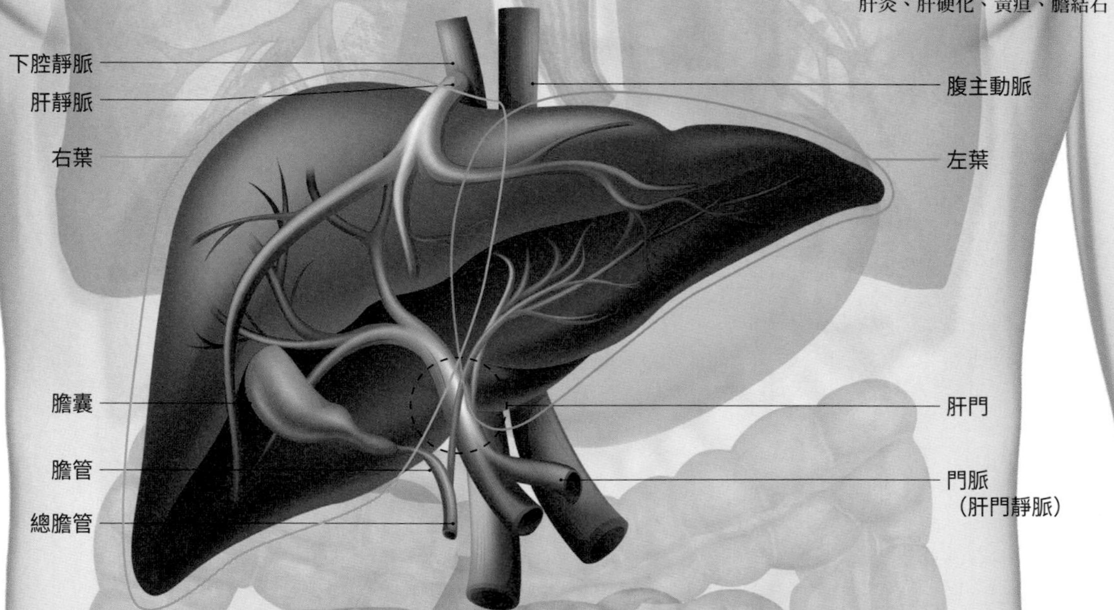

＊1 膽汁
分解脂肪不可或缺的液體。據說肝臟一天可製造一公升膽汁，其中90%以上都是水。

＊2 膽紅素
老化紅血球被破壞時產生的物質，可顯示肝功能的數值之一。若膽紅素過高，有黃疸的可能性。膽紅素分兩種——直接膽紅素與間接膽紅素，合稱總膽紅素。

GOT（又稱 AST）/ GPT（又稱 ALT）

肝功能檢查

GOT 與 GPT 是大家很熟悉，俗稱「肝功能指數」（正確說法是肝發炎指數）的檢測項目。GOT 是主要存在於心臟、肌肉或肝臟裡的酵素；GPT 主要存在於肝細胞裡。透過抽血檢測指數，若兩者皆高於正常值，可能有急性肝炎、慢性肝炎、脂肪肝、肝癌、酒精性肝炎等問題。若只有 GOT 指數偏高，則疑似有心肌梗塞、肌肉發炎等問題。

	正常值	要注意	異常
GOT	<30	31～50	>51
GPT	<30	31～50	>51

（單位：U/L；U = unit 酵素活性的單位；每公升有多少酵素）
（審定註：台灣的 GOT 和 GPT 正常值一般爲 40 以下。）

γ-GT（γ-GTP 丙麩氨轉肽酶）

飲酒過量等會導致數值上升

這是一種蛋白質分解酵素，若肝臟或膽道異常數值就會上升。透過抽血檢測，若數值偏高可能有酒精性肝功能障礙、慢性肝炎、膽汁淤滯、藥劑性肝功能障礙等問題。尤其是有酒精性肝功能障礙者，此數值容易偏高，也能藉此檢查發現這類患者。

正常值	要注意	異常
<50	51～100	>101

（單位：U/L 每公升有多少酵素）
（審定註：台灣的 γ-GT 正常值一般爲 60 以下。）

ALP（鹼性磷酸酶）

檢查肝功能或膽道阻塞

幾乎體內所有的器官均含有這種酵素，可抽血檢測數值。若 GOT 或 GPT 數值正常，唯有 ALP 偏高，可能有骨骼方面的問題。若三者的數值都偏高，就要懷疑肝臟或膽道出現問題。

正常值	輕微異常	需再檢查	需精密檢查
96～300	<95	301～349	>350

（單位：U/L 每公升有多少酵素）
（審定註：檢測數值因性別、年齡等而有不同。）

總蛋白量

從白蛋白和球蛋白檢測肝功能

即抽血檢測血液中蛋白濃度的檢查。檢查肝臟的蛋白合成能力，即可了解肝功能等有無問題。若血液裡的總蛋白量偏低，可能有營養不良、腎病綜合症、癌症等問題；若偏高就要懷疑是否有自體免疫疾病、肝硬化、多發性脊髓瘤、脫水等問題。

異常	要注意	正常值	要注意	異常
<6.1	6.2～6.4	6.5～7.9	8.0～8.3	>8.4

（單位：g/dL）

膽汁主要的功能

膽汁可以幫助腸道裡的「脂肪酶」，分解食物裡的脂肪加以乳化，也能促進腸道蠕動，讓食物的流動更順暢。

肝臟與血液的關係

肝臟可事先儲存製造血液之紅血球所需的葉酸和維生素 B_{12}，隨時因應骨髓對這些養分的需求；也可以分解老化的紅血球再次利用，或製造讓血液凝固的成分。

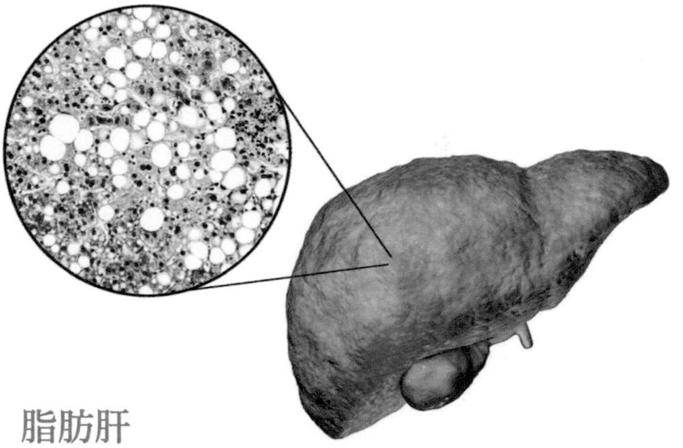

脂肪肝

若肝細胞布滿脂肪，肝臟的代謝會有問題，肝功能逐漸變差。健康的肝臟大概會有 3% 的脂肪（中性脂肪或膽固醇等），若全部的肝細胞超過 30% 都是脂肪，即可稱為脂肪肝。

何謂「肝累了」？

肝臟很難出現自覺症狀，肝一旦累了，表示原本應該被分解的老舊廢物無法過濾，留滯體內。攝取的熱量也無法完全代謝，多餘的熱量會變成中性脂肪囤積。

這時廢物排不出去，熱量又無法完全利用，身體的運作變得更加辛苦。

- 感受不到酒的美味
- 食慾不振（尤其不想吃偏油的食物）
- 雙腳浮腫
- 腹部腫脹

出現肝功能障礙的身體反應，有時跟感冒等症狀很類似，容易被忽略，應該盡早就診檢查。

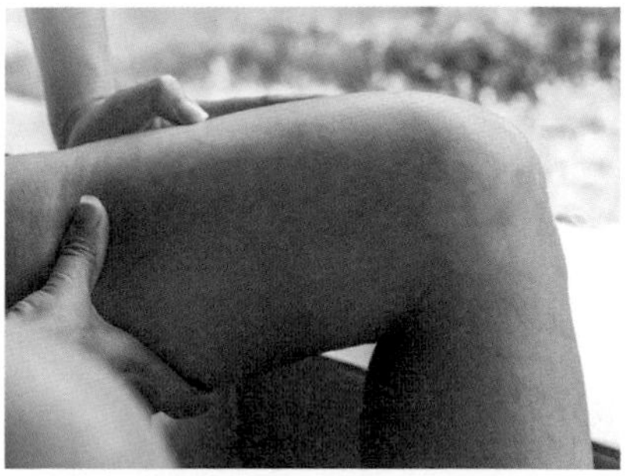

肝臟可以穩定供給熱量給細胞

肝臟的功能很多，主要可分成三大區塊，一是針對醣類、脂肪和蛋白質這三大營養素進行代謝與儲存，另一是針對有害物質進行解毒與分解，最後是消化食物時，製造與分泌膽汁等維繫生命不可或缺的功能。

其中最重要的功能就是養分的化學處理。例如腸道吸收的醣類送到肝臟後，可分解為作為熱量再被吸收的葡萄糖。這時多餘的葡萄糖可轉為肝醣加以儲存，當身體需要熱量時，這些肝醣會變成葡萄糖回到血液裡面。所以，可穩定供給熱量給全身三十七兆個細胞的器官，就是肝臟。

此外，肝臟還可以把有害物質或酒精變成毒性低的物質。身體於腸道所分解的胺基酸可於肝臟合成蛋白質，這時產生的有害物質——氨，肝臟會把它變成尿素，由血液帶到腎臟過濾，再送到膀胱隨尿液排出。

進入身體的酒精成分，二〇％由胃部，八〇％由小腸吸收，再通過血管，由集中於肝臟的酵素分解為乙醛[*1]。乙醛雖跟甲醛同屬有害物質，但可由肝臟分解為二氧化碳和水分排出體外。

至於膽汁，於肝臟製造與分泌後，可幫小腸消化與吸收脂肪，並將膽固醇排出體外。膽汁的成分包含了水、膽汁酸[*2]、膽紅素、膽固醇、磷脂質等物質。若肝功能出現障礙，膽汁不流通，

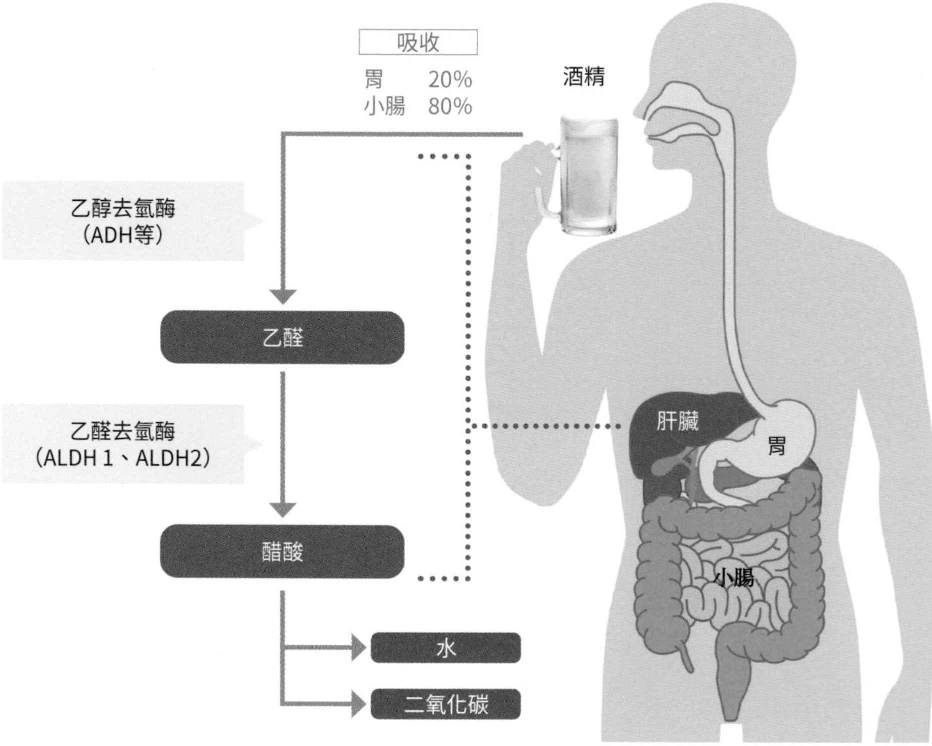

酒量好跟酒量不好差別在哪裡？

身體有多少可以分解酒精代謝物的乙醛去氫酶（ＡＬＤＨ）解酒酵素，決定這個人酒量好與不好。相較於歐美國家，這種酵素在亞洲人體內的含量較少。

體內完全沒有這種酵素者，在日本稱為「下戶」（滴酒不沾或酒量極差）。一喝酒臉就紅，表示身體容易囤積乙醛。至於宿醉，則是因大量喝酒，肝臟無法完全處理乙醛所致。血液裡的乙醛濃度太高，會引發噁心感、頭痛、胸口灼熱等不適的症狀。

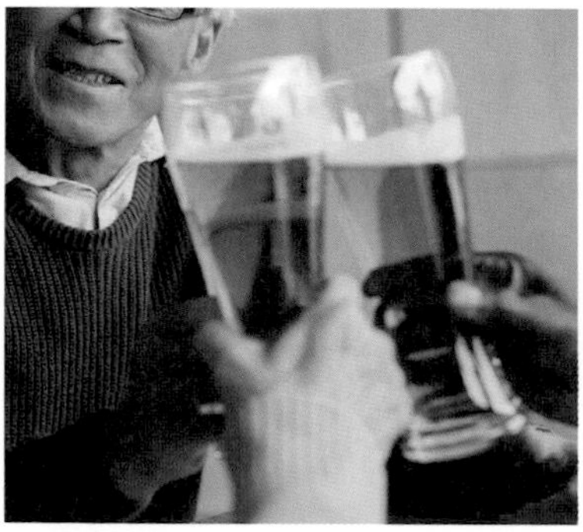

＊1 乙醛
血液裡的酒精透過肝臟的乙醇去氫酶可分解出乙醛，會引起噁心感或呼吸紊亂等症狀。

＊2 膽汁酸
膽汁的主要成分。跟不溶於水的脂肪酸、脂溶性維生素、膽固醇等成分結合後再溶於水，有助於吸收油脂成分。

血液裡膽紅素會增加，就會出現眼白偏黃、皮膚黃疸等症狀。

此外，這些成分中跟消化吸收有關的膽汁酸，也能再次被利用，其他不需要的物質則會被排出體外。

白蛋白

可作為營養不良、肝臟或腎臟病的指標

血液裡的蛋白質約有 6 ～ 7 成都是白蛋白，抽血測其濃度，即可了解肝細胞的蛋白合成能力。若因肝功能障礙等因素導致合成力下降，白蛋白數值會偏低。其數值也可用來評估營養狀況，數值偏低可能有肝功能障礙、營養不良、腎病綜合症等問題。

正常值	要注意	異常
>3.9	3.7～3.8	<3.6

（單位：g/dL）

（審定註：台灣的白蛋白正常值一般爲 3.5～5.5。）

B 型肝炎抗原（HBsAg）、C 型肝炎抗體（Anti-HCV）

檢測有無感染各種病毒

抽血檢查有無感染肝炎病毒或其過程。B 型肝炎抗原就是 B 型肝炎病毒，而 C 型肝炎抗體就是感染 C 型肝炎病毒所產生的。

① B 型肝炎抗原呈陽性＝感染 B 型肝炎病毒
② C 型肝炎抗體呈陽性＝正在感染中
（或者是治好的狀態）

正常值	異常
陰性（－）	陽性（＋）

蜆含有鳥胺酸可以護肝

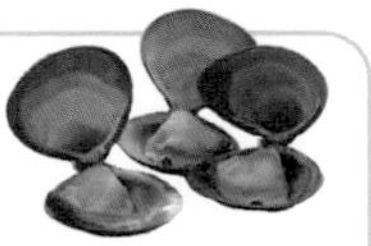

鳥胺酸是一種原本就存在人體內的非必需胺基酸，可維護肝功能、消除疲勞。

鳥胺酸可溶於血中循環於體內，在肝臟進行「鳥胺酸循環」，分解氨並加以排出。

鳥胺酸的健康成效為人熟知。如果是蜆含的鳥胺酸，先凍過再調理，裡面的鳥胺酸含量會比生蜆增加 7 ～ 8 倍。其他像起司、比目魚、麵包等食材也含有鳥胺酸。

好食材與食用方法

肝功能自我檢測

可從生活習慣自我檢測肝功能有無正常運作，以下 9 點，符合越多者越要注意。

① 每天喝酒
② 過胖（比 18 歲時增加 10 公斤以上）
③ 有吃宵夜的習慣
④ 吃東西狼吞虎嚥或暴飲暴食
⑤ 偏食
⑥ 愛吃甜的、油的或重口味的食物
⑦ 吃太鹹
⑧ 缺乏適度運動
⑨ 生活不規律

為了維護良好的肝功能，應攝取蛋類、牛奶、起司、青背魚、鮭魚、脂肪少的肉類、大豆製品、種籽類優質蛋白質，以及增加能量的補充酵素、維生素 B 群等營養素。

有益肝臟的成分：維生素 A、維生素 C、維生素 E、維生素 B_1、維生素 B_{12}

有益肝臟的食材：鬱金、艾草、青花椰菜、高麗菜、菠菜、油菜、茼蒿、韭菜、青江菜、香菇、柚子、蘋果、草莓、柑橘、梅子、檸檬、酪梨、蜆、鮪魚、星鰻、花枝、章魚、蝦子、螃蟹、鮑魚、昆布、羊栖菜

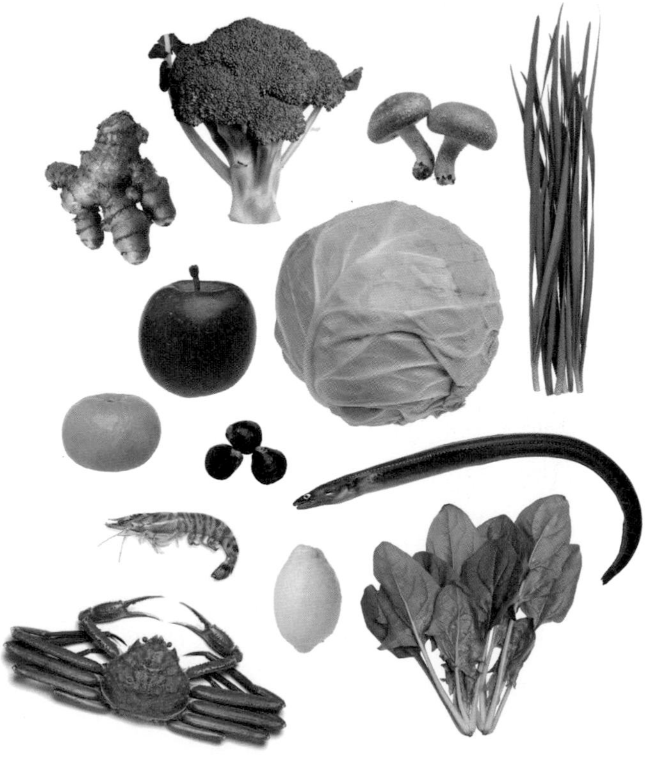

漢方 全身的氣順暢流動靠「肝」與負責判斷的「膽」互為表裡

漢方以「肝」為五臟之一，位於橫膈膜和肚臍間的上腹，位置跟解剖學裡的肝臟相同。

「肝」的主要功能為「疏泄」與「藏血」。疏泄為調整全身的氣，讓氣維持穩定的流動。藏血則是儲存血液與調節血流量的功能。當氣不淤滯、順暢流動，器官才能正常運作，全身的生命跡象保持穩定。「肝」與「膽」以經絡相連，互為表裡，生理活動或病理互有關聯。「膽」屬六腑之一，除了儲存或排出膽汁，還掌控了決斷或判斷等精神活動，跟人的勇氣有關。而膽也被視為「奇恆之腑」（p.98）之一。「肝」的異相會表現在眼、爪（指甲）或肌肉；而憤怒的感情則與「肝」的活動有關。

藥膳有益「肝」的食材

白蘿蔔、大豆、玉米、鬱金、葛根、柿子、鯉魚、蜆、海苔

建議漢方藥

大柴胡湯、小柴胡湯、茵蔯蒿湯、柴胡桂枝湯／肝功能障礙

藥草 可促進肝功能的三種藥草

朝鮮薊或蒲公英（西洋蒲公英）的苦味可強化肝功能，促進膽汁分泌。藥草中最苦，但作用最強的是水飛薊（乳薊）。可以從健康食品中補充。

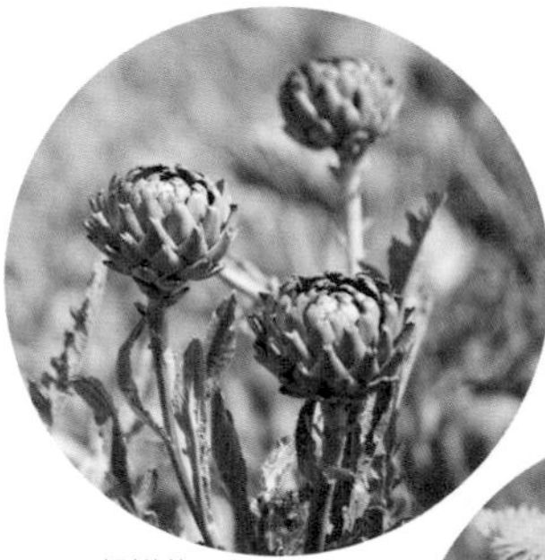
朝鮮薊

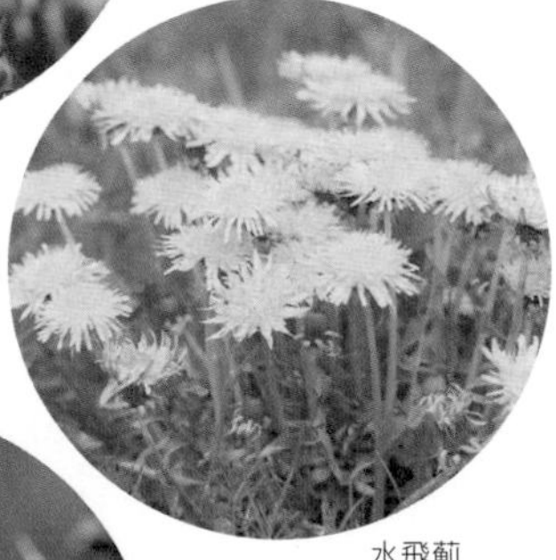
水飛薊

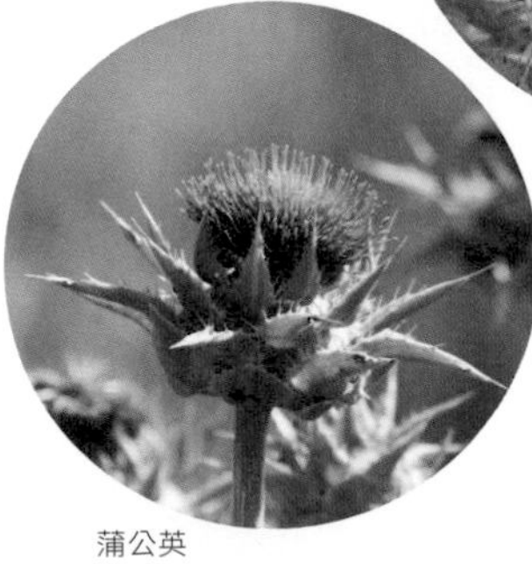
蒲公英

肝臟的再生機制

肝臟擁有「即使切掉一部分，還會再生」這種其他器官沒有的能力。希臘神話相傳，普羅米修斯被神鷹啄掉的肝臟，到了夜裡還會再生，讓這個拷問持續三萬年，古代人可能就了解肝臟具有再生能力了。

肝臟擁有多種免疫細胞，一旦面臨要被切掉等壓力，就會分泌可啟動再生機制的各種傳達物質。於是，肝細胞就會發揮強大的增殖力，讓肝臟回到原有的狀態。

只要是健康沒有問題的肝臟，即使切掉三分之二，四十八小時會達到增殖的高峰期，大概一星期即可恢復原有大小。如果是有肝炎等問題的肝臟，復原期比較長，但大概三～六個月也能恢復原有的大小。

膽囊

膽汁其實不是由膽囊製造，而是肝臟所製造。當十二指腸空無一物時，膽汁會留在膽囊裡面濃縮儲存，膽囊只是暫時儲存膽汁的器官。等進入十二指腸的食物出現脂肪成分時，會刺激膽囊收縮，將膽汁排到十二指腸裡幫助消化。

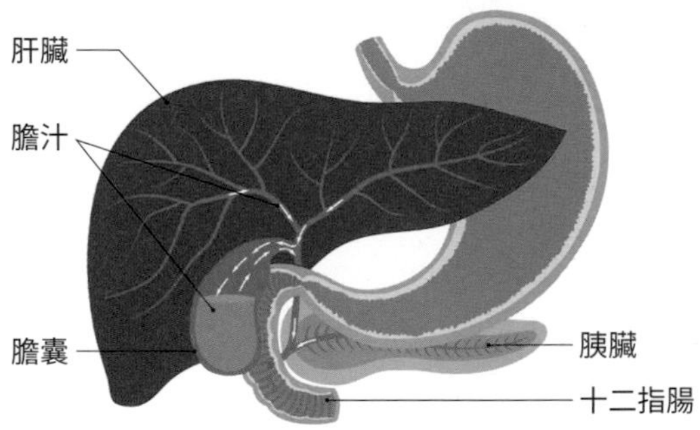

何謂膽結石？

膽結石大都沒有自覺症狀，因此被稱為「沉默之石」，暴飲暴食或壓力等，都是造成膽結石的主因。膽結石依照成分，可分為「膽固醇結石」和「膽紅素鈣結石」。前者顧名思義就是膽固醇攝取過量，膽汁無法溶解石化所致。後者則是膽囊或膽管因細菌感染等，導致膽紅素發生變化，形成膽紅素鈣結石。

主要消化酵素的分泌位置與功能

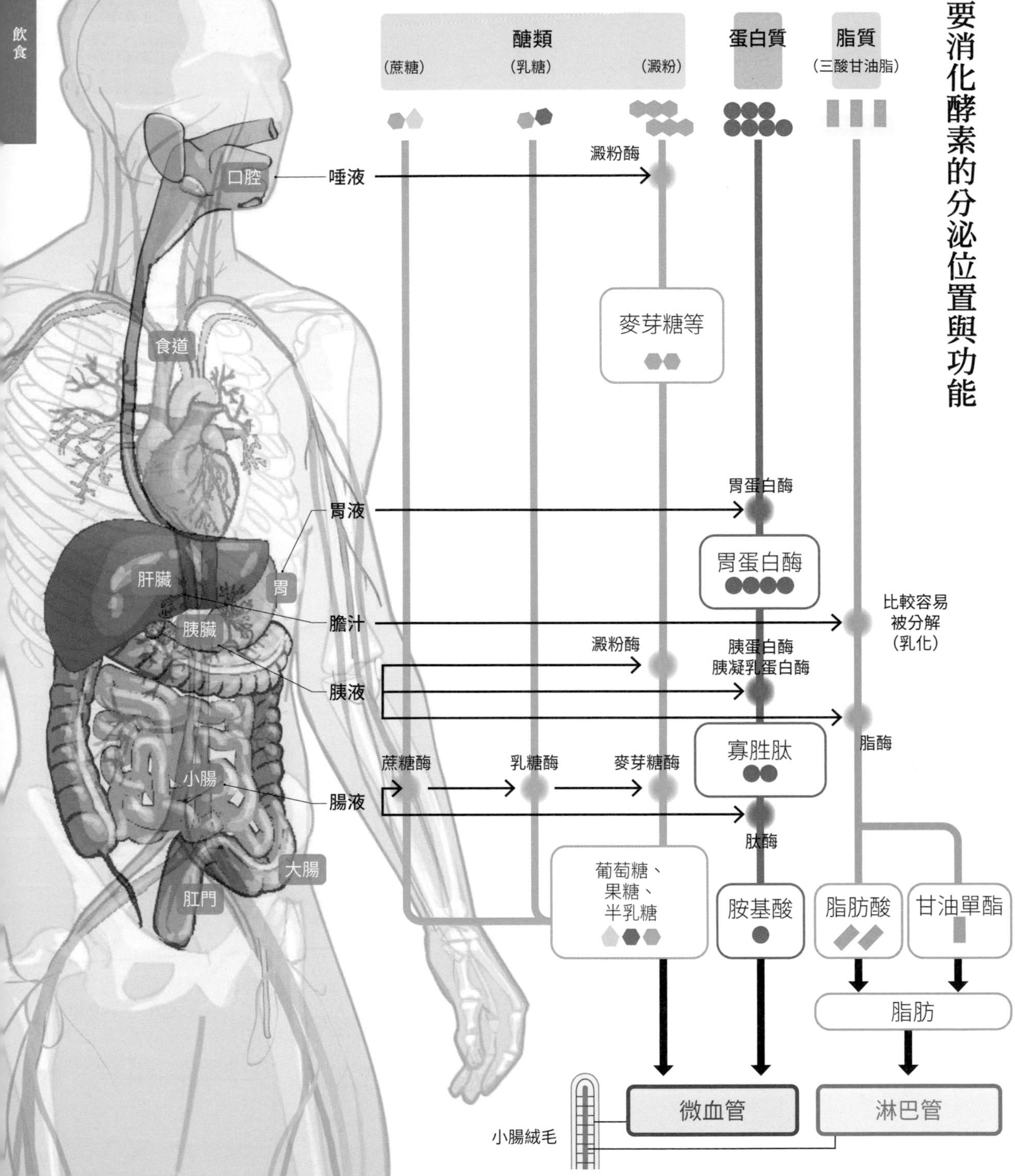

化學性消化

利用消化液裡的「消化酵素」分解食物養分的消化過程，稱為「化學性消化」。這時原不易與水融合的物質經酸或鹼等分解，變得易與水融合，再由血管或淋巴管負責運送。

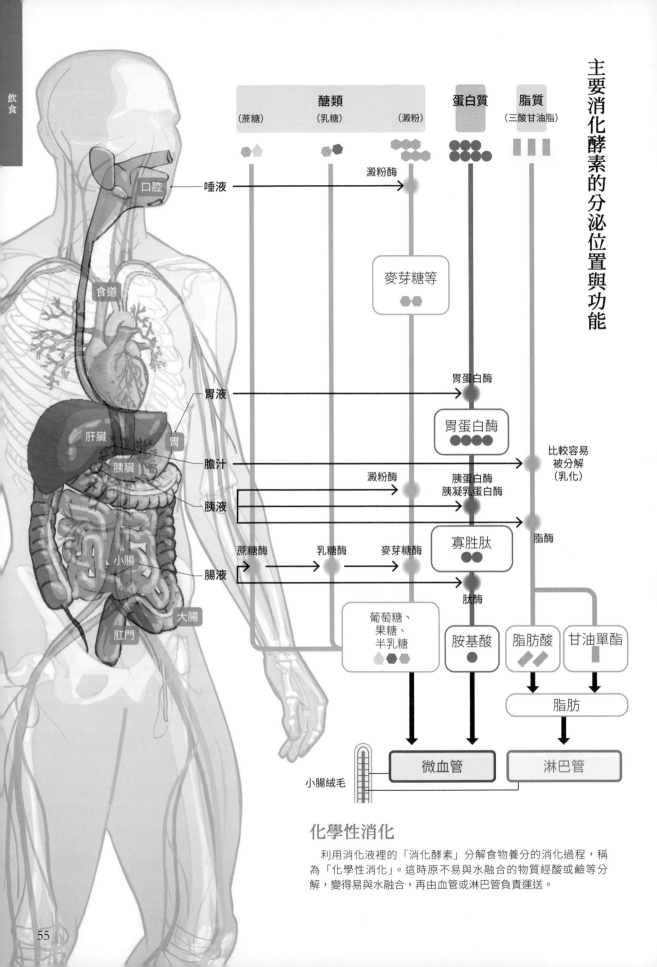

胰臟

胰臟位在胃的後面，狀似由十二指腸環抱。胰臟長約十五公分，重約六十公克，很像右大左小的湯杓。如下圖所示，粗的部分稱為「胰頭部」，細的稱為「胰尾部」，兩者間稱為「胰體部」。

胰臟最重要的功能就是：製造胰液消化三大營養素，分泌胰島素等重要荷爾蒙調整血糖值。

胰液內含之消化三大營養素的澱粉酶（參考第一二二頁）、胰蛋白酶*1、脂酶等各種消化酵素，可經過胰管送到十二指腸幫助消化。胰液還能中和因胃液變成酸性的消化物，讓裡面的消化酵素發揮功用。胰液本身為弱鹼性的透明液體，一天可分泌五百～八百毫升。

胰臟裡有俗稱蘭氏小島*2（胰島）細胞團，其α細胞可分泌胰島素，β細胞可分泌升糖激素等代謝糖分必要的荷爾蒙。

當飯後血糖值上升時，胰臟會分泌胰島素，代謝血液裡的葡萄糖讓全身的細胞吸收。多餘的葡萄糖則轉換成肝醣或中性脂肪，儲存於肝臟或肌肉。而促進這種轉換與合成，也是胰島素的重要功能。

至於升糖激素剛好相反，若血糖降太多，它會把肝臟儲存的肝醣轉回葡萄糖。若空腹血液裡的胰島素分泌量變少，升糖激素就會增加。透過這兩大荷爾蒙的相對作用，體內的血糖值才能維持正常。

若胰島素無法正常分泌，產量不足，或無法發揮原有功能，葡萄糖就會留在血液

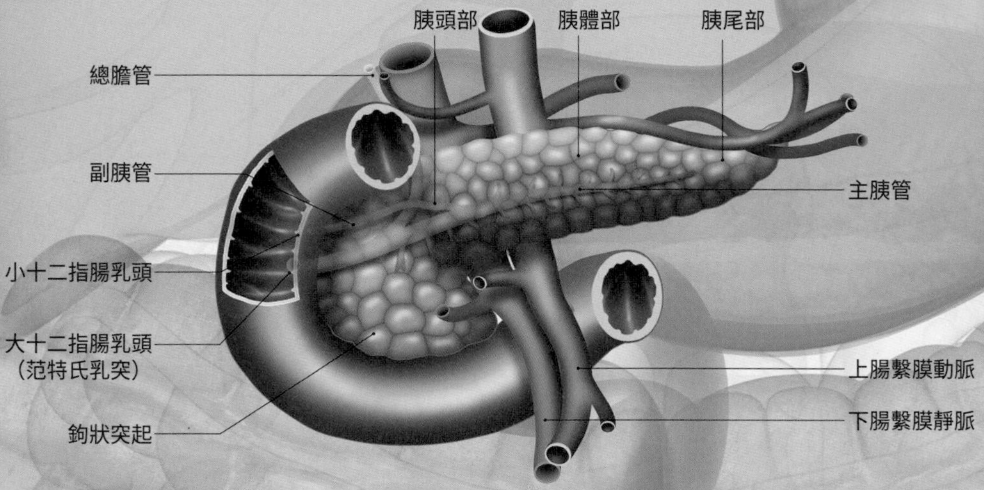

可控制消化液的生成與血糖值

漢方見解 **涵蓋在「脾」裡。**
常見的不適症狀或疾病 **糖尿病**

胰液為何不會把胰臟消化掉？

胰液是很強的消化液，為何不會把胰臟消化掉？這是因為胰液裡面的消化酵素在送到小腸以前並未活化。但是，若飲酒過量或出現膽結石，胰液於胰臟裡活化，也會造成急性胰臟炎。

＊1 胰蛋白酶
胰臟所分泌的一種消化酵素。胰臟原有俗稱「胰蛋白酶原」這種未成熟的消化酵素，進入十二指腸與裡面的酵素反應後合成胰蛋白酶，啟動酵素原有的功能。

＊2 蘭氏小島（胰島）
胰臟裡如小島散布的細胞團。1869年德國病理學家保羅・蘭格爾翰斯（Paul Langerhans）發現這種細胞團，故以其為名，每個蘭氏小島的直徑約0.1～0.2毫米。

裡，這種狀態稱為「高血糖」。高血糖若持續未改善，就會引發糖尿病。

胰臟分泌給小腸的消化酵素三兄弟

當攝取過多脂肪或飲酒過量，胰細胞遭到破壞時，血液會大量出現澱粉酶這種消化酵素，導致數值偏高。當數值特別高時，可能有急性或慢性胰臟炎、胰臟癌等問題。

而胰蛋白酶可切斷與蛋白質裡的胜肽結合。跟脂酶一樣，當胰細胞遭到破壞，血液會大量出現這種酵素，導致數值上升。脂酶本身不容易被胰臟以外的器官影響，當脂酶的數值偏高，很可能是胰臟生病了。

糖尿病與糖化血色素（HbA1c）

對糖尿病患來說，穩定血糖為首要任務，因此近年來改善糖化血色素更加受到重視。糖化血色素，就是紅血球裡的血色素和血液裡的葡萄糖結合形成的糖化蛋白質。

從血液裡含有多少糖化血色素，即可判斷得糖尿病的機率。一般來說，紅血球的平均壽命約四個月，葡萄糖與血色素結合後就不易脫落，因此檢查血液中的糖化血色素濃度，可判斷這一兩個月的血糖控制情形，早期發現糖尿病。

胰澱粉酶

了解胰臟有無異常

胰澱粉酶為胰臟分泌的消化酵素之一，可分解醣類。若血液裡的胰澱粉酶數值異常，很可能是胰臟或哪裡出了問題。而胰澱粉酶的檢查，會因檢查方式或機構，而出現不一樣的正常值。

沒有異常	輕微異常	需再檢查	需精密檢查
18～53	9～17／54～62	<8／63～74	>75

（單位：U/L 每公升有多少酵素）

胰島素真正的作用

吃飽後，血液裡的糖分經腸道開始被吸收，血糖值會上升。這時胰臟會大量分泌胰島素，讓血糖降下來。但是，這種結果不是因為胰島素分解了糖分，而是靠完全不同的機制來完成。

當血糖一上升，胰島素就會製造「通路」，把糖分送到肌肉等的細胞裡。通路一啟動，肌肉細胞吸收糖分當成熱量的來源，血糖值就會下降。所以，胰島素真正的作用是製造這條「通路」。

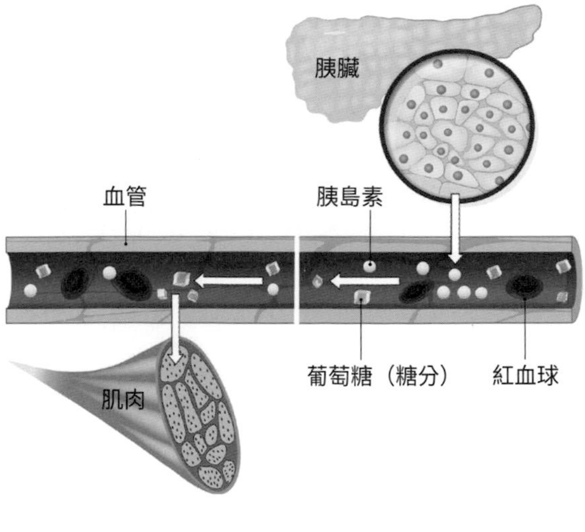

漢方 納為「脾」的一部分

解剖生理學上的胰臟，漢方裡並沒有相對應的器官，而被納為「脾」的一部分。「脾」的作用是，從食物攝取必要養分，送到身體裡面，因此對身體來說，「脾」等同於基本物質原料的供應站。

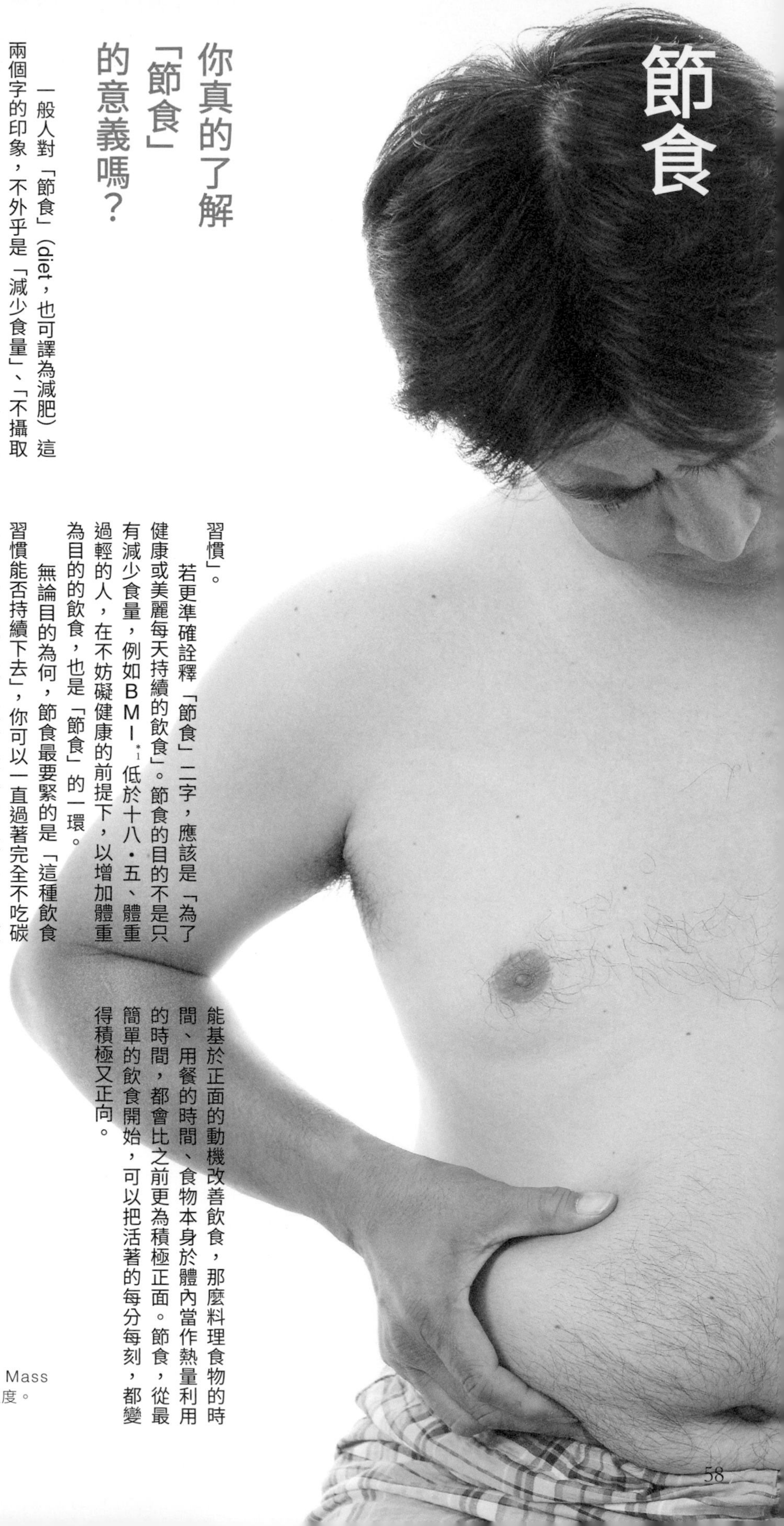

節食

你真的了解「節食」的意義嗎？

一般人對「節食」(diet，也可譯為減肥)這兩個字的印象，不外乎是「減少食量」、「不攝取醣類或脂肪」、「不吃零食」等，也就是減輕體重，在飲食上有所「限制」，但這些印象跟節食原本的意義其實有點不同。

節食的語源來自古希臘語的「διαιτα」，表示生活習慣或飲食習慣。但現在的節食概念卻注重「每天習慣吃的東西」或「習慣攝取的營養」。換句話說，節食的本質與其說是「限制飲食」，不如說是「養成良好的飲食習慣」。

若更準確詮釋「節食」二字，應該是「為了健康或美麗每天持續的飲食」。節食的目的不是只有減少食量，例如BMI*1低於十八・五、體重過輕的人，在不妨礙健康的前提下，以增加體重為目的的飲食，也是「節食」的一環。

無論目的為何，節食最要緊的是「這種飲食習慣能否持續下去」，你可以一直過著完全不吃碳水化合物，或只吃某種特定食材的生活嗎？即使能忍耐一段時間，卻無法長久持續，這不叫「節食」，只是單純的「限制飲食」，一開始就不應該嘗試。

能夠正確理解「節食」涵義並加以實踐，是非常快樂美好的事。首先要問自己：為何要節食？目標要很明確，是想變健康，變漂亮還是變年輕？無論目的為何，應該要有正面的動機。若能基於正面的動機改善飲食，那麼料理食物的時間、用餐的時間、食物本身於體內當作熱量利用的時間，都會比之前更為積極正面。節食，從最簡單的飲食開始，可以把活著的每分每刻，都變得積極又正向。

＊1 BMI
BMI 為身體質量指數（Body Mass Index）的簡稱，可衡量肥胖程度。
BMI ＝ 體重 kg÷(身高 m)^2

肥胖代表哪裡出了問題？

肥胖就是體內脂肪囤積過量的狀態。雖說BMI超過二十五（編註：台灣的BMI正常值爲二十四）即可視為肥胖，但若肌肉量多，即使BMI值偏高也不算肥胖。

肥胖會增加骨骼、關節或心臟的負擔，也會降低胰島素的功能性，引發糖尿病、高血脂症或高血壓，甚至造成動脈硬化。體重過重固然會增加關節的負擔，但肥胖真正的問題是：脂肪過量，可能誘發攸關生命的生活習慣病。

不僅要關心「身體囤積多少脂肪」，還要注意「哪裡有脂肪囤積」，比起下腹、腰部周圍或大腿等，下半身囤積脂肪的「洋梨型肥胖」（皮下脂肪型肥胖），內臟周遭積滿脂肪、腹部凸出的「蘋果型肥胖」（內臟脂肪型肥胖），跟疾病更具有因果關係。若出現這種內臟脂肪型肥胖，再加上脂質異常、糖尿病、高血壓等生活習慣病，被診斷出「新陳代謝症候群」的話，必須重新檢視以節食為首的所有生活習慣。

反過來說，若沒有上述這些狀況，就沒必要過度減重。若想讓身體更健康才節食，就不能突然減少攝取量，或略過特定的食材或營養素，應該注意「必要的營養素有無過與不足」，重新檢視自己的飲食生活。

肥胖類型

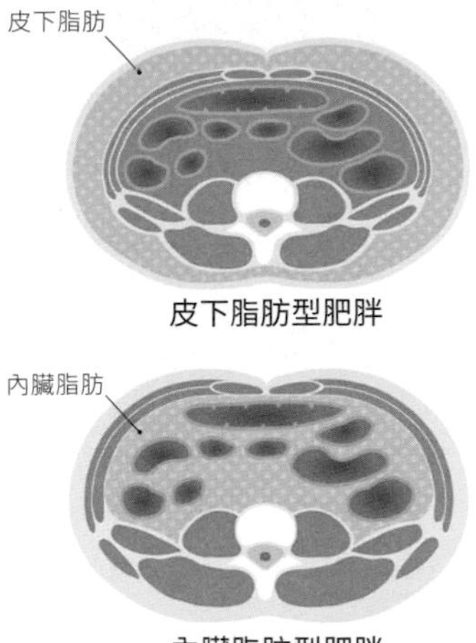

皮下脂肪型肥胖

內臟脂肪型肥胖

什麼才叫「瘦」？

節食不能以「減少體重」為目標，因為會胖是脂肪囤積太多，不是體重太重。若以減重為目標去節食，持續錯誤的習慣，反而可能會危害健康。所以，節食原本的目標應該是「減少體脂肪」。

如果以減少體重為目標去節食，會出現哪些問題呢？

首先會誤以為水分減少就是瘦了。只要限制醣類攝取或減少食量，水分就會變少。因為肝臟或肌肉裡的肝醣具有保水性，只要醣類攝取量減少，保水力下降，體重就會馬上減輕。所以，限制醣類攝取的節食效果才會讓人最有感。再者，食量減少，從食物攝取的水分變少，體重當然也會下降。不管是哪種方法，雖說脂肪變少，但也因為營養不良導致代謝率下降，身體更不容易瘦下來。

其次是誤以為骨骼肌減少就是瘦了。比方說不運動，只是過度限制飲食，或許會減少脂肪量，但同時也會減掉肌肉或骨量。這種憑藉忍耐的節食當然無法長久，過了不久，一旦恢復節食前的飲食習慣，因骨骼肌變少、代謝率下降，身體反而更容易變胖。

那麼，怎樣才能減少體脂肪？有兩個重點——攝取充足均衡的營養，以及適量的有氧運動。「因為吃太多會胖，才減少食量」的觀念是不對的，會變胖大多是營養失調，新陳代謝需要的養分不夠才會變胖。所以，想燃燒體脂肪，一定要配合運動，不運動就想變瘦，就跟希望沒動的車子汽油變少一樣不合情理。這兩個重點看似老生常談，然而能夠持之以恆，本來就是健康瘦身的捷徑。

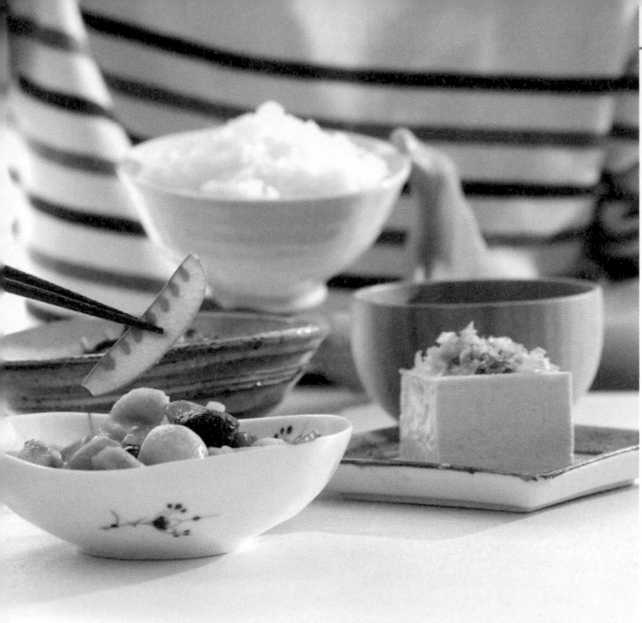

節食的基本飲食觀念

就算只瘦一百公克也好，你消耗的熱量一定要大於攝取的熱量——這是飲食中最基本的觀念。可是，要計算所有食物的熱量很難，也不清楚自己究竟消耗了多少卡路里。而且，只把焦點放在熱量，攝取必要的營養素恐怕也會讓人產生罪惡感。

如果怕麻煩，不想計算熱量，卻想要瘦下來，要怎麼吃才正確呢？只要掌握以下的幾個重點就好了。

蔬菜、肉、魚、豆製品統統要吃

相較於醣類和脂肪的攝取，優質蛋白質與膳食纖維攝取不足的狀態，正是容易肥胖的飲食生活類型。現在請回顧一下自己的飲食生活，有沒有攝取足夠的優質蛋白質與膳食纖維？如果吃定食，上面一定有肉、魚、豆製品等優質蛋白質主食，再加上蔬菜等配菜，就比較沒問題。如果只吃拉麵、義大利麵、丼飯、麵包這類以醣類為主的食物，就可能無法充分攝取優質蛋白質與膳食纖維。

優質蛋白質與膳食纖維具有防堵「食慾失控」（可說是節食的天敵）的作用。因優質蛋白質可以讓人提升對食物的飽足感，避免攝取過量醣類。尤其早餐攝取優質蛋白質，從白天到晚上都可以避免過食。

有時即使三餐都有好好吃，還是會有空腹感，這是因為血糖亂掉了。而膳食纖維就有穩定血糖值的效果，所以蔬菜、水果、穀類也要多多攝取。

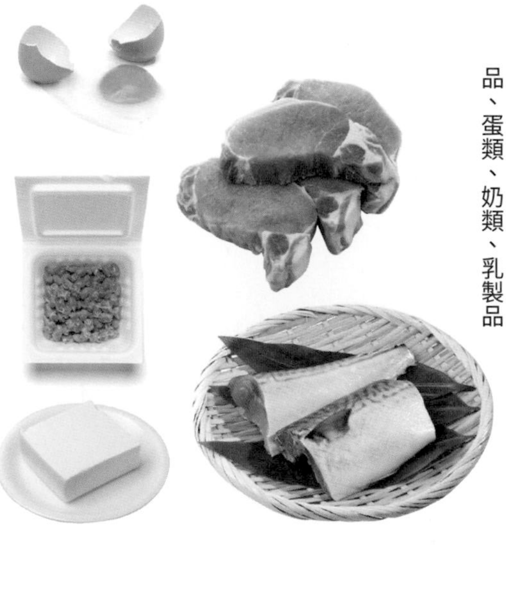

※富含優質蛋白質的食材：肉類、魚類、大豆製品、蛋類、奶類、乳製品

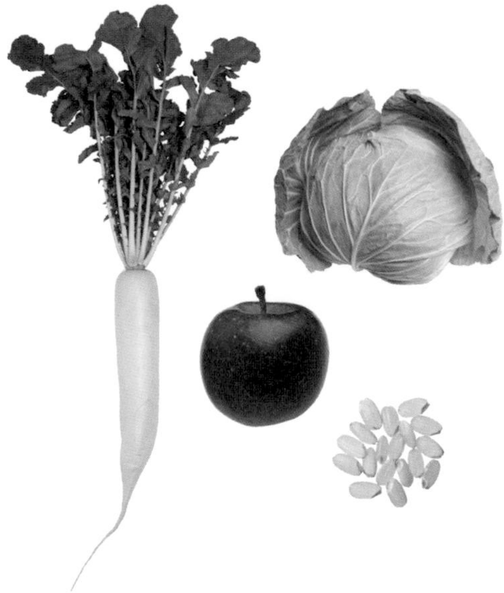

※富含膳食纖維的食材：葉菜類、根莖類、糙米、雜糧類、水果

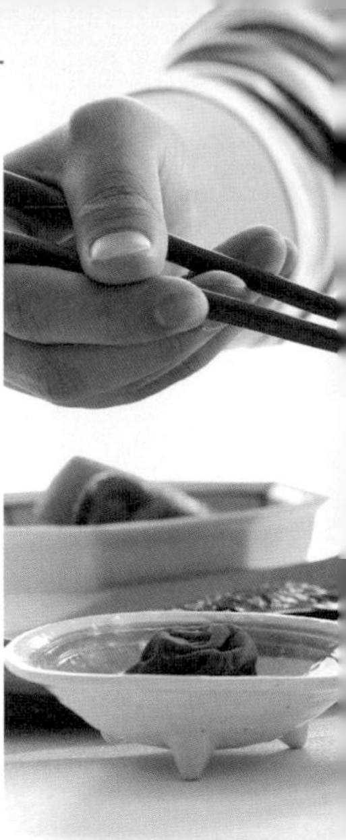

醣類換成不易讓血糖上升的食物

一旦攝取醣類，身體就會分泌胰島素，讓上升的血糖往下降。胰島素也會把醣類轉成脂肪儲存，所以分泌太多，脂肪也容易增加太多。但若因胰島素會儲存脂肪，就完全不吃醣類或極端限制攝取，這樣也不好。況且胰島素還能把胺基酸送到肌肉裡，讓肌肉更發達，若完全不吃醣類，代謝率會下降，更容易變胖。

此外，燃燒脂肪也需要醣類的幫忙。好不容易減少熱量的攝取，也積極運動，但因醣類攝取不足無法燃燒脂肪的話，也是做白工。所以，重點是：要吃，但不能過量。成人的話，一天攝取的熱量應有五〇～六五％來自醣類。假設一天攝取一千八百大卡，大概有一半約九百大卡的熱量必須來自醣類。若換算白飯大概是五三〇公克，約一天可攝取醣類量的標準。

除了攝取量，讓飯後血糖值上升的「GI值」也要注意。即使攝取的熱量一樣，GI值越高，飯後血糖值上升速度越快，越容易變胖；反之，GI值越低，血糖值上升趨緩，越不容易變胖。砂糖或小麥等精製食物的GI值偏高，而糙米或芋頭等接近原型的食材GI值偏低。

所以，想節食的話，首先應把白飯換成糙米或雜糧飯，巧克力等甜食換成地瓜等食材，從「高GI→低GI」效果最好，也最不容易復胖。

一天的醣類攝取標準　……約三碗半的白飯

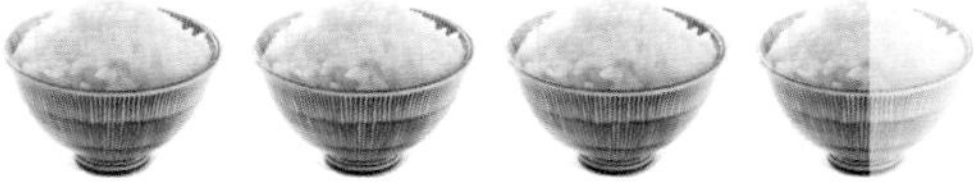

一百大卡的醣類相當於？

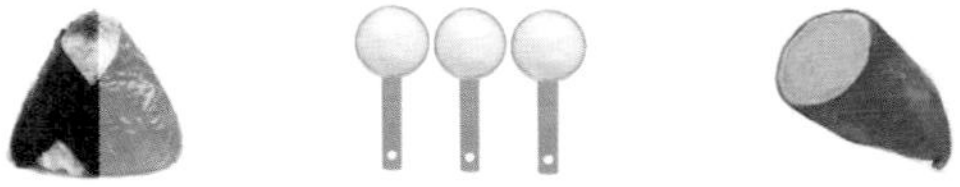

半個三角飯糰　三大匙砂糖　中型地瓜1/3顆

各種食材的 GI 值

白吐司 95	烏龍麵 85	芋頭 64	馬鈴薯 55
巧克力 91	麵線 80	栗子 60	地瓜 55
白飯 88	貝果 75	白粥 57	蕎麥麵 54
紅豆大福 88	義大利麵 65	全麥吐司 55	布丁 52
麻糬 88	冰淇淋 65	糙米 55	

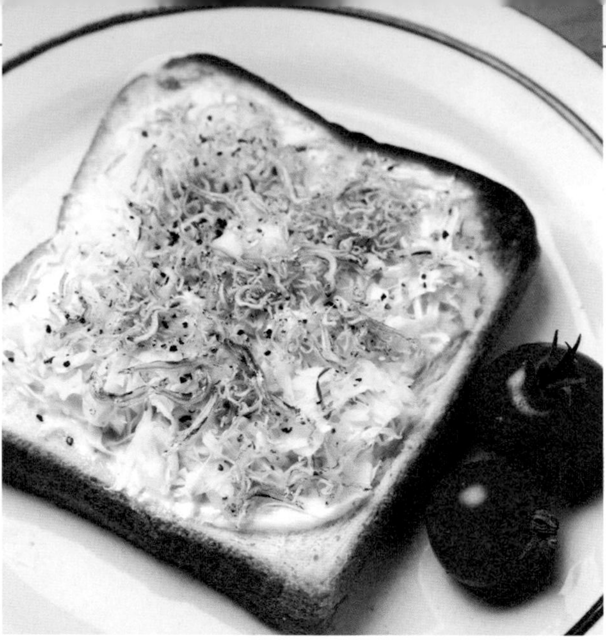

吐司鋪上豐富食材
可抑制血糖上升

魩仔魚高麗菜絲吐司

（營養價值都是一人份）

熱量	228 kcal
含醣量	22.7 g
含鹽量	2.6 g

材料（2 人份）
魩仔魚…10g
吐司（8 片入）…2 片
高麗菜…1/8 顆
鹽…半小匙
美乃滋…2 ～ 3 大匙
粗黑胡椒…適量

作法
1 高麗菜切絲，用鹽搓軟。
2 吐司先抹美乃滋，鋪上高麗菜絲，再加魩仔魚，撒上粗黑胡椒。
3 放入烤箱讓吐司上色。

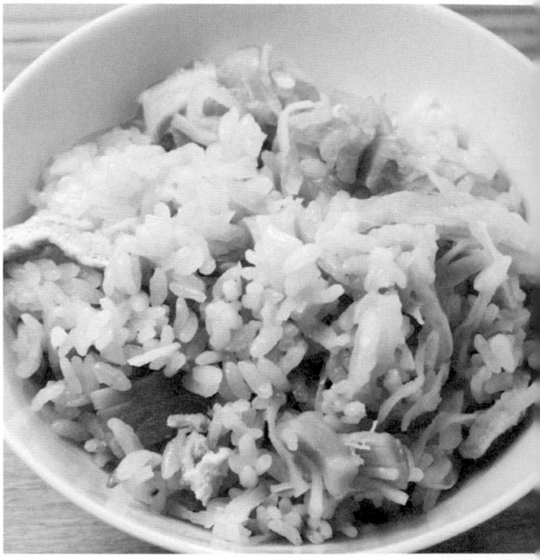

讓干貝的鮮甜融入米飯的
健康料理

蘿蔔絲干貝飯

熱量	328 kcal
含醣量	61.9 g
含鹽量	2.7 g

材料（4 人份）
蘿蔔絲乾…泡水還原 100g
干貝（泡水剝成絲）…2 個
泡干貝的水…1/4 杯
白米…2 合
豆皮…1 塊
A 料 高湯…約 1 又 3/4 杯
米酒…1.5 大匙
醬油…1.5 大匙
鹽…1 小匙

作法
1 米洗淨，加入拌勻的 A 料靜置 30 分鐘以上。蘿蔔絲乾切 2 ～ 3 公分。豆皮對半直切，再切成 0.3 公分寬，過熱水去油。
2 所有食材放電鍋，跟煮飯一樣。

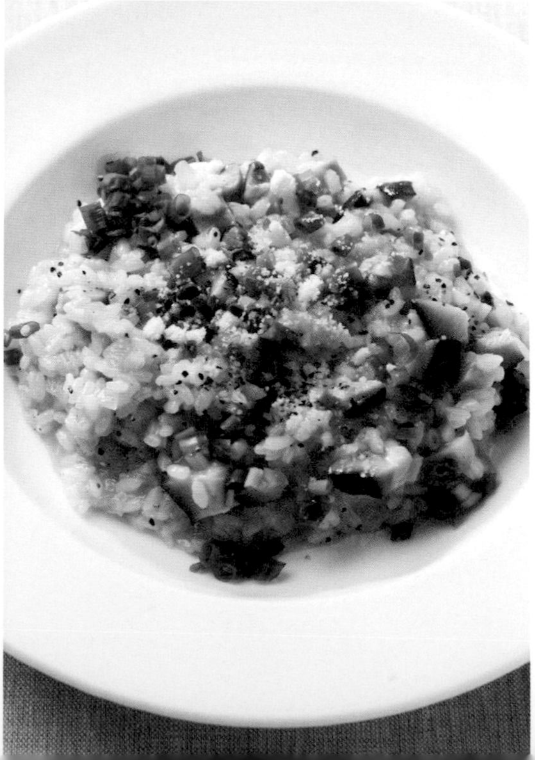

義式燉飯相較於白飯
血糖上升速度較慢

乾香菇義式燉飯

熱量	212 kcal
含醣量	30.8 g
含鹽量	1.8 g

材料（4 人份）
乾香菇…2 朵
洋蔥…1/4 顆
白米…1 合
水…半杯
雞高湯…4.5 杯
奶油…2 大匙
白酒…1/4 杯
鹽…1 小匙
起司粉…適量
鹽、胡椒粉…各適量
A 料 細香蔥（切蔥花）…少許
粗黑胡椒…適量

作法
1 把乾香菇和足量的水放入耐熱皿，蓋上保鮮膜微波 2 分鐘，切成香菇丁。洋蔥切成蔥末。
2 浸泡香菇的水和雞高湯拌勻。
3 奶油加熱先炒香洋蔥末，加入白米拌炒 4 ～ 5 分鐘，再加香菇丁和白酒一起炒。倒入 2 的香菇水 3 杯和鹽巴，轉中火煮至半收乾。若米還偏硬，2 的香菇水半杯半杯慢慢加，炒到米芯有點透，再加起司粉。
4 等 3 的米炒到軟硬適中，用鹽、胡椒粉調味，熄火。
5 4 盛盤，撒上起司粉和 A 料。

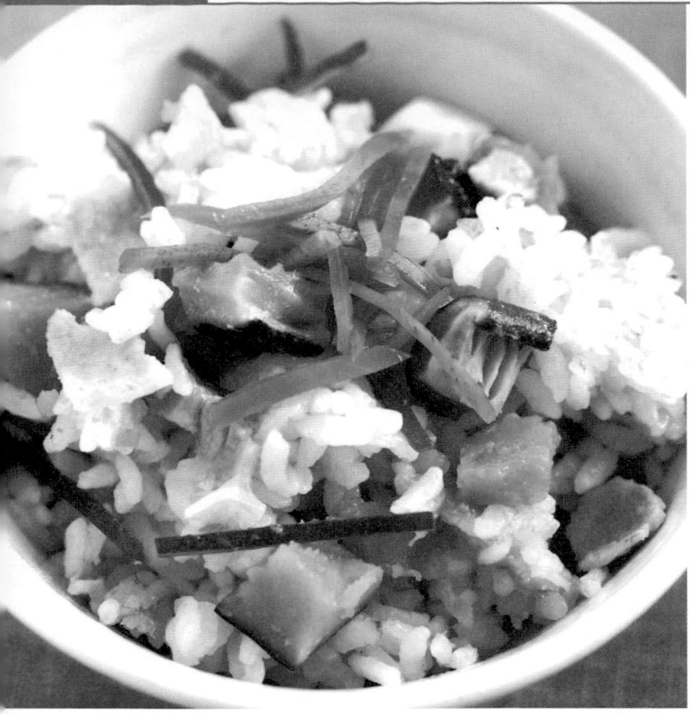

食材豐富的炊飯
是節食必備的祕方

豬五花南瓜炊飯

熱量	377 kcal
含醣量	54.7 g
含鹽量	1.1 g

材料（4 人份）
南瓜…1/8 顆
米…1.5 合
豬五花肉薄片…100g
乾香菇…1 朵
昆布…3cm 長
A 料 鹽…1/2 小匙
米酒、味醂…各 1/2 大匙
紅薑…少許
魚板…40g
胡蘿蔔…1/4 根

作法
1 米洗淨瀝乾，靜置 30 分鐘。
2 肉片切 1 公分，香菇泡水去蒂頭，和南瓜、魚板和胡蘿蔔都切 1 公分塊狀。
3 米和 A 料倒入電鍋，加適量的水，再加 2 的食材和昆布塊煮熟。
4 取出昆布切絲後，放回飯裡拌勻，撒紅薑裝飾。

甜玉米的爽脆口感
讓人充滿飽足感

甜玉米和風燉飯

熱量	335 kcal
含醣量	52.6 g
含鹽量	1.5 g

材料（2 人份）
甜玉米粒（罐頭）…1 罐（130g）
青蔥切蔥花…10cm 長
白米…100g
奶油…1 大匙
米酒…2 大匙
熱的高湯…2.5 杯
味噌…1 大匙
起司粉、粗黑胡椒…各少許

作法
1 奶油加熱，先炒蔥花，倒入瀝乾的玉米粒和白米拌炒。
2 加入米酒、一半的高湯炒到收乾，再加剩下的高湯，轉小火煮 20 ～ 25 分鐘。
3 加入味噌，撒上起司粉和粗黑胡椒。

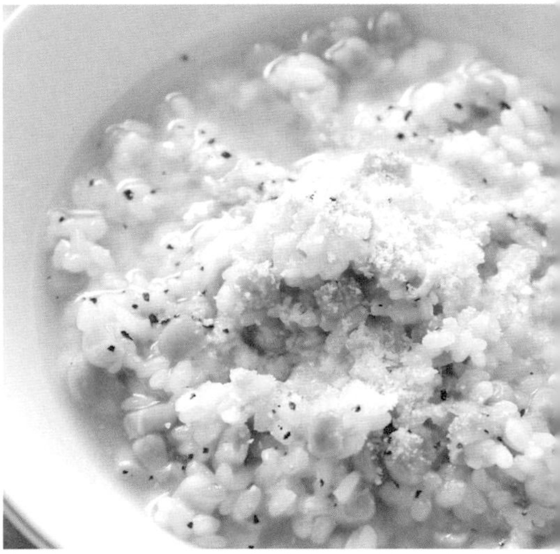

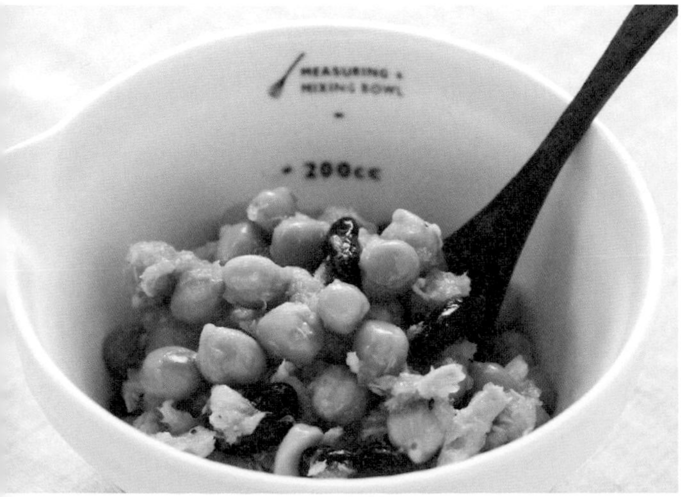

利用混合豆罐頭
省時又營養

混合豆鮪魚沙拉

熱量	176 kcal
含醣量	14.3 g
含鹽量	1.0 g

材料（2 人份）
洋蔥…半顆
混合豆罐頭…120g
鮪魚罐…半罐
壽司醋…1 大匙
醬油…1/2 小匙

作法
1 洋蔥切末泡水瀝乾。
2 混合豆瀝乾，加洋蔥末、鮪魚罐、壽司醋拌勻，最後加醬油調味。

熱量	186 kcal
含醣量	18.9 g
含鹽量	1.0 g

低脂高蛋白豆製品
應積極攝取

鷹嘴豆番茄熱炒

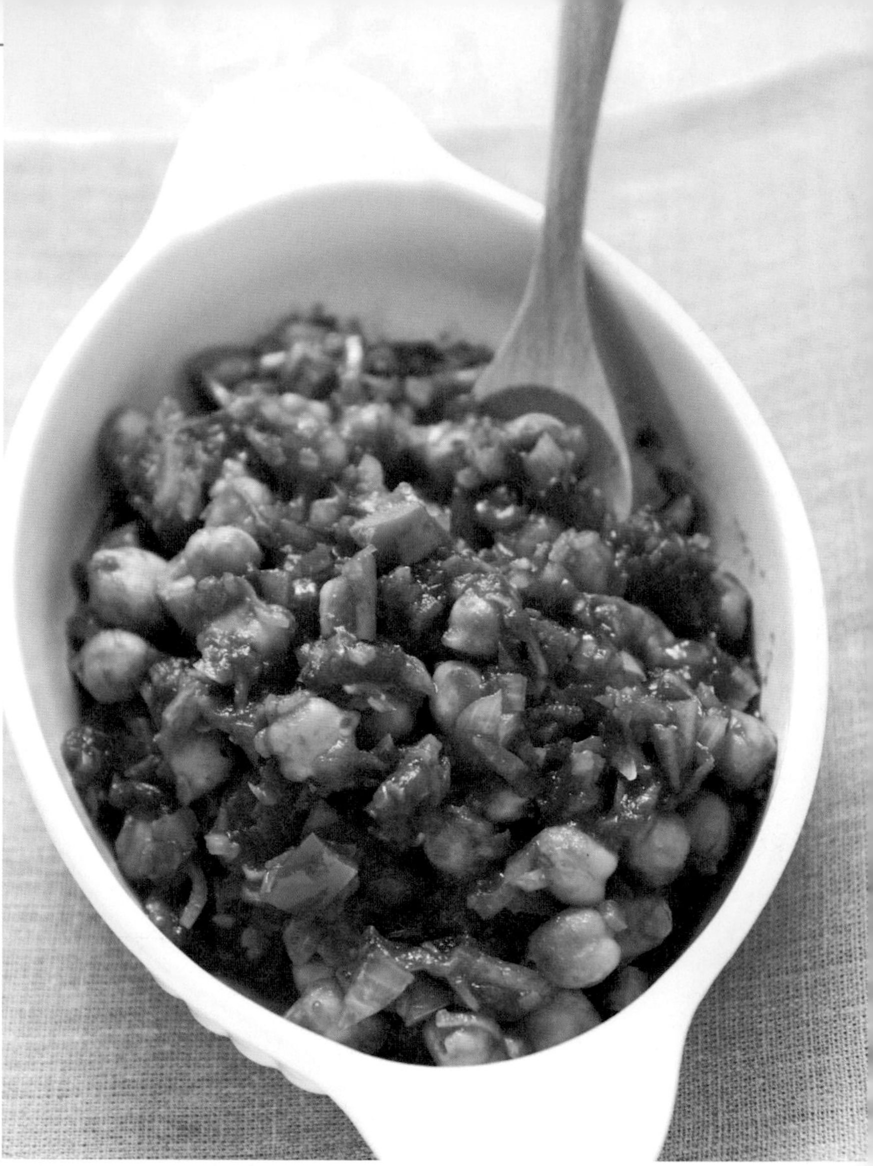

材料（2 人份）
鷹嘴豆（罐頭）…120g
生薑…1/2 片
洋蔥…半顆
青椒…2 顆
沙拉油…1/2 大匙
咖哩粉…1/2 小匙
鮮雞晶…1 小匙
番茄醬…1/2 杯
粗黑胡椒…1/2 小匙

作法

1 生薑、洋蔥切末。青椒配合鷹嘴豆大小切丁。
2 沙拉油加熱先炒薑末和洋蔥末，再加咖哩粉、鮮雞晶拌炒 2 ～ 3 分鐘。加入番茄醬、鷹嘴豆炒到入味。
3 最後加青椒丁再炒 1 ～ 2 分鐘，撒上粗黑胡椒。

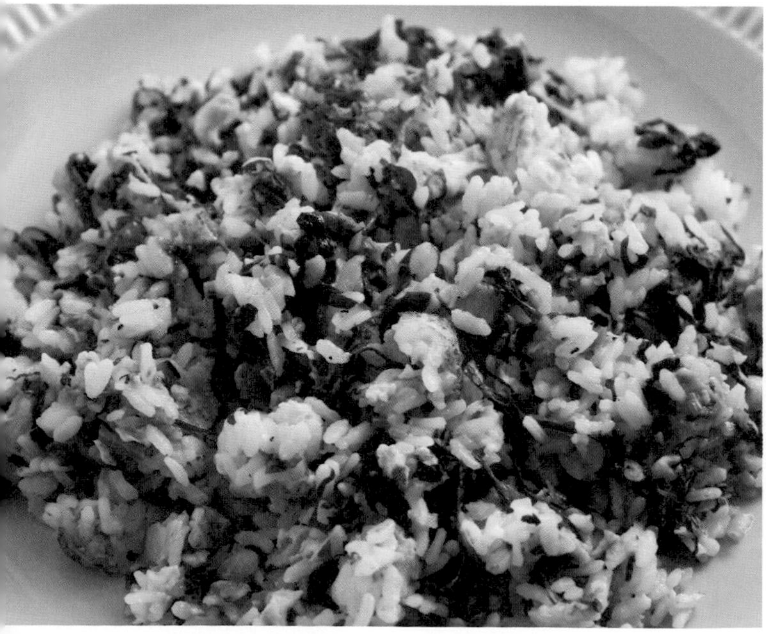

熱量	520 kcal
含醣量	56.6 g
含鹽量	0.8 g

菠菜用油炒過
可增加養分的吸收率

菠菜蛋炒飯

材料（2 人份）
菠菜…1/2 把
雞蛋…2 顆
白飯…300g
沙拉油…3 大匙
鹽…1 小匙
粗黑胡椒、雞粉…各少許

作法

1 菠菜洗淨去根，莖、葉都切碎。
2 沙拉油加熱，先把蛋汁炒開。
3 等蛋半熟加飯拌炒，用鹽巴、粗黑胡椒和雞粉調味。最後加入菠菜快炒起鍋。

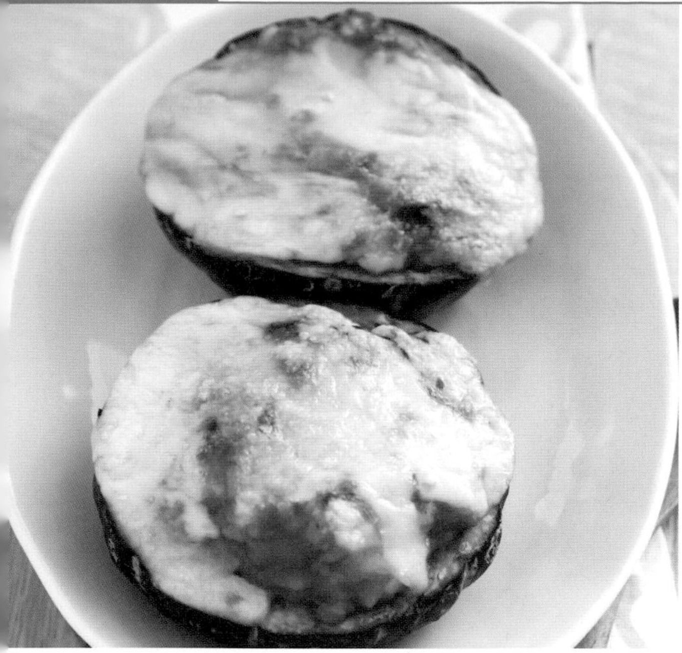

減肥食譜裡
最受歡迎的料理

迷你南瓜焗烤肉醬

熱量	215 kcal
含醣量	26.1 g
含鹽量	1.0 g

材料（準備適量）

迷你南瓜…1 顆（300g）
A 料 白飯…3 大匙
鹽、胡椒粉…各少許
白醬…4 大匙
肉醬…2 大匙
起司條…適量

作法

1 迷你南瓜對切去籽，微波 4～5 分鐘變軟。
2 用湯匙挖出瓜肉搗碎，和 A 料拌勻。
3 把南瓜飯塞回去，鋪上起司條，放入烤箱烤到上色。

蘿蔔葉富含維生素
與礦物質

蘿蔔葉蒜香炒飯

熱量	343 kcal
含醣量	56.4 g
含鹽量	1.2 g

材料（2 人份）

蘿蔔葉…100g
鹽…適量
蒜頭…1 瓣
沙拉油…適量
白飯…2 碗
奶油…1 大匙
鹽、胡椒粉…各適量
柴魚花…適量

作法

1 蘿蔔葉用加鹽的熱水汆燙，過冷水擰乾切碎。蒜瓣切末。
2 沙拉油加熱先炒香蒜末，加入白飯、奶油和鹽、胡椒粉、蘿蔔葉拌炒。盛盤後撒上柴魚花。

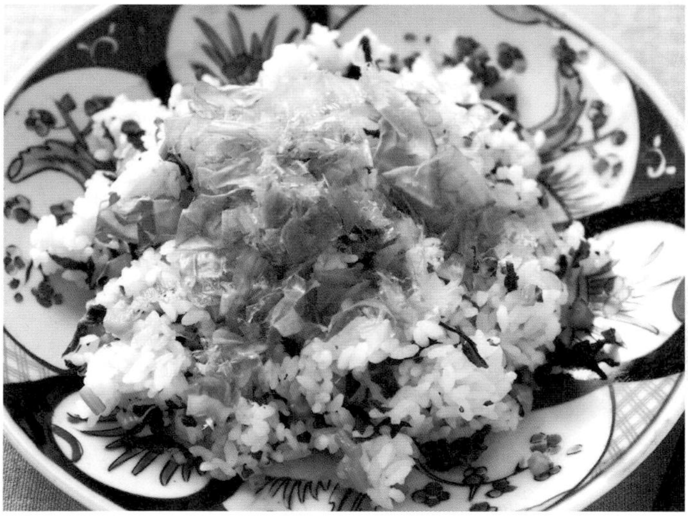

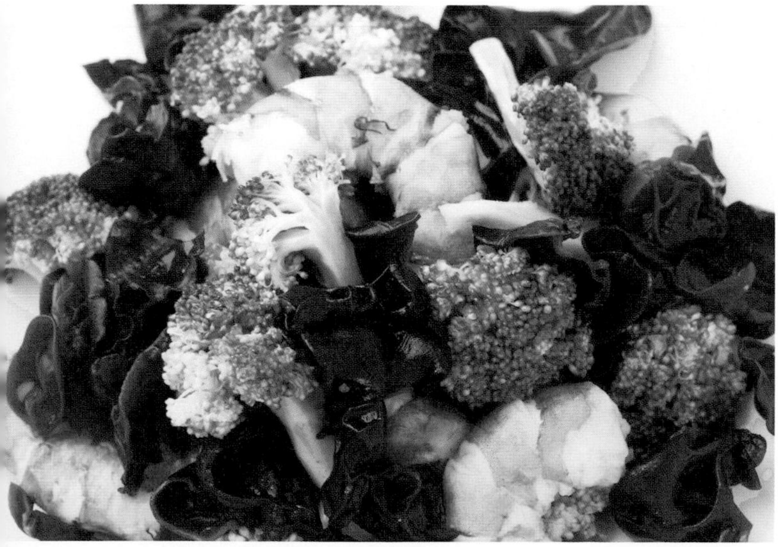

低脂高蛋白的
健康涼拌菜

涼拌木耳蝦仁

熱量	78 kcal
含醣量	3.4 g
含鹽量	1.5 g

材料（2 人份）

乾木耳…5g
蝦子…4 隻
青花椰菜…1/2 朵
A 料 醬油…1 大匙
白醋…1.5 大匙
砂糖…1/2 小匙
香油…1 小匙
芥末…1/2 小匙

作法

1 乾木耳泡水切成適當大小汆燙。蝦子去腸泥汆燙，剝殼切成適當大小。青花椰菜分小朵，汆燙瀝乾。
2 A 料倒入碗裡拌勻，加入 1 的食材涼拌。

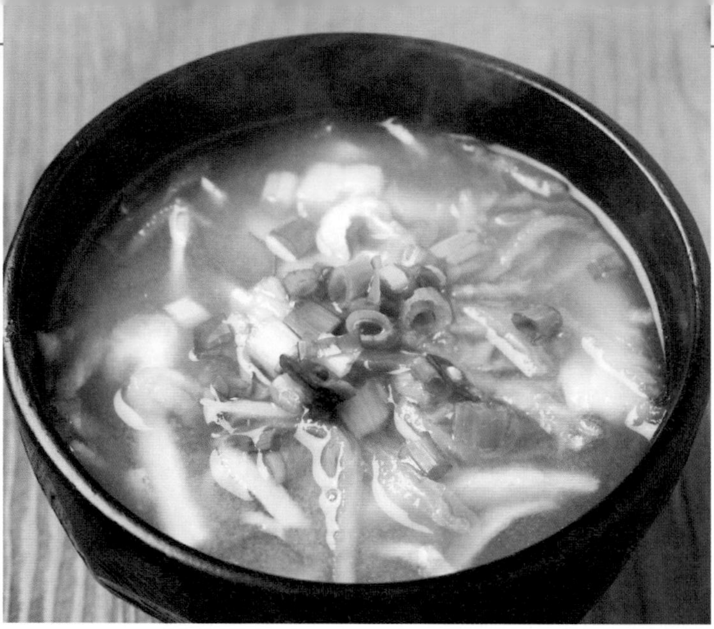

煮出蘿蔔絲乾裡的
鮮甜味

蘿蔔絲乾豆皮味噌湯

熱量	53 kcal
含醣量	3.9 g
含鹽量	1.1 g

材料（1 人份）

蘿蔔絲乾…5g
豆皮…1/4 片
水…3/4 杯
味噌…1/2 大匙

作法

1 蘿蔔絲乾用水清洗，切 3 ～ 4 公分長。豆皮過熱水、切絲。
2 把 1 的食材和水下鍋，以中火煮開。再轉小火煮約 2 分鐘，加入味噌拌勻。

低脂且高蛋白的花枝
很適合減肥菜

小黃瓜炒花枝

熱量	128 kcal
含醣量	5.9 g
含鹽量	1.9 g

材料（2 人份）

小黃瓜…2 根
生薑…1 片
花枝塊…1 碗量
A 料 鹽…少許
米酒、太白粉…各 1 小匙
B 料 雞粉…1 小匙
砂糖…1/2 小匙
鹽…1/3 小匙
米酒…1 大匙
水…1/4 杯
C 料 太白粉…1/2 小匙
水…1 小匙
沙拉油…1 大匙

作法

1 花枝塊切成適當薄片，用 A 料的鹽和米酒醃過，撒上太白粉。
2 小黃瓜直向對切，再切 0.4 ～ 0.5 公分斜片。生薑切絲。B 料和 C 料拌好備用。
3 沙拉油加熱後先炒花枝，上色後加小黃瓜和薑絲拌炒，加 B 料煨煮 1 分鐘。最後用 C 料勾芡。

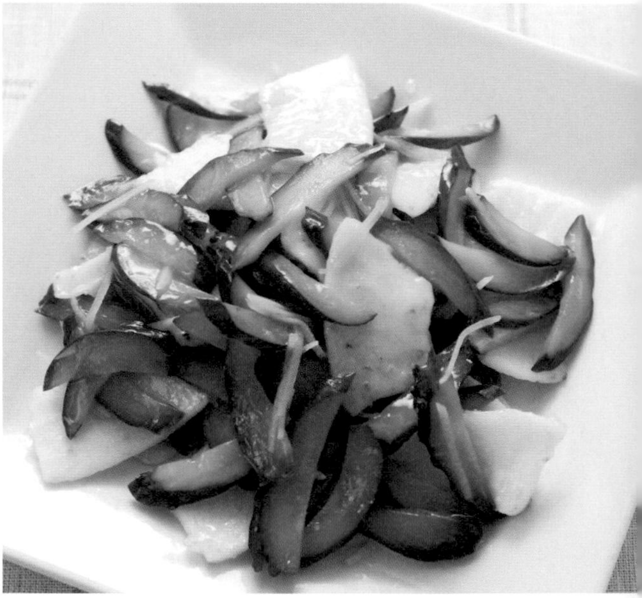

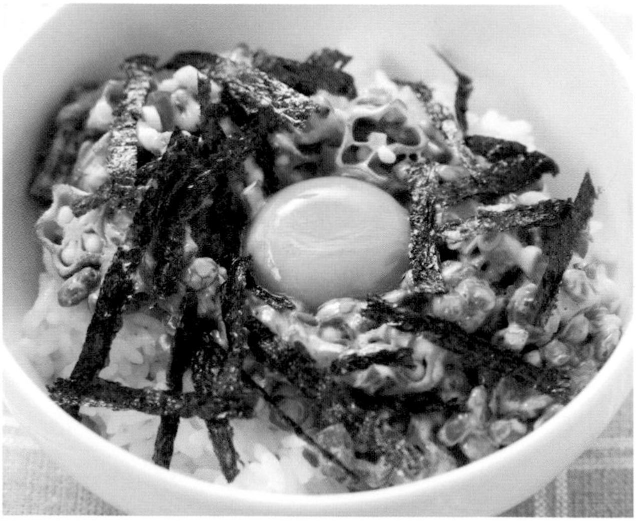

不用開火也能完成的
健康丼飯

秋葵美乃滋納豆丼飯

熱量	479 kcal
含醣量	58.9 g
含鹽量	0.5 g

材料（1 人份）

納豆…1 包
細蔥…1 根
秋葵…2 根
美乃滋…1 大匙
醬油、味醂、芥末醬…各少許
柴魚花…適量
蛋黃…1 個
海苔絲…適量
白飯…1 碗

作法

1 納豆、細蔥切碎、秋葵切小片，加入美乃滋、醬油、味醂、芥末醬和柴魚花充分攪拌。
2 把 1 的食材倒入剛煮好的白飯上，加個蛋黃，撒上海苔絲。

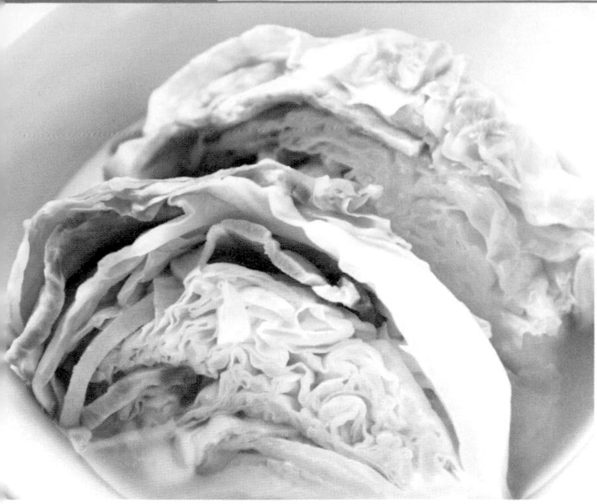

蒸煮過的高麗菜
一樣鮮甜美味

高麗菜培根千層煮

熱量	174 kcal
含醣量	11.9 g
含鹽量	2.9 g

材料（2 人份）
高麗菜…1/4 顆
厚切培根…50g
高湯塊…1 個
水…1.5 杯
胡椒粉…少許

作法
1 高麗菜直剖成兩半。培根切 0.3 公分厚，一片一片塞入高麗菜葉裡。
2 雞湯塊加水煮開，放入高麗菜，加蓋蒸熟，最後撒點胡椒粉。

脂肪較多的牛肉
適合搭配豐富的膳食纖維

萵苣包牛肉蒟蒻絲

熱量	307 kcal
含醣量	10.7 g
含鹽量	1.9 g

材料（2 人份）
萵苣…半顆
牛肉片…100g
蒟蒻絲…100g
桶筍…50g
乾香菇…2 ～ 3 朵
青椒…1 個
青蔥…半根
A 料 砂糖…1 大匙
醬油…1 大匙
米酒…1/2 大匙
蠔油…1/2 大匙
胡椒粉…適量
沙拉油…1 大匙
蔥花…少許

作法
1 萵苣葉洗乾淨，瀝乾備用。牛肉切細絲，用少許醬油和糖（另外準備）醃過。蒟蒻絲汆燙。桶筍切薄片，乾香菇泡水後，也切薄片。青椒切細絲，青蔥切斜段。
2 一半的沙拉油加熱，開大火炒筍片和香菇。加入青椒拌炒盛出。
3 剩下的油加熱，拌炒蔥段、牛肉和蒟蒻絲。等牛肉八分熟，倒回 2 的食材，再加 A 料大火拌炒。用萵苣葉包牛肉等食材，撒上蔥花。

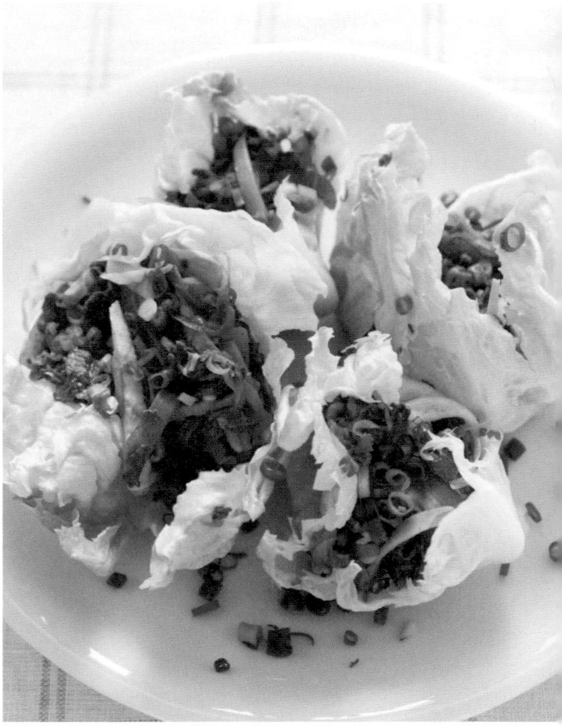

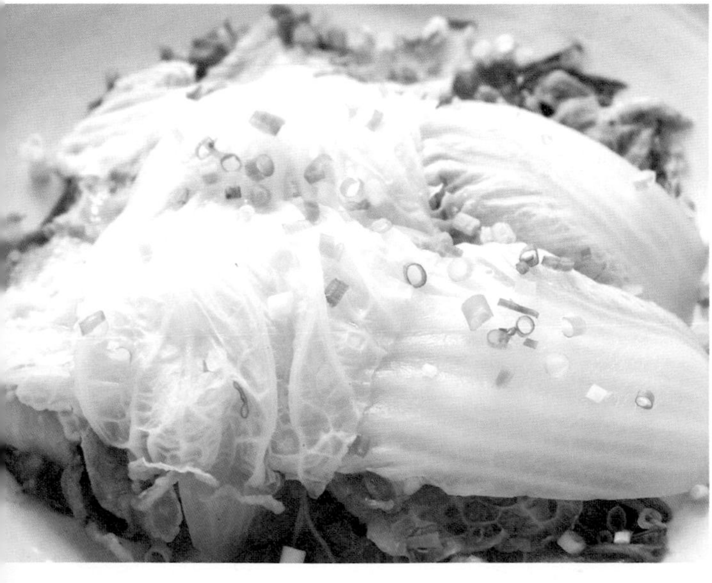

分量十足的大白菜
淋上柚子醋清爽美味

大白菜蒸肉片

熱量	265 kcal
含醣量	4.3 g
含鹽量	0.1 g

材料（2 人份）
大白菜…1/4 顆
豬肉片（涮涮鍋用）…200g
米酒…1/4 杯
蔥花…適量

作法
1 大白菜一葉一葉剝開洗乾淨。用 1/3 小匙鹽巴（另外準備）塗抹大白菜和肉片，再一層一層放入鍋中，淋上米酒，蒸約 10 分鐘。
2 撒上蔥花。喜歡的話，也可以沾柚子醋或和風醬（另外準備）食用。

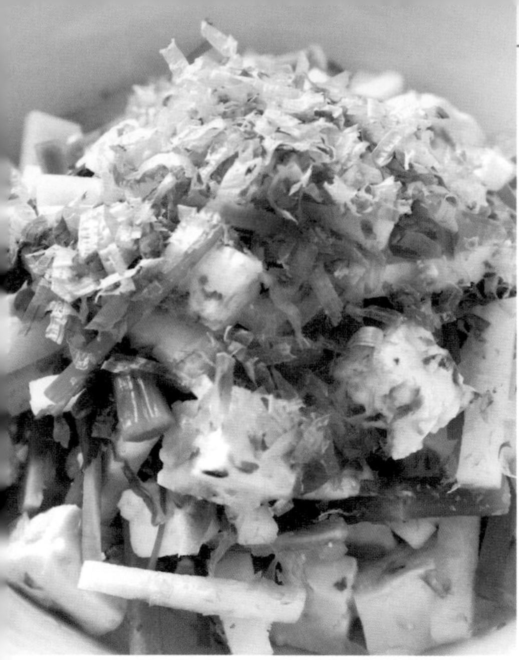

熱量	176 kcal
含醣量	8.7 g
含鹽量	1.3 g

少許油可促進芹菜和胡蘿蔔裡的
β-胡蘿蔔素被人體吸收

芹菜胡蘿蔔豆腐輕沙拉

材料（2 人份）

芹菜…1/2 把
白蘿蔔…7cm
胡蘿蔔…7cm
板豆腐…1/2 塊
〈柴魚醬汁〉…1/2 大匙
柴魚花…適量

作法

1 芹菜切 7 公分長，汆燙備用。白蘿蔔削皮，切成 0.5 公分寬長條，胡蘿蔔削皮切絲。
2 豆腐切小塊，放入鋪紙巾的盤子微波 1 分鐘。
3 把 1 和 2 的食材拌勻，淋上〈柴魚醬汁〉，撒上柴魚花。

柴魚醬汁的作法

材料

柴魚花…1/2 杯
白芝麻…2 大匙
醬油…3 大匙
沙拉油…4 大匙

作法

所有醬汁均勻攪拌。

透過熱炒
保留豆芽豐富的養分

熱量	220 kcal
含醣量	1.6 g
含鹽量	0.9 g

豆芽豆腐豬肉熱炒

材料（2 人份）

豆芽菜…1/4 袋
板豆腐…1/2 塊
豬五花…50g
香油…1 大匙
鹽、胡椒粉…各少許
米酒…1/2 大匙
醬油…1/2 小匙
蔥花、柴魚花…各適量

作法

1 豆芽菜摘掉鬚根。豆腐剝成一口大小，微波加熱瀝乾。豬五花切薄片。
2 香油加熱先炒肉片，上色後用鹽、胡椒粉調味，再放豆芽菜。
3 最後放豆腐，淋上米酒和醬油。盛盤，撒上蔥花和柴魚花。

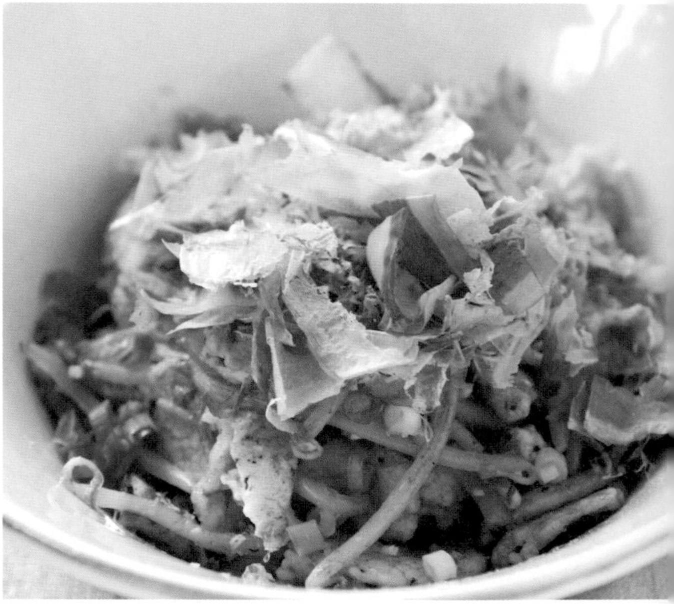

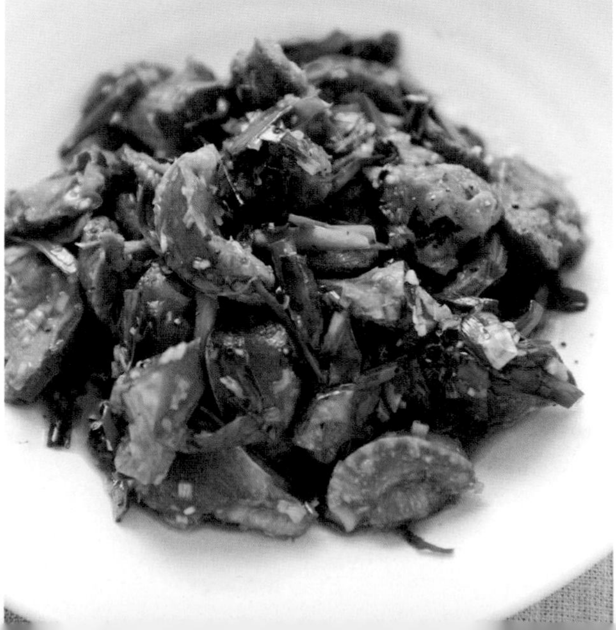

雞胗低脂高蛋白
是減肥的好食材

熱量	126 kcal
含醣量	3.7 g
含鹽量	2.2 g

雞胗炒韭菜

材料（2 人份）

雞胗…150g
韭菜…8 根
生薑…1 片
青蔥…1/2 根
沙拉油…適量
A 料 魚露、蠔油…各 2 小匙
胡椒粉…適量

作法

1 雞胗切成適當大小，汆燙備用。韭菜切段，生薑、青蔥切末。
2 沙拉油加熱先爆香蔥薑，加雞胗拌炒後，用 A 料調味。
3 再加韭菜炒勻，盛盤，撒上胡椒粉。

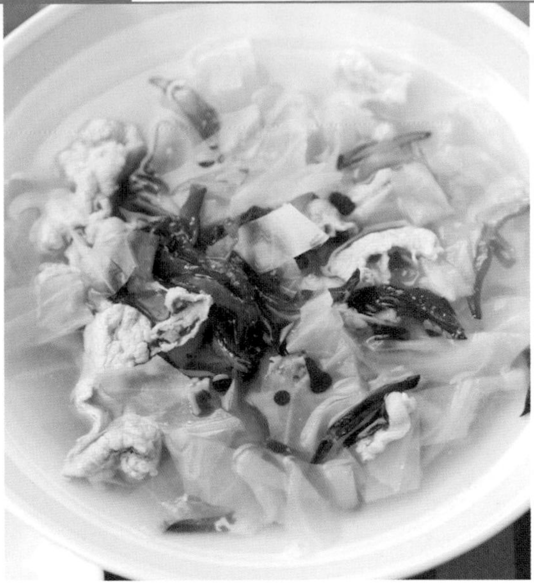

利用分量十足的高麗菜
給人飽足感的湯

高麗菜豬肉酸辣湯

熱量	119 kcal
含醣量	3.1 g
含鹽量	0.4 g

材料（4 人份）

豬腿肉…200g
高麗菜…300g
乾木耳…8 朵
生薑…1 片
雞高湯…3 杯
白醋…2 大匙
鹽、辣油…各適量

作法

1 乾木耳泡水後，切絲備用。
2 高麗菜切 1 公分小塊。豬腿肉切 3 公分寬，抹點鹽。生薑切末。
3 雞高湯和高麗菜先下鍋煮開，加入豬腿肉、木耳和薑末。
4 等肉熟了加鹽和醋調味。喜歡的話也可以淋上辣油。

熱量	115 kcal
含醣量	4.8 g
含鹽量	0.7 g

用豆漿取代牛奶
減少脂肪攝取

菠菜蛤蜊豆漿鍋

材料（4 人份）

蛤蜊（取肉）…180 ～ 200g
菠菜…1 把
鴻喜菇…1/2 株
米酒…2 大匙
香油…1 大匙
生薑…1 片
雞高湯…2 杯
豆漿…2 杯
味噌…1/2 大匙
鹽…少許

作法

1 菠菜切 4 公分長，鴻喜菇切蒂頭，剝小塊。
2 蛤蜊肉抹點鹽，用水漂洗後瀝乾。
3 用熱水把蛤蜊肉燙一下，等肉鼓起馬上泡冷水冷卻，瀝乾備用。
4 香油加熱，先炒菠菜和鴻喜菇，加雞高湯煮開。
5 加豆漿和味噌，最後撒上蛤蜊肉。

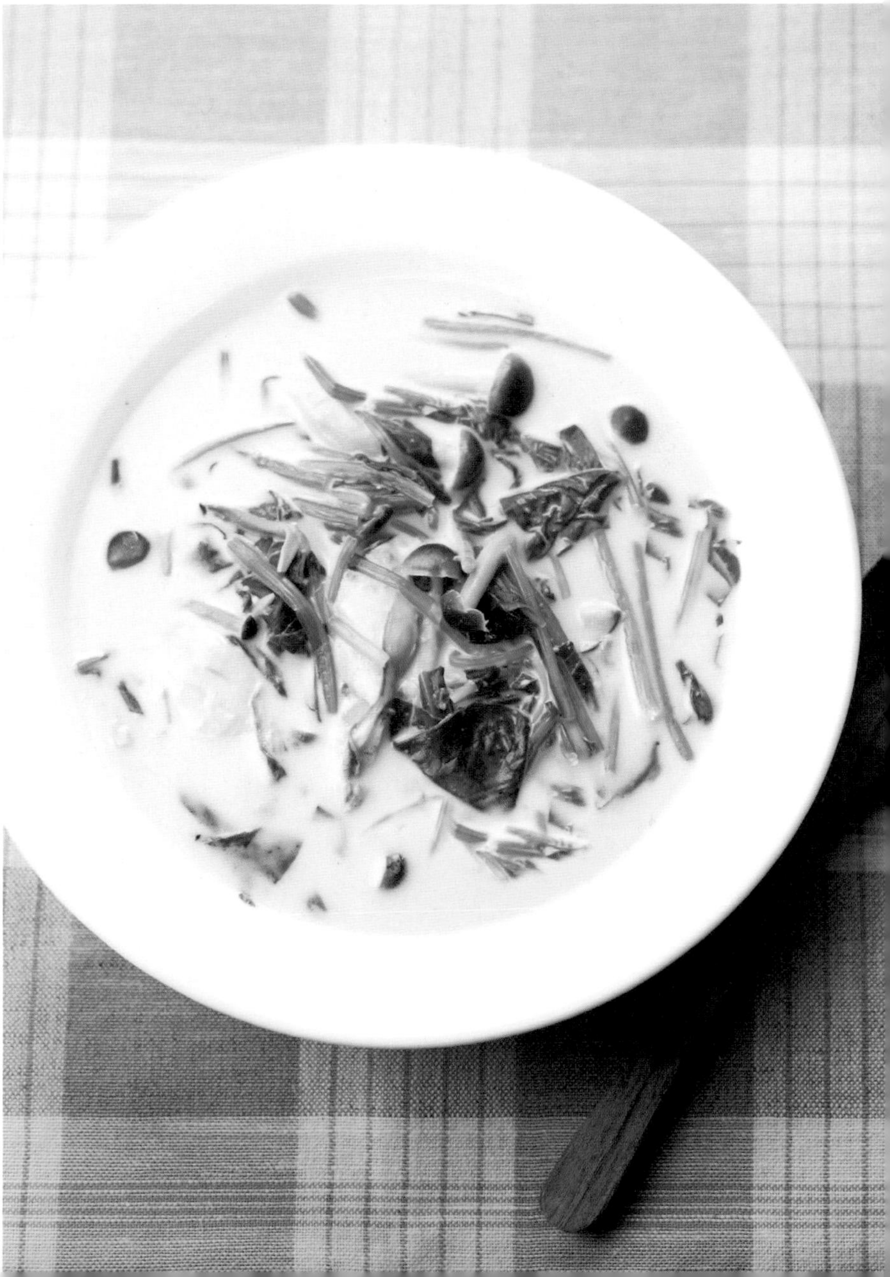

芋薯類中，
芋頭最不容易讓血糖上升

芋頭絞肉

熱量	324 kcal
含醣量	29.5 g
含鹽量	0.8 g

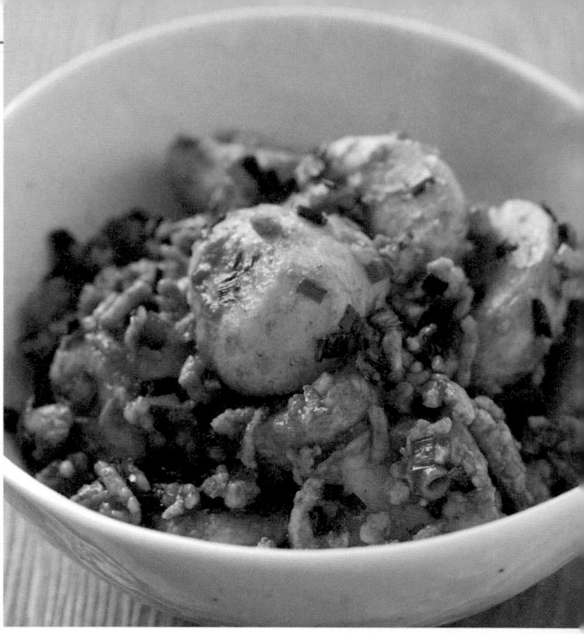

材料（2 人份）
芋頭…6～8 個
雞絞肉…100g
韭菜…1/3 把
生薑…10g
蒜頭…1 瓣
青蔥…5cm
香油…1 大匙
A 料 味醂…1 大匙
韓式辣醬…1～2 大匙
寡糖…1 大匙

作法
1 芋頭蒸 20 分鐘削皮切小塊。韭菜、生薑、蒜頭和青蔥都切末。
2 香油加熱，先爆香蔥薑蒜末。加入雞絞肉炒至雞肉上色，加入韭菜，再加入 A 料拌炒。最後加入芋頭。

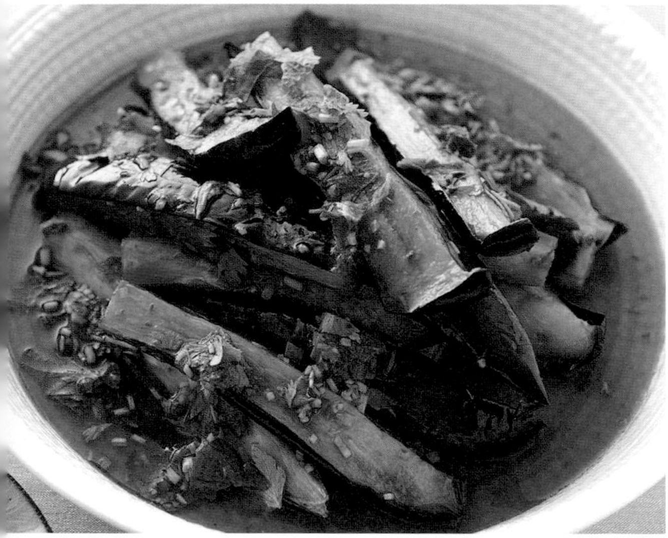

光用茄子
就能呈現口感的佳餚

魚香茄子

熱量	221 kcal
含醣量	12.0 g
含鹽量	3.2 g

材料（2 人份）
茄子…4 根
A 料 香油…1 小匙
豆瓣醬…1 小匙
醬油…2.5 大匙
白醋…2.5 大匙
米酒…2.5 大匙
砂糖…2 小匙
青紫蘇（撕大塊）…5 片
蒜泥、薑泥…各 1 片的分量
炸油…適量

作法
1 茄子直切成 4 塊，泡水備用。
2 A 料拌勻。
3 茄子用紙巾擦乾，以 170～180℃的油炸過。
4 茄子上色後瀝乾油氣，趁熱倒入 A 料拌勻。

可攝取豐富的
膳食纖維

蔬菜雞腿健康煮

熱量	510 kcal
含醣量	14.3 g
含鹽量	0.8 g

材料（4 人份）
帶骨雞腿肉…4 塊
青蔥…半根
胡蘿蔔…1 小根
馬鈴薯…2 顆
蕪菁…1 顆
培根…2 片
A 料 月桂葉…1～2 片
雞湯塊…1 個
水…8 杯
粗黑胡椒…1/2 小匙
白酒…1 杯
鹽、胡椒粉…各適量

作法
1 蔥、胡蘿蔔切大段。馬鈴薯、蕪菁和培根對切。
2 雞腿、蔥段、胡蘿蔔和 A 料下鍋，用大火煮開，撈掉渣渣，蓋上鍋蓋（留點縫隙），用小火煨煮 50 分鐘。再加馬鈴薯和蕪菁煮 20 分鐘，用鹽、胡椒粉調味。

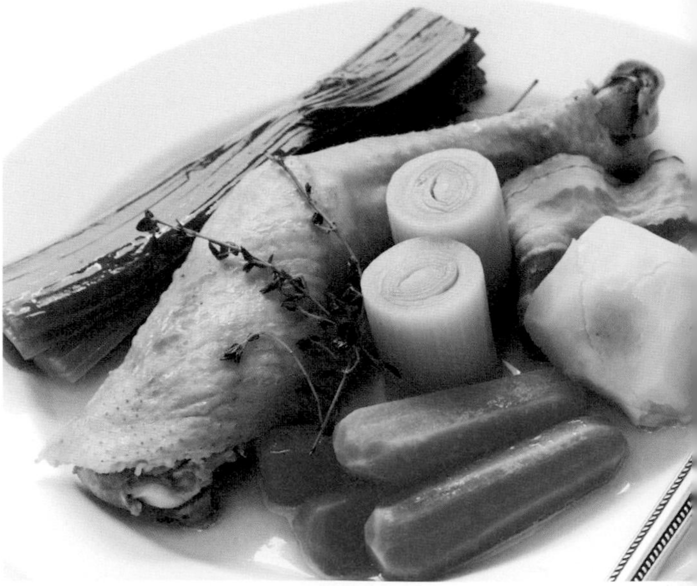

利用蓮藕製作的
健康料理

絞肉藕盒

熱量	264 kcal
含醣量	13.0 g
含鹽量	1.4 g

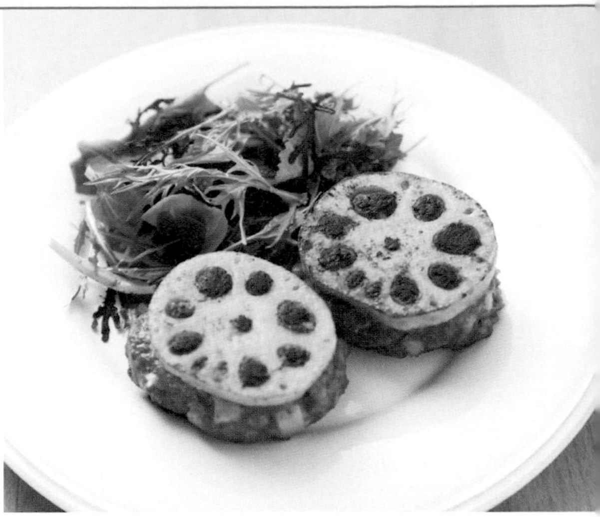

材料（2 人份）

蓮藕…約 4cm
豬絞肉…150g
A 料　太白粉…1 大匙
　　　醬油、味醂…各 1 大匙
　　　鹽…少許
沙拉油…少許
芝麻葉…適量

作法

1 蓮藕先切 4 片約 0.5 公分的厚片，剩下的削皮切粗末。
2 絞肉加 A 料打出黏性，再加蓮藕末拌勻分 4 等分。搓成漢堡肉狀，鋪上蓮藕片。
3 沙拉油加熱，將 2 煎至兩面上色。煎熟後盛盤，用芝麻葉裝飾。

蒟蒻片先調味
可增加口感

蒟蒻豬排

熱量	414 kcal
含醣量	18.4 g
含鹽量	2.9 g

材料（1 人份）

蒟蒻塊…半塊
豬腿肉薄片…100g
醬油…1 大匙
味醂…2/3 大匙
麵粉、蛋液、麵包粉…各適量
沙拉油…適量
美生菜…適量
檸檬片…適量

作法

1 蒟蒻塊用熱水煮 2 分鐘，瀝乾後直向對切成厚片。
2 醬油和味醂拌勻，加蒟蒻片醃 30 分鐘。蒟蒻片擦乾，用肉片捲起來，依序裹上麵粉、蛋液、麵包粉。
3 沙拉油加熱，將 2 的蒟蒻豬排半煎半炸。盛盤，用美生菜和檸檬片裝飾。

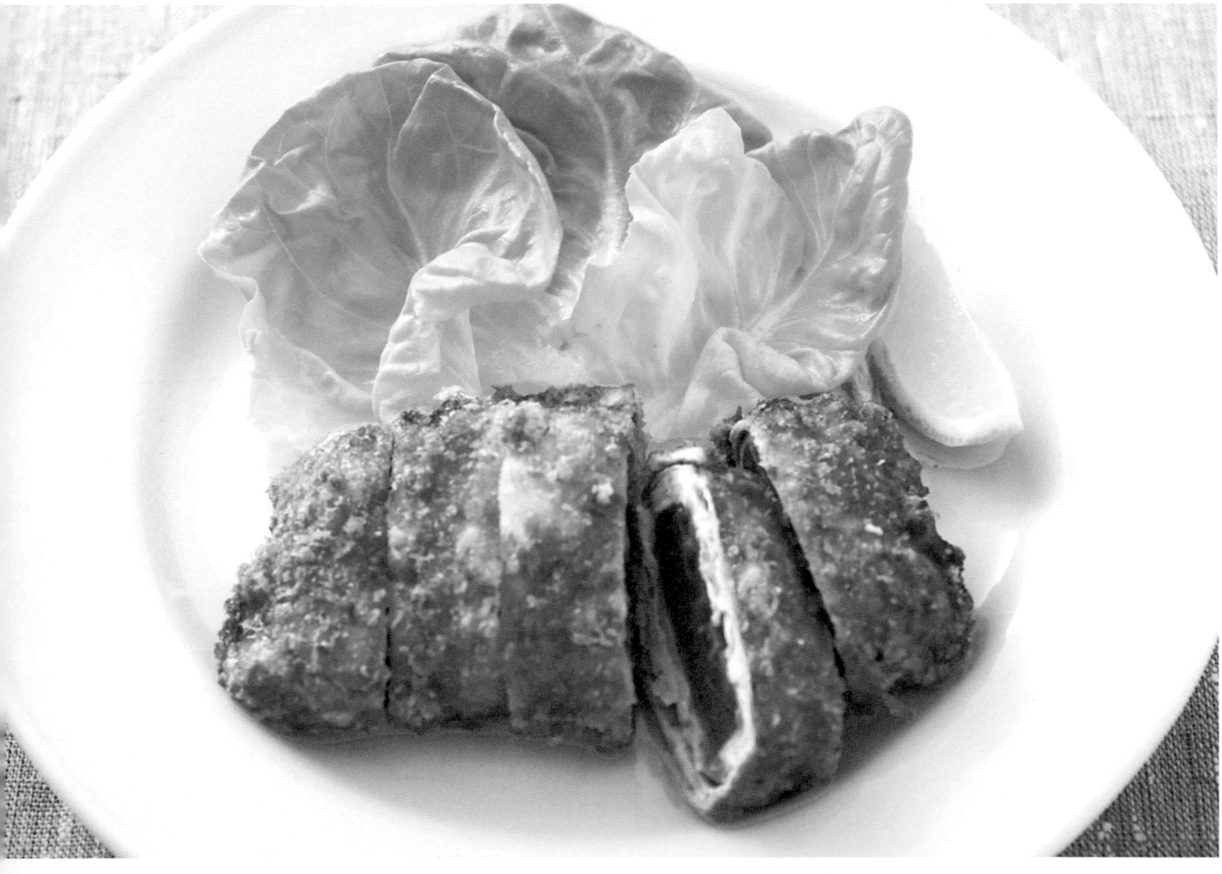

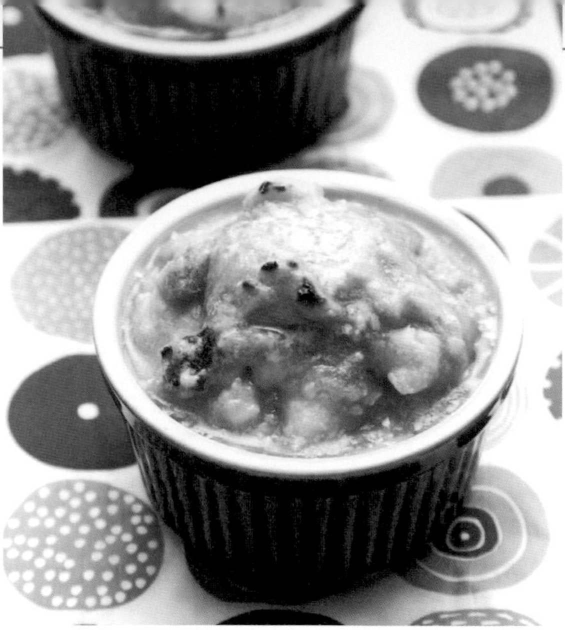

利用簡單食材製作
富含膳食纖維的點心

地瓜布丁

熱量	434 kcal
含醣量	56.9 g
含鹽量	0.4 g

材料（2 人份）

地瓜…1 大條
砂糖…40g
奶油…30g
雞蛋…1 顆
牛奶…1 大匙
A 料 蛋黃…1 個
牛奶…1 小匙

作法

1 地瓜蒸熟。
2 趁熱去皮搗碎，拌入砂糖和奶油，再加蛋液和牛奶拌勻。
3 倒入耐熱皿，用拌勻的 A 料塗在表面，用烤箱烤至上色。

趕走暑氣的
冰涼甜點

梅酒寒天凍

熱量	116 kcal
含醣量	24.0 g
含鹽量	0.0 g

材料（2 人份）

梅酒的梅子…2 顆
寒天粉…2g
水…8 大匙
蜂蜜…2 大匙
梅酒…4 大匙
檸檬汁…1 小匙

作法

1 梅子去籽切粗末。
2 寒天粉和水下鍋，用中火煮開 1 分鐘。先加蜂蜜拌勻，再加梅酒、檸檬汁。
3 倒入梅子肉拌勻，用冷水冷卻後，倒入容器裡，冷藏定型即可食用。

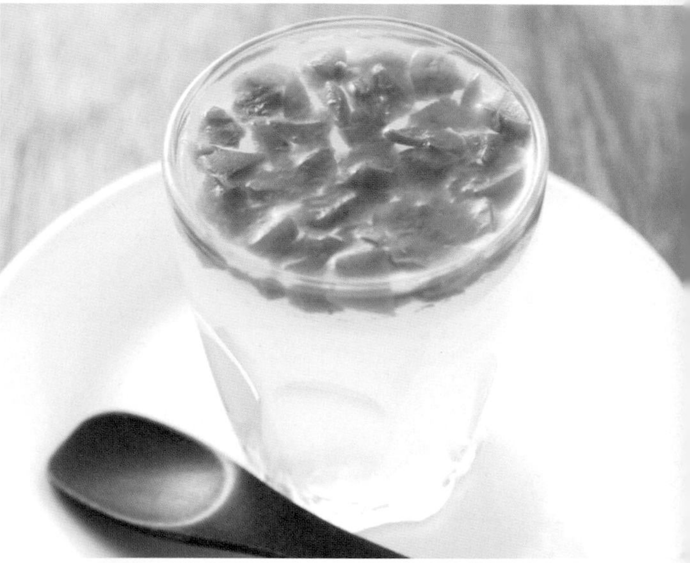

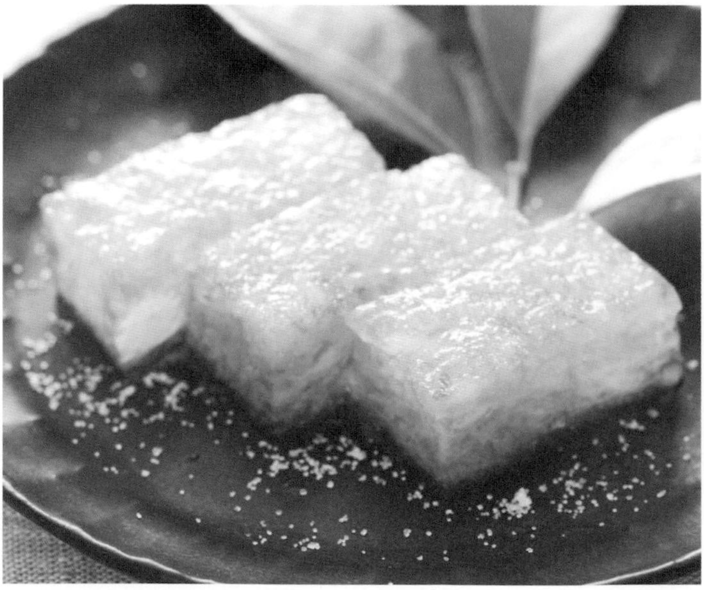

果醬
可任選喜歡的風味

蘋果醬寒天糕

熱量	190 kcal
含醣量	48.1 g
含鹽量	0.0 g

材料（準備適當的分量）

蘋果醬…150g
寒天…3g
水…1 又 1/2 杯
砂糖…200g
糖粉…適量

作法

1 水和寒天按比例放入鍋裡，用小火煮開，加砂糖。
2 等糖溶解，加蘋果醬，快速拌勻後熄火。
3 倒入模型裡，放涼後冷藏定型。
4 分切後盛盤，撒上糖粉。

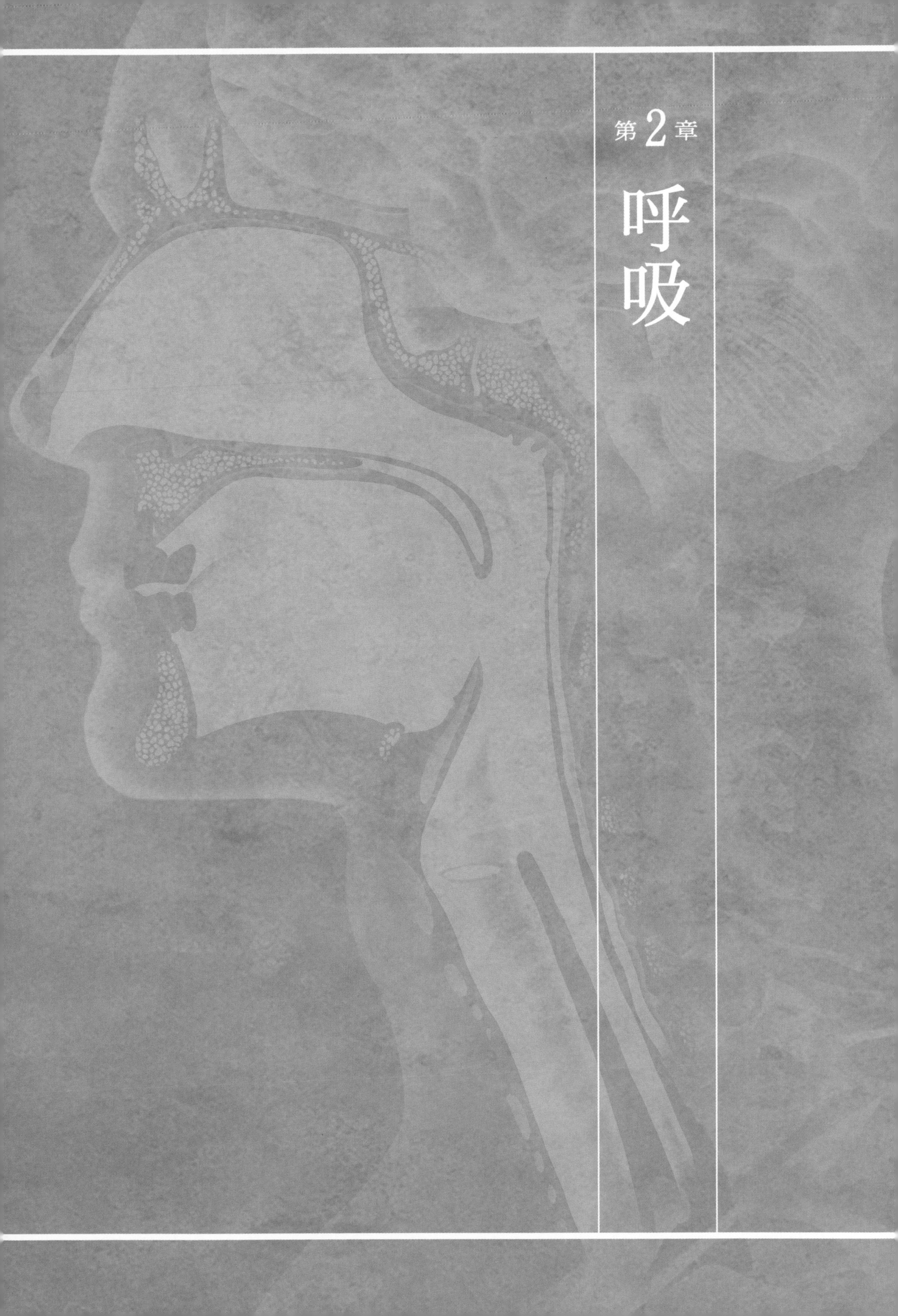

第2章 呼吸

呼吸

我們習以為常的吸氣、吐氣稱為呼吸，呼吸就是一吸氣、一吐氣，這種充滿節奏感的狀態。

人要透過呼吸，才能獲得活絡細胞維持生命活動所需的氧氣。而在吸入氧氣的同時，也能將養分轉成熱量所製造的二氧化碳排出體外。

成人在安靜的狀態下，一分鐘的呼吸頻率約十五～二十次，一次吸入的空氣量約四百～五百毫升，大概是二個杯子的分量。

空氣從鼻子進入後，經鼻腔、咽頭和喉頭進入氣管，再經支氣管進入肺部深處。

支氣管的前端布滿狀如葡萄的肺泡，據說成人肺泡可達三億～六億個。這些肺泡布滿了微血管，氧氣和二氧化碳可在此交換。

鼻腔、氣管或支氣管等空氣的通道，都有防堵髒空氣進入肺部的機制。氣管或支氣管的管壁會分泌黏液，吸附髒東西，再由支氣管表面的纖毛排出；鼻子則是靠鼻毛和鼻黏膜防堵異物入侵鼻腔。

用鼻子或嘴巴呼吸

鼻子內部宛如空氣清淨機，也像個除濕機。正常呼吸時用「鼻子呼吸」，由鼻毛、黏液或纖毛清除多數異物，提供適當的溼度，維持接近體溫的溫度，把空氣送到喉嚨或肺部。肺部或喉嚨須維持正常的溫度，才能發揮免疫功能，另外，鼻子的深處靠近腦底，也能像個冷卻器避免腦部過熱。

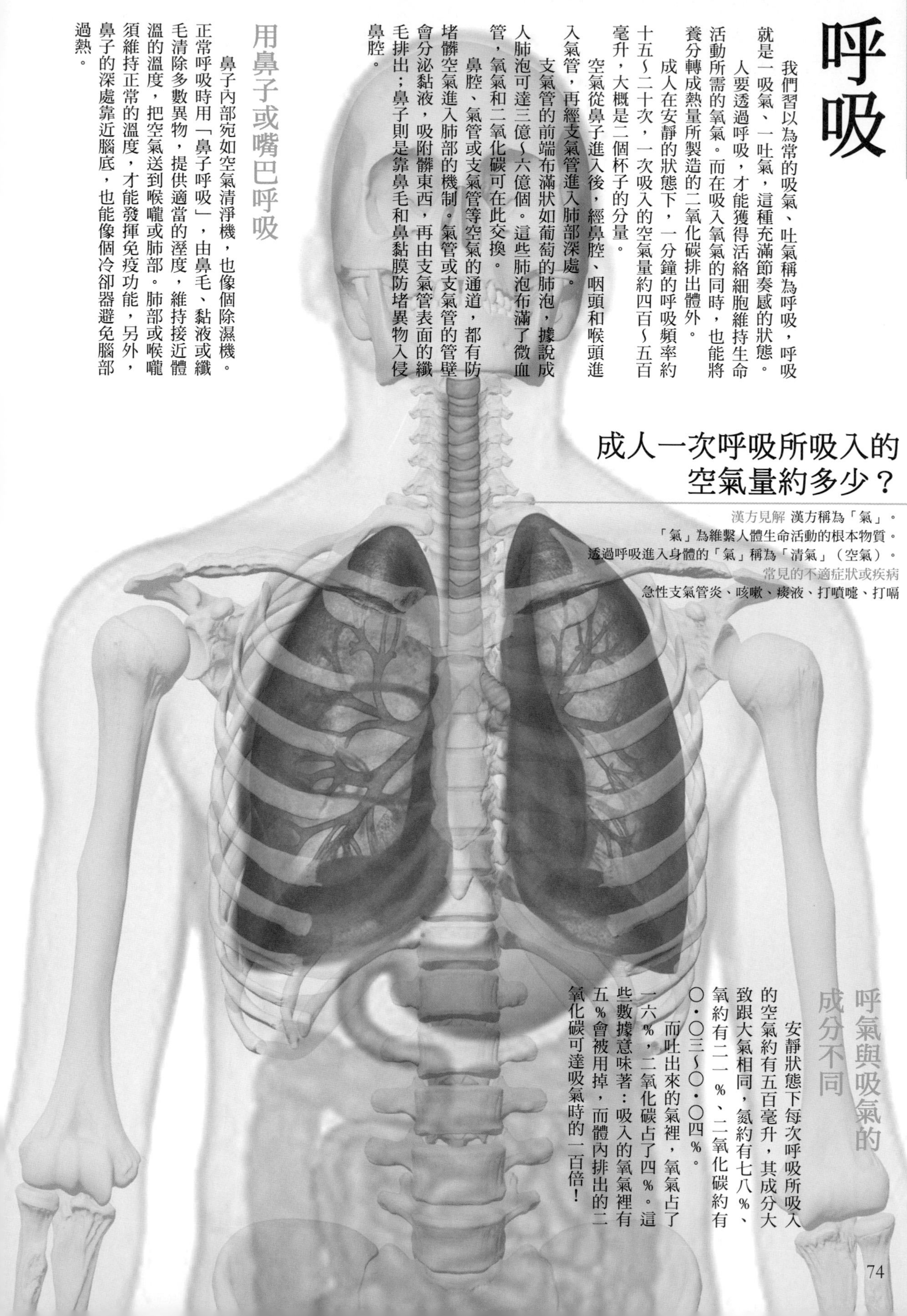

成人一次呼吸所吸入的空氣量約多少？

漢方見解 漢方稱為「氣」。

「氣」為維繫人體生命活動的根本物質。

透過呼吸進入身體的「氣」稱為「清氣」（空氣）。

常見的不適症狀或疾病

急性支氣管炎、咳嗽、痰液、打噴嚏、打嗝

呼氣與吸氣的成分不同

安靜狀態下每次呼吸所吸入的空氣約有五百毫升，其成分大致跟大氣相同，氮約有七八％、氧約有二一％、二氧化碳約有〇．〇三～〇．〇四％。

而吐出來的氣裡，氧氣占了一六％，二氧化碳占了四％。這些數據意味著：吸入的氧氣裡有五％會被用掉，而體內排出的二氧化碳可達吸氣時的一百倍！

呼吸功能檢查

了解呼吸器官有無異常

即大口吸氣、大口吐氣，了解呼吸功能有無異常的檢查。相較於透過年紀、性別或身高大致估算的肺活量，這種檢查可計算實際肺活量占了多少百分比。若低於標準值，就要考慮是否有間質性肺炎。而一秒率就是：吸最大口氣再全部吐出時，最初一秒內吐氣百分比的檢查。若低於標準值，要考慮是否有支氣管性氣喘或肺氣腫等問題。

%肺活量

正常值	異常
>80.0	<79.9

（單位：%）

一秒率

正常值	異常
>70.0	<69.9

（單位：%）

而「用嘴巴呼吸」，就是喘不過氣時，可輕鬆將氧氣送到肺裡的呼吸方式，但參雜了異物的冷空氣也會直接進入喉嚨或肺部，這時感染細菌或病毒的風險增加，免疫功能比較難運作；再者因嘴巴偏乾，容易造成牙齦炎或蛀牙。若從孩提時代就習慣用嘴巴呼吸，下顎的發育會變差，連同牙齒都會受到影響。

打鼾的機制

睡覺時，上顎深處俗稱軟顎的軟肌肉由緊繃轉為鬆弛，每次呼吸振動所發出的聲音，就是鼾聲。再者，懸雍垂（口蓋垂）一鬆弛會掉入喉嚨深處，導致空氣通路變窄，也會振動發出鼾聲。過胖、下顎短小、懸雍垂過大、習慣用嘴巴呼吸者等，因呼吸時空氣通路變窄，就容易打鼾。此外，枕頭太高或過度往上傾，空氣通路變得更窄，也是打鼾的原因。所以，選低一點的枕頭或側睡，讓空氣通路變寬好呼吸，懸雍垂的震度也會變小。若經由這些方法改善了打鼾狀況或鼾聲變小，就無須擔心；萬一睡覺時呼吸中止超過十秒鐘，很可能是睡眠呼吸中止症*1，最好盡快就診。

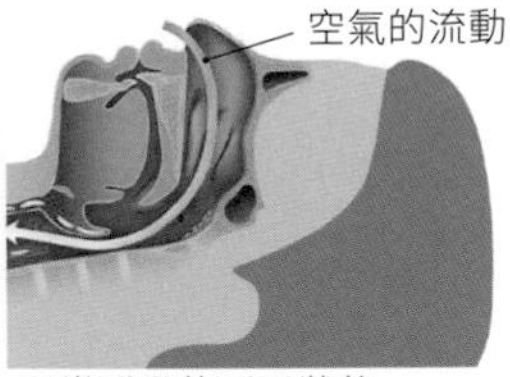

正常睡眠的呼吸狀態

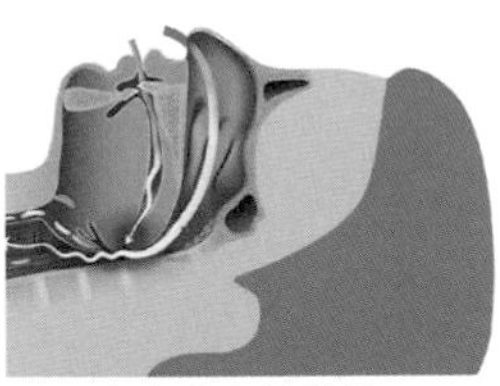

出現打鼾的氣管狀態

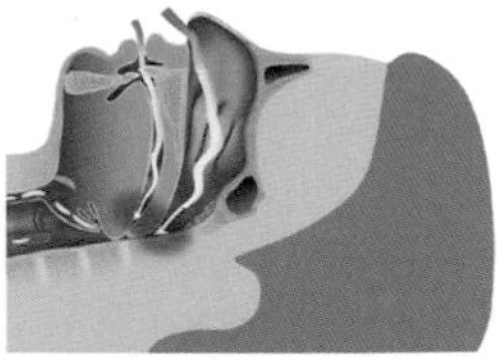

阻塞性睡眠呼吸中止症

生物的呼吸

每種生物的呼吸方式都不太一樣。魚、貝或蟹類等水中生物用鰓呼吸，昆蟲用氣管呼吸，而蚯蚓既沒肺也沒氣管，就靠皮膚呼吸。兩棲類的青蛙可用肺呼吸，也能用皮膚補充呼吸。爬蟲類用肺呼吸，且多數的蛇還配合細長體型，單邊的肺拉得很長。而鳥類除了肺以外還有好幾個「氣囊」，也能用來呼吸。

自律神經控制呼吸運動

人體透過自律神經可以無意識地正確呼吸，但也能有意識地收縮與放鬆肋間肌或橫膈膜。例如，聲樂家可以有意識地控制橫膈膜，做出顫音或憋氣的效果。

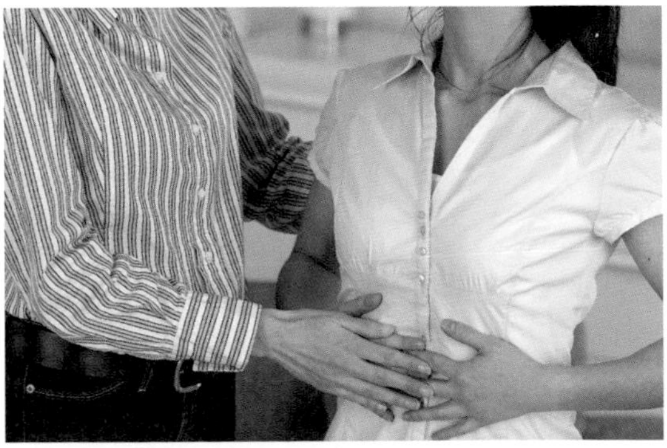

＊1 睡眠呼吸中止症

睡覺時呼吸中止的疾病，大多是上呼吸道空氣通路變窄導致的阻塞性，少數為呼吸中樞異常導致的中樞性。

呼吸要靠肋間肌或橫膈膜

肺本身不是肌肉，無法自行伸縮，要靠周圍的骨骼肌或橫膈膜等伸縮，才能伸縮胸廓，沿著胸廓活動肺部來輸送空氣。

呼吸可分為「胸式呼吸」與「腹式呼吸」兩種，活動的肌肉不同，但人類的呼吸可結合這兩種方式。

胸式呼吸，顧名思義即在胸廓周圍進行的呼吸。利用肋骨與肋骨之間的肋間肌，將肋骨往身體上方移動，以擴張胸腔，方便吸入空氣。

而腹式呼吸則利用橫膈膜，吸氣時橫膈膜下降以擴張胸廓，吐氣時橫膈膜上升，胸廓變窄。

但隨著年齡增長、肌力下降，肋間肌或橫膈膜的功能跟著變差，呼吸就會比較不順暢。

何謂內呼吸？

據說人體擁有三十七兆個細胞。透過這三十七兆個細胞二十四小時不眠不休地運作，才能維持身體的健康。而要活動這三十七兆個細胞所需的熱量，跟氧氣關係密切。

這些細胞擁有很多俗稱「粒線體」的熱量工廠，可在此分解燃燒葡萄糖，製造熱量。而分解過程需要氧氣，所以我們呼吸也是為了把氧氣這種燃料送到

胸式呼吸與腹式呼吸的機制

呼吸要透過肋間肌和橫膈膜的運作才能伸縮肺部。平常習慣胸式呼吸，吸氣時胸廓擴張，吐氣時胸廓擠壓，呼吸比較輕鬆。而腹式呼吸要靠橫膈膜，吸氣時橫膈膜下降擴張胸廓，吐氣時橫膈膜上升，胸廓變窄，會比胸式呼吸獲得更多的氣。

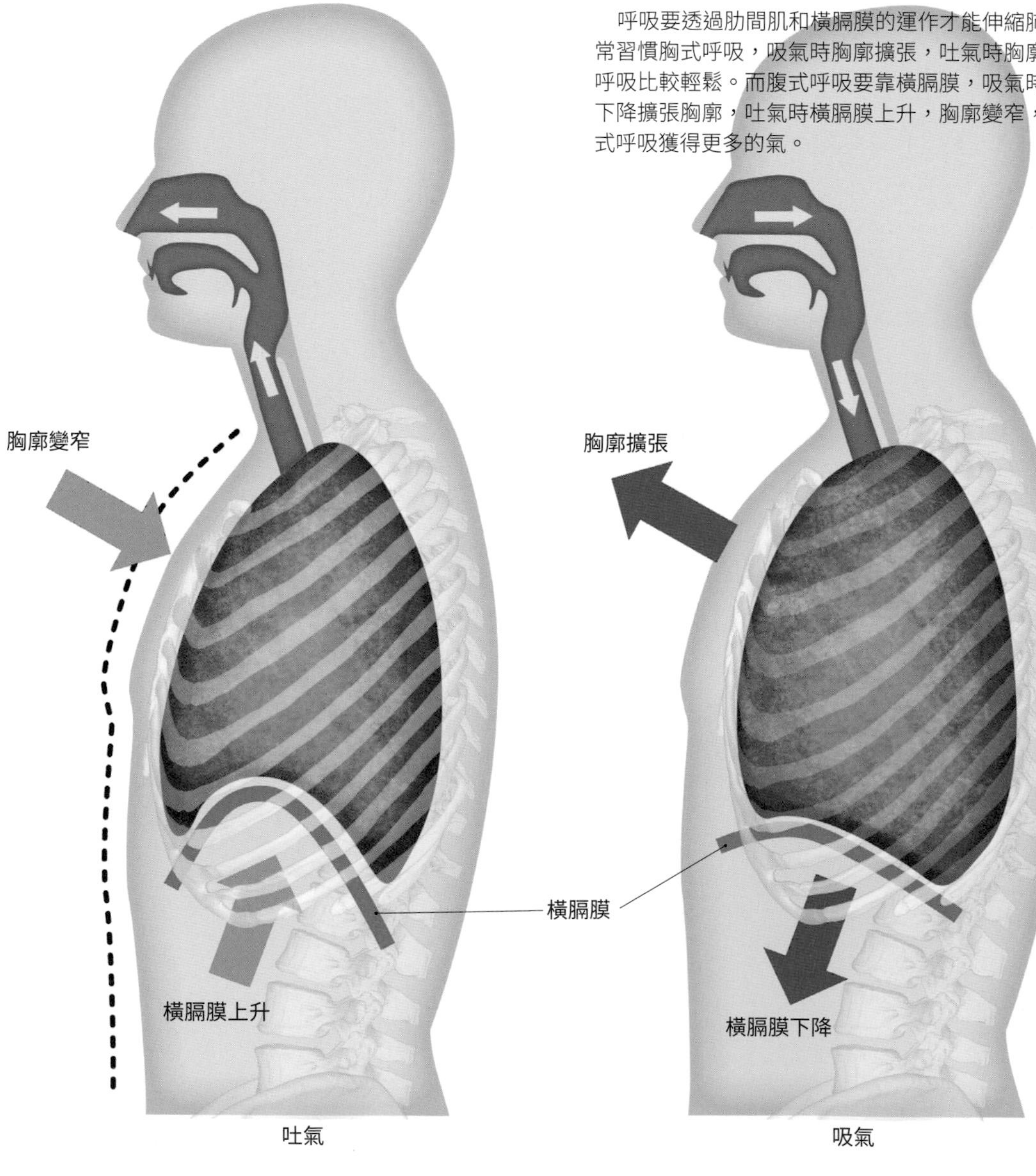

粒線體。

而在製造熱量的過程會形成二氧化碳和水，水可以直接給細胞利用，二氧化碳就當作不要的殘渣排出體外。

像這樣細胞從血液裡獲得氧氣燃燒葡萄糖，再把二氧化碳排到血液裡的過程，就稱為「內呼吸」（組織呼吸）。

漢方 呼吸吸入的「清氣」也是「氣」之一

人體維持生命活動的一大基本物質——氣，可循環於身體的每個角落。「氣」可分為出生時父母給的「先天之氣」，和出生後獲得的「後天之氣」。而「後天之氣」又包含透過呼吸吸取的「清氣」（空氣），和透過飲食所製造的「水穀之精微」。「氣」不絕而動（＝氣機），才能帶動生理活動。此外，透過「氣機」於體內發生變化（＝氣化），才能在體內調整代謝。「氣」主要有五大作用——「推動、調控」（促進和抑制血液或津液的流動）、「溫煦、涼潤」（體溫管理）、「防禦」（抵抗外邪入侵）、「固攝」（防止液體物質滲漏）和「營養」。若出現「氣」滯留不前或匱乏等「氣」失調現象，就會引起各種症狀。

建議漢方藥

葛根湯／初期感冒、肩頸痠痛

麻黃湯／初期流感、氣喘

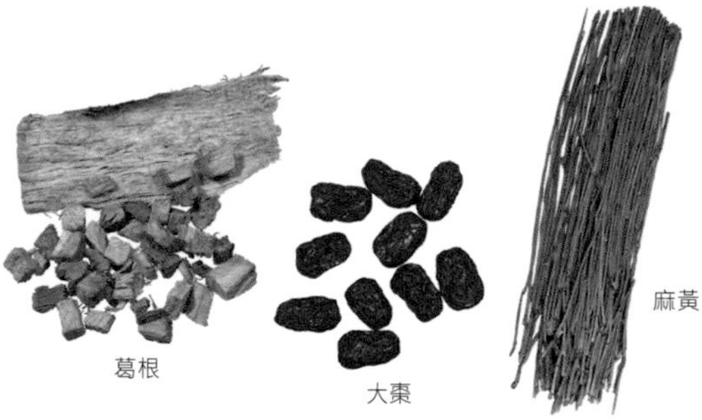

葛根湯與麻黃湯

風邪初期飲用的葛根湯，是大家非常熟悉的漢方藥。雖有惡寒、發燒或頭痛等症狀，但發汗並不明顯，感覺頸後僵直痠痛時都可使用。不過，很多人都不知道，葛根湯也有舒緩肩頸痠痛的效果。

至於麻黃湯這種漢方藥，可舒緩伴隨感冒而來的寒氣、頭痛、關節痛、咳嗽、氣喘等症狀。由於麻黃內含麻黃鹼（麻黃素），可讓中樞神經或交感神經變得亢奮，促進排汗或擴張支氣管，因此也被歸類於運動競賽不得使用的禁藥成分。

人為何會打嗝？

打嗝無關自主意識，而是一定間隔下發生的橫膈膜痙攣，不過相關機制目前還不是很清楚。「反覆深呼吸」或「喝幾口冷開水」等，都是治療打嗝的方法，這時打嗝大多會中止，萬一連續打嗝超過四十八小時，很可能是其他疾病的徵兆，宜盡早就診。

正念與呼吸

所謂的「正念」（mildfulness）是從佛教冥想中獲得啟發的減壓法，為目前以歐美為主的世界各國醫療院所積極推廣的健康促進法之一。美國麻州大學的卡巴金（Jon Kabat Zinn）教授，將正念引進西方主流社會，完全剔除了宗教色彩。

現代人面對忙碌與壓力，經常陷入心不在焉的狀態，市面上很多研修課程都是為了讓人脫離這樣的狀態。

其中有個方法很簡單——靜坐，反覆緩慢呼吸，只出現「我現在正在呼吸」的意識。

1 抬頭挺胸坐正，眼睛微閉。
2 吸氣，意識到腹部或胸部整個脹起來。
3 吐氣，意識到腹部或胸部整個縮小了。
4 反覆這樣呼吸，用最輕鬆的節奏，輕鬆地呼吸。
5 若因其他事物分心了，要意識到這點，馬上把意識轉回呼吸上。
6 就這樣做 10 分鐘，習慣後再延長時間。

臨床上已證實這種呼吸法可穩定情緒，提升工作效率，也能舒緩身心的疼痛或不安感。

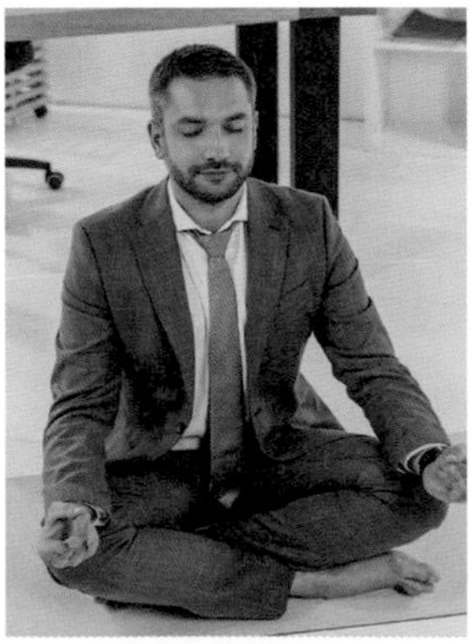

喉嚨

喉嚨由「咽頭」和「喉頭」兩個器官構成，其中咽頭是空氣進入體內之通路的起點，也是食物的通路。

聲帶則是位於喉頭左右對稱的兩片瓣膜，呼吸時聲帶打開讓空氣通過，發聲時聲帶關閉，空氣衝撞產生振動。

咽頭可分為上咽頭（鼻咽）、中咽頭（口咽）和下咽頭（喉咽）三個部分。其中鼻腔周遭屬於上咽頭，吸入的空氣通過此處，進入喉頭或氣管。

口腔的底部屬於中咽頭，也是空氣或食物的通路，可幫忙吞嚥食物或發聲。中咽頭由上顎底部的軟顎構成，呼吸時會放鬆確保呼吸道暢通，吞嚥食物時則會蓋住喉嚨後面，確保食物不會逆流到鼻腔。

至於喉頭上部的喉頭蓋也有類似功能，當食物通過時會蓋住支氣管入口，呼吸時會上升，確保呼吸道暢通。

而跟氣管或食道相連的下咽頭，位在喉頭最內側，負責把食物送進食道裡。

喉嚨也有味蕾？

人類感受味道的感覺器官「味蕾」約有八千個，其中約二五％存在咽頭和喉頭等靠近喉嚨的區塊。

喉嚨的味蕾雖不如舌頭味蕾對味道那麼敏感，但對於水或酒精的刺激很有反應，對於鮮味或脂肪酸也很敏感。喉嚨味蕾這樣的特徵跟所謂

空氣進入體內的起點
可將空氣與食物分開

漢方見解 「梅核氣」喉間有異物感。

常見的不適症狀或疾病 咽頭炎、扁桃腺炎、喉嚨痛、打鼾、聲音異常

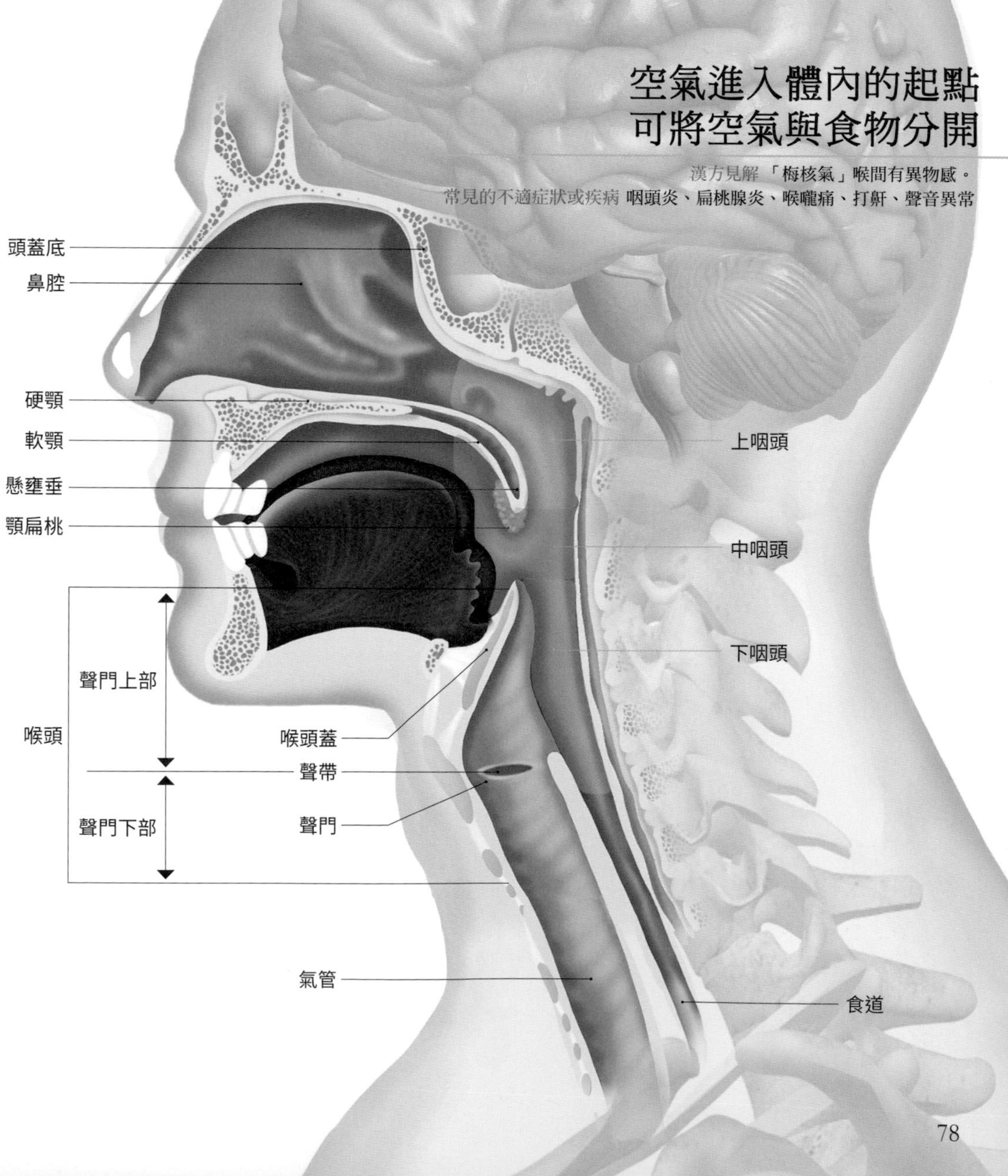

的「濃醇度」有關，也可能發展出複雜的味覺。

聲帶

「聲」就是肺部呼出的氣振動聲帶所產生的「音」。

聲帶則是位於喉頭喉結附近的兩片瓣膜，內有韌帶可以活動。未發聲時，瓣膜放鬆，瓣膜內部空間形成三角形。發聲時瓣膜縮緊，留下些許縫隙，當空氣通過時，這個縫隙就會振動聲帶發出聲音。

聲帶產生的聲音在喉、口、鼻裡共鳴，構成較大的聲音，再加上唇或舌等的作用，呈現不同的聲音效果。

感冒時聲音會沙啞，是因為咽頭發炎、聲帶黏膜充血腫脹，聲帶無法緊閉的緣故。至於抽菸導致聲音啞掉，則是因為尼古丁等物質讓喉頭或聲帶黏膜經常處於發炎的狀態。

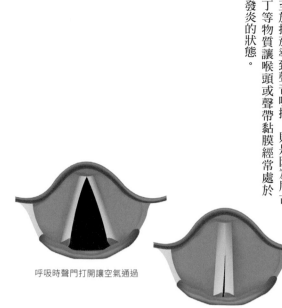

呼吸時聲門打開讓空氣通過

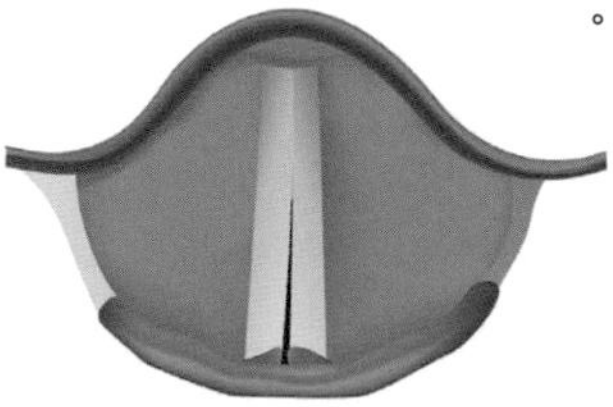

空氣衝撞關閉的聲門，產生振動形成聲音。

漢方 梅核氣

針對喉嚨老是有「卡卡」、「堵堵」、「有異物感」等違和感（所謂的咽喉頭異常），漢方稱之為「梅核氣」。因「氣」逆上導致喉嚨阻塞的症狀，宛若梅核卡住喉嚨，故有此名。「氣」淤滯不前為其主因，故漢方以促進「氣」的循環加以改善。吞嚥機能變差、更年期障礙、糖尿病、壓力、不安等，都是引發梅核氣的因素。

建議漢方藥

半夏厚朴湯／不安或壓力引起的喉嚨異物感
銀翹散／喉嚨發炎或感染引起的腫痛
柴朴湯／情緒不穩，喉嚨有異物感

藥草

建議藥草

百里香／殺菌
鼠尾草、德國洋甘菊／消炎
藥用蜀葵／保護黏膜
薄荷／清涼感
甘草／消炎、去痰、止咳

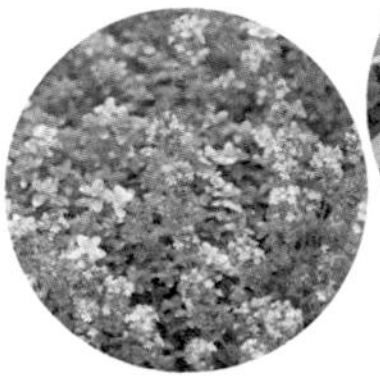

百里香

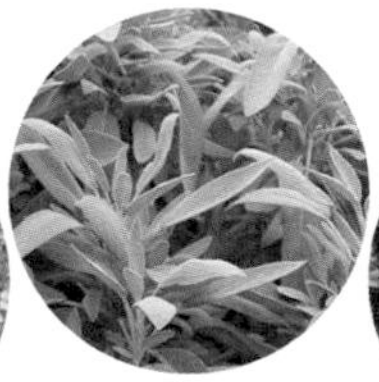

鼠尾草

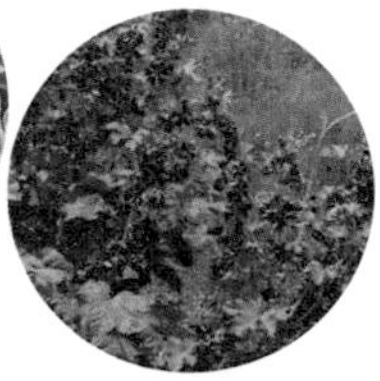

藥用蜀葵

何謂扁桃腺？

扁桃腺為舌根兩側瘤狀的淋巴組織，有防禦病毒或細菌入侵體內的免疫效果。空氣裡的病毒或細菌常附著於鼻、喉或扁桃腺，若扁桃腺上的病毒增加，就會發炎腫脹，變成扁桃腺炎。這時患者常會發高燒，只要服藥，大多能消腫退燒。萬一發炎症狀擴及耳朵，恐怕會引發中耳炎，要特別注意。

聲音會隨著年齡改變

跟年輕時相比，若覺得聲音變低或反而變高，可能是聲音老化了。

發聲是靠著喉頭中央隆起的肌肉皺褶——聲帶振動，如同年紀增長時四肢肌力弱化一樣，振動聲帶的肌力也會弱化，喉嚨黏膜的濕潤度降低了，聲音就會改變。

女性的話，通常停經後荷爾蒙變少，聲帶會浮腫，聲音變粗或變低。男性的話，因聲帶肌肉硬化萎縮，聲音會變高。

這時可以透過發聲練習或口腔運動，盡可能保留原有的聲調。

舒緩喉嚨痛的糖錠

市售的糖錠或喉糖含有殺菌或消炎成分，可由口腔黏膜吸收逐漸溶解，舒緩喉嚨的痛感。

支氣管

為條狀器官 將空氣送往肺部

常見的不適症狀或疾病 支氣管炎、支氣管性氣喘

從鼻子吸入的空氣通過咽頭和喉頭，抵達末端的氣管。這條長約十公分的條狀器官，與食道相連的背部側屬平滑肌，但靠胸部側為U字型的氣管軟骨。所以，氣管具有彈性，不至於有點損傷就無法呼吸。氣管內側為黏膜組織，上面長滿細微的纖毛。隨空氣進入的灰塵或髒東西等異物，黏膜會分泌黏液包起來變成痰，再靠纖毛擠壓來排出體外。

靠近第四～五胸椎的氣管左右分叉，變成左主支氣管和右主支氣管。仔細比較兩邊的支氣管，會發現右主支氣管較粗，左主支氣管較長，這跟心臟的位置有關。

支氣管從肺部入口——肺門進入肺裡，繼續分叉。從下圖可知，支氣管一定分成兩叉，空氣就由三叉路送到肺裡。支氣管就這樣持續開了十七～十九個叉後抵達肺泡，最後再通過肺泡壁進行氣體交換。

支氣管的構造跟氣管大致相同，都是軟骨和肌肉構成的條狀器官，內有黏膜組織，表面分泌黏膜保持濕潤度。

何謂呼吸道？

呼吸道就是空氣的通道，鼻、咽頭、喉頭稱為「上呼吸道」，氣管、支氣管稱為「下呼吸道」，兩者均有黏膜覆蓋。上呼吸道因發炎等因素導致黏液分泌過剩的症狀，稱為「上呼吸道黏膜炎」。

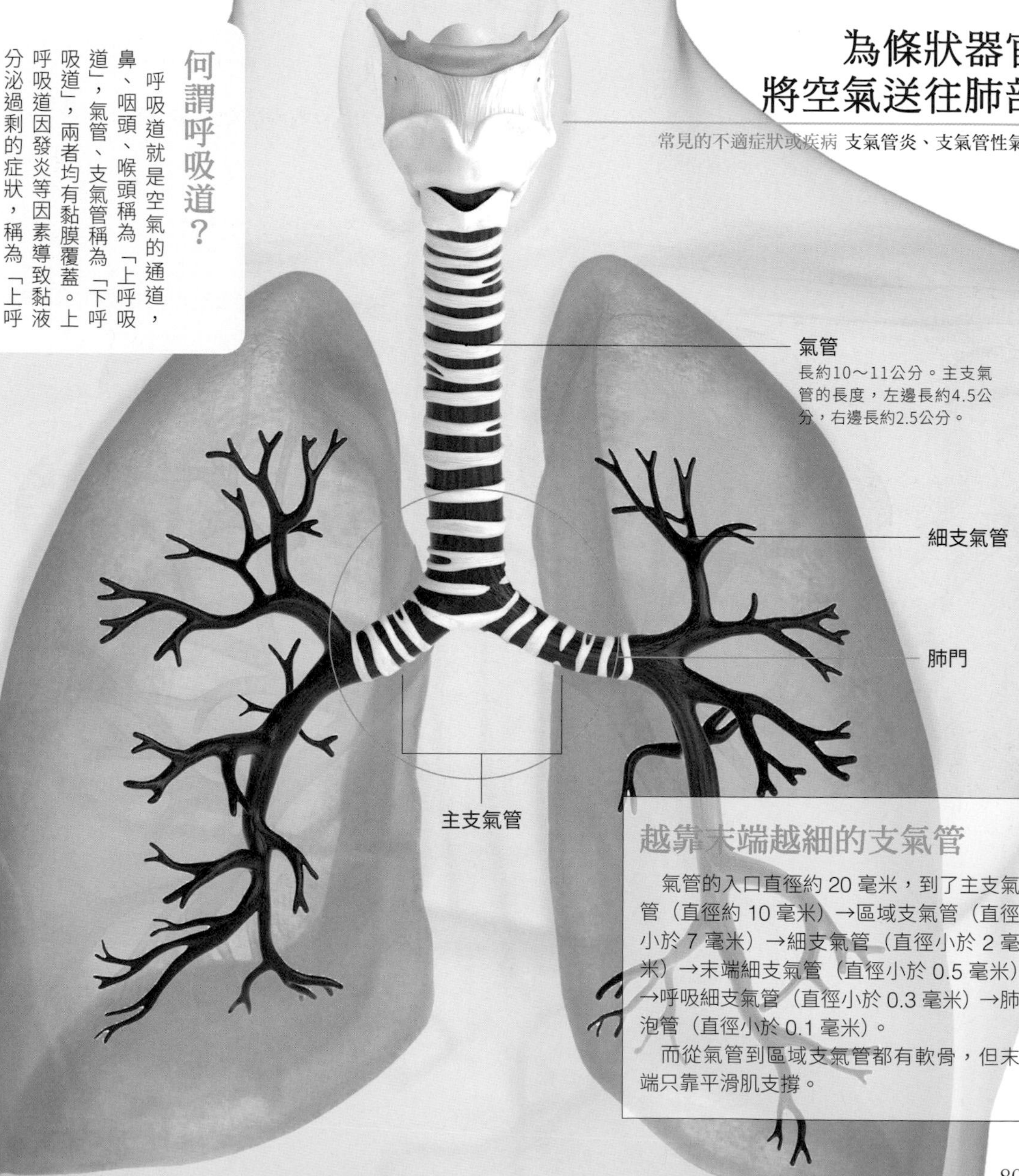

越靠末端越細的支氣管

氣管的入口直徑約 20 毫米，到了主支氣管（直徑約 10 毫米）→區域支氣管（直徑小於 7 毫米）→細支氣管（直徑小於 2 毫米）→末端細支氣管（直徑小於 0.5 毫米）→呼吸細支氣管（直徑小於 0.3 毫米）→肺泡管（直徑小於 0.1 毫米）。

而從氣管到區域支氣管都有軟骨，但末端只靠平滑肌支撐。

喀痰檢查

了解有無細菌感染或癌症

收集肺部、支氣管或氣管等之分泌物或老舊廢物的痰液檢查，確認有無細菌感染或癌症病兆。若混入細菌或真菌（細菌檢查），要針對這些細菌進行治療。若從痰液發現癌細胞（細胞檢查），必須做更精細的檢查。

漢方 有益支氣管的漢方

建議漢方藥

麥門冬湯／止咳、滋潤氣管黏膜
麻杏甘石湯、小青龍湯／支氣管性氣喘、支氣管炎
小柴胡湯／支氣管炎、支氣管性氣喘

麥門冬湯可治療支氣管不適

常有乾咳或喉嚨不適等症狀，可試試麥門冬湯，有潤喉、化痰等效果。

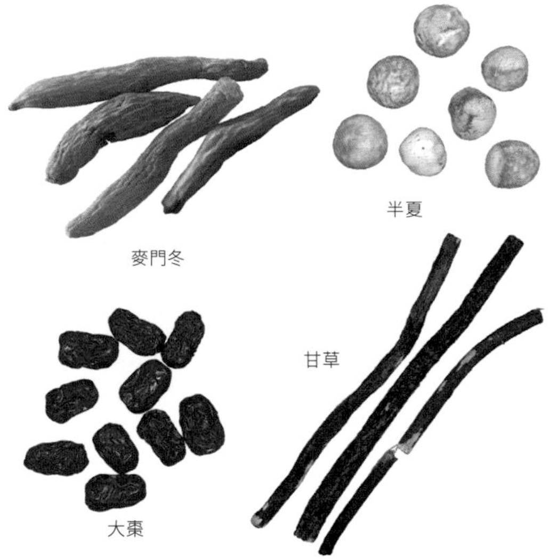

藥草 茴香裡的反式茴香腦成分，或瑪黛茶裡的咖啡因都具有擴張支氣管的作用，可用來止咳。而毛蕊花內含黏液質和皂素，有化痰功效，若加點蜂蜜或黑糖增加黏稠度慢慢飲用，更容易入口。

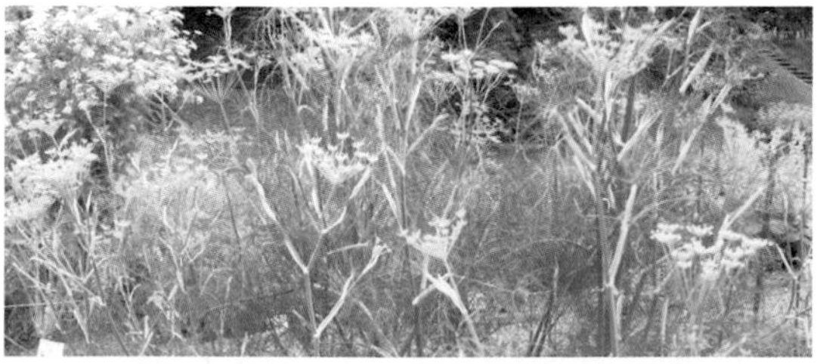

急性支氣管炎的症狀

支氣管炎分成急性與慢性。急性支氣管炎大多是風邪或流感引起的後續效應，因病毒或細菌等造成氣管發炎的症狀。一開始是乾咳，不久後出現少量的痰；接下來越咳越厲害，連胸部或腹部肌肉都會痛。

而慢性支氣管炎是一種發炎症狀慢性化的狀態，會長期咳嗽和生痰。有時體質也是病因，但通常跟抽菸、空汙等因素有關。

咳嗽和打噴嚏

咳嗽和打噴嚏，都是身體想把入侵的異物排出體外的防禦反應。空氣裡充滿小粉塵、灰塵、花粉、病毒或細菌，一旦吸到，鼻黏膜受刺激就會打噴嚏，氣管或支氣管黏膜受到刺激，就會咳嗽。

打噴嚏是快吸後，一次大量吐氣，將異物排除的機制。據說打噴嚏的時速高達 300 公里。

至於咳嗽則是大口吸氣，短暫關閉聲門，提高內部壓力，再大開喉嚨一次吐氣排除異物的機制。據說咳嗽的時速也將近 200 公里。

氣管表面長滿細微的纖毛，透過纖毛運動，把灰塵或病毒等異物從肺送到喉嚨後，大多從食道送到胃部消化掉。至於黏液包裹的病毒等異物，則會變成痰從嘴巴咳出來。

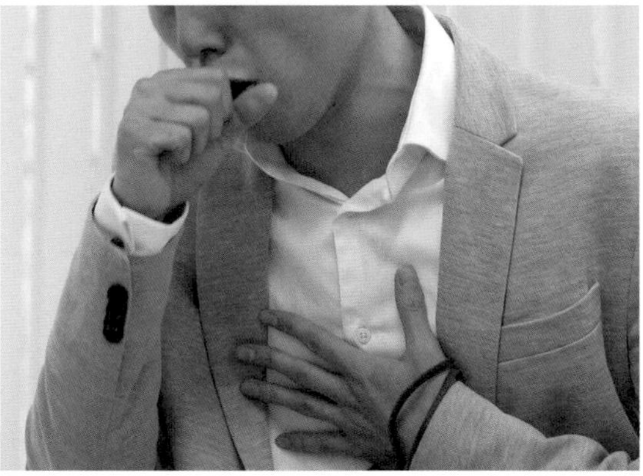

誤嚥性肺炎好發於右肺

右主支氣管比左主支氣管略短也略粗，且傾斜的角度較大，進入氣管的異物比較容易跑到右側，因此誤嚥性肺炎才會好發於右肺。

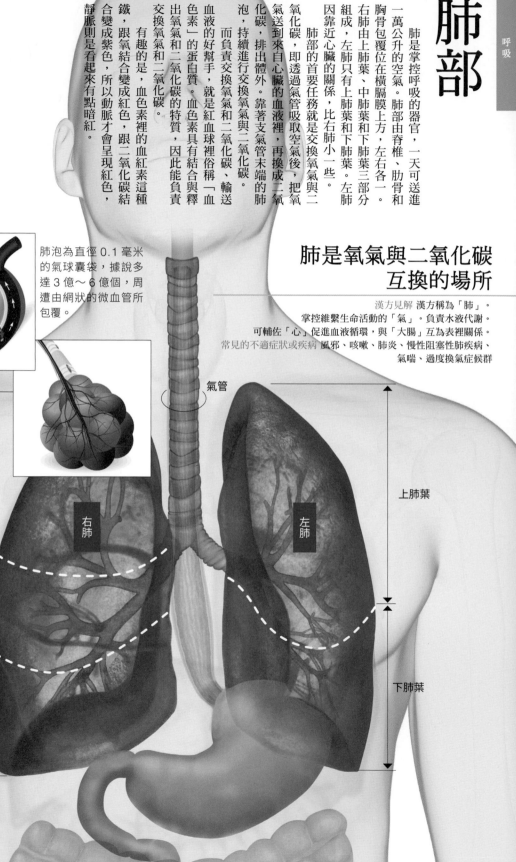

肺部

肺是掌控呼吸的器官，一天可送進一萬公升的空氣。肺部由脊椎、肋骨和胸骨包覆位在横膈膜上方，左右各一。右肺由上肺葉、中肺葉和下肺葉三部分組成，左肺只有上肺葉和下肺葉。左肺因靠近心臟的關係，比右肺小一些。

肺部的首要任務就是交換氧氣與二氧化碳，即透過氣管吸取空氣後，把氧氣送到來自心臟的血液裡，再換成二氧化碳，排出體外。靠著支氣管末端的肺泡，持續進行交換氧氣與二氧化碳。

而負責交換氧氣和二氧化碳、輸送血液的好幫手，就是紅血球裡俗稱「血色素」的蛋白質。血色素具有結合與釋出氧氣和二氧化碳的特質，因此能負責交換氧氣和二氧化碳。

有趣的是，血色素裡的血紅素這種鐵，跟氧結合變成紅色，跟二氧化碳結合變成紫色，所以動脈才會呈現紅色，靜脈則是看起來有點暗紅。

肺是氧氣與二氧化碳互換的場所

漢方見解 漢方稱為「肺」。掌控維繫生命活動的「氣」。負責水液代謝。可輔佐「心」促進血液循環，與「大腸」互為表裡關係。

常見的不適症狀或疾病 風邪、咳嗽、肺炎、慢性阻塞性肺疾病、氣喘、過度換氣症候群

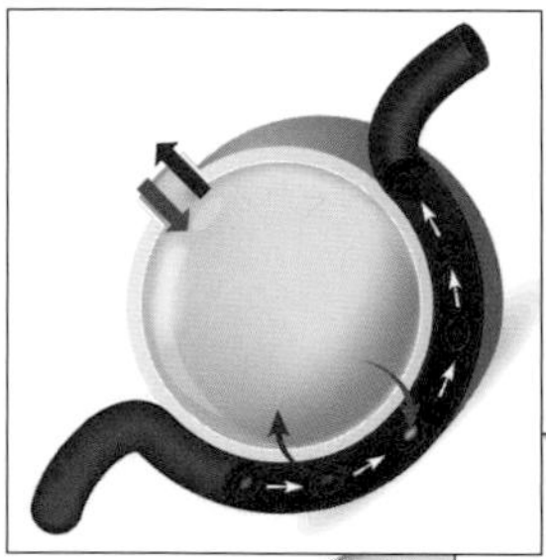

肺泡為直徑 0.1 毫米的氣球囊袋，據說多達 3 億～6 億個，周遭由網狀的微血管所包覆。

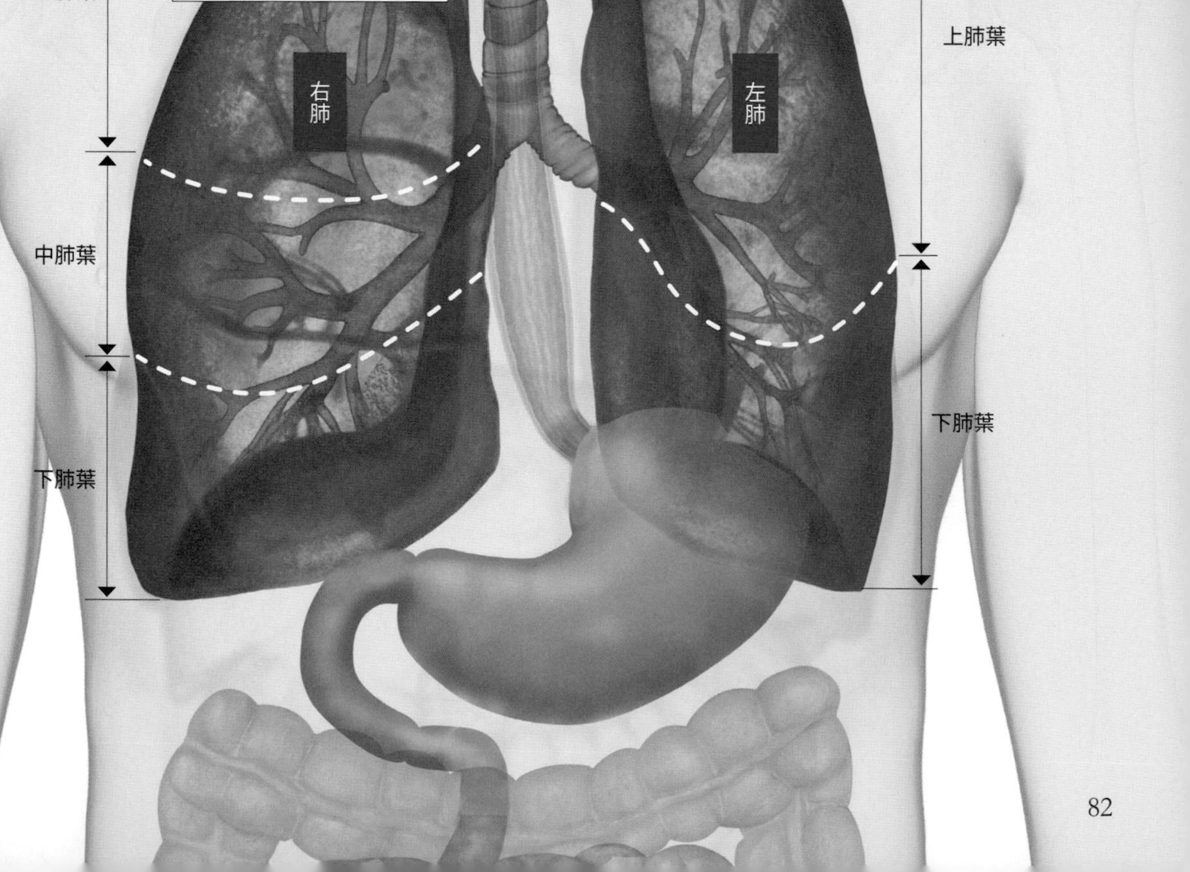

氣體交換的機制

氧氣和二氧化碳會在肺泡裡交換。如左圖所示，被送進肺泡的氧氣，進入肺泡壁裡的微血管，由紅血球吸收。而含紅血球的血液透過心臟送到全身的細胞，將氧氣換成二氧化碳，從肺泡釋出二氧化碳，再由口鼻吐出。

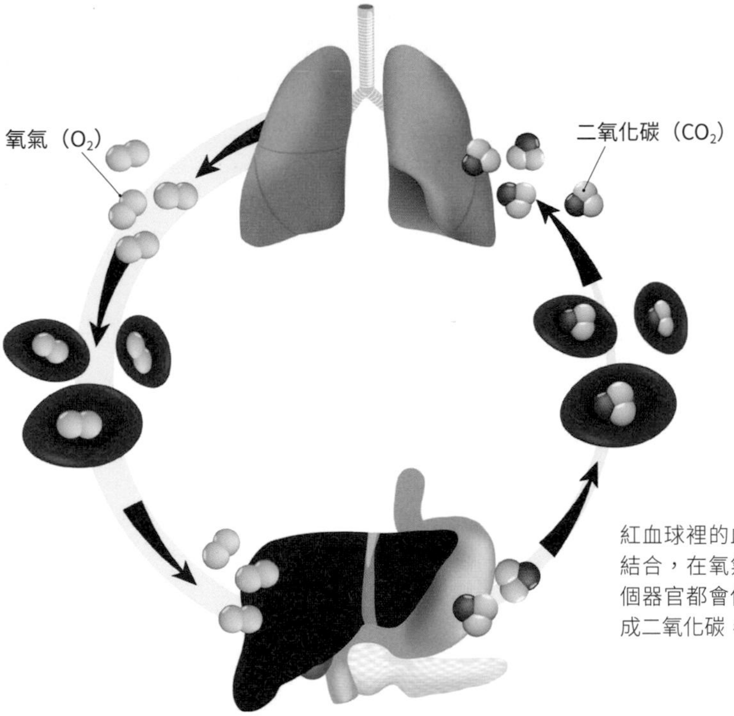

紅血球裡的血色素可在氧氣多的地方跟氧結合，在氧氣少的地方釋出氧氣。身體每個器官都會使用的氧氣，在製造熱量後變成二氧化碳，由肺部排出體外。

漢方 掌控「氣」的「肺」可輔佐「心」促進血液循環

漢方裡的「肺」為五臟之一，在臟腑中位置最高，宛如包覆其他臟腑的蓋子一般。「肺」主功能為「宣發」與「肅降」。宣發就是將氣發散發布於全身；肅降就是將大自然的清氣（空氣），從身體的上方移到下方。透過這兩個作用進行呼吸，並將體內的汙氣排出體外。「肺」也掌控全身的氣之功能（氣機），能將津液（水分）帶到全身。「肺」與「大腸」以經絡相連，互為表裡關係，兩者的生理活動或病理互有關聯。此外，「肺」的狀態也會影響與呼吸有關的「鼻」或「皮毛」（皮膚）的狀態。

建議漢方藥

清肺湯／止咳、去痰
半夏厚朴湯／喉嚨異物感
麥門冬湯、五虎湯／咳嗽、支氣管炎、支氣管性氣喘
麻杏甘石湯／幼兒氣喘、支氣管性氣喘
桂枝湯／初期風邪症狀
除了葛根湯或麻黃湯（p.77），還有麻黃附子細辛湯、小柴胡湯，也能改善各種風邪症狀。

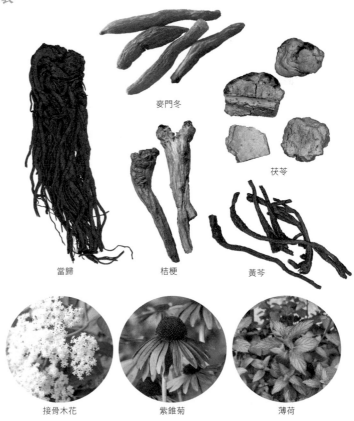

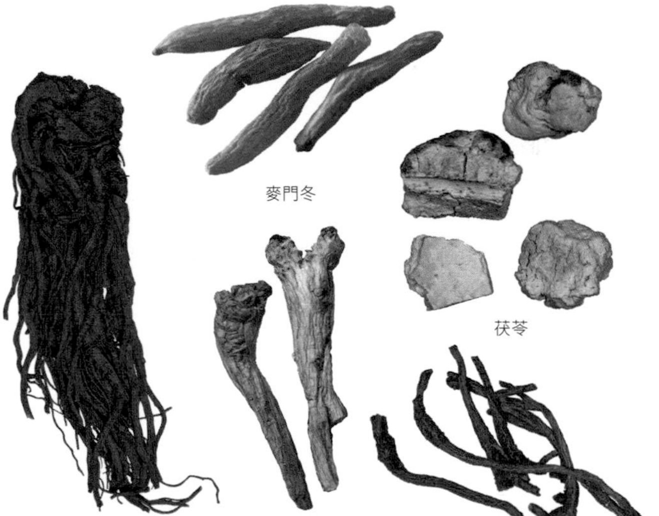

麥門冬　茯苓　當歸　桔梗　黃芩

藥草

建議藥草

接骨木花／發汗
紫錐菊／增強免疫力
薄荷／改善鼻塞等症狀

接骨木花　紫錐菊　薄荷

改善喘不過氣或過度換氣症候群等呼吸器官問題

激烈運動或上下坡道、樓梯讓人喘不過氣來等，都是跟呼吸有關的問題，其他像心悸、眩暈、身體發抖，或嚴重時的「過度換氣症候群」等，也是這方面的問題。

引發這些問題的主要因素，除了呼吸器官以外，還有循環器官的疾病或過度緊張、壓力等心理問題等，不管哪種問題都應該盡早就診。

過度換氣症候群因大量吐氣，血液裡的二氧化碳排除過多，導致正常時呈弱鹼性的血液偏鹼性，出現「鹼中毒」的現象。這時要慢慢冷靜反覆呼吸，症狀就能逐漸改善。

以前這類患者都會拿著紙袋對準呼吸，但有可能吸入過多的二氧化碳，所以現在比較不建議這樣做。

萬一睡覺時喘不過氣，可起身坐著讓橫膈膜往下降，進行腹式呼吸。接下來嘴巴鬆開，慢慢呼吸，較容易吸取新鮮的空氣。

風邪究竟是什麼樣的疾病？

我們平日最常見的「疾病」之一應該是「風邪」。嚴格說起來，風邪不是病，而是集結發燒、打噴嚏、流鼻水、喉嚨痛、咳嗽等症狀的名稱，也可稱為「感冒」。

風邪主要是病毒所引起。市售的感冒藥都會添加少許解熱、抗發炎、止咳、化痰、抗組織胺等成分，以達到改善鼻炎、發燒或喉嚨痛等多數症狀的效果。抗生素無法對付病毒，且病毒種類繁多，其中流感病毒會引發流感，這跟引發一般感冒的病毒不同。治療流感，通常會使用克流感或瑞樂沙等抗流感藥物。

高濃度氧氣無法消除疲勞

現在很流行的「氧氣膠囊」，號稱在高壓的空間裡吸取高濃度氧氣，可達到消除疲勞或抗老的效果。事實上，並無科學實證高濃度氧氣可以消除疲勞。日常生活裡的疲勞跟血中氧氣濃度幾乎無關，若過度提升血中氧氣濃度，會增加「活性氧」，反而多了疾病或老化的風險。針對一氧化碳中毒或腦梗塞等問題，雖然「高壓氧氣療法」具有療效，但對健康的人幾乎沒有益處。

抽菸後肺部會變黑？

長期抽菸與肺部變黑的因果關係，事實上並不明確，但可確定的是，抽菸的壞處很多，香菸裡有危害健康的三種成分——焦油、尼古丁、一氧化碳。

焦油內含致癌物，會危及肺部或咽頭。尼古丁會收縮血管，造成血壓上升；加上壞的膽固醇也會增加傷害血管，容易形成血栓。而一氧化碳則會黏住紅血球的血色素，讓紅血球輸送氧氣的能力變差。

在這樣的狀況下，若需要動手術，會增加併發症的風險，所以決定動手術後，醫師常會下達禁菸的指示。再者，就算不抽菸但會吸到二手菸，這類風險跟抽菸者是一樣的。

健康檢查的目的與數值

胸部X光檢查

發現與診斷胸部的各種病變

針對胸部照射 X 光，可判斷有無肺炎、肺癌、肺氣腫、肺積水、氣胸等，與胸部有關的各種疾病或病程。

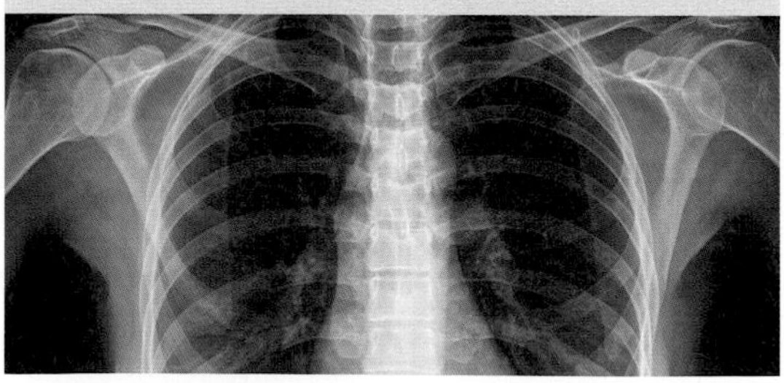

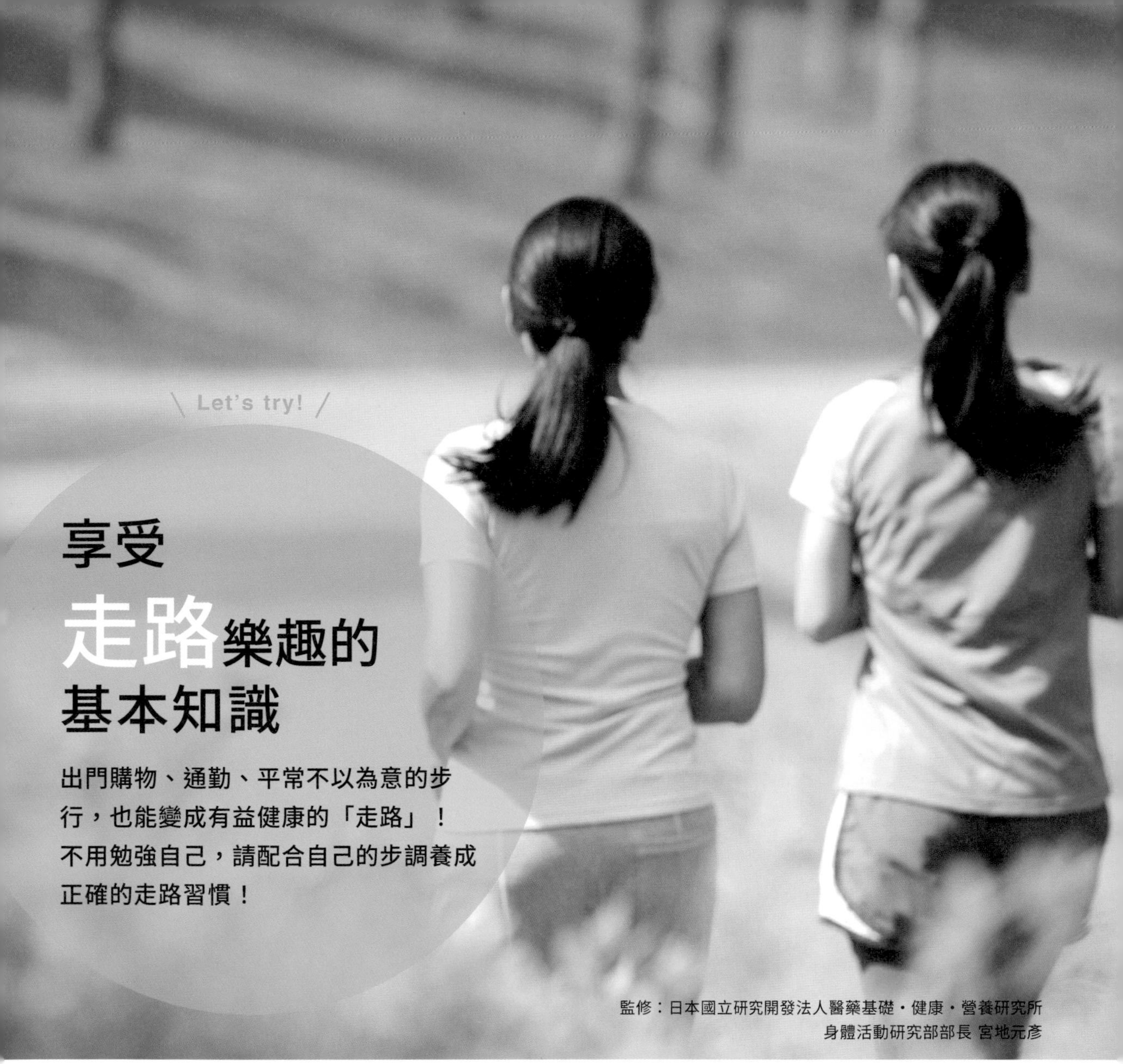

\ Let's try! /

享受走路樂趣的基本知識

出門購物、通勤、平常不以為意的步行，也能變成有益健康的「走路」！不用勉強自己，請配合自己的步調養成正確的走路習慣！

監修：日本國立研究開發法人醫藥基礎・健康・營養研究所
身體活動研究部部長 宮地元彥

利用走路的運動習慣 增強免疫力

大家都知道適度運動有益健康，對中老年人來說，對身體負擔少，又能降低生活習慣病風險的運動最好。

所以，不需要特殊裝備，隨時隨地都能進行的「走路」最適合。激烈運動對中老年人會形成很大的壓力，但走路的強度剛剛好，可說是任何人都能輕易進行的運動。

走路時要注意幾個重點，可當作每天的運動習慣。

透過有氧運動 獲得良好的效果

走路是一種可邊走邊吸氧氣的有氧運動。所謂的有氧運動，就是必須消耗氧氣產生能量以活動肌肉的運動。除了走路以外，慢跑、游泳、騎自行車、有氧舞蹈等，不會對身體帶來太大負擔，又能花一段時間做的運動，都屬於有氧運動。

有氧運動的好處很多，例如可以燃燒或減少血液裡的中性脂肪或內臟脂肪。

有氧運動還能預防生活習慣病等疾病，提升心肺功能，身體也比較不會累。

此外，有氧運動也能促進全身的血液循環，很適合平常怕冷畏寒的人。做完有氧運動通體舒暢，能獲得優質的睡眠。

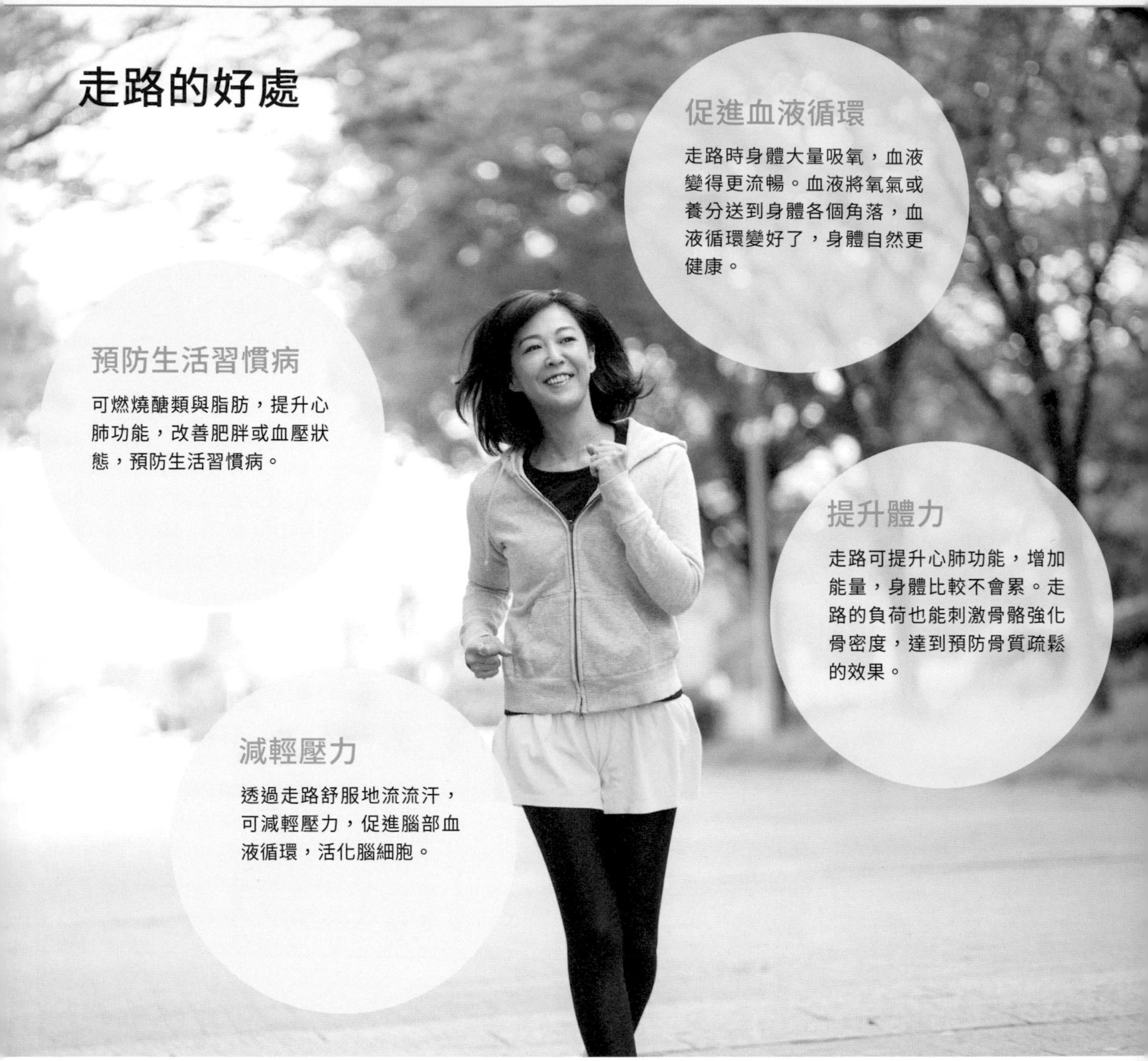

走路的好處

促進血液循環

走路時身體大量吸氧，血液變得更流暢。血液將氧氣或養分送到身體各個角落，血液循環變好了，身體自然更健康。

預防生活習慣病

可燃燒醣類與脂肪，提升心肺功能，改善肥胖或血壓狀態，預防生活習慣病。

提升體力

走路可提升心肺功能，增加能量，身體比較不會累。走路的負荷也能刺激骨骼強化骨密度，達到預防骨質疏鬆的效果。

減輕壓力

透過走路舒服地流流汗，可減輕壓力，促進腦部血液循環，活化腦細胞。

抱持愉快的心情來運動能提升免疫力

無論是通勤、上學、外出購物或在附近散步等，每個人每天都需要走路。

不過，你是無意識、磨磨蹭蹭地走路，還是有意識的全身運動，兩者的運動效果截然不同。既然要走路，就要留意姿勢的正確性，才能創造更好的效果。

此外，運動時要保持愉悅的心情，在「快樂」、「舒服」的心情下運動，才能增強免疫力。運動的另一個重點，是要持之以恆，不需要設下「每天都要走」、「一定要走超過一小時」等嚴厲規則，配合自己的強度走路即可。

為了避免走久覺得無趣，可配合季節改變路線，週末去景色優美的地點走一走，都是不錯的選擇。

一週五次 每次走路三十分鐘～一小時

「代謝當量」（MET）為運動時相對於安靜時的能量消耗，運動強度的計算單位，即身體活動的強度（MET）乘以身體活動的實施時間（hour）。

一MET的運動持續做一小時＝「1MET小時」。若四MET的走路持續進行三十分鐘，等於四MET×〇・五小時＝二MET小時。若想減少內臟脂肪，每週需做十MET小時以上的運動。

所以，若每週五次用輕鬆的步伐走路三十分鐘，也可以達到十MET小時的目標。參考以下的表格，找出適合自己的運動和步調，完成每週十MET小時的運動目標。

走路的速度 會產生不同的效果

走路是利用雙腳踩踏地面的「鐘擺運動」。就算是時速四公里、走得較慢的走路運動，也相當於三MET，只要每天走三十分鐘，一週也可完成十・五MET小時。

如果是時速超過六公里的快走（參考第八八頁），就能鍛鍊大腿前後肌肉或小腿等肌肉。下半身的肌肉經過鍛鍊，不僅能增加肌肉量，還能提升心肺功能，燃燒脂肪。

各種MET、不同運動的實施步調

MET	走路（公里／時）	慢跑（公里／時）	折返跑（公尺）	階梯踏板運動（次數）踏板高度 20 公分
3	4	2	1.5	10
4	5	3	2	15
5	6	4	2.5	20
6	-	5	3	25
7	-	6	3.5	30

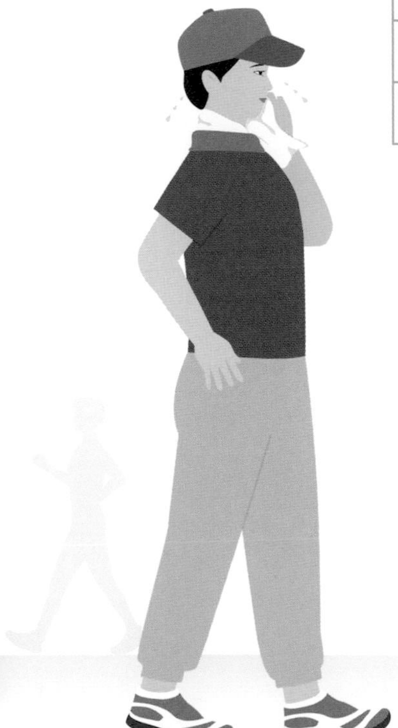

肥胖者或 沒有運動習慣者 不可太勉強

不過，為了達成設定目標的運動量，切忌一下子走太久，尤其是平常沒有運動習慣的人，更是不要突然走太久。

此外，中老年人要留意心臟的狀況。即使身體沒有毛病，若運動強度太大，反而會對身體產生不良影響。沒有運動習慣的人，不可太勉強，要慢慢增加運動的強度。

走路的基本姿勢

介紹用一般速度（時速五公里）走路的基本姿勢。
下巴微微抬高，方便氧氣流通呼吸道。
視線稍微往前，抬頭挺胸。

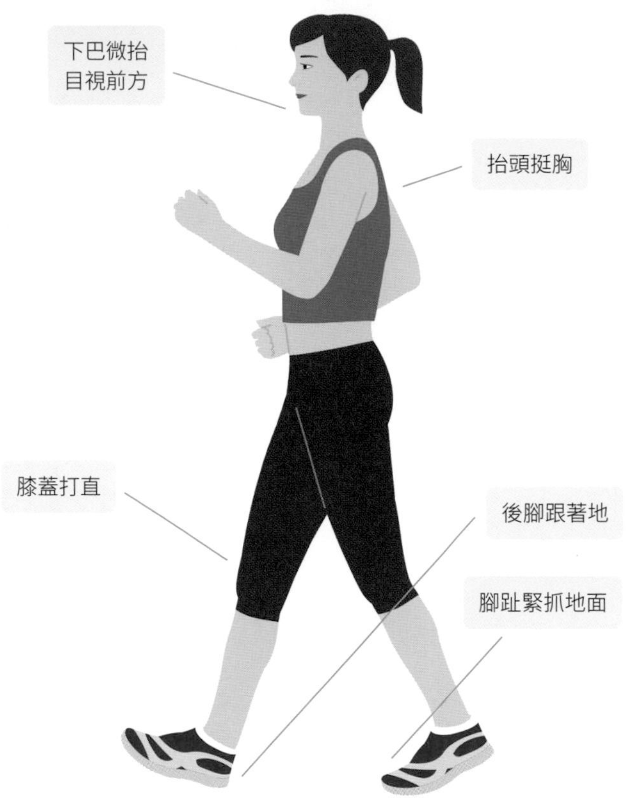

下巴微抬
目視前方
抬頭挺胸
膝蓋打直
後腳跟著地
腳趾緊抓地面

配合體力調整走路的速度

可配合自己的體力調整走路的速度。
尤其沒有運動習慣或對體力缺乏自信者，
要從「慢走」開始。

慢走

（時速約四公里）

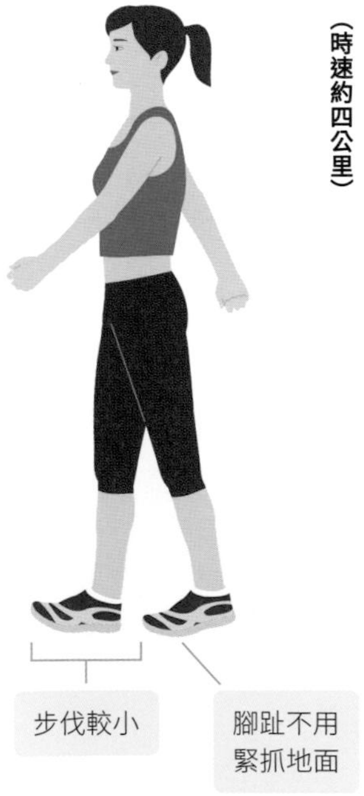

步伐較小
腳趾不用
緊抓地面

用緩慢的速度走路。選擇平坦的道路，不必用力觸地，步伐也不用太大，邊走邊休息沒關係。

快走

適合有體力的人（時速約六公里）

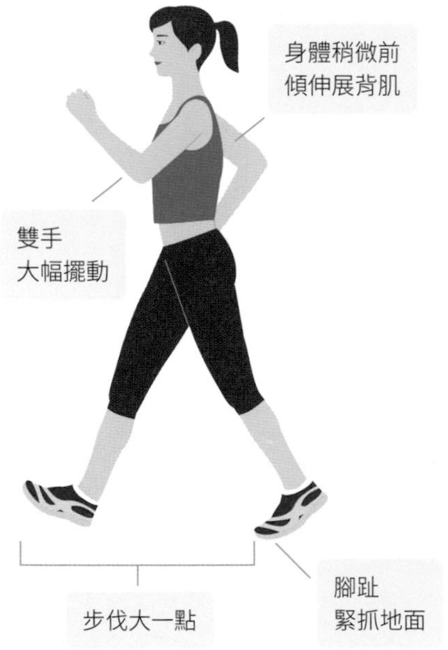

身體稍微前
傾伸展背肌
雙手
大幅擺動
步伐大一點
腳趾
緊抓地面

很適合用正常速度走路就會覺得開心的人。全程的速度可以快慢交錯，1～3分鐘走快一點，接下來走慢一點，心理較沒有負擔，也能持續走下去。

有意識地提升走路的品質

先不管走路的速度或運動強度等細節，只要走路的步數增加，消耗的熱量也會增加。所以，坐公車提早一站下車，走路回家，或不開車走路購物等，在日常生活中增加走路機會也很重要。

話雖如此，實在太忙無法如此操作的人，還是有增加熱量消耗的要訣。

要訣就是提升走路的品質，只要進行高品質的走路運動，就算步數沒有增加，一樣能增加身體的活動量。

所以，重點在於使用正確的姿勢走路。駝著背走路，步伐會變小，雙手也無法正確擺動，走路的品質就會變差。首先要熟悉第八八頁介紹的「走路的基本姿勢」。

當肩胛骨往後收又挺胸，背肌自然得以伸展，走起路來就會充滿年輕朝氣。

此外，呼吸的頻率深淺也很重要。若覺得呼吸太急促，要將肩膀或雙手多餘的力氣放鬆，用自然的呼吸節奏走路。

接下來是走路速度比平常快一些。在不會覺得「難受」、「不舒服」的前提下加快速度，就能提升代謝當量。

Check!

重新檢視日常的走路習慣

□ 抬頭挺胸

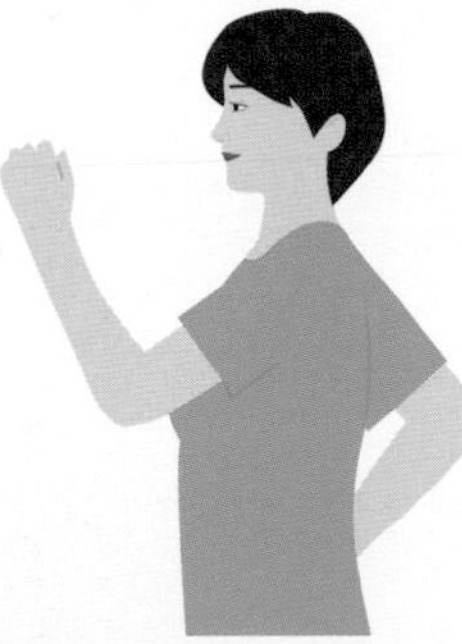

不要駝背，肩膀往後收，縮小腹，上半身打直。

□ 注意呼吸頻率

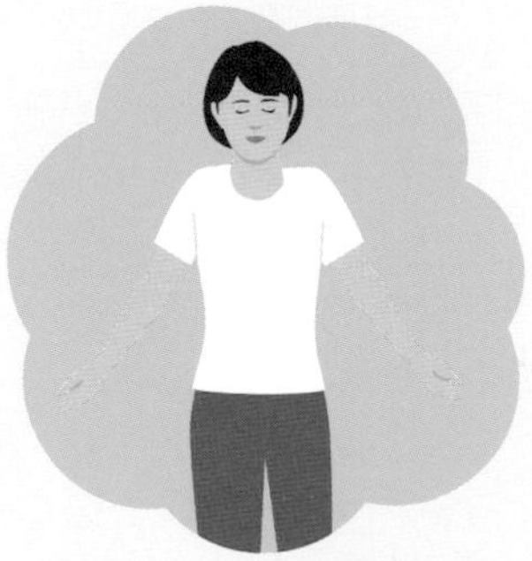

確認呼吸會不會太急促。身體放鬆，呼吸就會平緩。

□ 注意腳底的動作

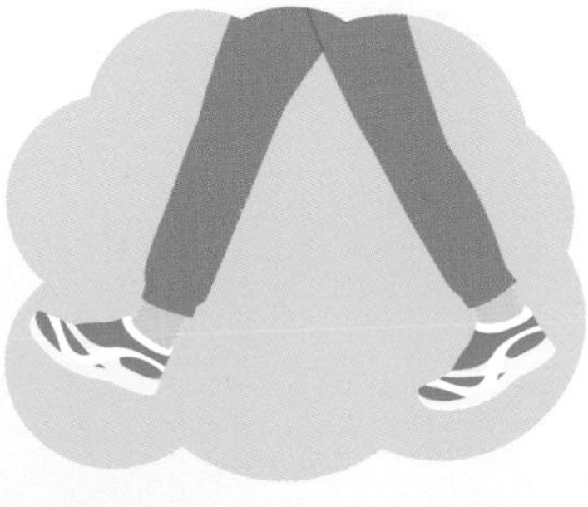

後腳跟要著地，腳趾緊抓地面。

□ 速度比平常快一些

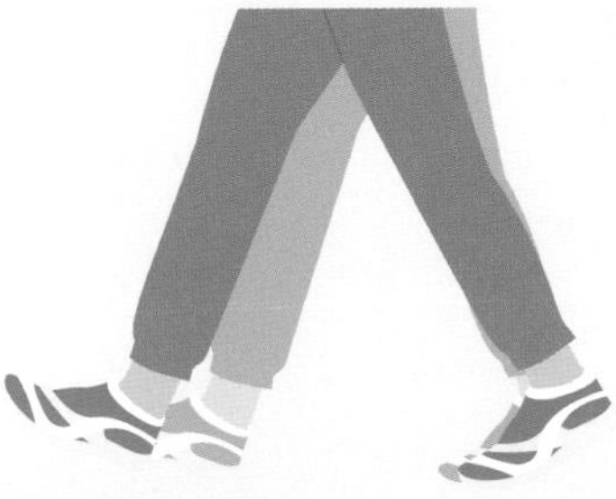

步伐比平常加大些（約 7 公分），用稍快的速度走路增加熱量消耗。

利用暖身操 提升走路的品質

先放鬆僵硬的腳踝或膝蓋周遭，再開始走路。在冬天的寒冷季節，或是身體缺乏柔軟度的人，要特別記得做暖身操。

腳踝環繞運動

將腳踝左繞、右繞8～10次。

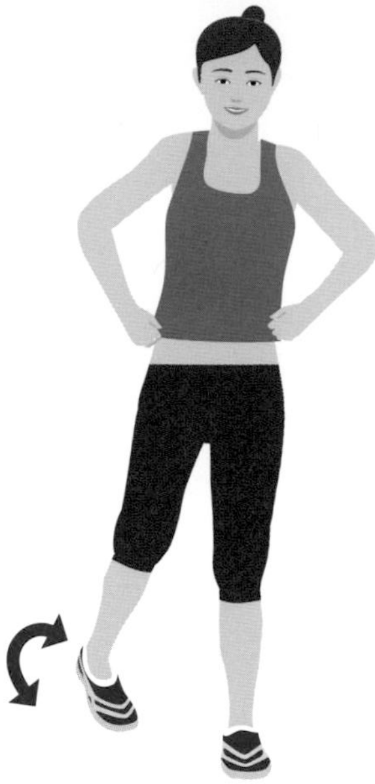

膝蓋熱身運動

慢慢彎曲伸直膝蓋8～10次。

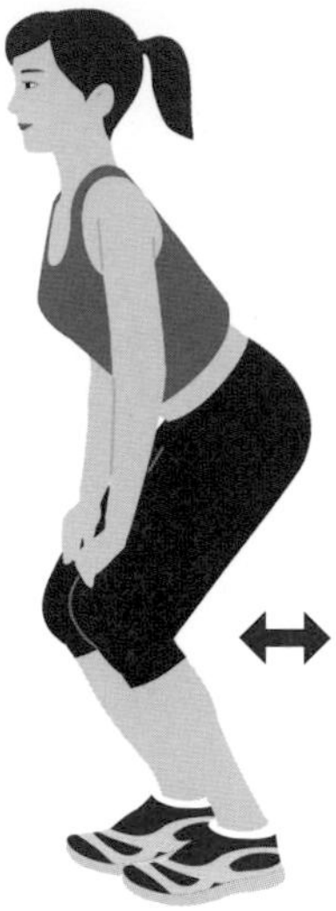

走路以後 做伸展操放鬆肌肉

慢慢伸展肌肉或關節、暫停15～20秒的伸展操。伸展的部位要有伸展開來的感覺。

大腿內側

單腳往前，腳尖朝上，有意識地伸展大腿內側15～20秒。左右腳輪流做。

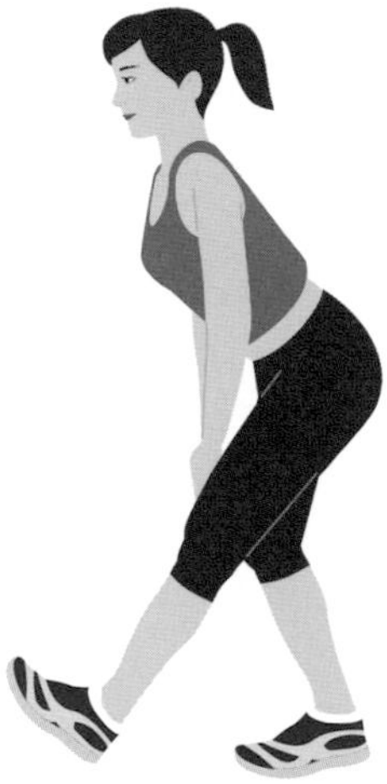

大腿前面

單腳站立，用另一側的手拉同側的腳，伸展大腿前面的肌肉。若會搖晃，可用手靠牆穩住。

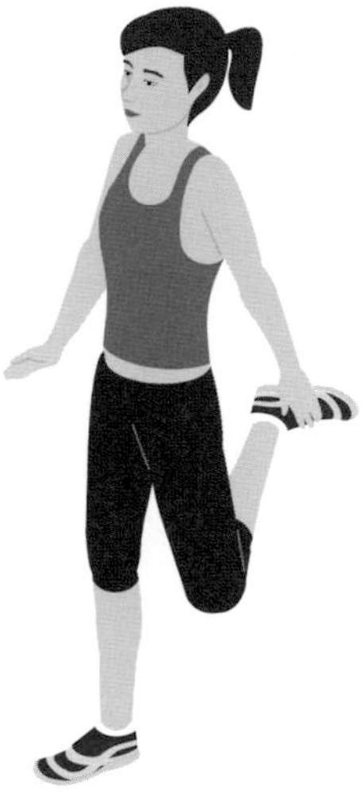

體側

雙手交叉往上舉，左右彎曲身體作伸展。

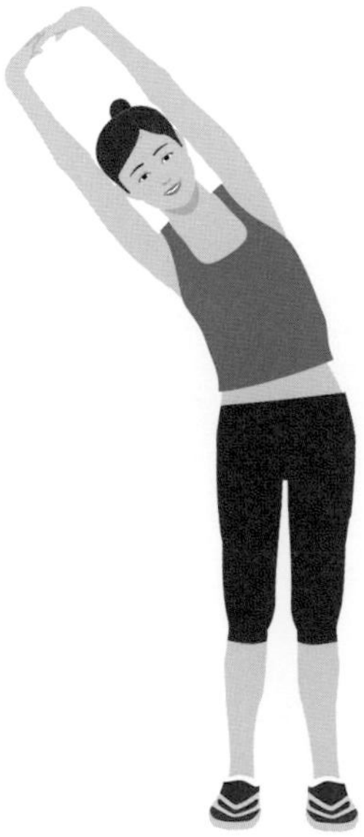

小腿肚

單腳往前跨，伸展另一腳的小腿肚。左右腳輪流做。

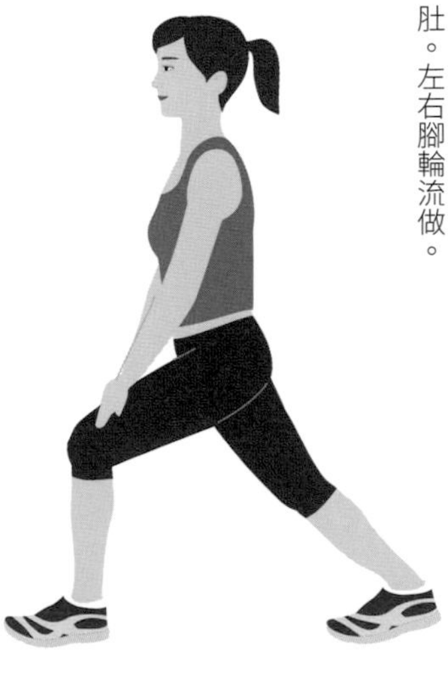

對體力有自信者可以嘗試慢跑

對體力很有自信，光走路還不滿足的人，不妨嘗試慢跑。一般的跑步時速超過七公里，對體力不佳者是一大負擔。慢跑的運動強度，雖然是以相同速度走路時的兩倍，但身體的負荷感其實跟走路差不多。所以，慢跑可說是個能輕鬆開心地跑，又能確實消耗熱量、增強體力的好運動。

再者，慢跑對於膝蓋等關節的負擔也比較小，即便是中老年人，也能開始輕鬆地跑步。

慢跑的重點

以愉快的心情，尚可交談的節奏，維持小步伐，腳趾頭著地為重點。

步伐幅度　20～40 公分

步調（1 分鐘跑幾步）

1 分鐘大概是 180 步（15 秒跑 45 步）

用腳趾著地

不是用後腳跟，而是以腳趾頭著地。

慢跑的基本姿勢

介紹以常見速度（時速三~四公里）慢跑的正確姿勢。下巴微抬目視前方，要抬頭挺胸，雙手自然彎曲。

臉上維持略帶微笑的表情
下巴微抬
抬頭挺胸
手臂彎曲、自然地前後擺動
步伐較小，180步／1分鐘的步調

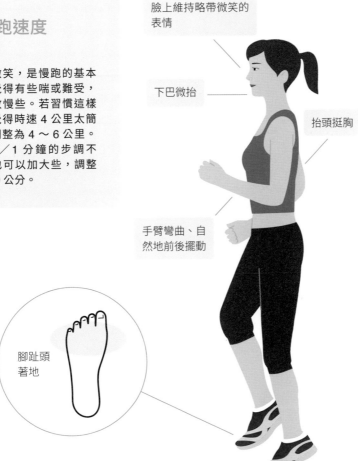

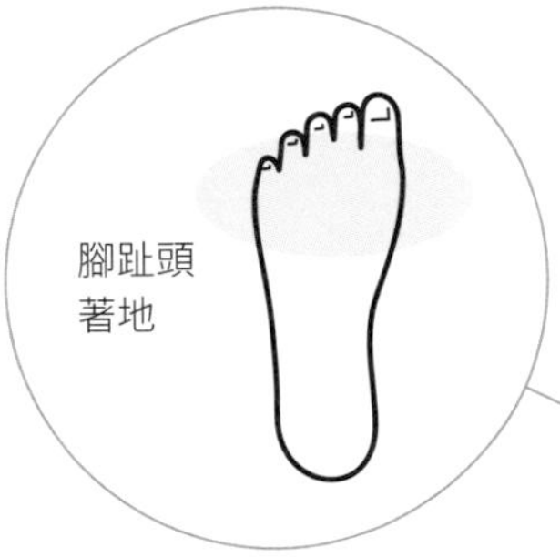

關於慢跑速度的調整

臉上保持微笑，是慢跑的基本步調。若覺得有些喘或難受，就把步調放慢些。若習慣這樣的步調，覺得時速 4 公里太簡單了，可調整為 4～6 公里。但 180 步／1 分鐘的步調不變，步伐也可以加大些，調整為 40～60 公分。

下雨天或大熱天也能在家做的運動

以下要介紹不必受限於天氣、在家也能做的運動。
這些運動結合了好幾種有氧運動，
還有避免特定部位負荷過大的好處。

階梯踏板運動

上下踩踏踏板的運動。這種運動會用到臀部或大腿的大塊肌肉，是比走路還耗費熱量的有氧運動，無論是看電視或講電話，都可以「邊看邊做」。

1 先踩右腳
2 再踩左腳
3 先下右腳
4 再下左腳

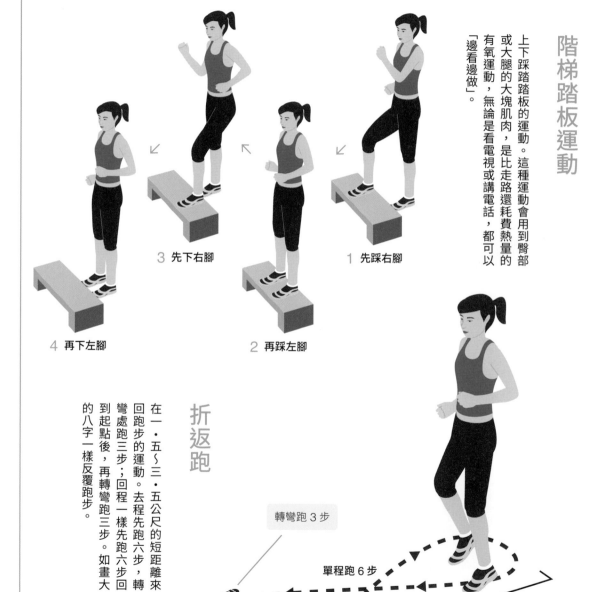

折返跑

在一・五～三・五公尺的短距離來回跑步的運動。去程先跑六步，轉彎處跑三步；回程一樣先跑六步回到起點後，再轉彎跑三步。如畫大的八字一樣反覆跑步。

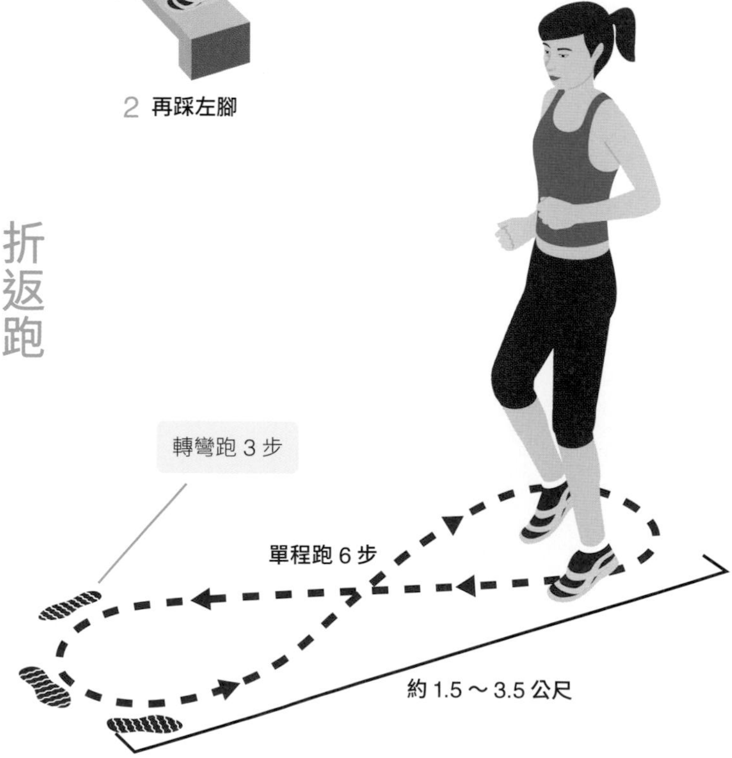

第3章

血液循環

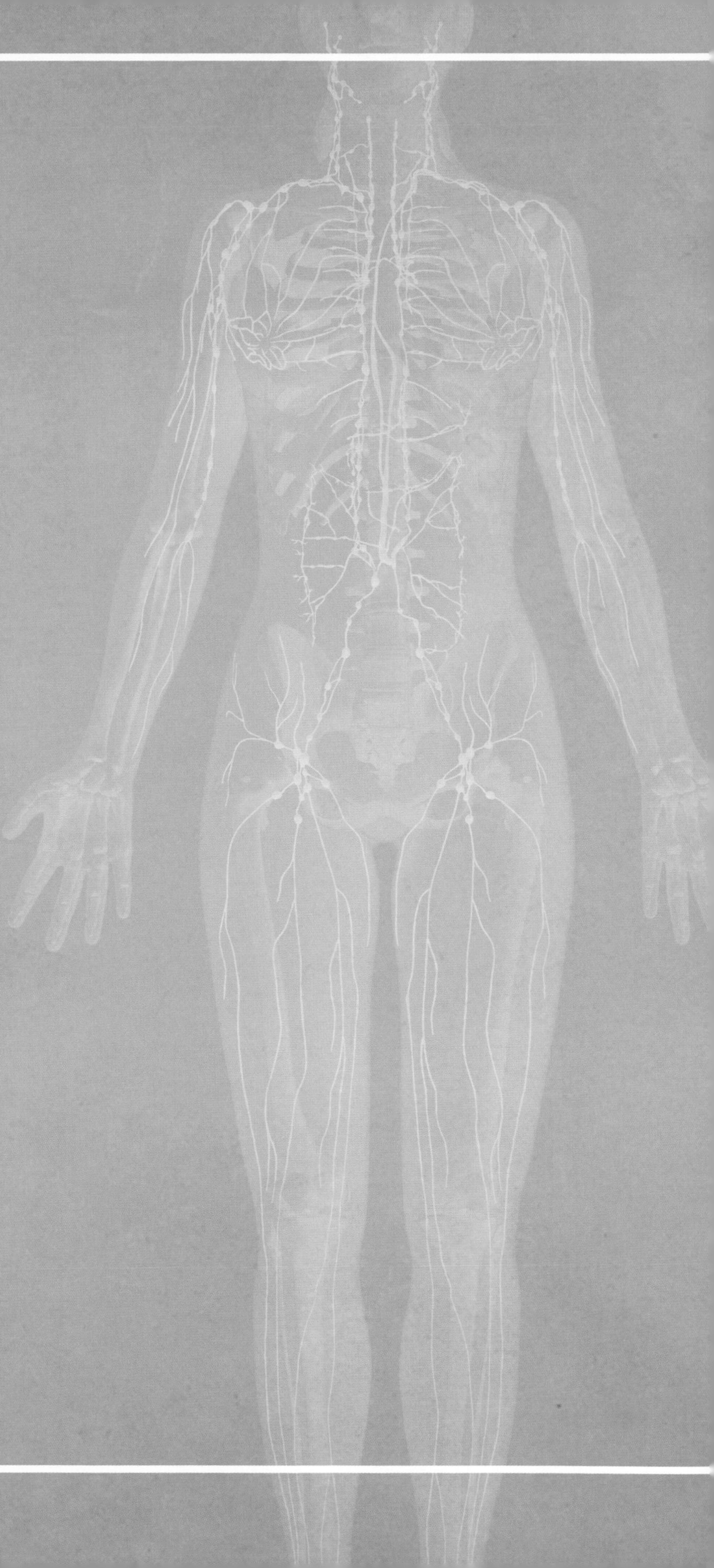

血液與血管

心臟打出的血液通過動脈，將氧氣和養分送往全身細胞。血液的成分包含「血漿」這種液體成分，和「血球」這種細胞成分。血漿呈現淡黃色，約九〇％都是水分，負責運送與排除養分、二氧化碳和老舊廢物等物質。

血球則分成「紅血球」、「白血球」和「血小板」三種，各有各的任務。其中紅血球就占了血球的九五％左右，裡面含有紅色色素的血紅素，負責交換氧氣和二氧化碳。

而白血球比紅血球大一點，無色，可保護身體對抗入侵的細菌或病毒等異物，所謂的「免疫」，一般來說就是這種功能。

至於血小板是最少的血球，可堵住因受傷而破裂的血管，達到止血效果。

骨髓裡的造血幹細胞會分化製造各種血球。紅血球一開始有核，但在細胞分裂的過程中，核會脫落，所以骨髓製造的紅血球原則上並沒有核。而白血球經過反覆的細胞分裂，會形成「嗜中性球*1」、「淋巴球*2」（B細胞、T細胞）、「嗜酸性球」、「嗜鹼性球」等各種血球。至於血小板則是由骨髓裡最大的巨核細胞所生成。

骨頭裡面的骨髓腔塞滿了骨髓組織，製造各種血球，不過，淋巴球裡的T細胞是在通過胸腺才形成的。據說骨髓裡約有一兆個細胞，其中紅血球就有

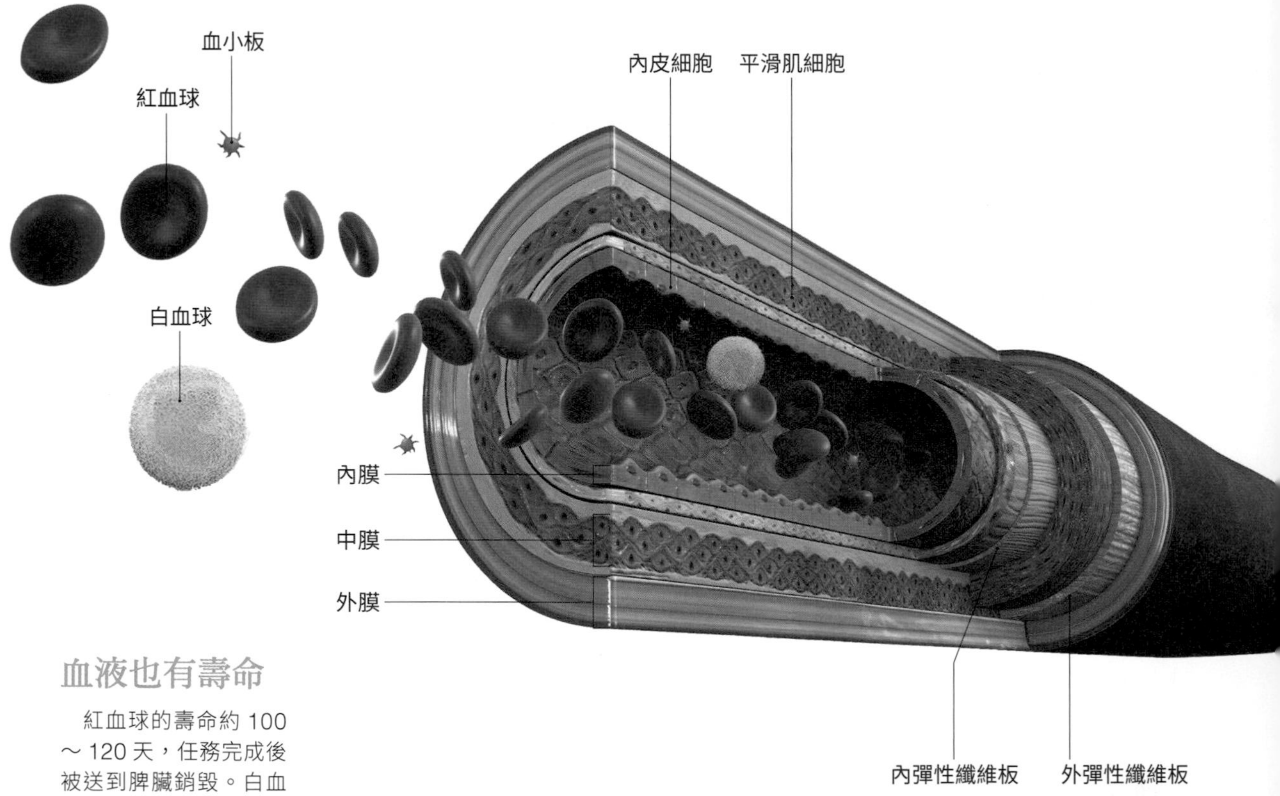

血液也有壽命

紅血球的壽命約 100～120 天，任務完成後被送到脾臟銷毀。白血球的壽命為數小時到數天，血小板的壽命則是幾天。

血液循環全身運送氧氣和養分

漢方見解 漢方稱為「血」。可將養分送到全身。製造元氣。控制精神狀態。「脈」有掌控心的功能。

常見的不適症狀或疾病 腫瘤與栓塞／動脈瘤、血栓、栓塞、動脈硬化、經濟艙症候群、高血壓、高血糖、貧血、內出血

＊1 嗜中性球
白血球共有五種血球——嗜中性球、淋巴球、單球、嗜酸性球和嗜鹼性球。裡面的嗜中性球可跟入侵體內的細菌或病毒戰鬥，殺菌防止感染。

＊2 淋巴球
白血球的一種，約占25%，由骨髓製造，大多經由淋巴球進入血液裡。

血壓

血壓偏高會增加生活習慣病風險

測量血壓，會發現可能引發生活習慣病的高血壓與其嚴重程度。高血壓若未改善，會導致動脈硬化，增加腦梗塞或心肌梗塞的風險。反之，若血壓低於標準值，也會引起低血壓或自律神經障礙。

	正常值	要注意	異常
收縮壓	<129	130～159	>160
舒張壓	<84	85～99	>100

（單位：毫米汞柱 mmHg）

（＊身體若有異常，標準值會不一樣）

（審定註：台灣的收縮壓正常值一般爲 120 以下，舒張壓爲 80 以下。）

紅血球

檢查運送氧氣之紅血球的數量

紅血球可將肺裡的氧氣送到全身，回收二氧化碳。抽血可檢測紅血球數量，確認有無貧血或其嚴重程度。若數量偏少是貧血，過多可能是多血症。

血色素

檢查有無貧血或其嚴重程度

負責運送氧氣之紅血球的主要成分為血色素，抽血可檢測血色素的數量，確認有無貧血。若數量低於標準值為貧血，過多可能是多血症。

	男性	女性
異常	<12.0	<11.0
要注意	12.1～13.0	11.1～12.0
正常值	13.1～16.3	12.1～14.5
要注意	16.4～18.0	14.6～16.0
異常	>18.1	>16.1

（單位：g/dL）

（審定註：台灣的血色素正常值一般爲男性 12～18，女性 11.5～18。）

血比容（Hct）

推測貧血的種類

血比容值是指紅血球占血液總量的百分比。抽血可檢測此數值，確認有無貧血或嚴重程度。從紅血球、血色素、血比容值可確認有無貧血，再從血液檢查指數（MCV／MCH／MCHC），推測是哪種貧血。

二千億個，白血球有一千億個，血小板則有一億個，骨髓每天都要製造數目如此驚人的細胞。

有趣的是，新生兒可在全身的骨骼裡製造血液，但長大以後，就只有骨盆腔、脊椎骨、胸骨等部位可以製造血液了。

名稱	紅血球	白血球	血小板
形狀・大小	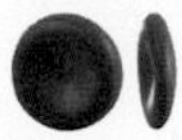 ・無核 ・直徑 7～8μm	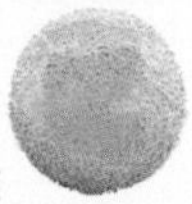 ・有核 ・直徑 10～15μm	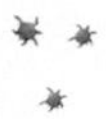 ・無核 ・直徑 2～4μm
1μL 的數量	男性：約 500 萬個 女性：約 450 萬個	4000～9000 個	15 萬～40 萬個
主要功能	・運送氧氣 含血色素這種蛋白質	・處理異物 消滅細菌 ・免疫機能	・止血作用 讓傷口凝固止血
壽命	100～120 天	數小時～數天 有些白血球可能數個月～數年	數天左右
製造場所	骨髓 部分的白血球可由淋巴組織製造		
銷毀的場所	脾臟、肝臟、淋巴組織		

血小板 可幫助傷口結痂

擦傷或被刀子等器具劃傷血管受損就會出血，但正常情況下，過一陣子就能止血。血液含有 13 種可讓血液凝固的凝血因子，一旦出血，這種凝血因子就會幫助血小板凝固血液，止血讓傷口結痂。若血小板或凝血因子不足，傷口就無法止血。

血管布滿了全身，把從心臟打出的血液送到身體裡

成人的所有血管重量約占體重的三％，全長據說可達九萬公尺，分為「動脈」、「靜脈」與「微血管」三種。從心臟送出的血液，經過動脈不斷分支流入微血管，從這裡送出血液裡的氧氣和養分，再接收二氧化碳和老舊廢物回到靜脈，最後返回心臟。而被送到全身的血液，有一五％會送往腦部。

動脈與靜脈的管壁由「內膜」、「中膜」與「外膜」三層構造組成，但微血管只有內膜。這種內膜顧名思義就是血管最內側的膜狀組織，非常薄且光滑，以利血液流通。中膜具有彈性與伸縮性，可承受來自血液的壓力（血壓）。而最外側的外膜可包覆這些膜狀組織。

動脈從「大動脈」分支為「中動脈」、「小動脈」和「細動脈」，最後將血液送到「微血管」裡。而跟動脈相比，靜脈管壁裡的中膜平滑肌少、沒彈性，經常用來幫助周遭的肌肉伸縮。而且，四肢較粗的靜脈還有瓣膜，可以防止血液逆流。

至於微血管壁更薄，透過微血管與組織細胞間的空隙，交換養分或氣體。

而血管所承受的血液壓力稱為血壓。常聽到的最高血壓（收縮壓）是心臟收縮，送出血液時的血壓值。反之，最低血壓（舒張壓）就是心臟

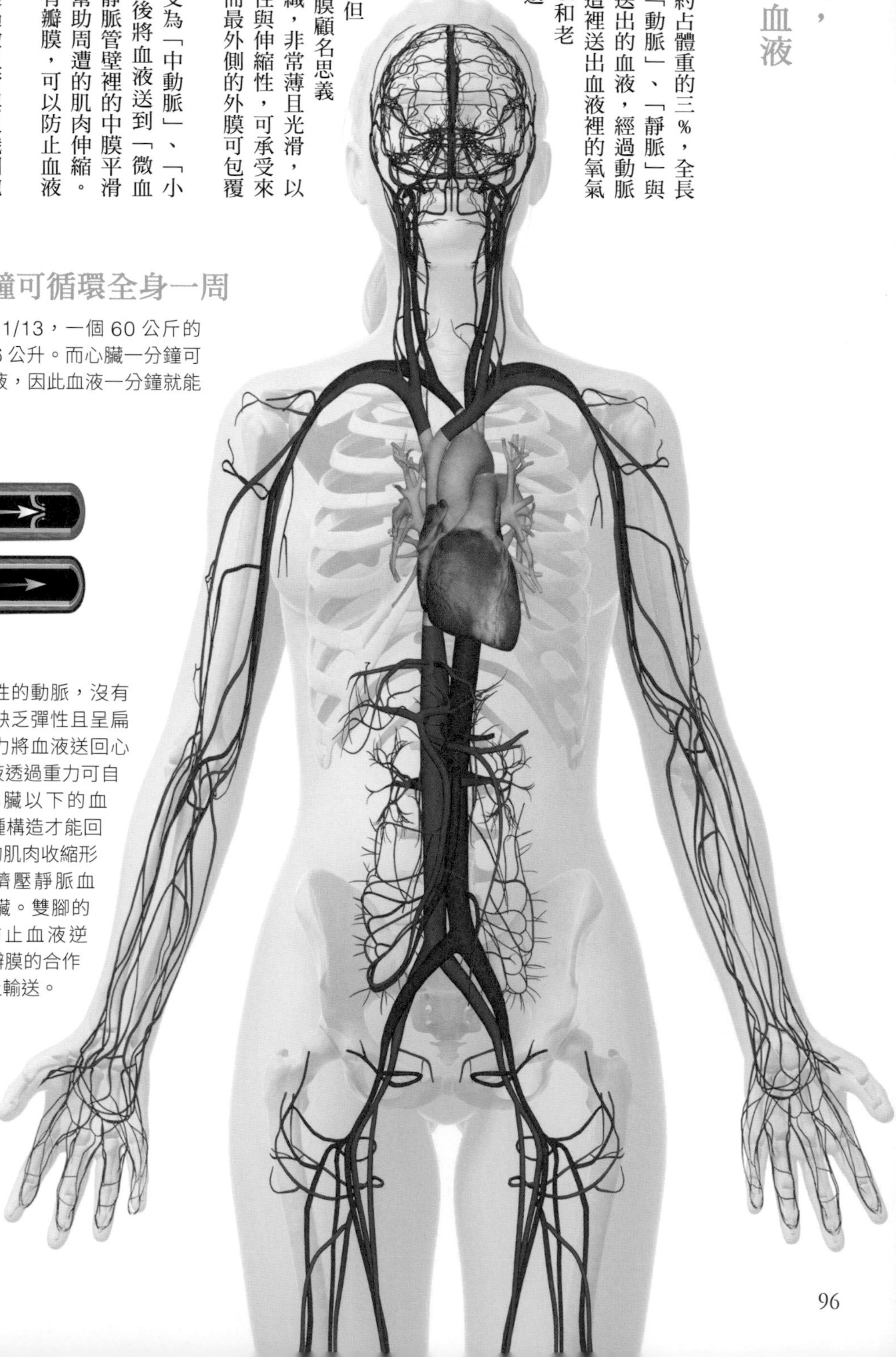

血液約一分鐘可循環全身一周

血液約占體重的 1/13，一個 60 公斤的人，血液量約有 4.6 公升。而心臟一分鐘可以運送 5 公升的血液，因此血液一分鐘就能循環全身一周。

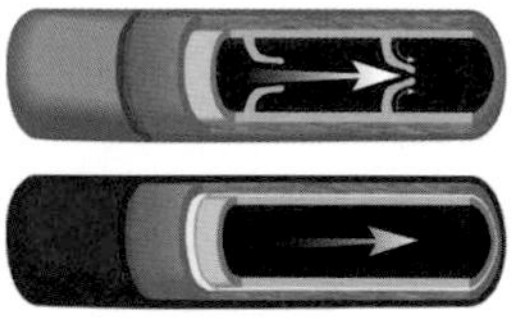

靜脈瓣膜

不同於厚又有彈性的動脈，沒有承受血壓的靜脈，缺乏彈性且呈扁平狀，才能抵抗重力將血液送回心臟。心臟以上的血液透過重力可自然回到心臟，但心臟以下的血液，就需要靜脈這種構造才能回到心臟。這時雙腳的肌肉收縮形成「肌肉幫浦」，擠壓靜脈血液，將血液送回心臟。雙腳的靜脈有瓣膜，可防止血液逆流，在肌肉與靜脈瓣膜的合作下，慢慢將血液往上輸送。

擴張時的血壓值。

血管隨著年紀增長容易被影響，因為某些因素導致細動脈肌肉收縮，血流不順，血管壓力變大，就會造成血壓上升，跟年輕時比較，血壓會偏高。另一方面，最低血壓反而會下降。最高血壓與最低血壓的差距稱為「脈壓」，若差距過大，有可能是動脈硬化的緣故。

為何會血液循環不良？

當氧氣無法順利送達全身，就會導致肌肉僵硬，血液循環不良。這時除了引發肩頸痠痛或肌膚又粗又乾等症狀，還可能造成心肌梗塞或腦梗塞等攸關性命的問題。尤其是搭飛機長時間以同一姿勢擠在狹小的座位，下肢靜脈形成的血栓跑到肺裡阻塞肺部的血管，會增加出現「經濟艙症候群」的風險。這時因血氧濃度急速下降，讓人喘不過氣或失去意識，甚至導致死亡。所以，久坐時記得動動腳、多喝水，以促進血液循環。

幽靈血管

微血管負責把氧氣和養分送到全身細胞，並回收二氧化碳和老舊廢物。身體的微血管多達一百億條，占了全身血管的九九%。

當血流不佳，血液無法抵達末端的微血管，這些微血管宛如消失了，被稱為「幽靈血管」，據說四十歲以後就會出現這種現象。

當這些微血管消失了，此區塊的細胞無法獲取氧氣和養分，就容易老化。加上免疫細胞也到不了，免疫力也會下降。

為了避免出現這種幽靈血管，一定要維持良好的血液循環。適度運動，以及可預防高血壓、高血糖和高血脂的飲食，可說是十分重要。

白血球數

可確認有無發炎或腫瘤
甚至有無白血病

抽血了解血液裡的白血球數量和種類的檢查。若能保護身體抵抗細菌攻擊的白血球數值偏高，可能是細菌感染、發炎或腫瘤形成。習慣抽菸的人，這個數值也會比較高。若數值過低，可能是病毒感染、藥物過敏或再生性不良貧血等問題。

異常	正常值	要注意	異常
<3.0	3.1 ～ 8.4	8.5 ～ 9.9	>10.0

（單位：$10^3/\mu L$）
（審定註：台灣的白血球數正常值一般爲 4～10。）

血小板

為止血能力或評估肝病的指標

抽血了解具有止血功能之血小板數量的檢查。若數值偏高，可能是血小板症，偏低可能是再生性不良貧血、特發性血小板減少性紫斑症或肝硬化等問題。

異常	<9.9
要注意	10.0 ～ 14.4
正常值	14.5 ～ 32.9
要注意	33.0 ～ 39.9
異常	>40.0

（單位：$10^4/\mu L$）
（審定註：台灣的血小板正常值一般爲 15～45。）

好食材與食用方法

可強化血管或促進血流的食材

能讓血液清澈流通順暢的常見食材就是洋蔥、納豆和富含 ω-3 脂肪酸（n-3 脂肪酸）的好油。

要預防貧血，豬肝或羊栖菜最好。

想保持血管年輕，就要多攝取可抗氧化的蔬果，或可降低血脂、含 EPA 的魚油等食材。

若想排除多餘的鈉，可控制血壓的「DASH 飲食」是最棒的。

所謂的 DASH 飲食，就是美國為了降血壓所推行的飲食法。透過多攝取可抑制血壓上升的「鉀」、「鈣」、「鎂」這三大礦物質和膳食纖維，排除多餘鈉成分的方法。

此外，想製造健康的紅血球，葉酸、維生素 B_6 和 B_{12} 的攝取也不可太少。

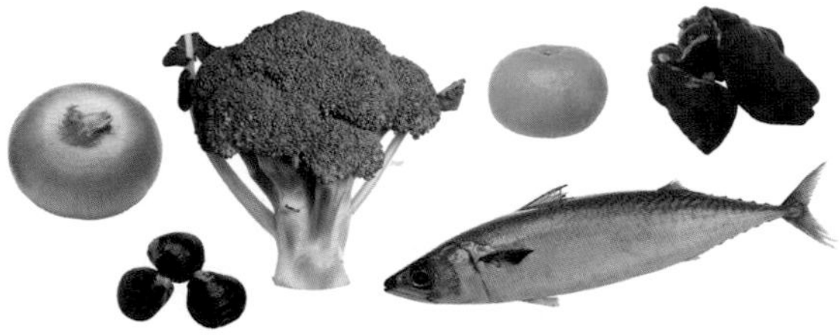

漢方 「血」為元氣之源 「脈」由「心」掌控

所謂的「血」為血管裡的紅色液體，乃構成人體、維持生命活動的基本物質之一。漢方所說的「血」和解剖生理學的血液相似，但其生成或功能卻不同。「血」由食物的能量和呼吸的「清氣」生成，循環於全身，這種「血」的生成與「脾」、「心」、「肺」、「腎」、「肝」的作用有關。「血」能供應營養給各臟腑，控制生命體的精神狀態。若「血」量不足稱為「血虛」，常出現心悸、月經失調、失眠等不適症狀。「血」若淤滯稱為「瘀血」，容易引起神經痛或血栓等問題。「血」若含熱稱為「血熱」，會有發燒、出血或乾燥等症狀。至於「脈」為「奇恆之腑」之一，常以「血脈」和「經脈」表示。所謂的「奇恆之腑」指的是「腦」、「髓」、「骨」、「脈」、「膽」（六腑）、「女子胞」（子宮）這六個臟器。奇恆意味著「不尋常」，功能類似五臟，形狀卻類似六腑。「血脈」即血管，是血液的通路，如同將血液循環全身的幫浦。「血脈」與「心」關係密切。臉部布滿血管，因此，看臉色就知道「心」的功能正常與否。至於「經脈」，則是「氣」流通的主要幹線，大多沿身體的縱向流通。

建議漢方藥

釣藤散／高血壓

四物湯、溫清飲、桂枝茯苓丸、當歸芍藥散／婦科疾病、月經不順、更年期障礙

十全大補湯、歸脾湯／貧血

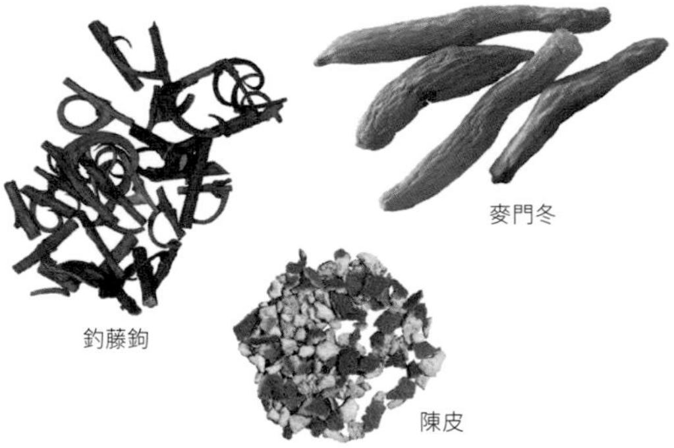

釣藤鉤

麥門冬

陳皮

藥草

建議藥草

迷迭香、山楂／促進血液循環

咬人貓／強化血管、造血

咬人貓可強化血管

咬人貓除了強化血管、促進血流或淨血等功效，還富含葉綠素、葉酸和礦物質。因具有改善體質的效果，也常用來治療花粉症。

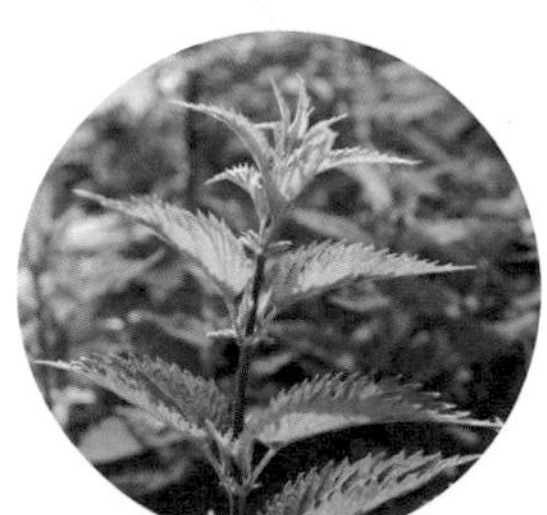

動脈硬化

所謂的「動脈硬化」，就是動脈管壁變硬，失去彈性。

當血壓偏高等因素傷及血管內膜，壞的膽固醇會從這些傷口入侵，內膜氧化，這時擔任巡守隊的巨噬細胞會集結於此加以吞噬。加上死亡的巨噬細胞遺骸也堆積在此，血管的內側逐漸形成粥狀結塊（粥狀瘤）。最後血管變窄、變硬，形成動脈硬化。

這時硬化的血管內膜有部分剝落，為了修復這種現象，血小板會集結於粥狀結塊周邊，形成「血栓」。結果已經變窄的血管變得更窄，有的還會掉進其他器官導致栓塞症。

至於「動脈瘤」，則是因動脈硬化變得脆弱的血管，有部分因為血壓脹如氣球的狀態。剛開始還不是很容易變大，但等它開始變大後，就會加速膨脹。

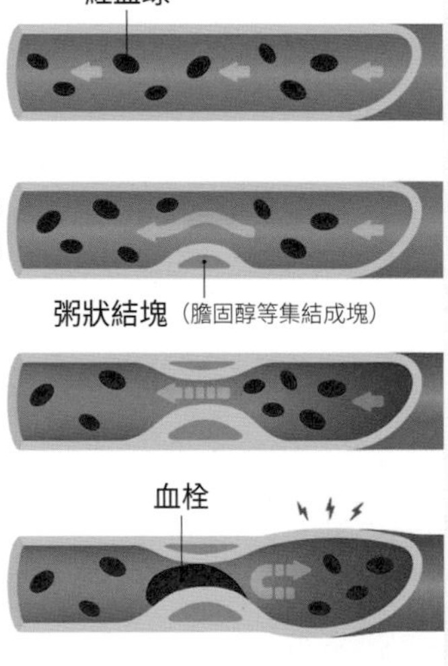
紅血球
健康的血管
抽菸或肥胖等造成粥狀結塊
內壁變窄、血流不佳
血栓堵住血管

血壓太低也不好？

不同於高血壓，低血壓並無明確的定義，但一般都把收縮壓低於一百毫米汞柱稱為低血壓。低血壓並沒有特定的好發因素，心臟疾病、呼吸器官疾病或內分泌疾病等，都有可能造成低血壓。若發現有身體容易倦怠或提不起勁等情況，還是要盡早就診。

心臟

心臟就像把血液送到全身的幫浦，為人體重要的器官之一。心臟略大於自己的拳頭，成人心臟重約二〇〇~三五〇公克，分成「左心房」、「左心室」、「右心房」、「右心室」四個腔室，各有各的隔間，心房與心室間有瓣膜。這四個腔室合起來的輪廓像個愛心。

心臟由「心肌」這種特殊肌肉構成，利用心肌的力道宛如幫浦將血液送往全身。從心臟送出的血液有兩條路線回到心臟（參考第一〇〇頁），一是自左心室送出的血液循環全身後回到右心房；另一是血液流經右心室送到肺部，回到左心房。

心臟宛如幫浦反覆的舒張與收縮稱為「搏動」（心臟或脈博規律跳動）。但發出這項指令的不是腦部，而是由位於心臟右心房的「竇房結*1」啟動，透過擴及整個心臟的電流刺激，讓心臟跳動（心臟電流傳導系統）。而自律神經會大大影響這種刺激傳導系統，所以即便腦部中止了功能，心臟功能依然存在，呈現所謂的腦死狀態。

心臟每次收縮可送出六十毫升的血液，一分鐘約可跳動六十~一百次。

心電圖檢查

可發現心臟功能的異常

從體表檢測通往心臟肌肉的電流，以便早期發現心臟疾病的檢查。從波形的異常，可找到狹心症、心肌梗塞、心室肥大、電解質濃度異常等常見的心臟病徵兆。

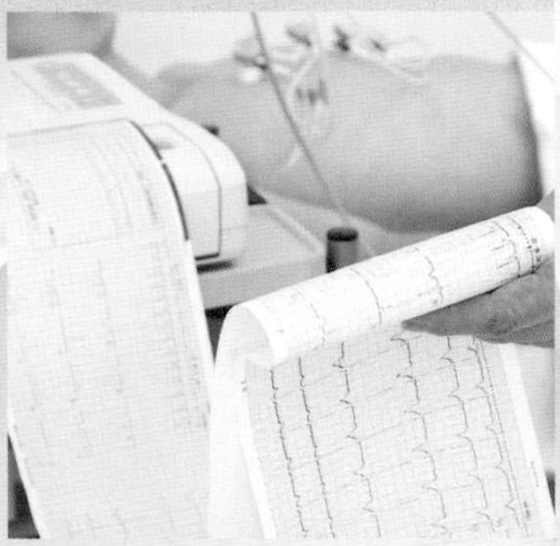

不眠不休將血液送往全身的精細幫浦

漢方見解 「心」可將血液送往全身。可造血。主控精神活動。與「小腸」互為表裡關係。

常見的不適症狀或疾病 心律不整、心悸、容易喘、心臟功能不全、心肌梗塞、狹心症

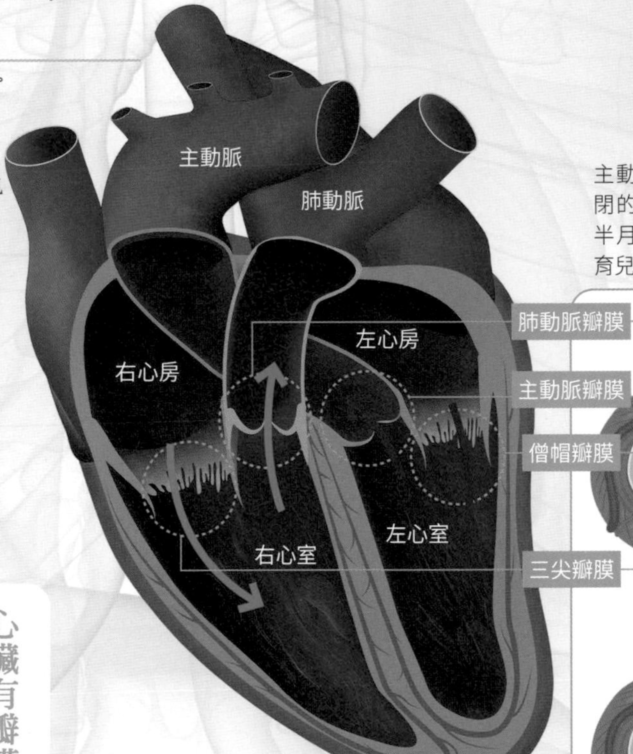

主動脈瓣膜為三個尖瓣緊閉的構造。每個尖瓣都有半月形薄膜，狀如袋鼠的育兒袋，位於左心室出口。

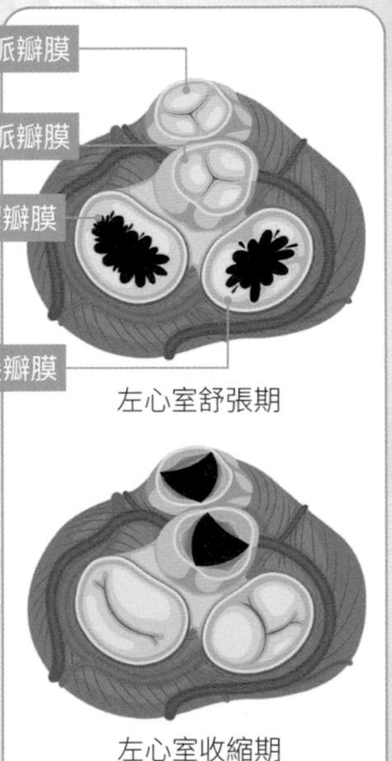

＊1 竇房結

對心肌下達「啟動」指令的心臟起搏器，位於右心房上壁。

心臟有瓣膜才不會血液逆流

瓣膜位於心臟四個腔室的出口，確保血液只能流往同一方向不會逆流。若是瓣膜變窄或無法關閉，就是所謂的「心臟瓣膜閉鎖不全」，主要症狀有容易喘、心悸或倦怠感等。

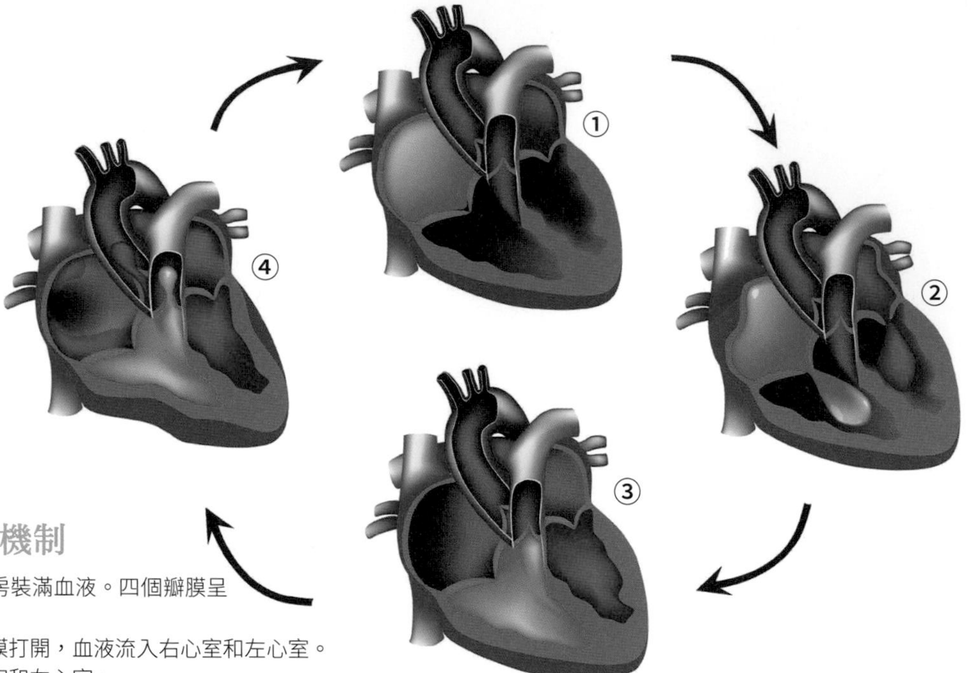

心臟搏動的機制

① 右心房和左心房裝滿血液。四個瓣膜呈緊閉狀態。
② 左右房室的瓣膜打開，血液流入右心室和左心室。
③ 血液裝滿右心室和左心室。
④ 左右的心室收縮，將血液送到肺與全身細胞。下一波的血液又裝滿左右心房。

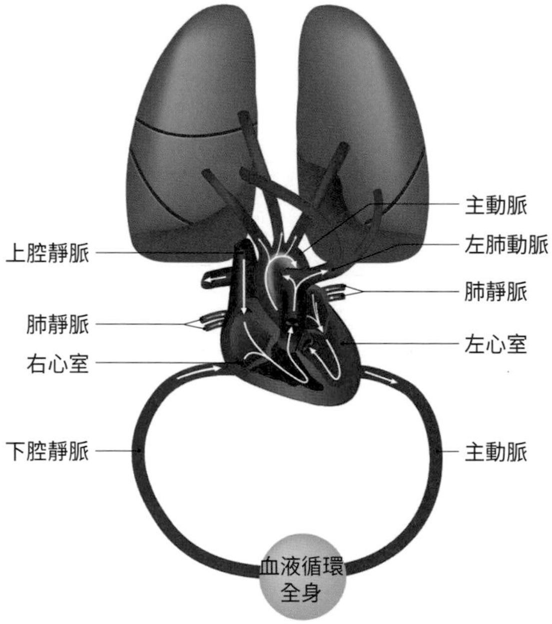

血液循環 全身的機制

從心臟送出的血液可經由兩條路線回到心臟。一是血液離開左心室，將氧氣和養分送到全身細胞，帶走不要的二氧化碳和老舊廢物，再回到右心室的「體循環」；也就是從左心室→主動脈→動脈→微血管→靜脈→主靜脈→右心房→右心室的循環。

透過體循環回到心臟的血液含氧量少，還含有熱量代謝後產生的二氧化碳。這些血液離開右心室循環肺部，再從肺靜脈回到左心房，稱為「肺循環」；也就是從右心室→肺動脈→肺部→肺靜脈→左心房（再回到左心室）的循環。

心悸

出現心悸不是心臟異常，可能是自律神經失調、焦慮不安、甲狀腺機能亢進、貧血或發燒等因素。

心律不整

心臟跳動的節奏紊亂，次數變多或變少，都稱為心律不整。若一分鐘跳動次數超過一百次稱為頻脈，低於五十次稱為徐脈。就算身體健康，也常會因壓力、疲勞或身體老化出現心律不整，不見得是心臟異常。

心臟功能不全

心臟的幫浦功能不佳，無法送出足夠的血液到全身細胞時，稱為心臟功能不全。有急性與慢性之別，且會根據哪個心室功能不佳，分成左心室功能不全和右心室功能不全。

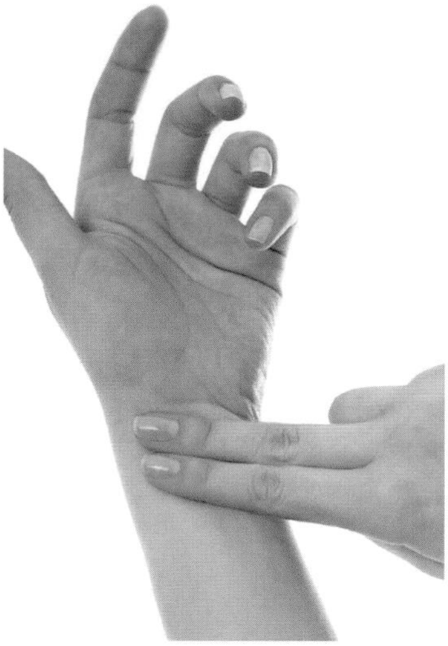

脈搏與心悸

測量脈搏時，可將雙指放在手腕或脖子感受動脈的搏動，因為動脈具有彈性，我們才能在離心臟有一段距離的位置測得脈博。心臟收縮將血液擠到動脈裡，動脈會因為此壓力而鼓脹。當心臟鼓脹（裝滿血液）時，此壓力會消失，動脈就靠自己的彈性恢復原狀。

動脈就像這樣配合心臟的搏動，反覆「鼓脹再恢復原狀」，藉此動作輸送血液。手腕或脖子的皮膚下面就有動脈，很容易測得脈動。

心臟無法自己跳動，必須透過自律神經聯繫腦部，控制心跳數或血壓。所以感到不安或緊張時，心臟才會撲通撲通地跳。尤其女性出現更年期障礙，自律神經失調，更容易有心悸的感覺。不過，真的去檢查時又幾乎沒有異狀，若不放心，可記錄心悸的出現方式或持續時間，之後再去就診。

漢方 「心」掌控血流和精神

漢方裡的「心」為五臟之一，位於心窩上緣，跟解剖生理學上的心臟位置一樣。「心」主要掌控「血脈」和「神志」。血脈就是血液流動的血流，可循環全身供應養分。神志就是精神，「神」為控制精神活動的中心。漢方認為思考或意識等由「心」掌控，「心」有異狀會反映在臉色或舌頭。此外，汗水多寡等異常現象也跟「心」有關。「心」與「小腸」以經絡相連，互為表裡，彼此的生理活動或病理現象均有關聯。再者，「心」的狀態控制著「快樂」、「愉悅」等情緒。喜悅的情緒能活「心」，促進血液循環；反之，悲傷的情緒會傷「心」，讓心神出現異狀。

建議漢方藥

當歸芍藥散、桂枝人參湯／心悸

苓桂朮甘湯、炙甘草湯／心悸、容易喘

黃連解毒湯、真武湯、柴胡加龍骨牡蠣湯／心悸亢奮

苓甘薑味辛夏仁湯／心臟衰弱

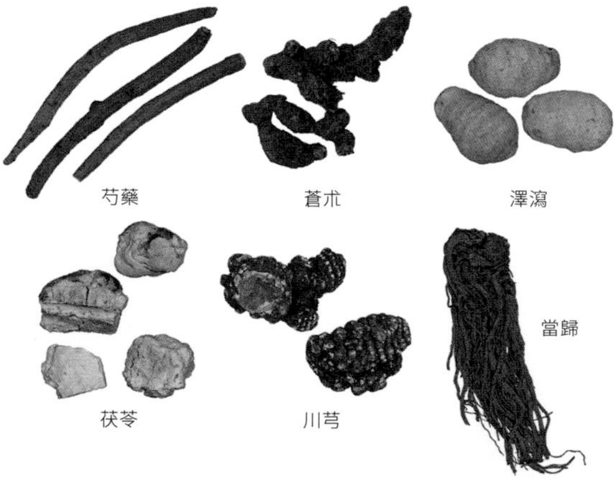

心律調節器（pacemaker）

右心房的電氣信號要正確傳導，心臟才能跳動，若因某些原因無法順利傳導信號，脈搏會變慢，必須裝上心律調節器。

醫生大多沿著鎖骨的皮下部位，局部麻醉，切開4～5公分的傷口，放入節律器，再於靜脈裝上導線通到心臟。手術時間約2～3小時，節律器的電池壽命約5～10年。

藥草

建議藥草

山楂／可改善心悸或容易喘的問題，減輕心臟的壓迫感，是有益心臟的知名藥草。

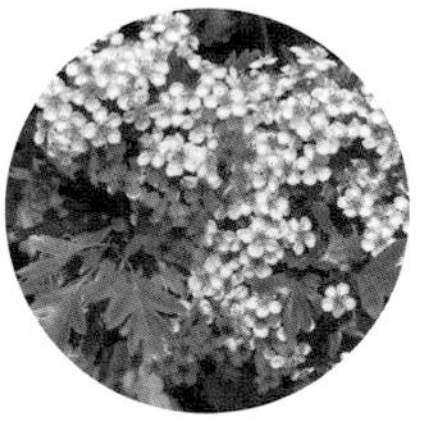

狹心症與心肌梗塞

冠狀動脈負責把血液送到心臟肌肉裡，供應氧氣和養分。若冠狀動脈因動脈硬化變硬變窄，無法輸送充足氧氣，稱為狹心症，這時胸部會反覆出現緊悶疼痛或遭受擠壓的痛感。

等到因動脈硬化變窄的冠狀動脈塞滿血栓（血塊），血液無法通過時，就會造成心肌梗塞。這時因為缺氧，一發作就很容易喪命，會從胸部中央的深層部位，引發整個胸部爆痛。

高血壓

高血壓會引發各種疾病

身體的血管會跟幫浦一樣，不斷收縮與舒張將血液送到全身。測量血壓時，血管收縮時的壓力稱為「收縮壓」，血管舒張時，血液擠壓血管的壓力稱為「舒張壓」。血壓由心臟送出血液的力道和血管的阻抗力來決定，所以進行運動等激烈活動時，血壓會上升，睡覺等活動頻率下降時，血壓跟著降低。若血壓在偏低的安靜狀態下，無法從標準值以上的數值下降，就是會影響健康的高血壓。

高血壓之所以不能忽視，是因為它會增加罹患攸關性命之各種疾病的風險。若血壓持續偏高，血管或心臟負荷變大，造成動脈硬化或心室肥大等問題，最後恐怕會引起腦中風、心肌梗塞、心臟功能不全、動脈腫瘤等循環器官方面的疾病。引發高血壓的因素除了遺傳以外，還有肥胖、缺乏運動、鹽分攝取過量、酗酒或抽菸等。所以，需重新檢視飲食習慣或減少食物攝取量、少喝酒或戒菸，才能維持正常的血壓。

飲食生活需注意的重點

想改善高血壓，必須養成正確的生活習慣，其中最重要的是，重新檢視飲食生活。習慣吃重口味或偏油膩的料理，或是蔬果攝取不足等飲食習慣，都會增加高血壓的風險。此外，肥胖也是高血壓的一大成因。所以，平常飲食不要過量，並注意以下幾個重點，就能降低罹病的風險。

充分攝取蔬菜或水果

蔬菜或水果含鉀或鎂，可平衡血壓，裡面的膳食纖維還能降血壓或膽固醇。只要在平常的飲食中加盤蔬果，就能多攝取一點。此外，乳製品裡的鈣質也能降血壓，為了避免攝取過量膽固醇引起動脈硬化，牛奶要選低脂的，優格也要記得選購無脂肪添加的產品。

減少鹽分的攝取

鹽分具有維持體內礦物質平衡、神經發揮正常功能等維繫生命不可或缺的作用。但本身若有高血壓，鹽分不能攝取過量，因為血液裡的鈉一旦增加，為了維持一定濃度的水分也會增加，血管承受的壓力就會增加。

健康者一天的鹽分攝取量，男性要少於七・五公克，女性要少於六・五公克；若有高血壓更不得超過六公克。所以，若習慣用醬油或味噌入菜，調味要淡一些，避免攝取過量鹽分。

適量攝取好油

為了避免動脈硬化加劇，應該多攝取不飽和脂肪酸，減少飽和脂肪酸，以免增加壞的膽固醇。乳製品或動物油脂等動物性食品，含有飽和脂肪酸；而植物油或魚類等食品，含有不飽和脂肪酸。亞麻仁油、核桃油或青背魚等食品，都富含不飽和脂肪酸中比較容易缺乏的3-3脂肪酸。不過，不管哪種脂肪酸，每一公克就相當於九大卡的高熱量，要小心不能過量。

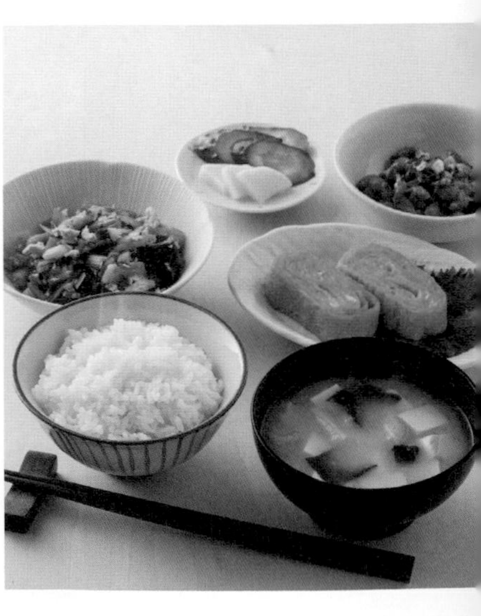

少鈉飲食的美味祕訣

想少鈉減鹽維持健康，光靠調味料減量是不夠的，也無法長久持續。與其只想少鈉減鹽，不如想想如何在減鹽的前提下製作美味料理，才能長時間持續下去。

利用食物本身的鮮味

食物本身就有鮮味，只要善加利用，就能補足減鹽時不足的風味。雖說每種食材多少都帶鮮味，但含量特別豐富的是柴魚花、昆布、番茄、洋蔥、菇類或貝類等，日式湯頭或西式、中式高湯常用的食材，都含有豐富的鮮味成分。但要注意，市售的鮮雞晶或雞粉，鈉含量比較高，不適用於減鹽料理。

像是柴魚花能簡單入菜，燙熟的青菜拌上柴魚花，淋點醬油，就是美味的小菜。而番茄跟很多食材都很搭，加入馬鈴薯燉肉或味噌湯裡，即使減鹽、減味噌，還是一樣美味。

增加酸味

日文有個漢語詞——「鹽梅」，意指鹽巴的鹹味和梅醋的酸味產生絕佳平衡，衍生為味道鹹淡適中、恰恰好的意思。從這個語源可知，醋的酸味可提點鹽巴的鹹度，例如在醬油煮物中加點醋，味道就會更有層次感。

此外，除了酸味，充滿香氣的菇類也是高血壓患者可多攝取的食材。無論是烤魚或炸物，旁邊放片檸檬或金桔，即使調味很淡也非常好吃。

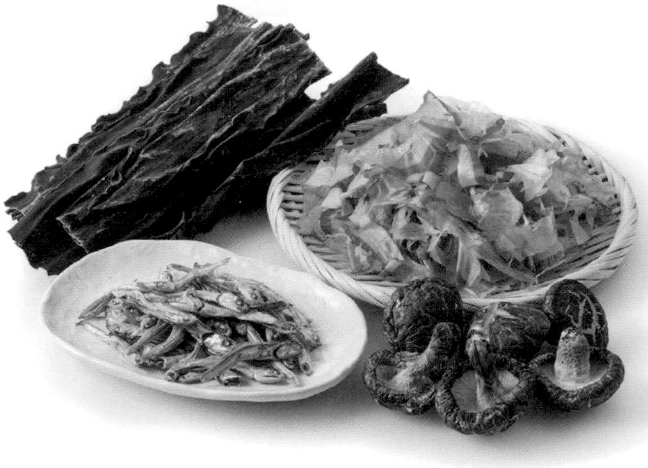

利用食材的自然香氣

使用辛香料或香草類等香氣重的食材，即使鹽巴加得少，吃起來也很有滿足感。例如炒物加入胡椒粉、咖哩粉，味噌湯加入七味粉，西式濃湯或燉物加入羅勒或月桂葉等，都能產生令人喜歡的風味。茗荷、紫蘇、鴨兒芹等，也都是能夠提香的好食材。而且，植物這些香氣成分大多具有良好的抗氧化力，若想全面性預防生活習慣病，一定要多多攝取。

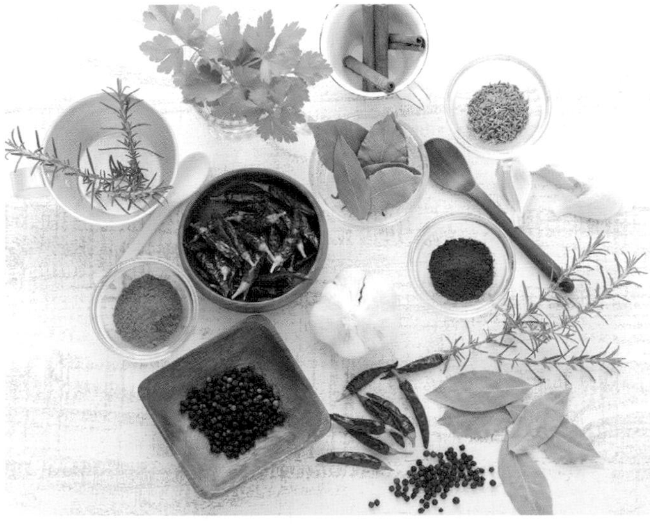

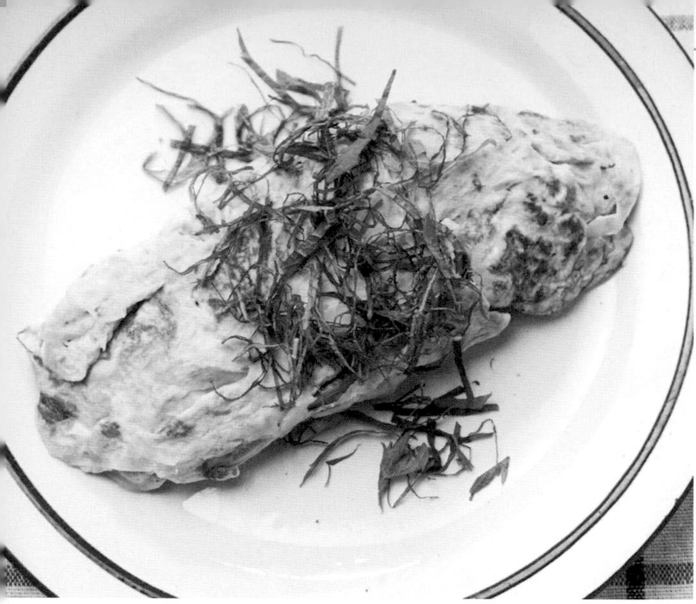

（營養價值都是一人份）

熱量	320 kcal
含醣量	3.5 g
含鹽量	0.6 g

利用昆布的鮮甜
減少鹽分攝取量

昆布歐姆蛋

材料（2 人份）

細絲昆布…5g
牛奶…1/2 杯
青蔥…10cm
雞蛋…3 顆
鹽…1 小撮
胡椒粉…適量
橄欖油…1 大匙

作法

1 細絲昆布切碎，加牛奶拌勻。蔥切斜長絲備用。
2 將 1 的食材和雞蛋倒入碗裡拌勻，加鹽、胡椒粉調味。
3 橄欖油加熱，倒入蛋液，煎出自己喜歡的歐姆蛋。撒上蔥絲。

熱量	10 kcal
含醣量	0.7 g
含鹽量	1.1 g

海帶芽裡有
穩定血壓的成分

海帶芽芝麻湯

材料（2 人份）

海帶芽（乾燥）…泡軟 50g
榨菜…10g
A 料 醬油…1 小匙
水…2 大匙
蒜泥、薑泥…各 1/4 小匙
白芝麻…適量
水…1.5 杯
香油…1 小匙

作法

1 香油加熱先炒海帶芽、榨菜和 A 料，等海帶芽變軟熄火，撒上白芝麻。
2 將水和 1 的食材倒入鍋裡煮開，加點醬油（另外準備）即可。

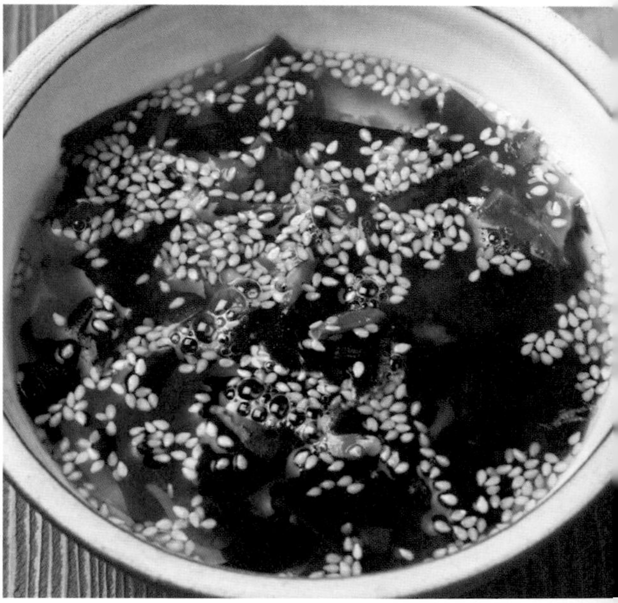

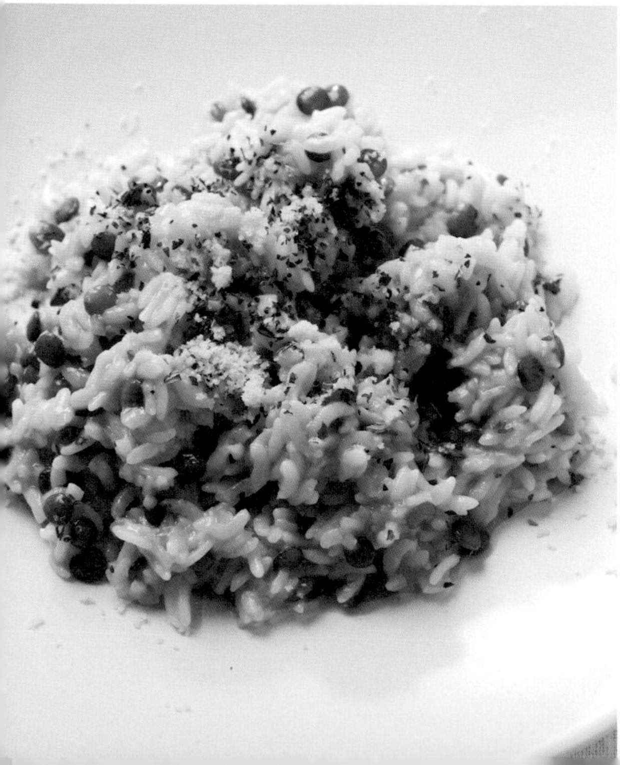

利用小扁豆本身的甜味
即便味道偏淡也很美味

熱量	493 kcal
含醣量	67.8 g
含鹽量	0.9 g

小扁豆燉飯

材料（2 人份）

小扁豆…50g
洋蔥…1/8 顆
蒜頭…1/2 片
橄欖油…2 大匙
高湯…1 又 1/4 杯
白飯…2 碗
起司粉…2 大匙
鹽、胡椒粉…各少許
香芹（乾燥）…適量

作法

1 洋蔥和蒜頭切末。
2 先用橄欖油爆香蒜末，再加洋蔥末拌炒。等洋蔥熟了加高湯煮開，再加扁豆煮約 5 分鐘。最後加飯再煨煮 5 分鐘。用 1 大匙起司粉、鹽、胡椒粉調味。
3 盛盤，撒上剩下的起司粉和香芹。

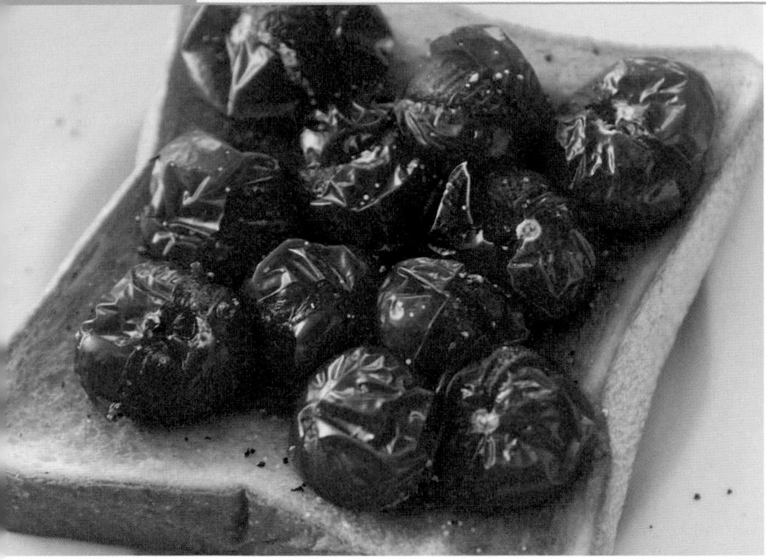

番茄先烤過
去除水分
濃縮鮮甜味

熱量	187 kcal
含醣量	32.3 g
含鹽量	1.0 g

烤小番茄

材料（1 人份）

小番茄…9～10 顆
吐司（6 片入）…1 片
鹽、胡椒粉…各少許

作法

1 烤箱轉 180°C，小番茄烤 20 分鐘去除水分，變成乾癟的番茄。吐司烤到上色。
2 小番茄鋪在吐司上，撒鹽、胡椒粉調味。

富含牛磺酸的蛤蜊
有穩定血壓的效果

熱量	419 kcal
含醣量	57.5 g
含鹽量	1.8 g

蛤蜊海帶芽泡飯

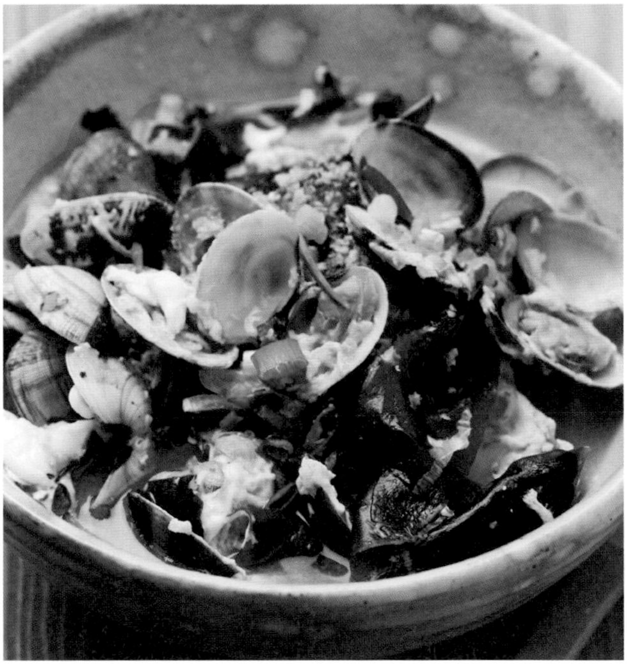

材料（2 人份）

蛤蠣（帶殼）…200g
海帶芽（乾燥）…泡軟 100g
水…2 杯
蒜泥…1 片的分量
A 料 醬油、鹽、胡椒粉、香油…各適量
雞蛋…1 顆
白飯…1～2 碗
白芝麻…1 小匙
青蔥…適量

作法

1 蛤蜊洗淨瀝乾。
2 蛤蜊加水煮到殼打開，再加入海帶芽一起煮，用 A 料調味。淋上蛋液後熄火。
3 白飯盛入大碗裡，倒入 2 的食材，撒上蔥花。

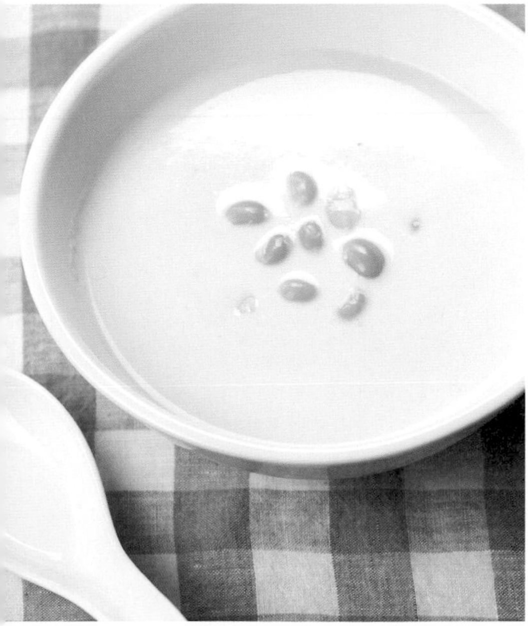

比起水煮毛豆
做成毛豆湯更能減鹽

熱量	281 kcal
含醣量	7.7 g
含鹽量	0.5 g

毛豆和風冷湯

材料（2 人份）

毛豆…300g（淨重）
洋蔥…半顆
橄欖油…1 小匙
高湯…1.5 杯
味噌…1 小匙
嫩豆腐…1/2 塊
牛奶…100ml
鮮奶油…100ml
鹽、胡椒粉…少許

作法

1 毛豆莢剝好的毛豆仁用熱水汆燙，泡冷水剝皮。洋蔥切薄片。
2 橄欖油加熱，先炒毛豆（預留幾顆作裝飾）、洋蔥和鹽巴。
3 加高湯煨煮，放涼至 60°C以下。
4 倒入果汁機裡，加豆腐、牛奶和味噌打成黏稠狀，倒回鍋裡。
5 加入鮮奶油稍微加熱一下，用鹽、胡椒粉調味。放冰箱冷藏。
6 盛盤，用預留的毛豆裝飾。

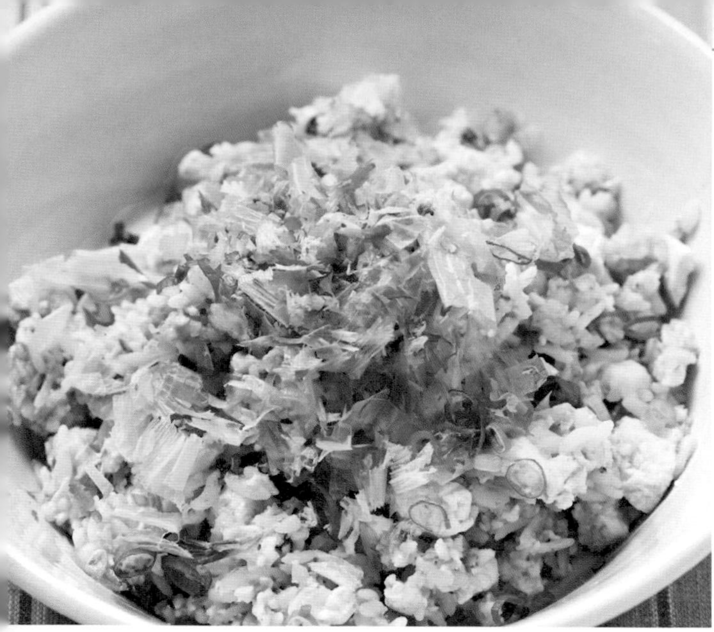

利用柴魚花的鮮味
減少調味料用量

柴魚花豆腐炒飯

熱量	491 kcal
含醣量	58.0 g
含鹽量	1.1 g

材料（1 人份）

柴魚花…5g
白飯…1 碗
板豆腐…1/2 塊
長蔥…10cm
薑末…1 大匙
青蔥…1/4 把
香油…1 大匙
A 料 醬油…1 小匙
鹽、胡椒粉…適量

作法

1 豆腐擠掉水分。長蔥切末，青蔥切蔥花。
2 香油加熱，先爆香薑末，依序加入長蔥、一半的柴魚花、白飯、豆腐，拌炒均勻。
3 等食材拌勻，淋上 A 料。盛盤，撒上剩下的柴魚花和蔥花。

魚乾和番茄有相乘效果
滿滿鮮甜味

魚乾番茄奶油拌飯

熱量	482 kcal
含醣量	62.0 g
含鹽量	1.6 g

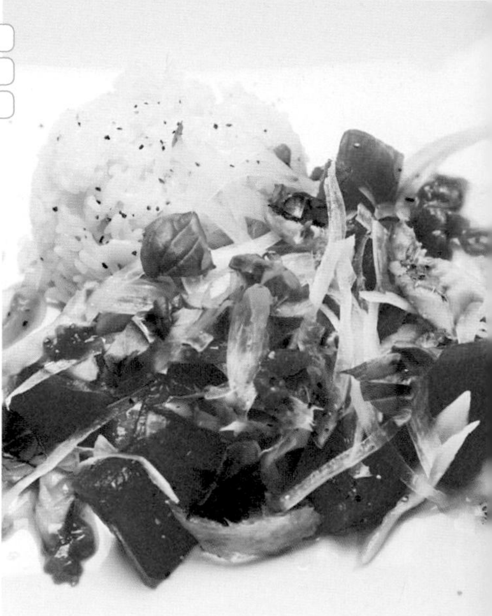

材料（2 人份）

魚乾（梭子魚等）…1 片
番茄…1 顆
洋蔥…1/4 顆
A 料 醬油、醋…各 1 大匙
橄欖油…1.5 大匙
白飯…2 碗
奶油…1 大匙
胡椒粉…適量
羅勒…適量

作法

1 魚乾烤過，去魚皮魚骨，撕大口。
2 番茄去皮切大口。洋蔥切薄片，泡鹽水擰乾。
3 奶油加熱，倒入白飯炒出焦香味。等奶油和飯粒黏合，撒胡椒粉熄火。
4 盛盤，先放番茄和洋蔥，淋上 A 料。擺上白飯，最後撒上魚乾和羅勒。

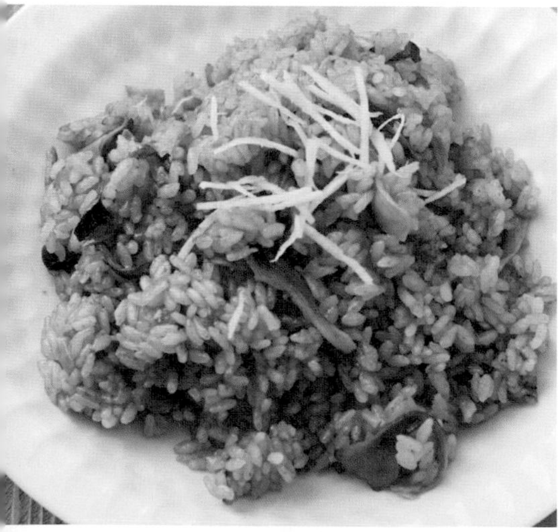

番茄醬的鮮味
是料理的關鍵

乾香菇薑絲炊飯

熱量	349 kcal
含醣量	63.3 g
含鹽量	2.3 g

材料（2 人份）

乾香菇…3 片
白米…1 合
溫開水…3/4 杯
橄欖油…1/2 大匙
A 料 洋蔥（切末）…1/4 顆
生薑（切末）…1 片
B 料 番茄醬…1/2 大匙
米酒…1/4 杯
醬油…1 大匙
鹽…1/3 小匙

作法

1 乾香菇泡溫開水回軟後，擰乾剁碎。泡香菇的水留著備用。
2 橄欖油加熱，先爆香 A 料，再加入 B 料煮開熄火。加入 1 的香菇末放涼，料跟湯要分開。
3 把 2 的湯和泡香菇的水拌勻，準備 1 杯的分量。
4 白米洗淨，和 2 的料倒入電鍋裡，加 3 的湯一起炊煮。

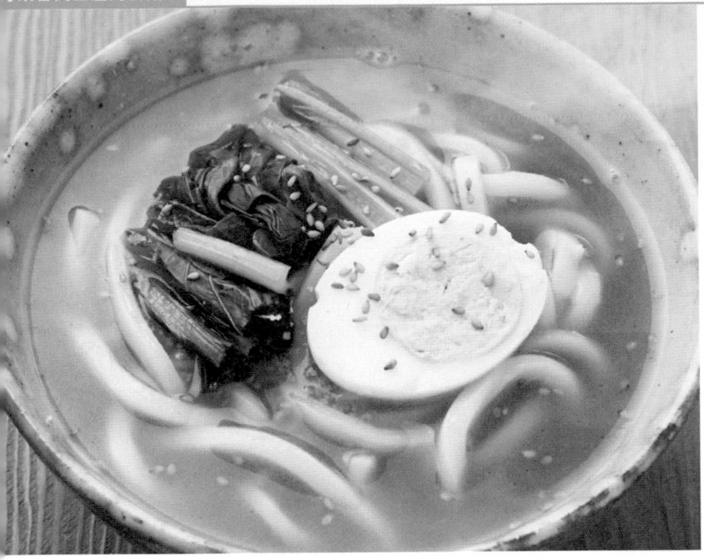

簡單的芝麻醬
也有好味道

芝麻醬烏龍麵

熱量	369 kcal
含醣量	46.8 g
含鹽量	3.9 g

※ 這碗麵比較鹹，可以不要喝湯。

材料（1 人份）
烏龍麵…1 團
白芝麻醬…3 大匙
醬油…1 大匙
米酒…2 大匙
鹽、胡椒粉…各適量
高湯…2 杯

作法
1 高湯煮開，加入芝麻醬、醬油和米酒，用鹽和胡椒粉調味。
2 烏龍麵如袋裝標示汆燙後盛到碗裡，倒入 1 的湯頭。依個人喜好，加上水煮蛋或燙青菜（都要另外準備）。

番茄內的鉀
可幫身體排出多餘的鈉

番茄拉麵

熱量	307 kcal
含醣量	41.6 g
含鹽量	3.1 g

※ 這碗麵比較鹹，可以不要喝湯。

材料（2 人份）
袋裝拉麵（醬油味）…2 人份
中型番茄…4 顆
青蔥…1/3 根
叉燒肉…適量

作法
1 番茄對切。青蔥切蔥花。
2 拉麵如袋裝標示煮熟，加番茄略煮。
3 盛碗，加叉燒肉和蔥花。

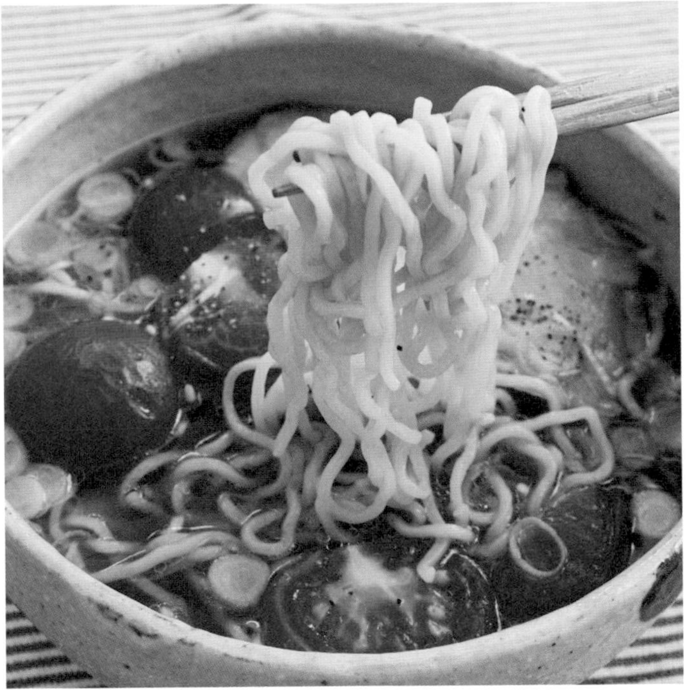

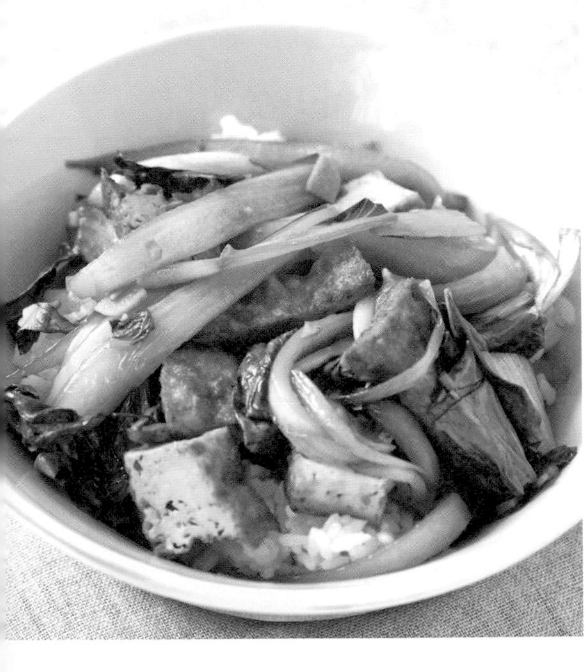

青江菜富含鉀
可排除多餘的鈉

青江菜油豆腐麻油風味丼飯

熱量	358 kcal
含醣量	57.7 g
含鹽量	0.7 g

材料（2 人份）
青江菜…1 株
油豆腐…半塊
蒜頭…半瓣
A 料 蠔油 1/2 大匙
米酒…1 大匙
醬油、糖…各少許
白麻油…1/2 小匙
白飯…2 碗

作法
1 青江菜切成大段。蒜頭切末，油豆腐切小塊。
2 白麻油加熱爆香蒜末，放青江菜和油豆腐拌炒，再淋上 A 料，加蓋，轉小火燜煮約 2～3 分鐘。
3 白飯盛盤，鋪上 2 的食材。

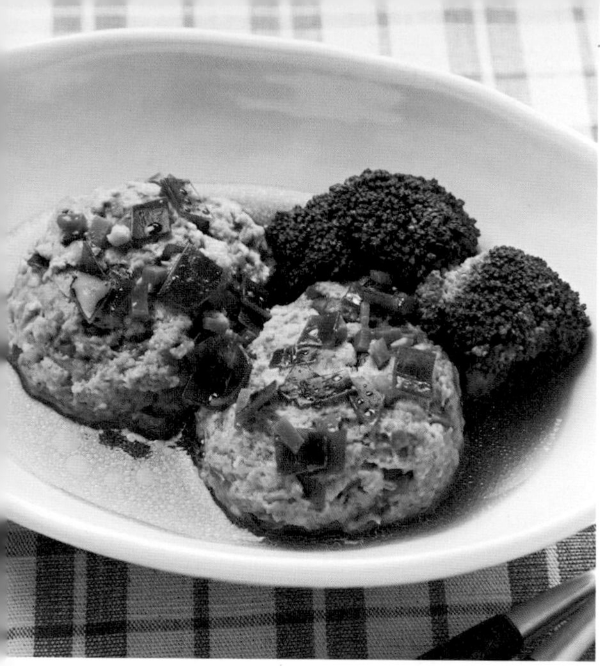

利用昆布的鮮味
增加料理的風味

昆布漢堡煮

熱量	378 kcal
含醣量	12.8 g
含鹽量	2.2 g

材料（2 人份）

昆布…15cm
水…1.5 杯
豬絞肉…200g
胡蘿蔔…約 1/3 根
A 料 胡椒粉…少許
米酒…2 大匙
鹽…1/3 小匙
吐司…1 片（剁碎）
沙拉油…1 大匙
醬油…1/2 大匙

作法

1 昆布切成 2 公分寬，用足量的水，放入鍋裡靜置 20 分鐘。胡蘿蔔切末。
2 絞肉和蘿蔔末放碗裡，依序加入 A 料，充分攪拌分成 4 等分，搓成圓形。
3 將 1 煮約 15 分鐘，加入 2 的食材再煮 20 分鐘，用醬油調味。依個人喜好，加上汆燙的青花椰菜（另外準備）。

南瓜的甜和番茄的鮮
就是絕配！

番茄南瓜魩仔魚煮

熱量	139 kcal
含醣量	18.1 g
含鹽量	2.6 g

材料（2 人份）

南瓜…1/8 顆
小番茄…6 顆
海帶絲…少許
魩仔魚…40g
水…3/4 杯
醬油…1 大匙
味醂…2 大匙

作法

1 南瓜切成一口大小的三角形。
2 把所有食材放入鍋裡，加蓋煮開後，轉小火煨煮 10 分鐘。等南瓜軟熟即可盛盤。

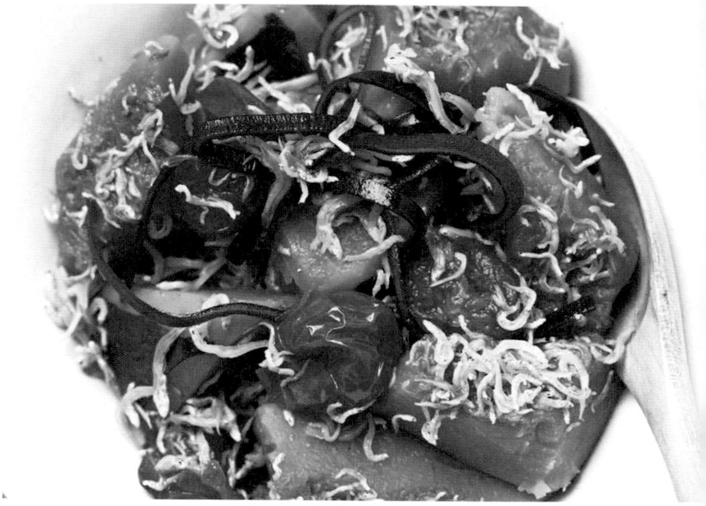

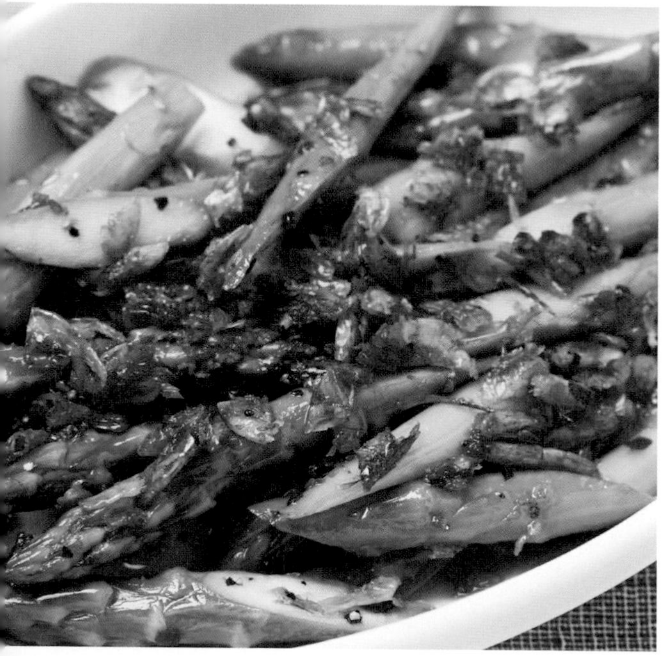

蘆筍裡的天門冬醯胺酸
可降血壓

櫻花蝦清炒蘆筍

熱量	129 kcal
含醣量	1.9 g
含鹽量	1.8 g

材料（2 人份）

櫻花蝦（乾燥）…3 大匙
蘆筍…6 根
A 料 蒜末…1/2 小匙
香油…1.5 大匙
米酒…1.5 大匙
B 料 鹽…1/2 小匙
胡椒粉…少許

作法

1 櫻花蝦切粗末。蘆筍粗皮削乾淨，切斜片。
2 A 料倒鍋裡爆香，加櫻花蝦快炒，加蘆筍片炒到上色。淋上米酒，等酒精揮發，再用 B 料調味。

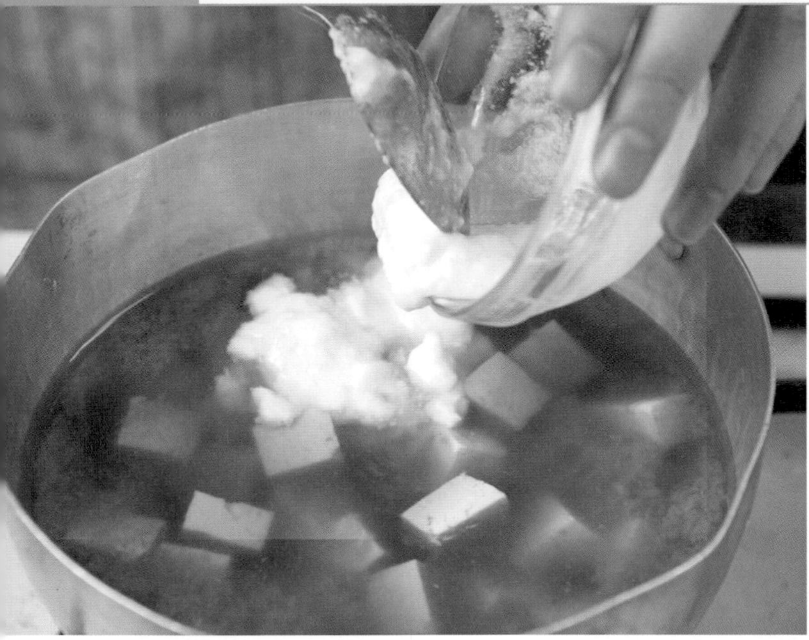

利用優格的風味
與酸度
減少鹽分

熱量	73 kcal
含醣量	3.5 g
含鹽量	1.2 g

優格味噌湯

材料（2 人份）
豆腐…半塊
高湯…1.5 杯
味噌…1 大匙
原味優格…2 大匙
蔥花…適量

作法
1 豆腐切丁，連高湯倒入鍋裡煮開後，加入味噌和優格拌勻。
2 撒上蔥花。

青背魚裡的 DHA 和 EPA
可預防動脈硬化

熱量	318 kcal
含醣量	7.3 g
含鹽量	1.8 g

鯖魚杏鮑菇味噌煮

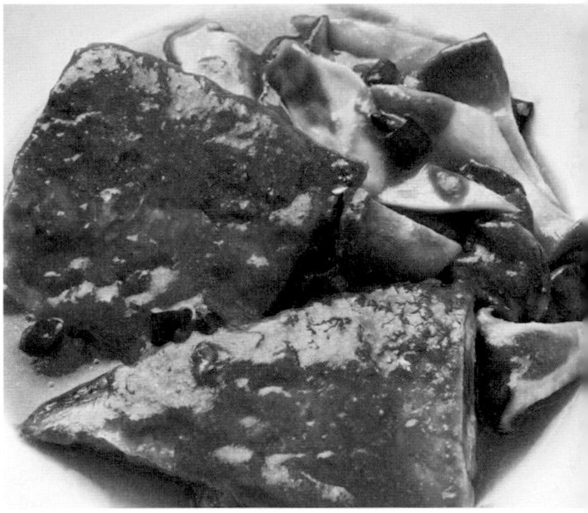

材料（2 人份）
鯖魚（切 3 片）…1 條
杏鮑菇…2 根
太白粉…1 小匙
辣椒…2 根
蒜頭…1 瓣
沙拉油…1 大匙
A 料 味噌…1 大匙
醬油…1 小匙
米酒…半杯

作法
1 每片鯖魚再對切，抹上太白粉。杏鮑菇切滾刀塊。辣椒去籽，撕大塊。蒜頭拍碎。
2 沙拉油加熱爆香蒜頭，加辣椒炒出香氣，放入魚片，兩面都要煎。加杏鮑菇拌炒後，加 A 料煮開，轉小火，加蓋燜煮 7 ～ 8 分鐘。

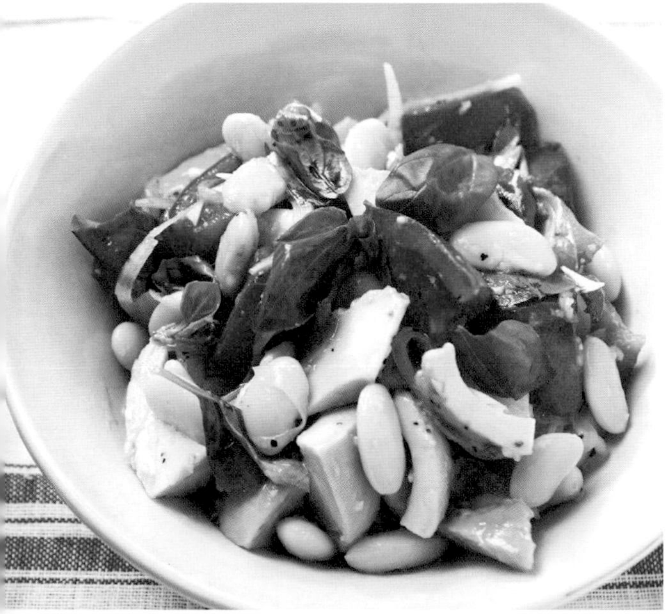

扁豆富含鉀
可排除多餘的鈉

熱量	372 kcal
含醣量	14.0 g
含鹽量	1.5 g

白扁豆義式風味沙拉

材料（2 人份）
白扁豆（煮熟）…150g
酪梨…1 顆
番茄…1/2 顆
洋蔥…1/4 顆
蒜頭…1 瓣
羅勒…1 根
A 料 檸檬汁…半顆的分量
橄欖油…2 大匙
黑胡椒醬…1 小匙
鹽…1/2 小匙
胡椒粉…少許

作法
1 酪梨和番茄切滾刀塊。洋蔥切薄片泡水備用。蒜頭磨碎。羅勒撕大塊。
2 將 A 料放碗裡拌勻，加入 1 的食材和扁豆。

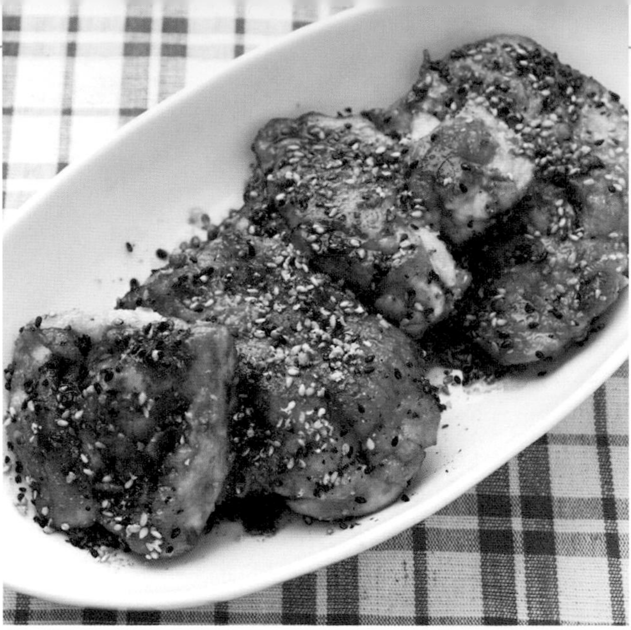

芝麻的口感和香氣
讓雞胸肉加分不少！

芝麻照燒雞胸肉

熱量	288 kcal
含醣量	5.3 g
含鹽量	1.1 g

材料（2 人份）

黑白芝麻…各 5g
雞胸肉…1 片
鹽…少許
麵粉…適量
沙拉油…適量
A 料 烏醋…1 大匙
味醂…1/2 大匙
醬油…1/2 小匙

作法

1 雞胸肉片成適當大小，搓鹽巴，抹上麵粉。
2 沙拉油加熱，將雞胸肉煎至上色，和上拌好的 A 料，沾滿芝麻。

不用擔心太鹹
連湯都很好喝

豬肉番茄鍋

熱量	412 kcal
含醣量	28.4 g
含鹽量	3.1 g

材料（2 人份）

番茄醬…3 杯
白酒（可用水代替）…半杯
香菇…4 朵
舞菇…半包
豬五花肉片…100g
蛤蜊（帶殼）…200g

作法

番茄醬和白酒放入砂鍋裡，加食材用中火煮開，連湯都很好喝。

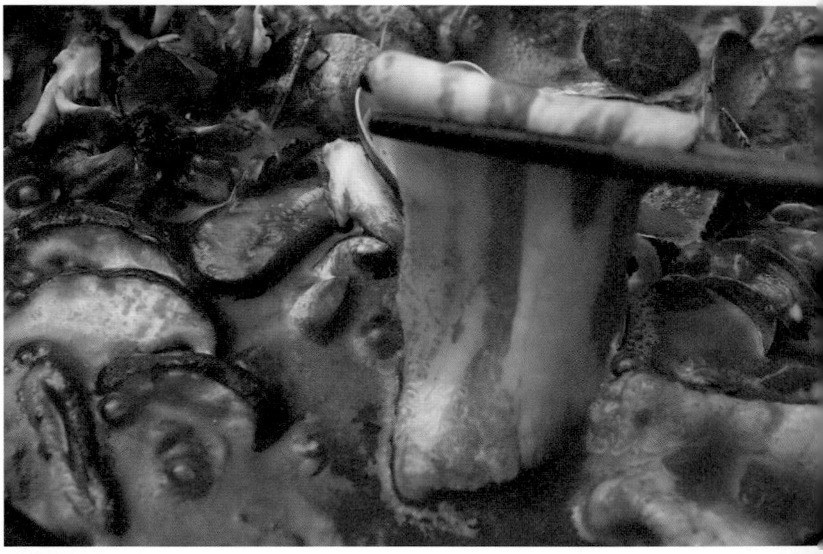

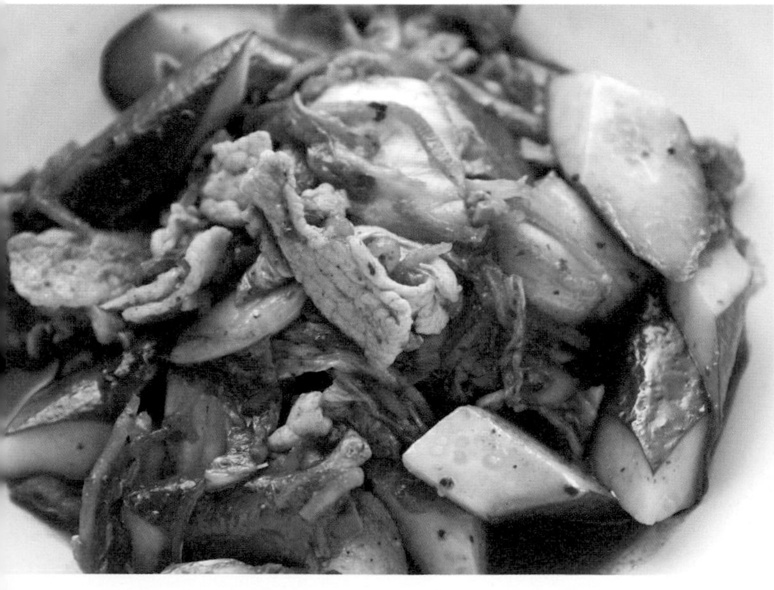

用泡菜的酸與辣調味
能減少鹽分攝取

小黃瓜炒泡菜豬肉

熱量	251 kcal
含醣量	5.6 g
含鹽量	1.5 g

材料（2 人份）

小黃瓜…2 根
豬肉（切薄片）…100g
鹽、胡椒粉…各少許
泡菜…120 ～ 140g
香油…少許
醬油、味醂…各少許

作法

1 小黃瓜滾刀切大塊。豬肉撒鹽、胡椒粉。
2 香油加熱先炒肉片，再加泡菜拌炒，以醬油、味醂調味。
3 最後放小黃瓜快炒。

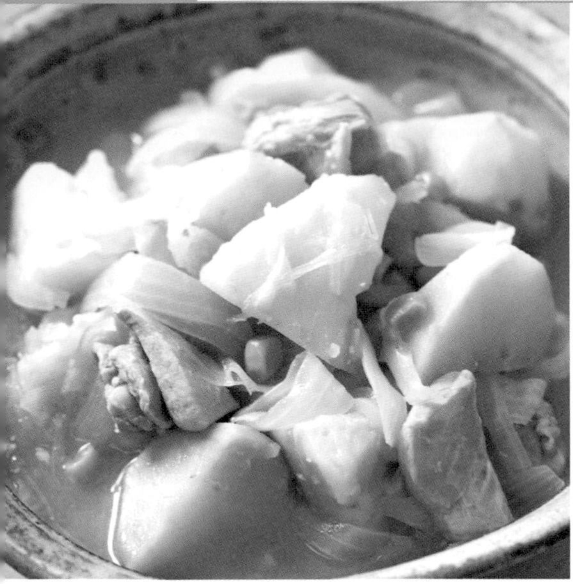

味噌的鈉含量比醬油低
又能提供飽足感

味噌馬鈴薯燉肉

熱量	330 kcal
含醣量	33.9 g
含鹽量	2.8 g

材料（2 人份）

雞腿肉…100g
馬鈴薯…2 ～ 3 顆
玉米粒（罐頭）…2 大匙
洋蔥…1 顆
奶油…1 大匙
味噌…2 大匙
水…3/4 杯
鮮雞晶…1/2 小匙
白胡椒粉…少許

作法

1 馬鈴薯和雞腿肉切成一口大小。洋蔥切 1 公分寬。
2 先用奶油炒香洋蔥，再加入雞肉、馬鈴薯拌炒。
3 等食材熟了，加水和鮮雞晶，轉大火。煮開後，撈掉渣渣，加味噌，加蓋煮約 10 分鐘。
4 等馬鈴薯軟透，加入玉米粒，撒上白胡椒粉。

利用辛香料的香氣
減少鹽分攝取

青花椰雞肉印度料理

熱量	212 kcal
含醣量	1.1 g
含鹽量	1.2 g

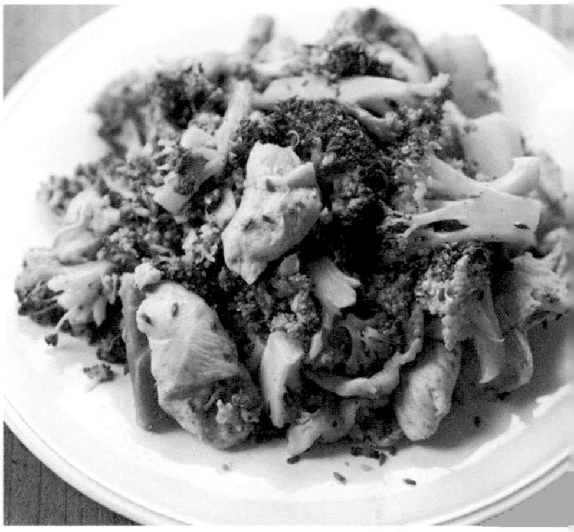

材料（2 人份）

青花椰菜（分成小朵）…1 大朵
雞胸肉（去皮）…250 ～ 300g（1 大塊）
孜然…1/2 小匙
香菜粉…1 小匙
印度香料…1/2 大匙
鹽…1/2 小匙
白酒…1/4 杯
橄欖油…1/2 小匙

作法

1 雞胸肉抹鹽切大口。
2 橄欖油加熱先爆香孜然，加入雞胸肉和青花椰菜、香菜粉拌炒。
3 先將雞胸肉夾起來，再一一擺在青花椰菜上，淋上白酒加蓋蒸 15 分鐘。
4 最後加上印度香料拌勻即可。

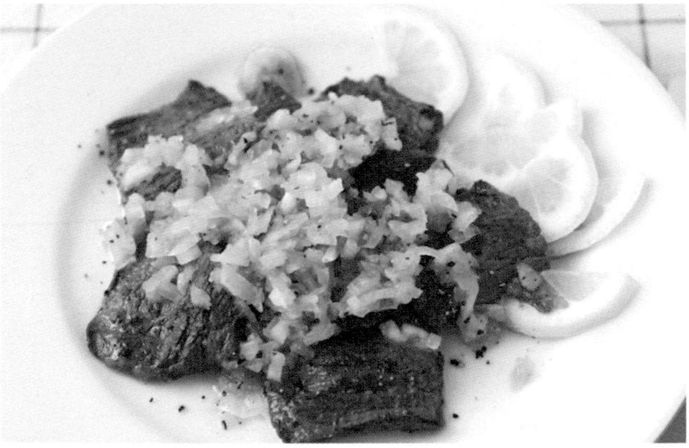

利用檸檬的酸
提點牛肉的鮮

醃檸檬牛排

熱量	491 kcal
含醣量	2.4 g
含鹽量	3.0 g

牛橫膈膜肉…200g
〈醃檸檬〉…1 小匙
胡椒粉…少許
蒜頭…1/2 瓣
沙拉油…1 大匙
A 料〈醃檸檬〉…1/2 大匙
洋蔥…1/6 顆
醬油…1 小匙
粗黑胡椒…少許
檸檬片…適量

作法

1 牛肉抹上切成末的〈醃檸檬〉和胡椒粉。蒜頭切薄片。A 料的洋蔥切末。
2 沙拉油加熱，先爆香蒜片，取出備用。
3 放入牛肉片煎至上色。
4 牛肉盛盤，淋上拌好的 A 料，撒上粗黑胡椒。用檸檬片裝飾。

醃檸檬的作法

材料

檸檬（無農藥不上蠟）…大的 3 顆（約 500g）
鹽巴…50g（約檸檬重量的 10%）

作法

檸檬皮洗乾淨，確實擦乾後，切除蒂頭，切成 8 等分的半圓形。
將檸檬片放入殺菌的瓶子裡，加鹽巴，置於陰暗處保存。

淋巴

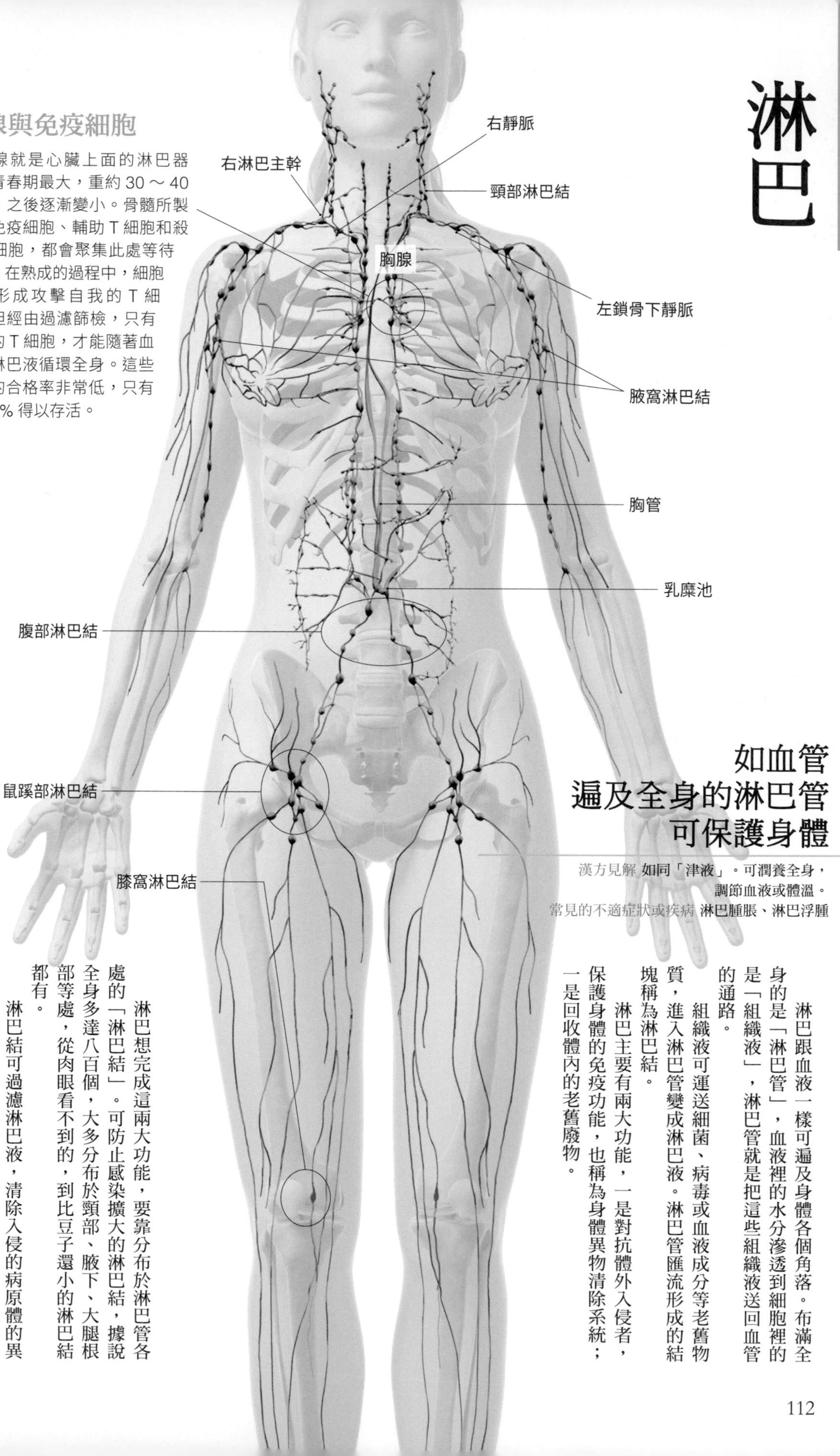

如血管遍及全身的淋巴管可保護身體

漢方見解 如同「津液」。可潤養全身，調節血液或體溫。

常見的不適症狀或疾病 淋巴腫脹、淋巴浮腫

淋巴跟血液一樣可遍及身體各個角落。布滿全身的是「淋巴管」，血液裡的水分滲透到細胞裡的是「組織液」，淋巴管就是把這些組織液送回血管的通路。

組織液可運送細菌、病毒或血液成分等老舊物質，進入淋巴管變成淋巴液。淋巴管匯流形成的結塊稱為淋巴結。

淋巴主要有兩大功能，一是對抗體外入侵者，保護身體的免疫功能，也稱為身體異物清除系統；一是回收體內的老舊廢物。

淋巴想完成這兩大功能，要靠分布於淋巴管各處的「淋巴結」。可防止感染擴大的淋巴結，據說全身多達八百個，大多分布於頸部、腋下、大腿根部等處，從肉眼看不到的，到比豆子還小的淋巴結都有。

淋巴結可過濾淋巴液，清除入侵的病原體的異物，避免感染源擴大。所以若有細菌感染，局部常會發炎腫大。

胸腺與免疫細胞

胸腺就是心臟上面的淋巴器官，青春期最大，重約 30 ～ 40 公克，之後逐漸變小。骨髓所製造的免疫細胞、輔助 T 細胞和殺手 T 細胞，都會聚集此處等待熟成。在熟成的過程中，細胞也會形成攻擊自我的 T 細胞，但經由過濾篩檢，只有合格的 T 細胞，才能隨著血液或淋巴液循環全身。這些細胞的合格率非常低，只有 3 ～ 5% 得以存活。

可防止細菌或病毒入侵身體

淋巴結是防堵細菌或病毒入侵體內的最後堡壘。當細菌或病毒從傷口入侵，白血球裡的淋巴球或嗜中性球會與之奮戰，避免感染擴及全身。

但是，細菌或病毒若打敗淋巴球，會一步步入侵淋巴管，甚至攻到淋巴結，導致淋巴結腫大疼痛。萬一這裡的淋巴球又被細菌或病毒打敗，這些細菌或病毒就會擴及全身。

如果前面的淋巴球和嗜中性球可消滅入侵體內的病原體，之後淋巴球就能持續記憶這批病原體的抗原（引起免疫反應的異物），而新生的淋巴球也有此特質。即使相同的病原體再次入侵，淋巴球也能及早發現，在它增殖前就加以消滅，曾經染上麻疹或水痘等傳染病的人就能免疫，不再感染。不過，若第一次症狀輕微，抗體（為了將抗原排出體外而製造的蛋白質之總稱）偏少者，會罕見地二次感染。

幸好現在可接種疫苗，將微量病原體打入體內避免感染（活性減毒疫苗），或攝取不具毒性的病原體成分（不活化疫苗）製作抗體。

何謂淋巴排毒？

淋巴排毒就是透過按摩手法促進淋巴液的流通。法國或德國的醫療機構常採用這種技術，調節全身的機能，提升自我療癒力。排毒其實跟按摩很像，都是為了幫身體排出老舊廢物，改善浮腫、鬆垮或僵硬感。

很多美容機構也會標榜淋巴排毒吸引客人，不需特定資格。但針對淋巴浮腫等進行治療，就需要正規的醫師、護理人員或取得證照的指壓按摩師來操作。

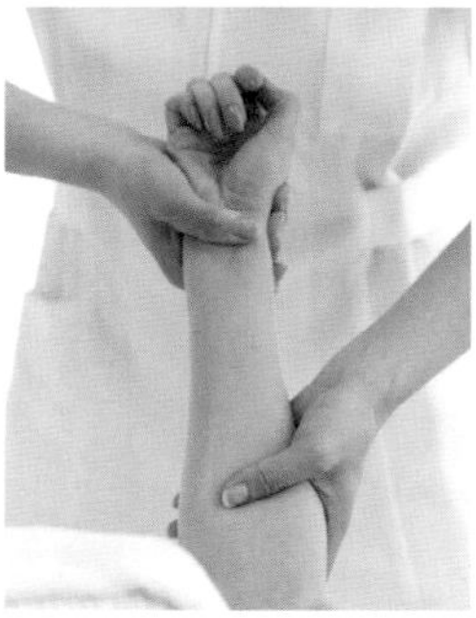

「浮腫」跟「淋巴浮腫」不一樣

因工作需要久站或久坐，整天維持同一姿勢，到傍晚時雙腳容易浮腫，稱為「起立性浮腫」，好發於女性，這只是單純的浮腫。因維持同一姿勢導致血液循環不良才會浮腫，通常休息一晚就好了。平常可多走路、鍛鍊小腿肚，就不容易引起浮腫。但是，淋巴浮腫是治療癌症或發炎等導致淋巴液停滯，四肢呈現浮腫的症狀。初期的淋巴浮腫很少有自覺症狀，容易被忽略，只要覺得四肢腫腫怪怪的，還是要趁早就診。

漢方　「津液」可潤養全身調節血液或體溫

體內的水液稱為「津液」，為構成人體組織，維持生命活動的基本物質之一。「津液」除了淋巴液以外，還有細胞液、唾液、胃液、汗水、淚水、尿液等。其中「津」不具黏性、較為清澈，可隨氣血循環全身，主要流到皮膚、黏膜、肌肉、眼睛、耳朵、鼻子、口腔、肛門、陰部。而「液」具有濃度，較黏稠且無流動性，主要滯留於關節、骨髓、腦部或臟腑等處。

「津液」可以潤養身體提供養分，調節血液的量或濃度，還能調節體溫。「津液」如不足，身體呈「內躁」狀態，肌膚或毛髮容易乾燥，關節會失調。反之，若「津液」過剩，身體呈「內濕」狀態，容易浮腫、眩暈或有噁心感。若「津液」持續過剩，身體呈帶熱的「過濕」狀態，會引起多汗、肌膚粗糙、膀胱或大腸異常等症狀。

建議漢方藥

六味丸、五苓散、防已黃耆湯、木防已湯、牛車腎氣丸／浮腫

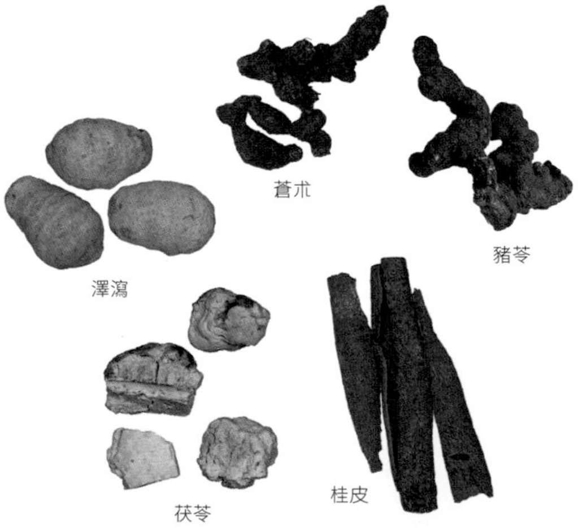

脾臟

過濾老化的紅血球 保持血液的新鮮度

漢方見解 漢方納入「脾」裡。

脾臟的大小如拳頭，重約一百公克，年紀越大越萎縮。脾臟位於腹部左上肋骨正下方，狀似咖啡豆，柔軟如海綿。

脾臟由「紅脾髓」和「白脾髓」這兩種組織構成，紅脾髓含有大量的紅血球，白脾髓則有許多淋巴球（參考第九四頁）聚集。

人體內的紅血球可將氧氣送到全身細胞，壽命約四個月。而紅脾髓負責看管這些紅血球，若發現老化的紅血球失去彈性，無法通過血管，會過濾老化的紅血球，由巨噬細胞加以清除。新生的紅血球反覆被看管、被清理，藉以保持血液的新鮮度。

此外，脾臟也有儲存血小板的功能。當傷口出血時，血小板會聚集加以止血。據說紅脾髓裡的血小板儲存量，大約是體內的三分之一！

而白脾髓則聚集了白血球裡的淋巴球。如前所述，淋巴球可保護身體對抗入侵的細菌或病毒等異物，生成特殊的蛋白質，對應入侵的抗原出現反應，與「免疫應答」的生物防禦機制有關。據說四分之一的淋巴球都聚集在白脾髓裡！

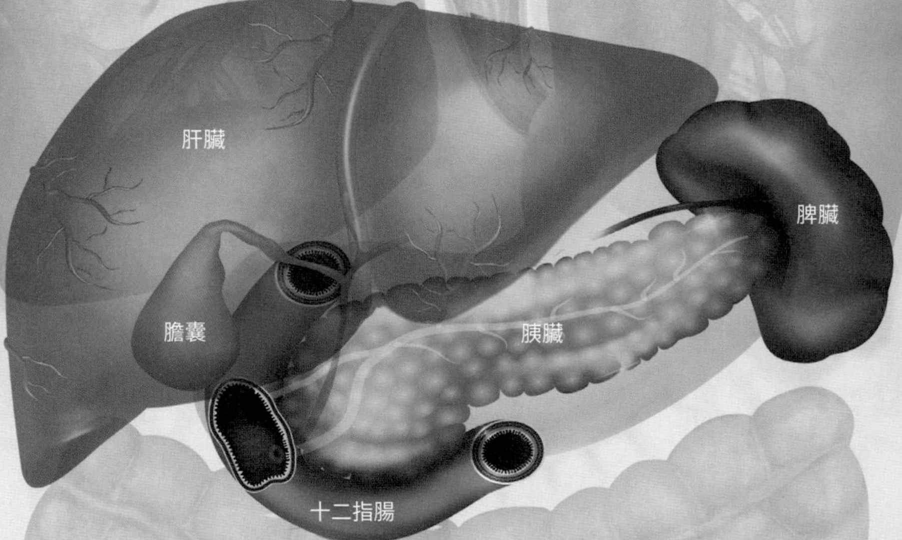

脾臟是軟的

脾臟是非常柔軟的器官，若胃部一帶遭強力撞擊，脾臟恐會破裂。若意外造成脾臟破裂，會導致腹腔大出血，須馬上手術治療。

腹部超音波檢查

了解肝臟、膽管、胰臟、膽囊、脾臟、腎臟、主動脈的疾病

透過常見的腹部超音波，觀察了解肝臟、膽管或胰臟有無腫瘤，或者是膽囊有無結石。

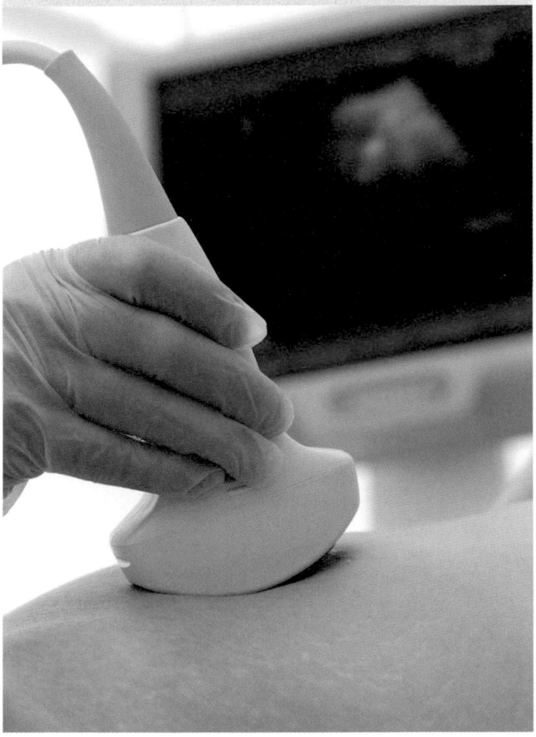

脾臟沒了也沒關係？

脾臟是人體血管最多的器官，具有免疫或跟血液有關的重要功能。成人因故摘除脾臟以後，以骨髓為首的其他器官會代替脾臟執行這些功能，原則上並不會對身體產生很大的影響。不過，摘除脾臟會增加感染重症的風險，最好接種相關的疫苗。

如果是幼童，要發展免疫功能就少不了脾臟，即使因某種疾病要切除脾臟，也不能完全摘除，要保留一部分。

目前有關脾臟的功能尚有未解之處。最近的研究說法不一，有人認為脾臟可製造對抗癌細胞的抗體，也有人認為它反而會破壞這種抗體。

漢方 納入「脾」裡

解剖生理學所說的脾臟，漢方並無相對應的器官，故被納為「脾」的一部分。

脾臟的構造

脾臟裡有脾動脈和脾靜脈。脾動脈將血液從心臟送到脾臟，一部分分支後經「脾洞」形成脾靜脈，流經脾靜脈的血液再通過脾門送往肝臟。

而脾動脈與脾靜脈間有個俗稱「脾洞」的特殊微血管，負責從老化紅血球的血色素裡取出鐵質，送到骨髓，當成製造新紅血球的成分。此外，還會在脾臟把部分的血色素變成膽紅素送到肝臟。這種膽紅素於肝臟結合葡萄糖醛酸，經由膽管送往糞便裡排出。

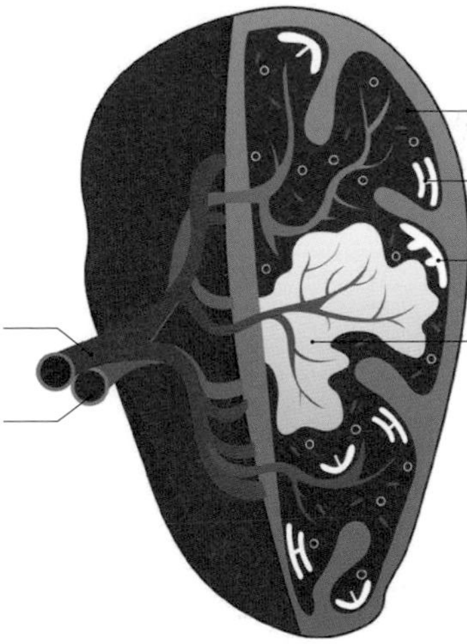

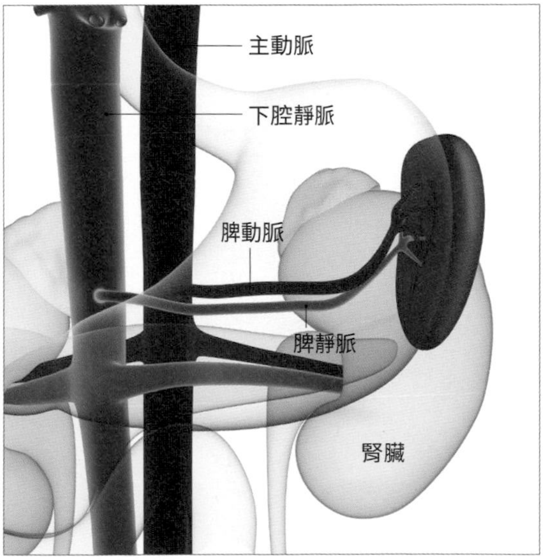

貧血

貧血很難自覺
會引發身體不適

貧血就是血液裡的血色素濃度偏低的狀態。當運送氧氣給全身的血色素變少，身體各器官會因為缺氧，而出現氣色不佳、心悸、容易喘、疲勞或倦怠感等症狀。

貧血的種類很多，最常見的是身體缺鐵引起的「缺鐵性貧血」，主因是飲食裡的鐵攝取不足。攝取足量的鐵且營養均衡的飲食，是預防貧血的最佳方法。

容易出現缺鐵性貧血的是有月事的女性，歷經懷孕、生產、哺乳期的女性，以及小學高年級到高中時期的成長期。因月經出血或成長需要的鐵質增加，很容易導致貧血。此外，不當節食導致營養失調，也會造成貧血。一說到貧血，大家都認為是女性特有的問題，但工作忙碌、飲食習慣不良的男性，其實也很可能會貧血。

原因不明的不適感
是因為「隱性貧血」？

一般都把血色素濃度低於正常值視為貧血，但有時血色素濃度超過正常值，但體內的鐵存量不足，也會引發「潛在性缺鐵症」，跟貧血一樣，會出現全身倦怠、眩暈、提不起勁等症狀。很多原因不明的身體不適，都可用這種潛在性缺鐵來解釋，又稱為「隱性貧血」。

從能儲存鐵質或維持血清鐵濃度的蛋白質——「鐵蛋白」的濃度，可診斷是否有「潛在性缺鐵症」。嚴重的話需服用鐵劑治療，但是，若能從飲食攝取足夠的鐵，也有改善「潛在性缺鐵症」的效果。

飲食生活要注意的
三個重點

想預防及改善貧血，首先要從飲食攝取足夠的鐵質，同時攝取維生素，才能有效利用體內的鐵質。

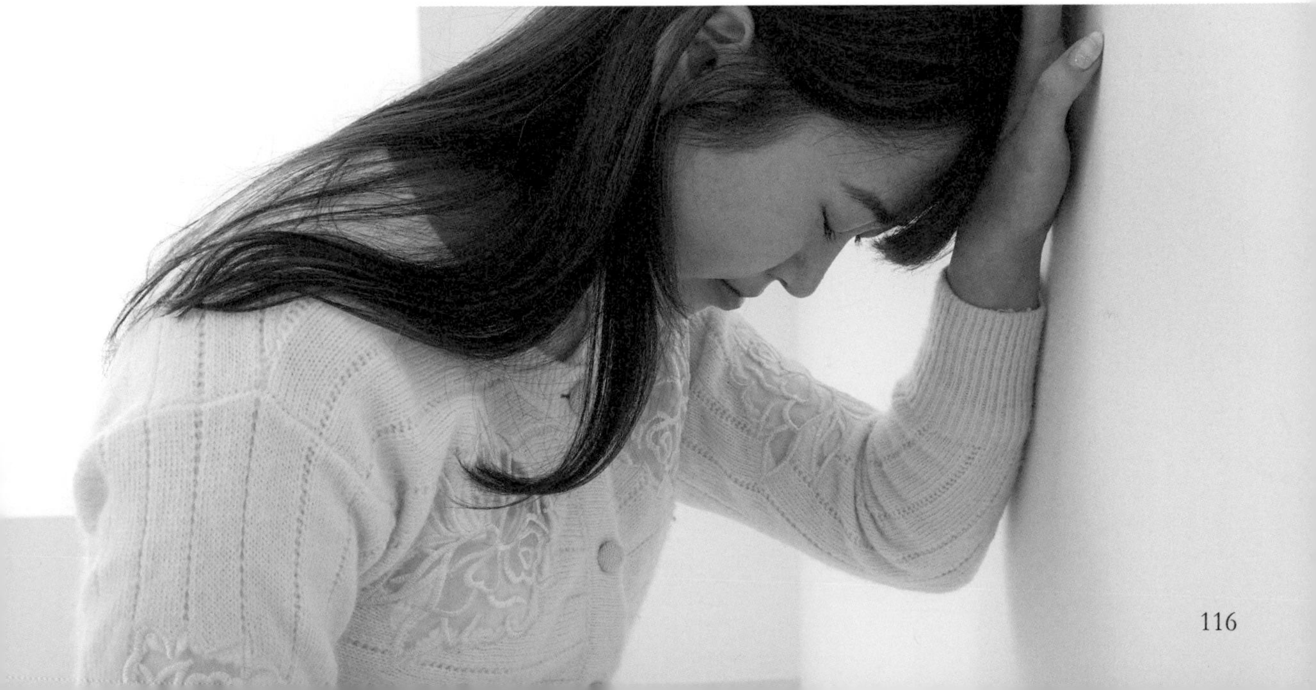

早餐一定要吃

想預防及改善貧血，早餐一定要吃，而且不是簡單吃個麵包配牛奶，最好是主食、主菜加配菜這種營養均衡的飲食。鐵或維生素B_{12}等跟造血有關的營養素攝取不足，都會造成貧血，一天若沒有一次營養均衡的餐點，攝取這類養分的機會就會變少。所以，即便是沒有吃早餐習慣的人，也要從吃點東西開始改變習慣。

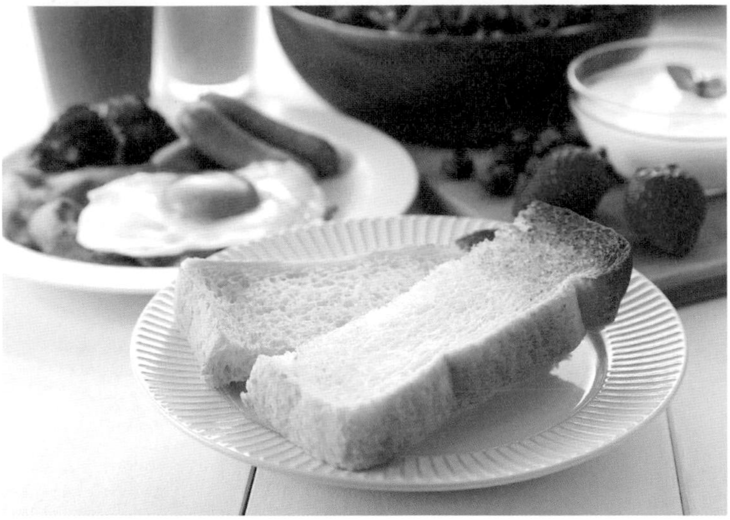

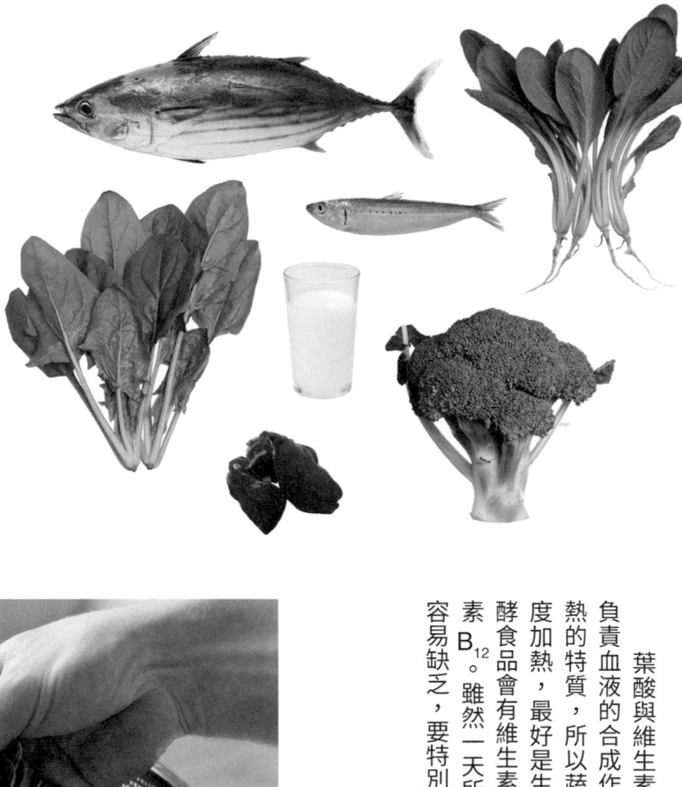

攝取足量的鐵質

平常要多多攝取的鐵質，分為動物性食品裡的「血紅素鐵」，以及植物性食品裡的「非血紅素鐵」兩種。血紅素鐵的特徵，是比非血紅素鐵容易被吸收。所以，吸收率較差的非血紅素鐵，可連同維生素C攝取，以促進鐵質被吸收。雖然血紅素鐵的吸收率較好，但不能光吃動物性食品，還是要維持營養的均衡。

攝取造血維生素

葉酸與維生素B_{12}也被稱為「造血維生素」，負責血液的合成作用。葉酸具有易溶於水且不耐熱的特質，所以蔬菜不要長時間泡水，也不能過度加熱，最好是生食。而納豆、味噌、醬油等發酵食品會有維生素B_{12}，但基本上植物並不含維生素B_{12}。雖然一天所需的攝取量極稀少，但素食者容易缺乏，要特別注意。

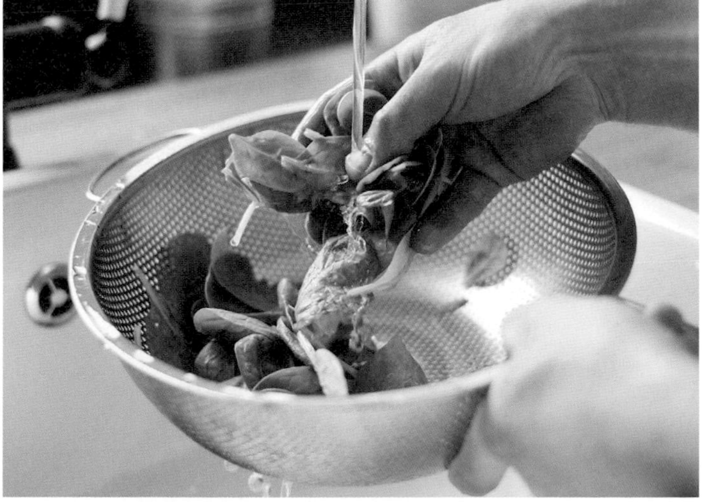

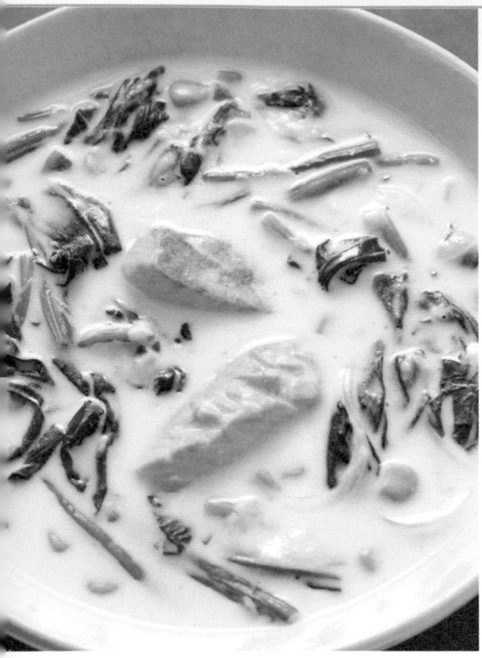

利用富含鐵質的菠菜

菠菜鮭魚奶油燉菜

(營養價值都是一人份)

熱量	474 kcal
含醣量	24.9 g
含鹽量	2.3 g
含鐵量	2.1 mg

材料(2 人份)

菠菜…半把
生鮭魚…2 片
洋蔥…1/4 顆
玉米粒(罐頭)…1/3 杯
奶油…2 大匙
麵粉…2 大匙
牛奶…2.5 杯
鹽…1/2 小匙
胡椒粉…少許

作法

1 菠菜切除根部洗乾淨,用保鮮膜包起來微波 1 分鐘。泡冷水後擰乾切小段。鮭魚片切一口大小,用米酒(另外準備)醃一下。洋蔥切薄片。
2 奶油加熱先用中火炒洋蔥。等洋蔥軟了加麵粉拌炒。再慢慢倒入牛奶拌勻。
3 加入 1 的菠菜和鮭魚,轉小火煮約 5 分鐘。用鹽、胡椒粉調味,最後加玉米粒煮開即可。

牡蠣富含鐵質
與維生素 B_{12}

牡蠣菠菜奶油燉菜

熱量	257 kcal
含醣量	2.1 g
含鹽量	1.1 g
含鐵量	3.2 mg

材料(2 人份)

菠菜…1 把
生牡蠣…150g
培根…50g
鮮奶油…1/4 杯
橄欖油…適量
鹽、胡椒粉…各少許

作法

1 菠菜切小段,培根切 3 公分寬。牡蠣用鹽水洗淨瀝乾。
2 橄欖油加熱先炒培根,再加牡蠣,熟了再加菠菜拌炒。
3 等菠菜也變軟,加鮮奶油煨煮,用鹽、胡椒粉調味。

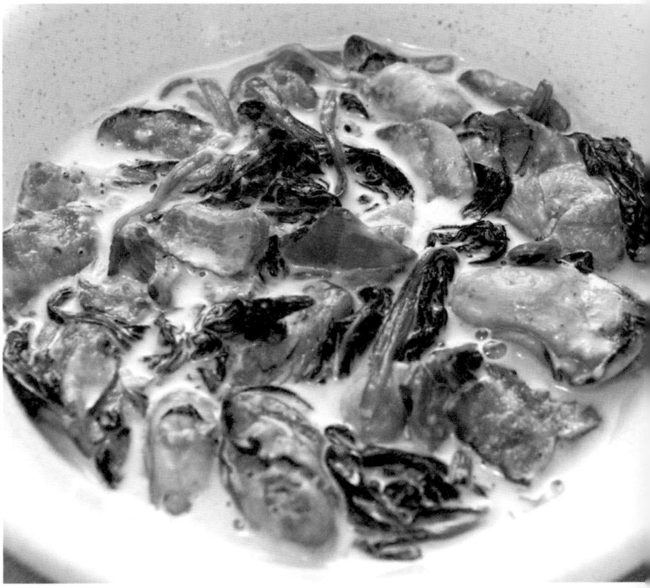

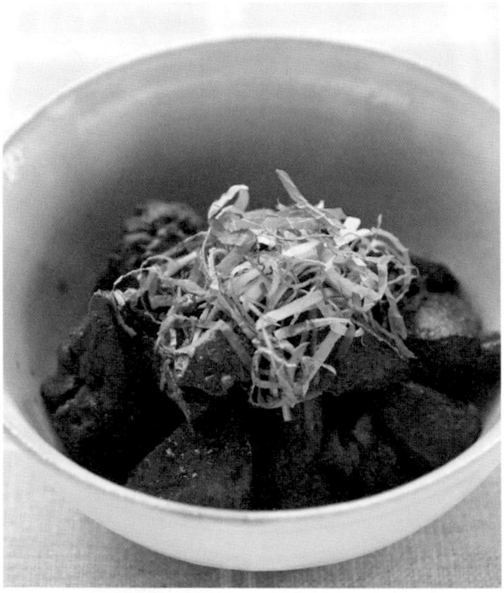

雞肝含鐵量豐富
加料去腥好滋味

生薑炒雞肝

熱量	136 kcal
含醣量	3.2 g
含鹽量	1.4 g
含鐵量	10.0 mg

材料(2 人份)

雞肝…150g
A 料 薑泥…1/2 片的分量
醬油…1 大匙
米酒…1/2 大匙
沙拉油…1/2 大匙
生薑…少許(切絲)
紫蘇…5 片(切絲)

作法

1 雞肝切成一口大小,泡水 15 分鐘,瀝乾備用。
2 A 料拌勻,醃漬雞肝 30 分鐘。
3 沙拉油加熱,連醃汁倒入 2 的雞肝,加蓋用中火燜煮。掀蓋後轉大火炒到湯汁收乾。
4 盛碗,加上薑絲和紫蘇絲。

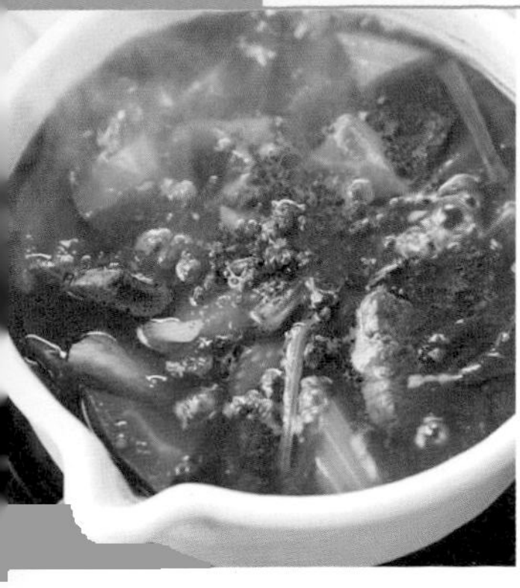

牛瘦肉富含鐵質

牛肉番茄煮

熱量	372 kcal	含鹽量	2.0 g
含醣量	8.6 g	含鐵量	3.9 mg

材料（2 人份）

牛腱肉…300g
鹽、胡椒粉…各少許
胡蘿蔔…1 根
西洋芹…2/3 把
油菜…1/3 把
番茄罐頭…2/3 罐
雞湯塊…2 個
沙拉油…少許
芹菜珠…少許

作法

1 牛腱肉切 2 公分寬，用鹽、胡椒粉醃漬。
2 胡蘿蔔、西洋芹切大塊，油菜切 3 公分長。番茄搗成番茄糊。
3 油加熱，先將牛肉炒到上色，倒入 4 杯水（另外準備）和雞湯塊，加 2 的食材燜煮。有渣渣要撈掉，煮到肉軟爛。
4 用鹽、胡椒粉調味。盛碗，撒上芹菜珠。

鰤魚的血合肉*富含鐵質

鰤魚蔬菜湯

熱量	383 kcal	含鹽量	2.3 g
含醣量	12.0 g	含鐵量	2.1 mg

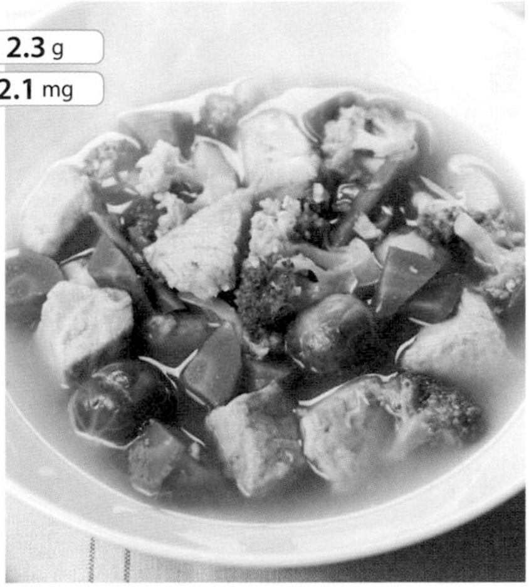

材料（2 人份）

鰤魚片…2 片
高麗菜芽…8 個
胡蘿蔔…1 根
四季豆…4 根
青花椰菜…1/4 大朵
A 料 鹽、胡椒粉…各少許
麵粉…少許
奶油…2 大匙
雞湯塊…2 個
鹽、胡椒粉…各少許

作法

1 胡蘿蔔削皮切成一口大小，煮軟備用。
2 四季豆去筋，青花分小朵，用熱鹽水汆燙。
3 鰤魚切一口大小，抹上 A 料，用奶油煎出香氣，加上高麗菜芽和胡蘿蔔。
4 食材拌炒均勻後，倒入 3 杯水（另外準備）和雞湯塊。等高麗菜芽軟熟，倒入 2 的蔬菜，用鹽、胡椒粉調味。

*編註：血合肉是魚骨周圍顏色偏暗的肉。

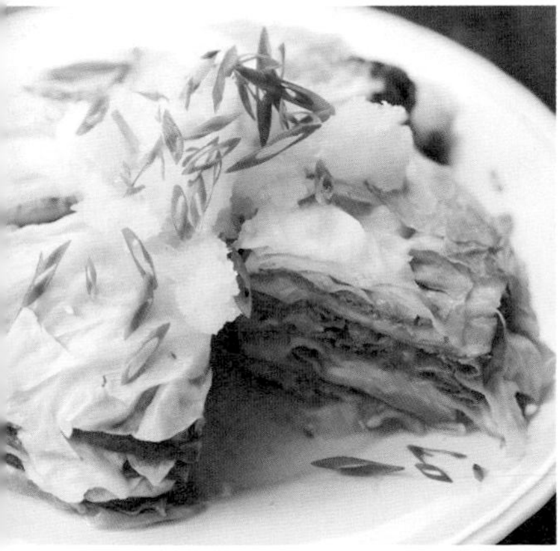

可提振食慾、清爽美味的簡單料理

高麗菜牛肉千層煮

熱量	239 kcal
含醣量	9.2 g
含鹽量	1.2 g
含鐵量	2.1 mg

材料（2 人份）

高麗菜…1/4 顆
涮涮鍋用牛肉片…200g
薑泥…2 片的分量
蘿蔔…150 ～ 200g
青蔥…2 根
柚子醋…適量

作法

1 高麗菜一葉葉洗乾淨，切掉硬芯，剝大塊。蘿蔔磨成泥擰乾。青蔥切斜片。
2 準備耐熱皿，將 1 的高麗菜和牛肉片交互堆疊，淋上薑泥。蓋上保鮮膜微波 8 ～ 10 分鐘。取出，一樣蓋著保鮮膜，利用餘熱再燜 5 分鐘。
3 切好盛盤，加上 1 的蘿蔔泥和蔥片，淋一點柚子醋。

明太子富含可造血的維生素B_{12}

明太子鮮蔬沙拉

熱量	255 kcal	含鹽量	1.1 g
含醣量	14.4 g	含鐵量	1.8 mg

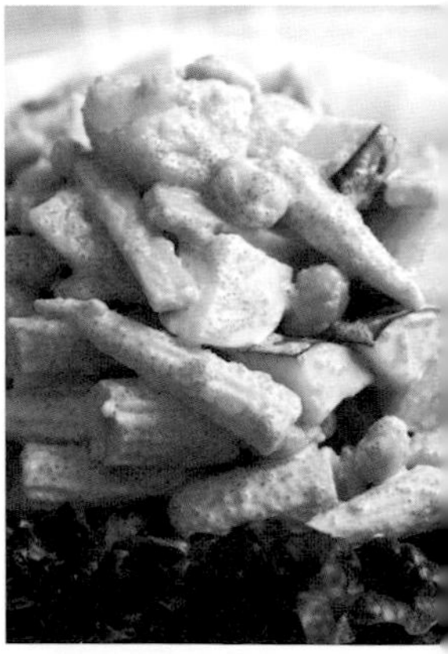

材料（4 人份）

馬鈴薯…2 顆
玉米筍…12 根
櫛瓜…1 條
毛豆仁…100g
巧達起司…40g
美生菜…3 ～ 4 片
明太子…1 片（100g）
美乃滋…3 大匙

作法

1 明太子搗碎，先將美乃滋拌勻。
2 馬鈴薯洗淨，帶皮用乾紙巾包好，再裹層保鮮膜微波 4 分鐘。上下顛倒再微波 3 分鐘。去皮切成適當大小。
3 玉米筍剖成兩半。櫛瓜切 2 公分塊狀，撒鹽（另外準備）醃 5 分鐘，擰乾備用。巧達起司切細絲。
4 用 1 的明太子醬攪拌 2 和 3 的食材。
5 美生菜剝成適當大小，鋪在盤底，再倒上 4 的食材。

漢方與生藥的基本知識

漢方於日本發揚光大

目前日本沿用的許多醫學理論或醫療技術都源自西洋醫學。在明治時代初期，日本的醫學以西洋醫學為主，但在這之前，日本的醫療是以傳統中國醫學（中醫學）為基礎的漢方醫學（漢方）為中心。

西元五～六世紀，隨佛教引進日本的傳統中國醫學，為合乎日本的風土、文化或日本人的體質等自行發展，被稱為漢方。之後持續發展一五○○年的漢方，成為在日本發揚光大的醫學。

明治時代以後，西洋醫學成為日本醫學的重心，漢方看似消退。但隨著邁向長壽時代的今日，「未病」的漢方觀點再次受到矚目。所謂的「未病」就是尚未生病，但已出現身心失調的症狀。所以，漢方提倡在「未病」之際就以預防發病為目標，主張改善日常飲食以養生（飲食養生），加上適度的運動，服用來自自然資源的生藥，提升自我療癒力，打造不生病的體質。

西洋醫學與漢方的差異

西洋醫學是透過科學檢查或分析，以客觀的角度探討病因的科學。相對地，漢方則是依個人體質或特徵，針對整個身體做精細的綜合考量，根據經驗或傳統找出治療方法的醫學。以身心一體（心身一如）為大前提，維持全體調和，正是漢方最重要的論點。

西洋醫學主要使用化學藥物，強調單一成分且藥效佳，達到集中治療病兆的效果，但有時會有副作用。但漢方用的是自然擷取的生藥，藥材含多種成分之複合作用。雖說藥效緩和，卻有相加相成的功效，甚至還會含有微量的有毒成分。

雖說不管哪種醫學都有自己的強項，但針對不明原因的症狀，漢方顯然能找出多種應對方法，發揮良好的功效。

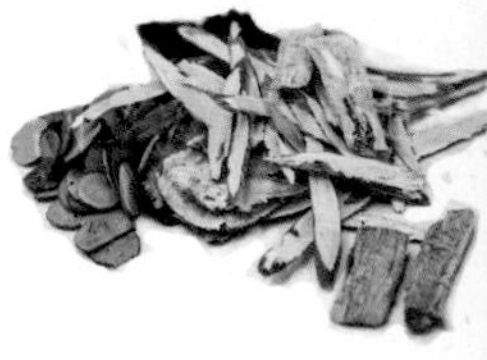

漢方的診斷方法

漢方為了確實掌握患者的狀態，會透過以下四種方法收集情報。

1 望：「觀察」

體態、姿勢、臉色、皮膚、眼睛、舌頭等

2 聞：「聞」、「嗅」

聲音、呼吸、腹聲、體味等

3 問：「口頭問診」

自覺症狀、病史、病情、家族病史、生活習性等

4 切：「觸診」

脈象、皮膚、四肢、腹部等

透過上述四種方法收集情報分析體質，再開立漢方藥。因每種體質或症狀所對應的藥物都不同，若服用漢方藥後症狀出現變化，處方也必須跟著改變。原本漢方藥是配合患者各自的症狀進行調配，現在經過調製後更方便使用，現在的漢方藥可說比以前更親民！

漢方的中心思想「陰陽論」

漢方的思想特徵以中國醫學為基礎，其中最大的中心思想就是「陰陽論」。

古代中國哲學家認為「包含人類在內的自然界，所有的人事物都有陰陽兩面，各自有所關聯」。不光只有向陽與背陰，還有日與夜、夏與冬、表與裡、上與下、動與靜、明與暗……。自然界的陰與陽互為對立又互相依附，任何一方都不能單獨存在。陰與陽取得平衡，也互有變化。

人類也是大自然的一部分，人體也符合這種哲理。所以，夏季酷熱時為了避免陽過剩，會流汗調節。冬季酷寒時為了避免陰過剩，會關上汗腺維持體溫。人體就像這樣維持陰陽調和，才能擁有正常的生活。而陰陽失衡就會生病，正是漢方理論的基礎。

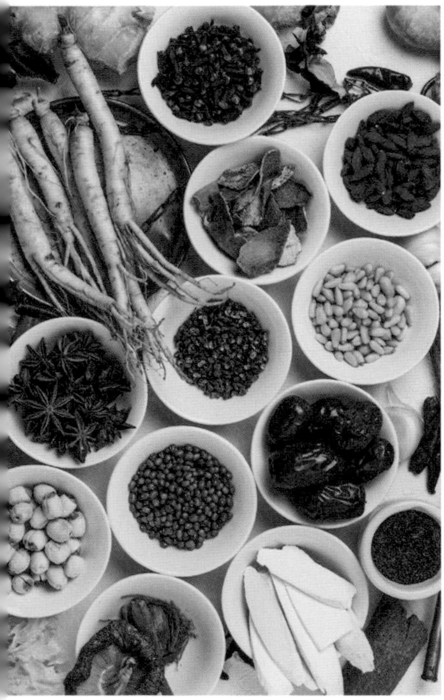

陰陽的概念

自然哲學的概念

陰	地	月	夜	女	水	寒	右	下	植物	冬
陽	天	太陽	日	男	火	熱	左	上	動物	夏

人體

陰	五臟	下半身	胸腹	體內器官
陽	六腑	上半身	背部	手足顏面

八大證型

證型	虛實	寒熱	表裡
表寒虛證	虛	寒	表
表寒實證	實	寒	表
表寒虛證	虛	熱	表
表熱實證	實	熱	表
裡寒虛證	虛	寒	裡
裡寒實證	實	寒	裡
裡熱虛證	虛	熱	裡
裡熱實證	實	熱	裡

漢方治療裡的「證」為何？

根據患者呈現的症狀或狀態，漢方醫學所下的判斷症狀，漢方稱為「證」。為了掌握症狀以判斷「證」，漢方很重視以下的概念。

表裡

找到疾病出現的部位（病位），接近體表稱為「表」，離體表很遠稱為「裡」（審定註：表裡是相對的概念，如體表與臟腑，體表為表，臟腑為裡；經絡臟腑，經絡為表，臟腑為裡）。症狀若出現在皮膚或肌肉等體外稱為「表證」，若出現在器官或血管等體內稱為「裡證」。

寒熱

找到疾病的性質或狀態（病狀或病性），若身體熱烘烘想吃冷食稱為「熱證」，若四肢冰涼充滿寒氣稱為「寒證」。

虛實

找到疾病的型態（病勢），免疫力（＝元氣）不足的狀態稱為「虛」，旺盛的病因入侵體內（＝邪氣）呆滯不動的狀態稱為「實」。原本虛弱的體質稱為「虛證」，但平常有體力，因風邪出現發燒、無汗等症狀時，就稱為「實證」。

先從病位判斷表裡，再從狀態判斷寒熱，最後從病勢判斷虛實。如上圖所示，總共可分成八大證型，即「八綱辨證」。

臨床就這樣根據判斷出來的「證」進行治療。

五行學說與五臟六腑

中國自古認為天地萬物均可歸類為「木」、「火」、「土」、「金」、「水」這五個基本要素，稱之為五行學說。如果大自然像個大宇宙，人類就是裡面的小宇宙，人類的生命活動均符合這種五行思想。

這五個基本要素互相影響，保持促進與抑制的關係以維持平衡。

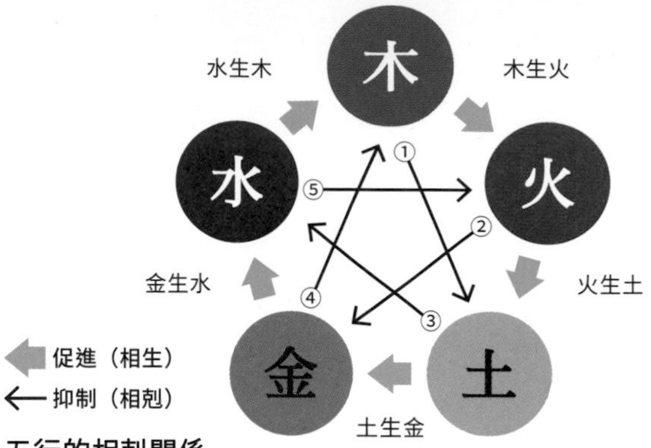

五行的相剋關係

①木剋土　②火剋金　③土剋水　④金剋木　⑤水剋火

五個基本要素的特徵

- 木 如樹木成長，代表生長、生發、啟動等性質。
- 火 如火般，代表溫熱、上升等性質。
- 土 透過播種或收獲等農作，生產萬物，代表生化、承載、受納等性質。
- 金 冷卻後會凝固，代表收縮、沉靜、肅降（下降）、收斂等性質。
- 水 如水般，代表滋潤、下行（潤下）、寒涼等性質。

與人類生命活動有關的五行

	五行	木	火	土	金	水
季節	五季	春	夏	土用	秋	冬
生命活動的中心	五臟	肝	心	脾	肺	腎
消化、吸收、排泄	五腑	膽	小腸	胃	大腸	膀胱
補充營養	五體	筋	血脈	肌肉	皮毛	骨
五感功能	五官	眼	舌	口	鼻	耳
反映營養狀態	五華	爪	面色	唇	體毛	髮
情感的呈現	五志	怒	喜	思	憂	恐
氣色、臉色	五色	青	赤	黄	白	黑
飲食嗜好	五味	酸	苦	甘	辛	鹹
氣象影響	五惡	風	熱、火	濕	燥	寒

漢方裡的五臟或六腑和西洋醫學所說的各個臟器不太一樣。漢方的臟腑不是單指某個特定臟器，而是依照不同生理功能來說明五臟六腑各自的機能。若有失調的情形，要從與各個臟腑關聯的部位全面檢視，才能調節平衡、改善不適。

構成人體的「氣」、「血」、「津液」與「精」

維持生命活動的基本物質為氣、血、津液（水）和「精」。

「**氣**」為中國傳統思想中最重要的一種概念，被視為生命活動的能量來源。氣若源源不絕而生，傳導到全身，可作為活動能源的燃料。氣如果不足或流動不暢，生命功能就會發生障礙。

「**血**」可循環全身，提供養分給各器官的滋養來源。血若出現不足，則血液流動會停滯，一旦產生停滯或滯熱等異常現象，身體就會出現不適的症狀。

「**津液**」或是「**水**」為體內水分的總稱，可滋養身體，調節水分濃度或體溫。除了淋巴液，尿、汗、淚、鼻水等都屬於「津液」。過多或不足的津液都會讓身體出現問題。

「**精**」則是維繫生命活動的根本物質，更是生命力的來源。出生時帶來的先天之精，加上成長所需生成的精，都儲藏於「腎」。而與生長或生殖有關的精，會隨著年紀增長而減少。

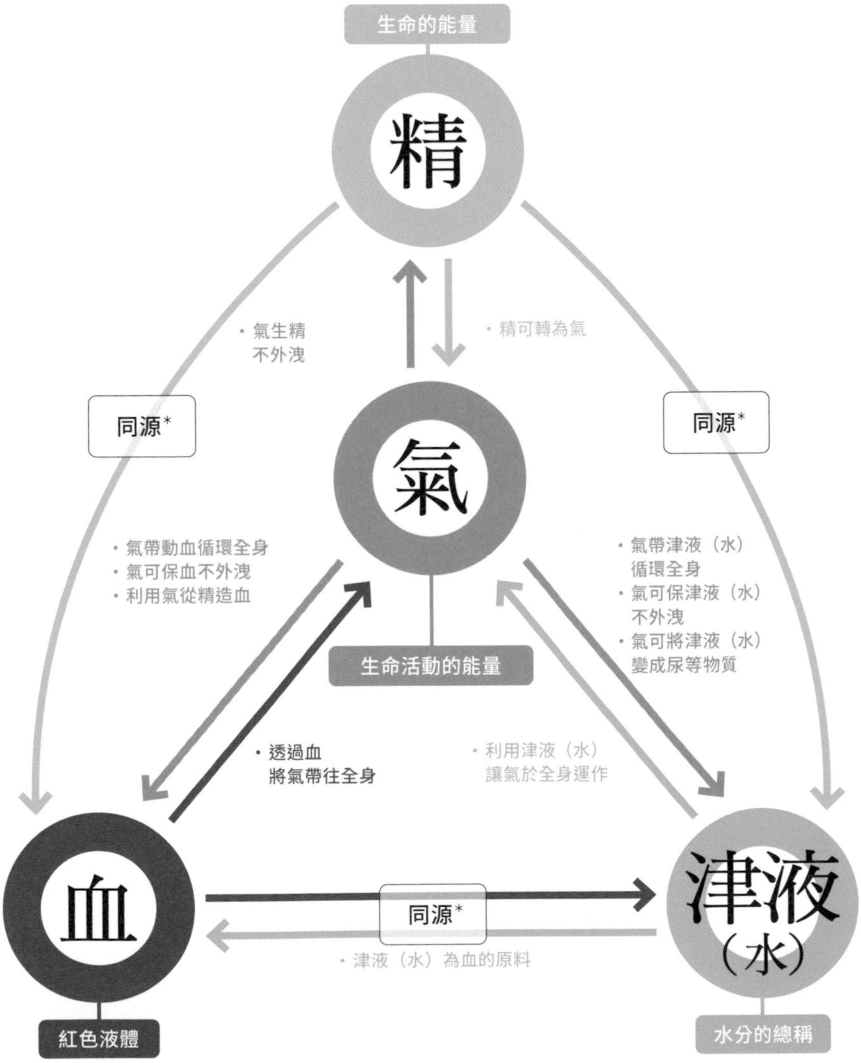
生命的能量
精
・氣生精
不外洩
・精可轉為氣
同源*
同源*
氣
・氣帶動血循環全身
・氣可保血不外洩
・利用氣從精造血
・氣帶津液（水）
循環全身
・氣可保津液（水）
不外洩
・氣可將津液（水）
變成尿等物質
生命活動的能量
・透過血
將氣帶往全身
・利用津液（水）
讓氣於全身運作
血
同源*
津液
（水）
・津液（水）為血的原料
紅色液體
水分的總稱

「氣」、「血」、「津液」（水）和「精」彼此的關係

*同源即互倚互生之意。

五臟的功能與失調

漢方稱人體器官為五臟六腑。
五臟為肝、心、脾、肺、腎。
六腑為膽、小腸、胃、大腸、膀胱、三焦[*1]。

	肝	心
功能	● 藏血，調節全身的供血量 ● 調節全身的氣 ● 調節關節或肌肉功能 ● 控制新陳代謝 ● 調節精神活動 ● 促進消化與吸收	● 將血液循環全身，輸送養分 ● 控制精神狀態
失調症狀	▼ 失眠、焦慮、憤怒、憂鬱、情緒不穩、嘆息 ▼ 頭痛、耳鳴 ▼ 眼茫、眼乾、異物感 ▼ 手腳龜裂或肌無力 ▼ 肌膚乾燥、掉髮、毛髮或指甲受損 ▼ 想吐或有噁心感、喉嚨有異物感、食欲不振、腹瀉、腹痛 ▼ 出血、經血過多	▼ 睡眠障礙、容易驚醒、失眠 ▼ 眩暈、臉色蒼白 ▼ 焦慮、情緒不穩、精神不安 ▼ 耳鳴、腰痛、背痛 ▼ 味覺障礙、語言障礙 ▼ 盜汗、腹瀉、勞心、心氣消耗 ▼ 四肢或背部冰冷

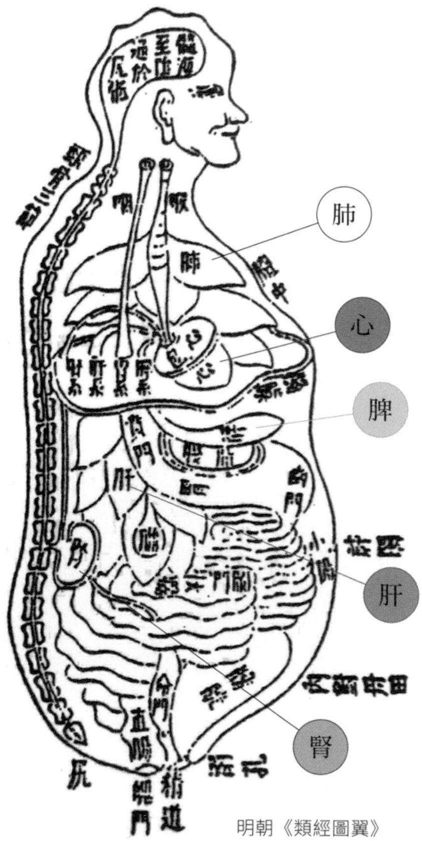

明朝《類經圖翼》
所繪之人體結構圖

＊1 三焦
有關三焦的看法很多，一般是指「水」（津液）等物質被運往全身的路徑，位於全身。

脾	肺	腎
● 負責消化與吸收，輸送養分 ● 製造血液的來源 ● 保護血管，促進血流 ● 維持內臟的位置 ● 生成與維持肌肉	● 吸入新鮮空氣，排出廢氣 ● 調節全身的氣流 ● 促進水分代謝 ● 生成血液與水分 ● 調整膚質 ● 調整鼻、喉或呼吸器官	● 調節全身的水分代謝 ● 促進與調節呼吸 ● 促進生長與發育 ● 負責生殖機能 ● 與血液的生成有關 ● 防止外物入侵 ● 生成與維持骨骼 ● 確保思考能力
▼ 食慾不振、有氣無力、腹瀉 ▼ 腹脹、消瘦、憔悴 ▼ 唾液變少或過剩 ▼ 浮腫、水腫、疲勞、倦怠感 ▼ 血色不佳（顏、唇、舌、爪）、手腳冰冷 ▼ 出血（血尿或血便） ▼ 內臟下垂	▼ 咳嗽、喘息、喘不過氣、呼吸困難、發聲障礙 ▼ 風邪、鼻水 ▼ 胸部悶塞 ▼ 浮腫、倦怠感 ▼ 氣管黏膜乾澀、鼻腔乾澀、有痰 ▼ 發汗異常 ▼ 憂鬱	▼ 浮腫、尿量增減、排尿障礙 ▼ 喘息、喘不過氣、呼吸困難等 ▼ 性功能障礙、不孕、發育障礙 ▼ 潮熱（每天到一定時間體溫就上升） ▼ 睡覺盜汗 ▼ 眩暈、耳鳴、腰痠無力 ▼ 免疫力下降 ▼ 易受驚嚇、健忘、缺乏毅力

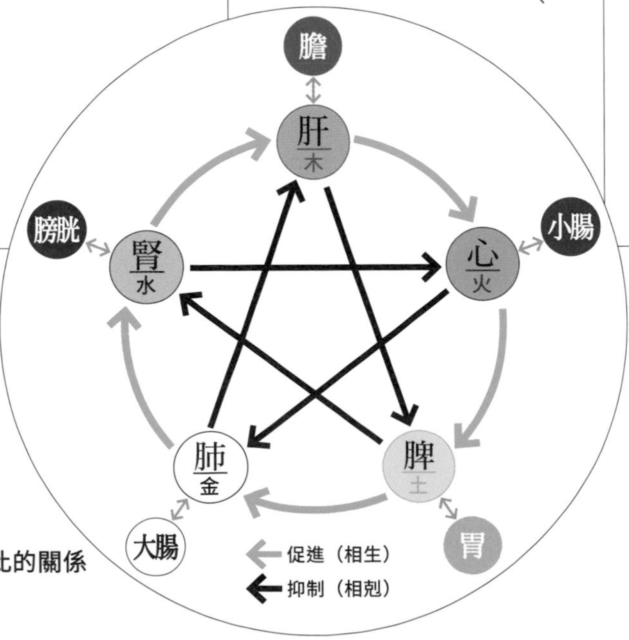

五臟六腑彼此的關係

關於疾病的原因

漢方認為陰陽失調就會生病，原因可能是：①外在因素（外因）②內在因素（內因）③其他因素。

氣象等自然環境變化的因素稱為「外因」，從體外發病，分為風、寒、暑、濕、燥、火六種。

而從體內情緒引發的因素稱為「內因」。人類的基本情感有喜、怒、思、悲、憂、恐、驚，這七種情感變化過大也會導致生病。

暴飲暴食、少食、偏食等飲食習慣不良，也是造成身體不適的因素。其他還有過度勞動或嬉樂、勞心等，過度損耗身心也會造成不適。

六種外因

風（風邪）
- 一整年都可能出現，但好發於初春
- 頭痛、鼻塞、喉嚨痛、眼睛充血、浮腫、花粉症
- 眩暈、步履蹣跚

寒（寒邪）
- 好發於冬季
- 寒氣、體寒、惡寒、發燒
- 頭痛、關節痛、抽筋

暑（暑邪）
- 好發於盛暑
- 高燒、多汗、顏面泛紅、口乾舌燥
- 焦慮、心悸、失眠、倦懶

濕（濕邪）
- 常見於梅雨季或夏季
- 食慾不振、噁心感、腹脹感
- 腹瀉、浮腫、身體沉重、眼屎

燥（燥邪）
- 好發於秋冬之際
- 肌膚或毛髮乾澀、黏膜乾燥
- 乾咳、喘息

火（火邪）
- 不分季節，但夏季最明顯
- 高燒、顏面潮紅、喉嚨痛、頭昏腦脹、多汗、出血（鼻血等）、抽筋
- 焦慮、失眠、心悸

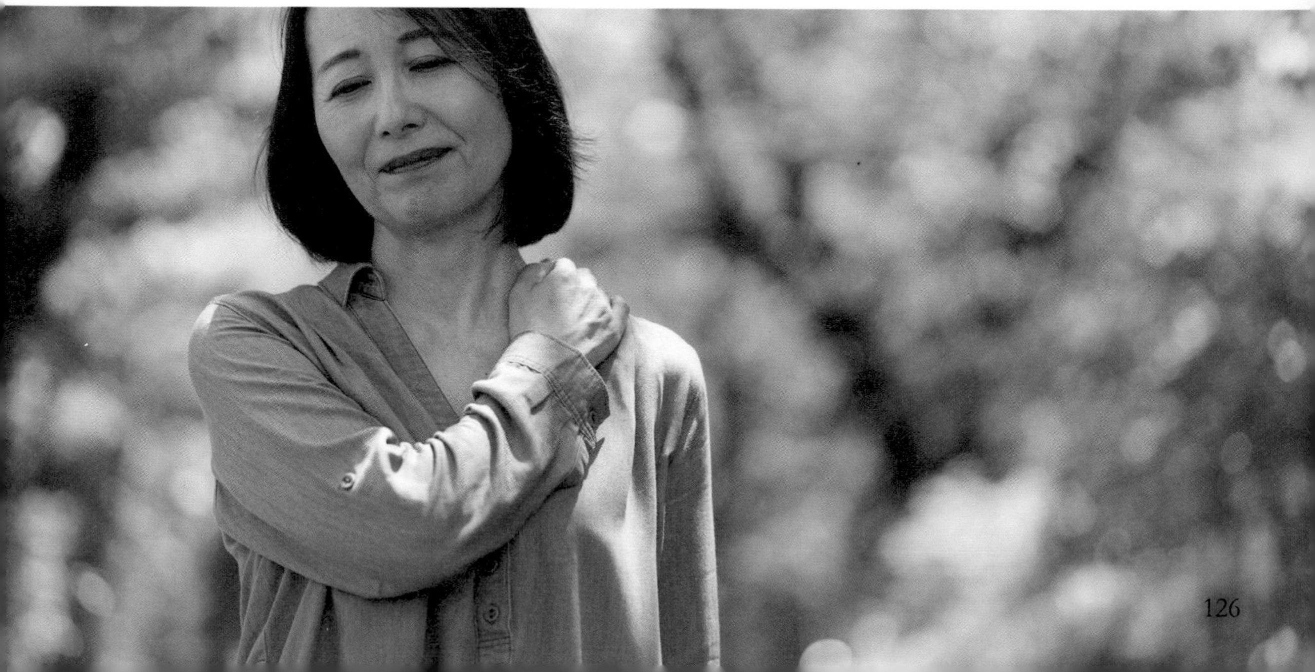

漢方藥的基礎知識

將自然界裡的植物*或礦物等製成生藥，再組合生藥利用的就是漢方藥。

漢方藥原本是漢醫根據患者的體質或症狀，判斷「證」型所開立的處方藥。所以即便患者疾病相同，若證型不同，藥方藥也不一樣。

組合搭配多種生藥的漢方藥，原有多種成分相加相乘的效果，但這些成分也可能互相抵銷，或彼此融合。跟成分單一的化學藥品比起來，漢方藥的藥效緩和，副作用少是一大特徵，因此漢方藥被認為很適合用來治療或預防慢性疾病。

目前市面上有很多漢方藥，隨手一拿即可服用，但要小心，誤判病症服用反而會傷身。「漢方藥較溫和不傷身」——若陷入這種迷思就不妙了，也不要自己判斷就長期服用。

此外，漢方藥搭配西藥、營養補充品或健康食品等，有時會引發交互作用的不良反應，務必先諮詢專業醫師或藥師再行服用。

*除了植物或礦物以外，也有一些動物性物質。

主要的漢方藥與其功能

	主要功能	使用的生藥材
大建中湯	腹脹感、腹痛腹瀉	乾薑、人參、山椒、膠飴
抑肝散	失眠、神經症狀、小兒疳症	蒼朮、茯苓、川芎、柴胡、甘草、釣藤鉤、當歸
六君子湯	胃炎、胃下垂、食慾不振、消化不良	蒼朮、人參、半夏、茯苓、大棗、陳皮、甘草、生薑
牛車腎氣丸	排尿困難、頻尿、浮腫	地黃、山茱萸、山藥、澤瀉、牡丹皮、桂皮、茯苓、附子、牛膝、車前子
半夏瀉心湯	腸胃炎、消化不良、神經性胃炎、胃弱	半夏、黃芩、乾薑、甘草、大棗、人參、黃連
補中益氣湯	食慾不振、胃下垂、夏天消瘦	黃耆、蒼朮、人參、當歸、柴胡、陳皮、大棗、甘草、升麻、生薑
芍藥甘草湯	伴隨肌肉痙攣的疼痛	甘草、芍藥
麥門冬湯	支氣管炎、支氣管性氣喘	麥門冬、半夏、大棗、甘草、人參、梗米
加味逍遙散	手腳冰冷、更年期症狀、月經失調	柴胡、芍藥、蒼朮、當歸、茯苓、生梔子、牡丹皮、甘草、生薑、薄荷
五苓散	頭痛、急性腸胃炎、腹瀉、宿醉	澤瀉、蒼朮、豬苓、茯苓、桂皮
防風通聖散	高血壓、肥胖、浮腫	黃芩、甘草、桔梗、石膏、白朮、大黃、荊芥、山梔子、芍藥、川芎、當歸、薄荷、防風、麻黃、連翹、生薑、滑石、芒硝
葛根湯	風邪、鼻風邪、肩頸痠痛、神經痛	桂皮、芍藥、大棗、甘草、生薑、葛根、麻黃
當歸芍藥散	更年期症狀、貧血、倦怠、月經失調	芍藥、蒼朮、澤瀉、茯苓、川芎、當歸
桂枝茯苓丸	月經失調、經痛、更年期症狀	桂皮、芍藥、桃仁、茯苓、牡丹皮
八味地黃丸	腎炎、糖尿病、攝護腺肥大、坐骨神經痛	地黃、山茱萸、山藥、澤瀉、茯苓、牡丹皮、桂皮、附子
小青龍湯	鼻水、鼻塞、過敏性鼻炎	半夏、乾薑、甘草、桂皮、五味子、細辛、芍藥、麻黃
半夏厚朴湯	情緒不穩、神經性胃炎、神經性食道狹窄	半夏、茯苓、厚朴、蘇葉、生薑

茴香

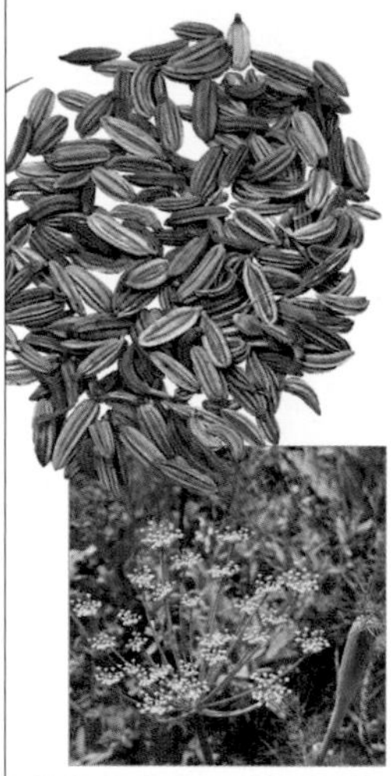

植物名　茴香　科別　繖形科
藥用部位　果實　主藥效　健胃、化痰、祛風、止痛
處方漢方藥　安中散、丁香柿蒂湯
特徵　原產於地中海，以Fennel這個香草名為人熟知，多年生草本植物。史上最古老的作物之一。印度常用於咖哩料理，中國常作為五香粉的原料。漢方用來當作芳香性健胃成分或下腹止痛。

黃連

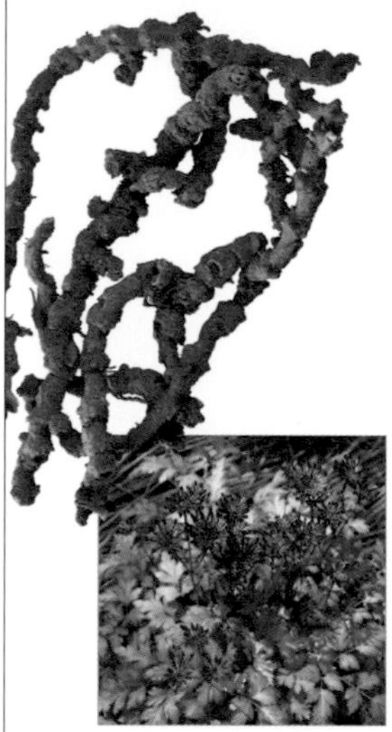

植物名　黃連　科別　毛茛科
藥用部位　乾燥根莖　主藥效　健胃、抗菌、鎮痙、利膽
處方漢方藥　溫清飲、黃連湯、黃連解毒湯、三黃瀉心湯
特徵　為自行生長於林木下的多年生草本植物；因根莖橫切面偏黃，許多鬚根也呈黃色，故有此名。漢方用來健胃整腸、改善情緒不穩、心窩悶堵或腹瀉等。

黃芩

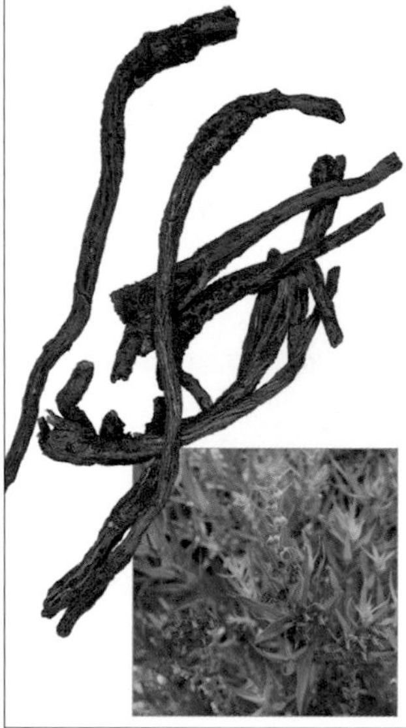

植物名　黃金花　科別　唇形科
藥用部位　乾燥根　主藥效　緩下、利尿、抗發炎
處方漢方藥　溫清飲、黃芩湯、黃連解毒湯、乙字湯
特徵　花雖然是紫紅色的，但根偏黃，故有此名。漢方用來改善充血、胃悶、腹瀉或腹痛等。

葛根

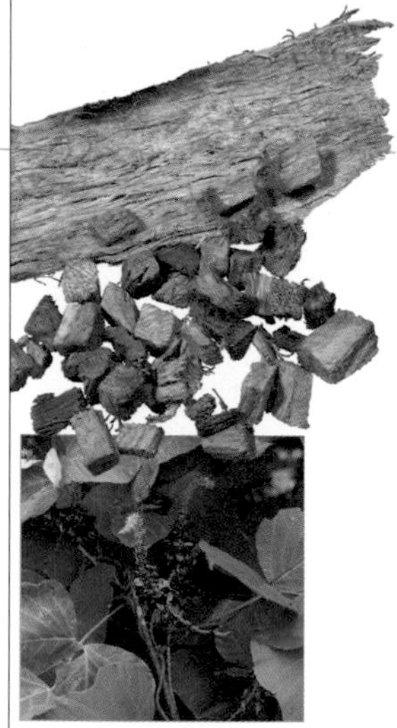

植物名　葛　科別　豆科
藥用部位　乾燥根　主藥效　鎮痙、解熱
處方漢方藥　葛根湯、葛根湯加川芎辛夷、桂枝加葛根湯
特徵　自行生長於東亞溫帶的多年生草本藤蔓植物。自根部採集的澱粉稱為葛粉，除了當作滋養劑，也可當成製作錠劑時的添加劑。漢方用來解熱、鎮痙等。

黃柏

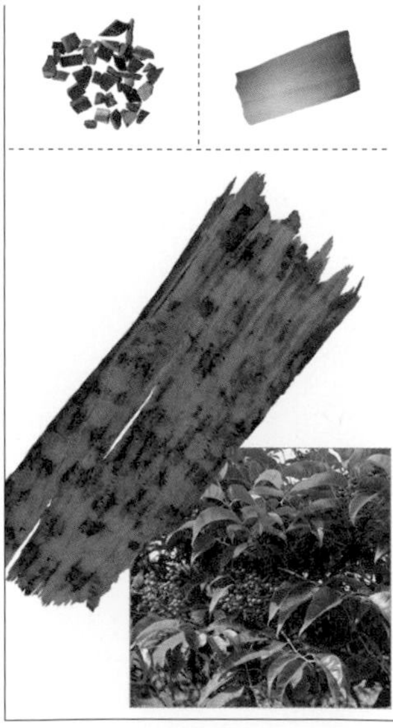

植物名　黃蘗　科別　芸香科
藥用部位　樹皮　主藥效　健胃、消炎
處方漢方藥　黃連解毒湯、加味解毒湯、溫清飲
特徵　自古即為健胃整腸劑，也可當作黃蘗色這種鮮黃色的染料。為落葉喬木。漢方用來健胃、消炎、止瀉。

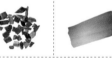

甘草

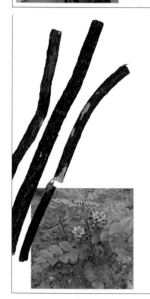

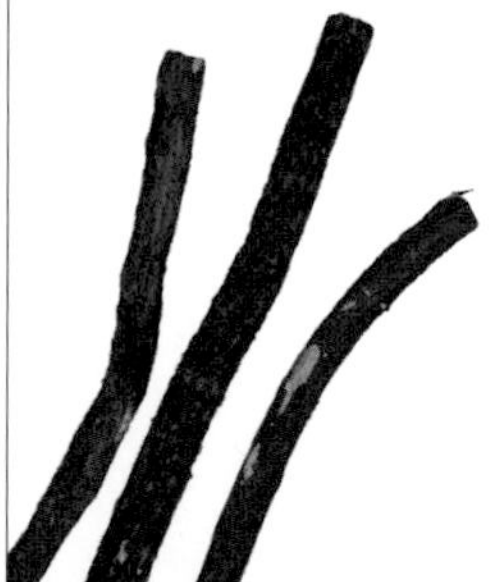

植物名　烏拉山甘草　科別　豆科
藥用部位　乾燥根　主藥效　化痰、止咳、消炎、止痛
處方漢方藥　甘草湯、大黃甘草湯、調胃承氣湯、麻杏甘石湯
特徵　為開淡紫花的多年生草本植物。常用作甘味劑原料。漢方用來改善痙攣痛、腹痛、咽頭痛等症狀。是超過七〇%的處方藥都會使用的重要生藥材。

桔梗

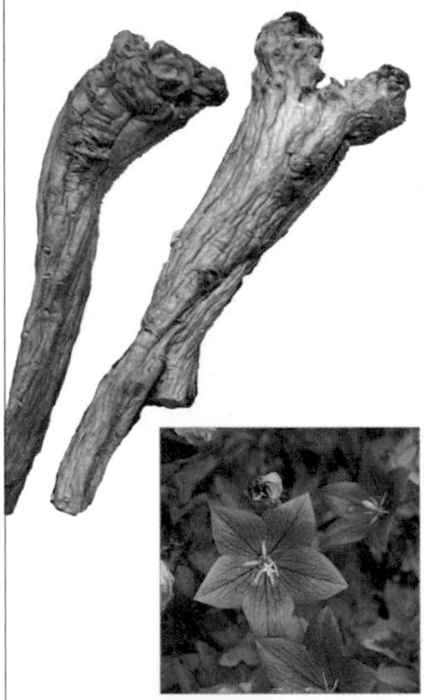

- 植物名：桔梗　科別：桔梗科
- 藥用部位：乾燥根　主藥效：止咳、化痰
- 處方漢方藥：桔梗湯、荊芥連翹湯、十味敗毒湯
- 特徵：屬深山野草，秋季七草之一。漢方用來排膿、止咳、化痰。

厚朴

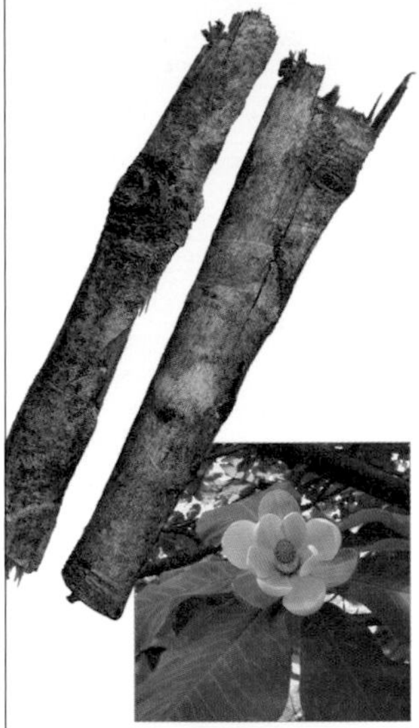

- 植物名：川朴、赤朴　科別：木蘭科
- 藥用部位：樹皮　主藥效：鎮痛、鎮痙、利尿、化痰
- 處方漢方藥：半夏厚朴湯、通導散、平胃散
- 特徵：樹高可達三十公尺的落葉喬木，其大葉在日本常用於朴葉味噌、朴葉壽司或朴葉麻糬。漢方用來收斂、利尿、化痰。

杏仁

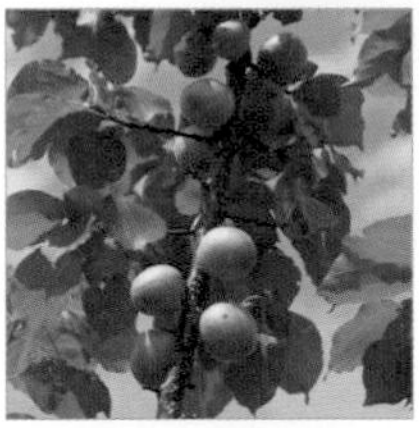

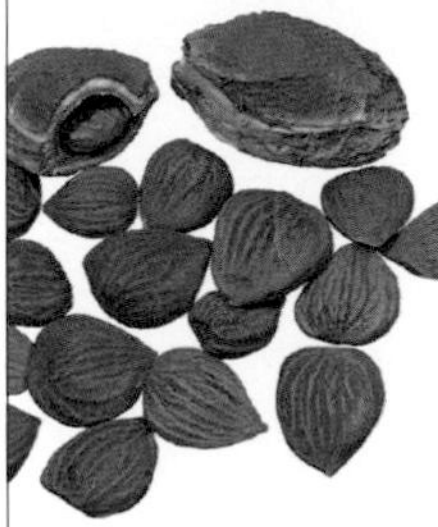

- 植物名：杏、山杏　科別：薔薇科
- 藥用部位：種子　主藥效：止咳、化痰、利尿
- 處方漢方藥：潤腸湯、神祕湯、麻杏甘石湯、桂麻各半湯
- 特徵：原產於中國的落葉喬木，以apricot為人熟知。成熟的果實取出種子乾燥而成。搗碎的杏仁散發苯醛的濃烈氣味，才是上品。漢方用來止咳、化痰。（審定註：使用時須去皮及胚芽，並加熱炒製，方可用於調劑，否則會中毒。）

牛膝

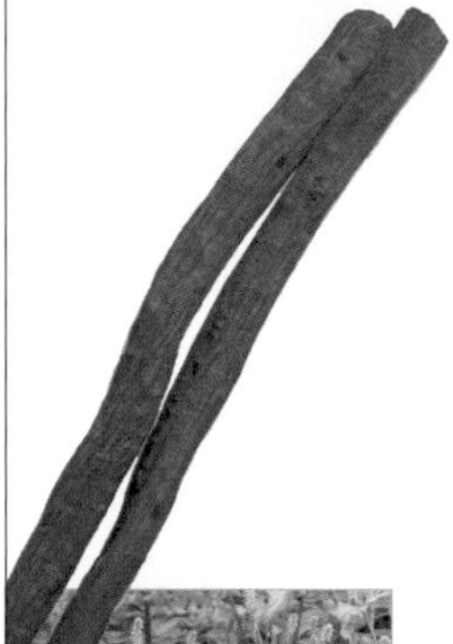

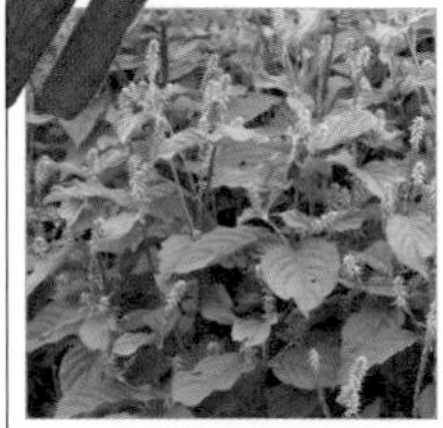

- 植物名：鐵牛膝　科別：莧科
- 藥用部位：乾燥根
- 主藥效：通經、利尿、抗過敏、抗腫瘤
- 處方漢方藥：疏經活血湯、牛膝散、牛車腎氣丸、折衝飲
- 特徵：自行生長於山野或路邊向陽處的多年生草本植物，莖的橫切面為正方形。果實容易黏住衣物。漢方用來通經、利尿或改善關節炎、腰痛。孕婦、經血過多或腹瀉者不宜使用。

桂皮

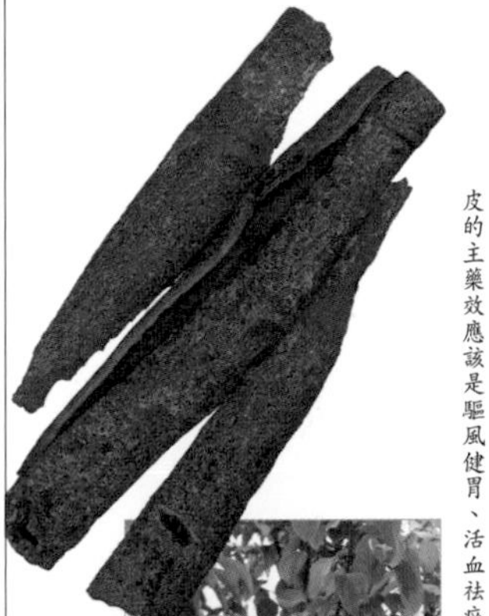

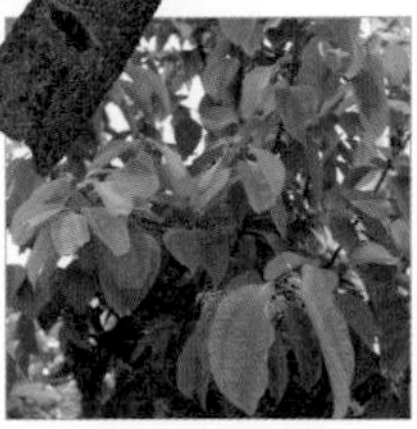

- 植物名：肉桂　科別：樟科
- 藥用部位：樹皮　主藥效：發汗、解熱、鎮痛
- 處方漢方藥：苓桂朮甘湯、桂枝湯、桂枝加朮附湯
- 特徵：原產於中國南部、越南的常綠喬木。樹皮呈暗褐色，帶辛辣甘甜氣味者為上品。漢方用來改善風邪、鎮痛、鎮痙、解熱或婦女病。（審定註：桂皮的主藥效應該是驅風健胃、活血祛瘀、散寒止痛。）

五味子

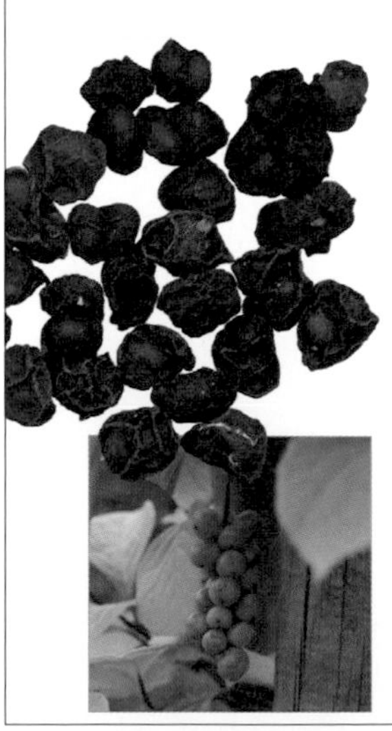

- 植物名：山五味　科別：五味子科
- 藥用部位：果實
- 主藥效：抗潰瘍、鎮痛、止咳、化痰
- 處方漢方藥：小青龍湯、清肺湯、人參養榮湯、清暑益氣湯
- 特徵：自行生長於山林的落葉藤蔓灌木，秋天可採集紅色熟果乾燥入藥或製成五味子茶。漢方用來止咳、化痰、強身或改善肝功能障礙。

柴胡

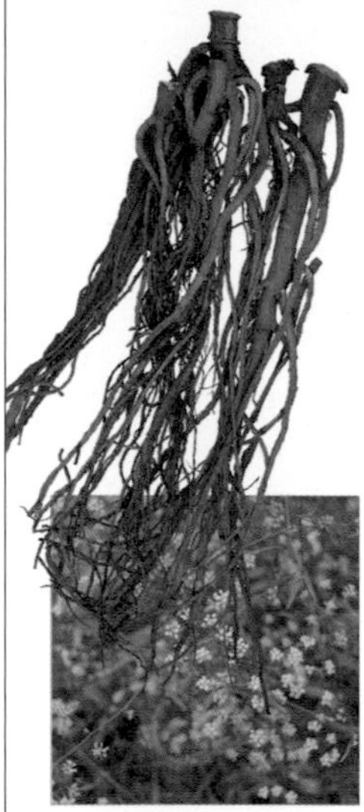

植物名　茨胡　科別　繖形科

藥用部位　乾燥根　主藥效　消炎、解熱

處方漢方藥　小柴胡湯、大柴胡湯、加味逍遙散、柴苓湯

特徵　原產於中國西北，海拔較高的沙丘或草原，為多年生草本植物，夏秋開滿黃色小花。目前可人工引種栽種。漢方用來改善慢性肝炎、慢性腎炎、代謝障礙等症狀。

山茱萸

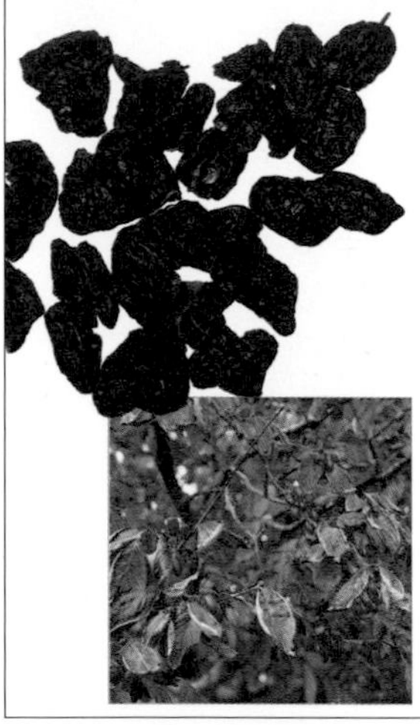

植物名　山茱萸　科別　山茱萸科

藥用部位　成熟果實　主藥效　止汗、強身、收斂

處方漢方藥　八味地黃丸、六味丸、牛車腎氣丸

特徵　可植於庭院或公園的落葉小喬木。秋天將紅色熟果剔除種子，果肉乾燥後可入藥。漢方用來止汗或滋養強身。

細辛

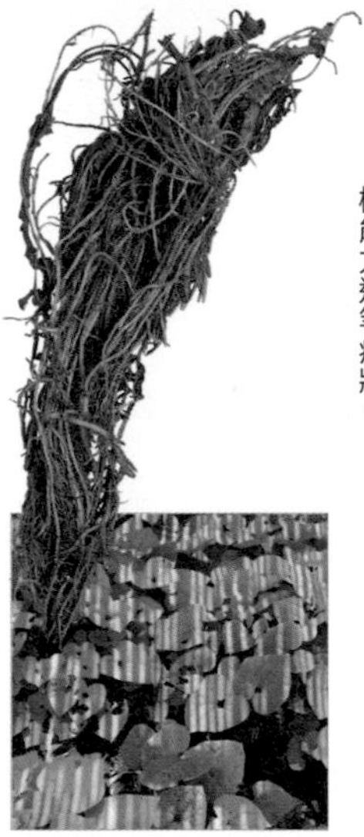

植物名　華細辛　科別　馬兜鈴科

藥用部位　根與根莖　主藥效　止咳、化痰、解熱、鎮痛

處方漢方藥　立効散、苓甘薑味辛夏仁湯、小青龍湯、麻黃附子細辛湯

特徵　自行生長於山林樹蔭下的多年生草本植物，靠地面處會開花。可栽種用來觀賞，但可能含有引發腎功能障礙的成分（審定註：此成分爲「馬兜鈴酸」），請小心。漢方用來解熱、止咳或改善代謝機能亢進等症狀。

山藥

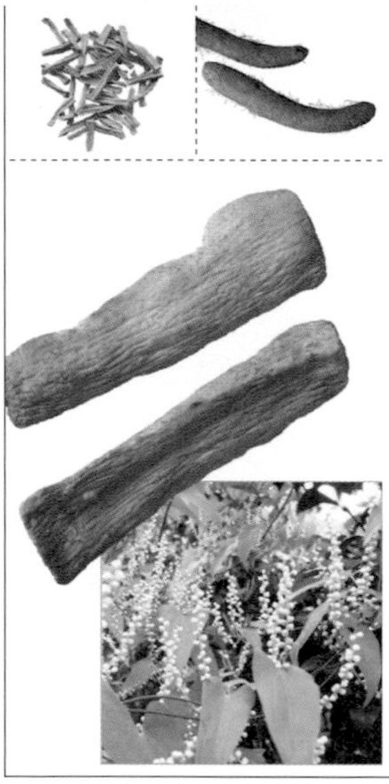

植物名　山芋、長芋　科別　薯蕷科

藥用部位　根莖　主藥效　滋養強身、止瀉、止渴

處方漢方藥　八味地黃丸、啟脾湯、牛車腎氣丸

特徵　自行生長於山林的多年生藤蔓植物，以野生的自然薯最有名。漢方用來滋養強身、止瀉或改善糖尿病的體質。

山梔子

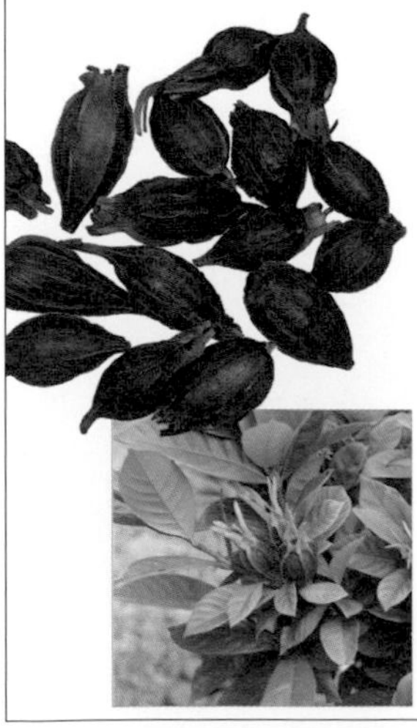

植物名　梔子　科別　茜草科

藥用部位　果實　主藥效　利膽、鎮靜、消炎、解熱

處方漢方藥　清肺湯、黃連解毒湯、防風通聖散

特徵　長出長橢圓紅黃色果實的常綠灌木，乾燥的果實自古就被當作黃色染劑。漢方用來改善精神不安、充血、黃疸等症狀。

地黃

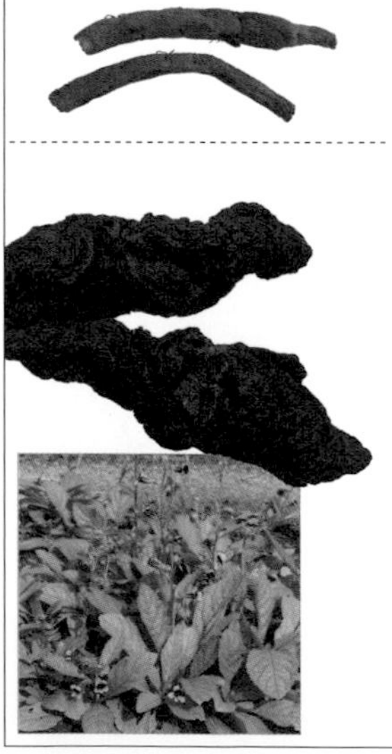

植物名　赤矢地黃　科別　玄參科

藥用部位　乾燥根

主藥效　止瀉、緩下、利尿、強身、補血

處方漢方藥　六味地黃丸、八味地黃丸、四物湯、炙甘草湯

特徵　會開類似毛地黃的紅紫花。生藥微甘又帶點苦味。漢方用來當作強身保健藥，或改善尿路、皮膚或婦科方面的症狀。

紫根

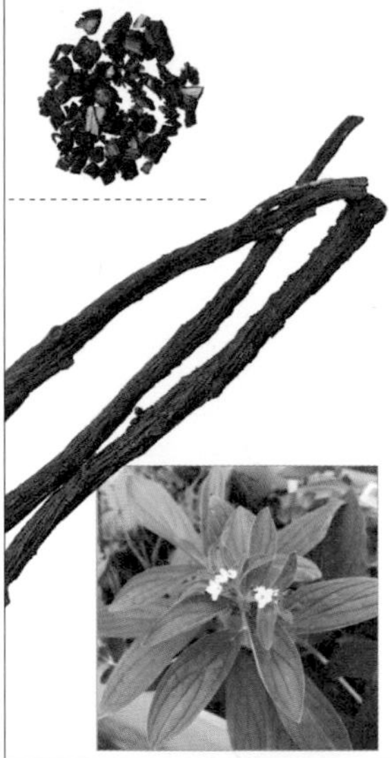

植物名　紫草　科別　紫草科

藥用部位　乾燥根　主藥效　促進傷口癒合或肉芽增生

處方漢方藥　紫雲膏

特徵　自行生長於中國東北或日本各地，根部為紫色的多年生草本植物。與紅、藍並列為日本三大色素。漢方常用來製成紫雲膏，為治療皮膚疾病等的外用軟膏。

生薑

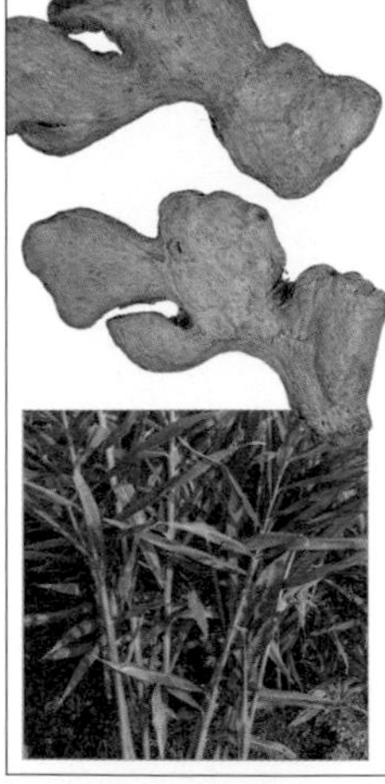

植物名　生薑　科別　薑科

藥用部位　根莖　主藥效　健胃、矯味、發汗

處方漢方藥　胃苓湯、溫經湯、越婢加朮湯、黃耆建中湯

特徵　世界各地都有的多年生草本植物，可以食用或藥用。除了常見的生薑，煮過或蒸熟乾燥的根莖稱為乾薑。漢方用來芳香健胃或當作矯味劑。乾薑的溫熱效果較佳。

芍藥

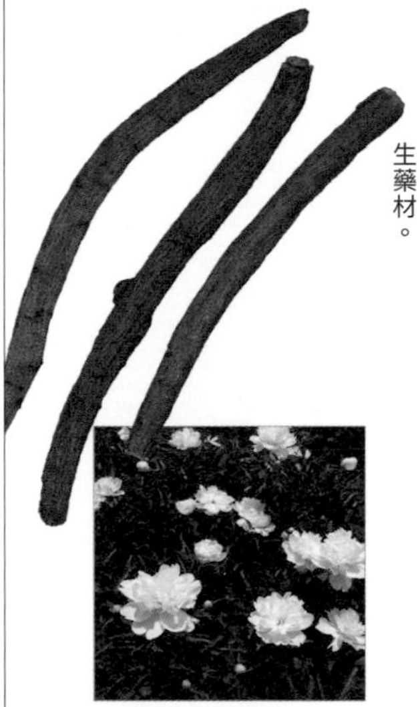

植物名　芍藥　科別　芍藥科

藥用部位　乾燥根　主藥效　收斂、鎮痙、鎮痛

處方漢方藥　加味逍遙散、芍藥甘草湯、當歸芍藥散

特徵　被喻為花之宰相，初夏會開大型花的多年生草本植物。漢方除了用來鎮痛、鎮痙、鎮痛外，還能改善發炎或平滑肌鬆弛等症狀。也是婦科的重要生藥材。

升麻

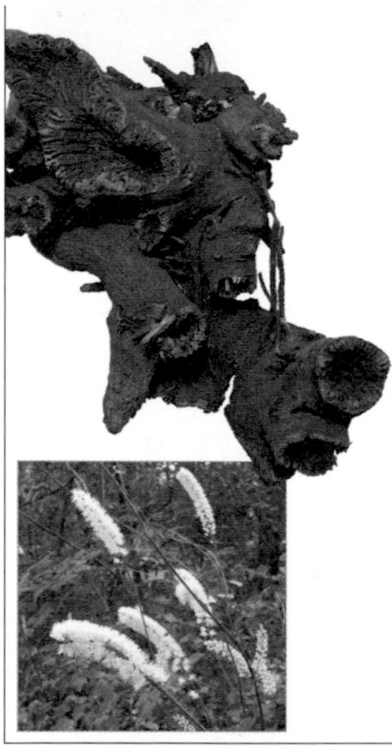

植物名　單穗升麻　科別　毛茛科

藥用部位　根莖　主藥效　解熱、抑制浮腫、發汗

處方漢方藥　乙字湯、升麻葛根湯、辛夷清肺湯、補中益氣湯

特徵　生長於山地或草原，會開出宛如奶瓶刷的白花，多年生草本植物。漢方用來解熱、解毒，改善脫肛或子宮脫垂等症狀。也可作為痔瘡用藥。

車前子

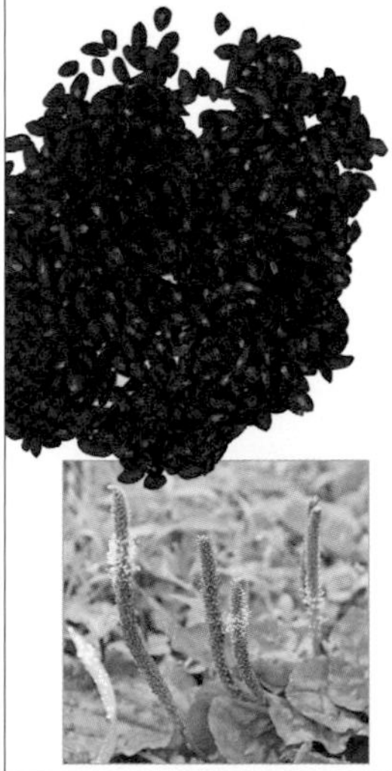

植物名　車前草　科別　車前草科

藥用部位　種子

主藥效　化痰、止咳、降血壓、利尿

處方漢方藥　清心蓮子飲、龍膽瀉肝湯、牛車腎氣丸

特徵　全亞洲路邊常見的雜草代表，整株稱為車前草（因常長在牛車或馬車會經過的路邊）。漢方用來止咳、化痰、消炎、利尿等。

辛夷

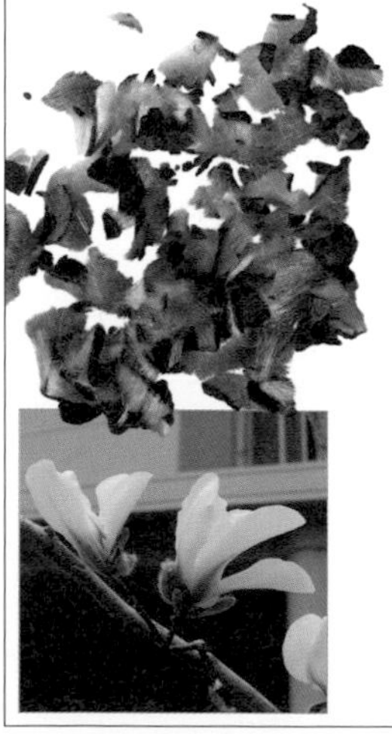

植物名　辛夷、勻辛夷　科別　木蘭科

藥用部位　花蕾　主藥效　鎮靜、鎮痛

處方漢方藥　葛根湯加川芎辛夷、辛夷清肺湯

特徵　自行生長於中國或日本的落葉性喬木。辛夷可使用勻辛夷或白玉蘭的花蕾製作。漢方用來改善鼻炎、鼻蓄膿或頭重感等症狀。

石膏

- **來源**　礦物石膏
- **成分**　天然含水硫酸鈣
- **主藥效**　止渴、解熱、鎮靜、消炎
- **處方漢方藥**　越婢加朮湯、白虎加人參湯、麻杏甘石湯、五虎湯
- **特徵**　帶光澤的白色纖維狀結晶。漢方只用天然石膏（生石膏），有止渴、解熱、鎮靜的效果。

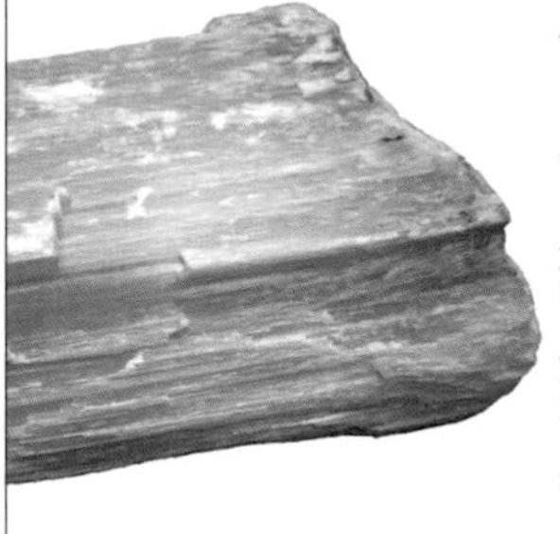

大黃

- **植物名**　大黃　**科別**　蓼科
- **藥用部位**　根莖　**主藥效**　瀉下、活血逐瘀、清熱
- **處方漢方藥**　大承氣湯、桂枝加芍藥大黃湯、大黃甘草湯
- **特徵**　自行生長於中國西部高山的多年生草本植物，跟蔬菜裡的大黃同為大黃屬。漢方將它當成很多處方的重要生藥材，故有將軍的別稱。

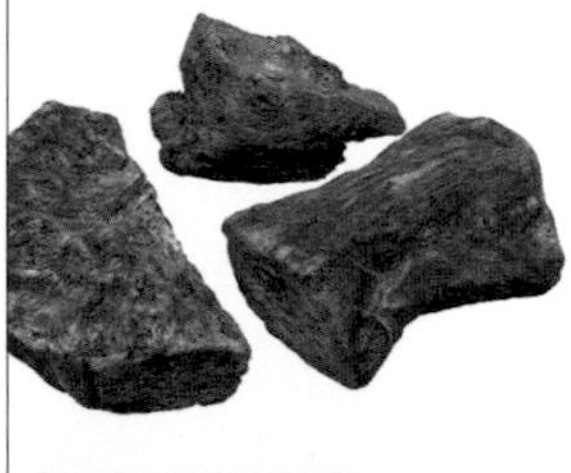

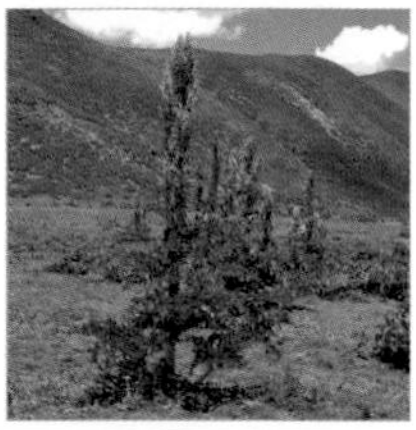

川芎

- **植物名**　川芎　**科別**　繖形科
- **藥用部位**　根莖　**主藥效**　補血、強身、鎮痛
- **處方漢方藥**　溫經湯、溫清飲、四物湯、女神散
- **特徵**　原產於中國，全株帶有繖形科特有香氣的多年生草本植物。因一開花就不會結果，可分株增加植株。漢方常搭配當歸使用，當成婦女病藥、皮膚用藥或消炎排膿藥。

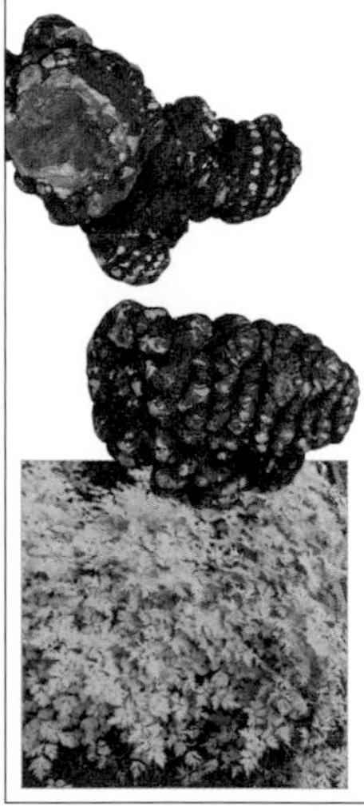

大棗

- **植物名**　棗　**科別**　鼠李科
- **藥用部位**　果實　**主藥效**　滋養、鎮靜、緩和
- **處方漢方藥**　甘麥大棗湯、桂枝湯、小建中湯、補中益氣湯
- **特徵**　可製作甜點或直接食用果實。加砂糖和蜂蜜可熬成紅棗茶，韓國藥膳料理蔘雞湯也會入菜。漢方用來滋養、穩定情緒或緩和其他藥物的刺激性。

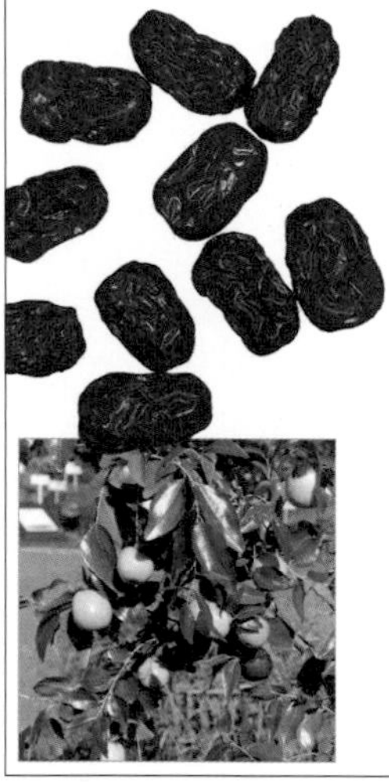

蒼朮

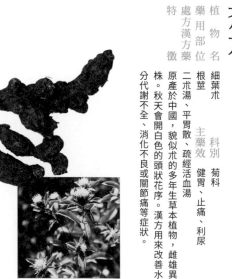

- **植物名**　細葉朮　**科別**　菊科
- **藥用部位**　根莖　**主藥效**　健胃、止痛、利尿
- **處方漢方藥**　二朮湯、平胃散、疏經活血湯
- **特徵**　原產於中國，貌似朮的多年生草本植物，雌雄異株。秋天會開白色的頭狀花序。漢方用來改善水分代謝不全、消化不良或關節痛等症狀。

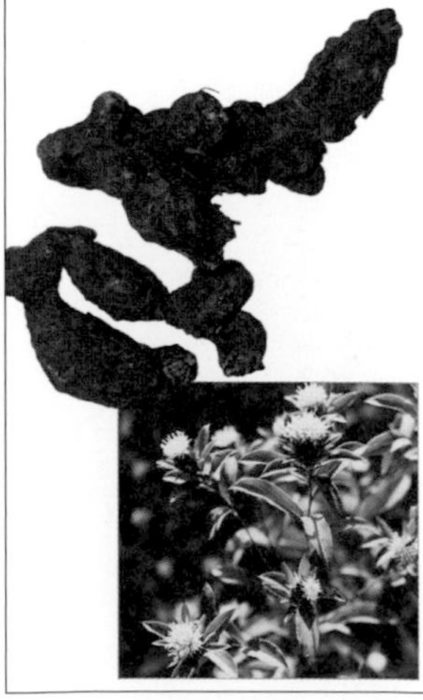

澤瀉

- **植物名**　東方澤瀉　**科別**　澤瀉科
- **藥用部位**　塊莖　**主藥效**　利尿、止瀉
- **處方漢方藥**　胃苓湯、茵蔯五苓散、八味地黃丸、豬苓湯
- **特徵**　自行生長於東亞北部的水田、沼澤或河流淺灘的多年生草本植物。葉子狀如湯匙。漢方除了用來利尿、止瀉，還可改善口渴、胃內停水（心下有水氣）、眩暈等症狀。

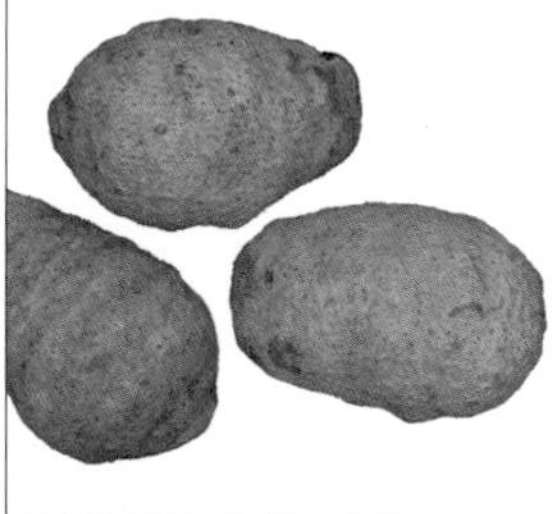

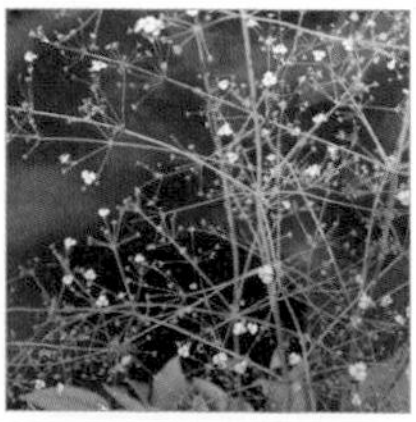

鉤藤鉤（鉤藤）

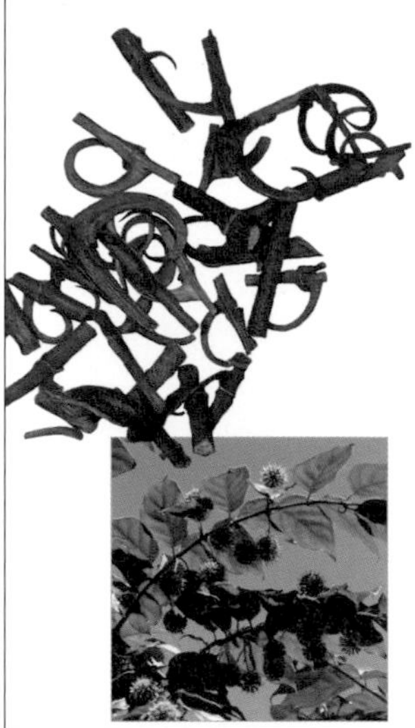

植物名 鉤藤　科別 茜草科

藥用部位 帶鉤莖枝　主藥效 鎮靜、降壓

處方漢方藥 鉤藤散、抑肝散、抑肝散加陳皮半夏、七物降下湯

特徵 自行生長於山林的木質藤本，莖有鉤狀的鉤刺。漢方用來改善頭痛、眩暈、精神性亢奮症狀等。

當歸

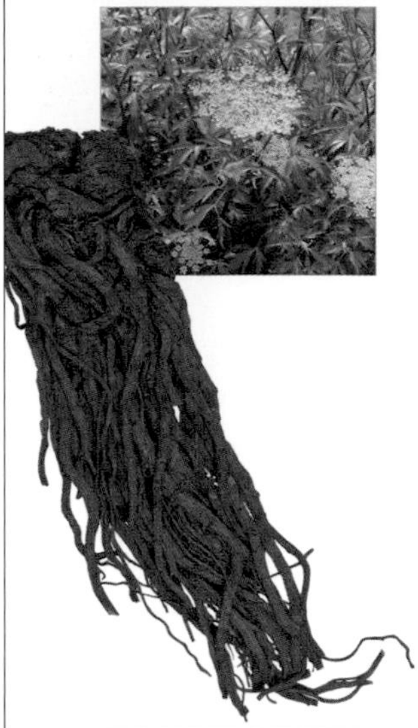

植物名 大和當歸　科別 繖形科

藥用部位 乾燥根　主藥效 強身、鎮靜、鎮痛、補血

處方漢方藥 清暑益氣湯、當歸湯、當歸芍藥散、補中益氣湯

特徵 原生長於山林，現多為栽種的多年生草本植物。葉帶光澤，從夏到秋開傘狀花。漢方主要用於治療婦科疾病。

豬苓

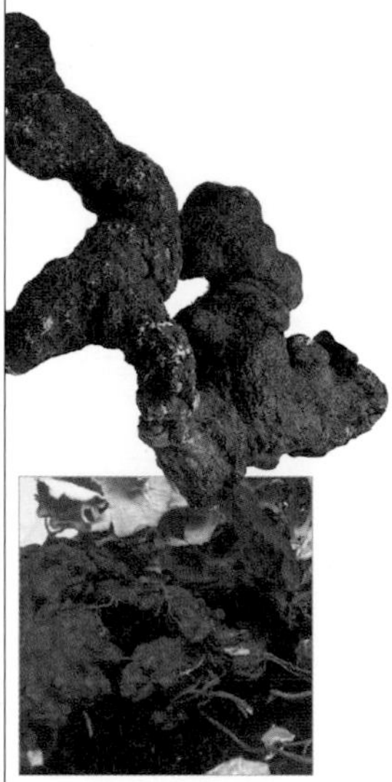

植物名 豬靈芝　科別 多孔菌科

藥用部位 菌核

主藥效 消炎、解熱、止瀉、利尿、抗腫瘤

處方漢方藥 胃苓散、茵陳五苓散、柴苓湯、豬苓湯

特徵 豬靈芝是寄生於山毛櫸或水楢根部的一種蕈菇，豬苓為其菌核。漢方則用來改善浮腫、口渴等症狀。

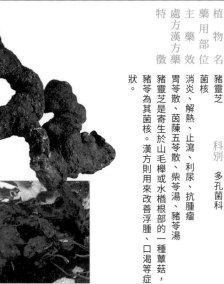

人參

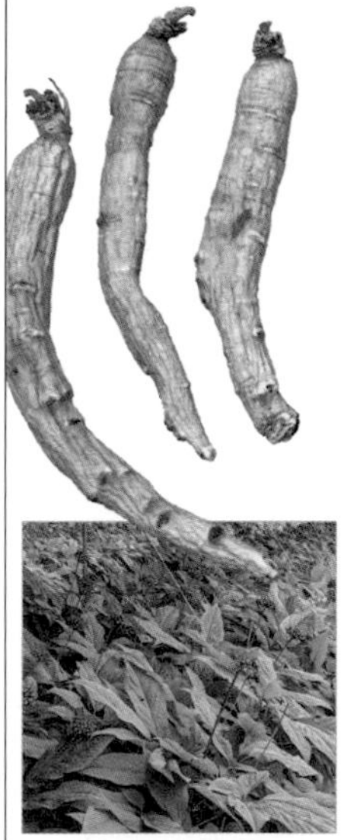

植物名 御種人參　科別 五加科

藥用部位 乾燥根

主藥效 補精、強身、鎮靜、抗糖尿病

處方漢方藥 人參湯、白虎加人參湯、人參養榮湯

特徵 日本江戶時代的德川吉宗將軍，為了鼓勵百姓種植人參，特別分送種子，故被稱為御種人參。生藥用人參已清除鬚根，或稍用熱水燙過。漢方用來補精、健胃整腸或止吐。

陳皮

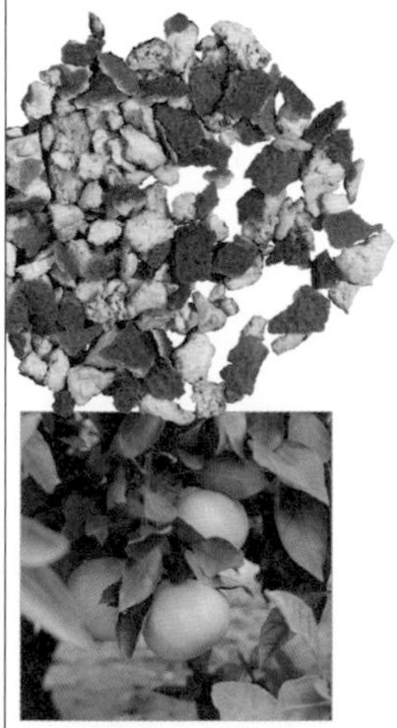

植物名 溫州蜜柑　科別 芸香科

藥用部位 果皮　主藥效 健胃、止咳

處方漢方藥 胃苓湯、香蘇散、抑肝散加陳皮半夏、六君子湯

特徵 原產於中國的溫州因而得名，為常綠灌木。果皮至少要放一年以上才能使用，若放二～三年更是上品。漢方用來健胃、止咳。

麥門冬

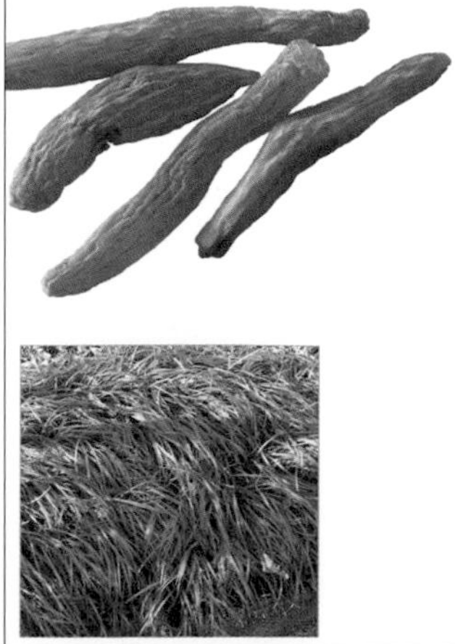

植物名 沿階草　科別 天門冬科（舊百合科）

藥用部位 紡錘根　主藥效 止咳、止瀉、化痰

處方漢方藥 竹茹溫膽湯、麥門冬湯

特徵 類似闊葉山麥冬的多年生草本植物。夏季掘取根部，可用紡錘狀的根作為生藥。漢方用來止瀉、強身、止咳、化痰、鎮靜。

半夏

植物名　烏柄杓　科別　天南星科

藥用部位　塊莖　主藥效　鎮靜、止吐、止咳、化痰

處方漢方藥　小青龍湯、半夏厚朴湯、半夏瀉心湯、六君子湯

特徵　自行生長於山地或田邊的多年生雜草。昔日農村長者或主婦會採集其塊莖販售，故有私房錢的別名。炮製後用於漢方調劑，可用來止吐、止咳、化痰，還常被當成健胃良藥。

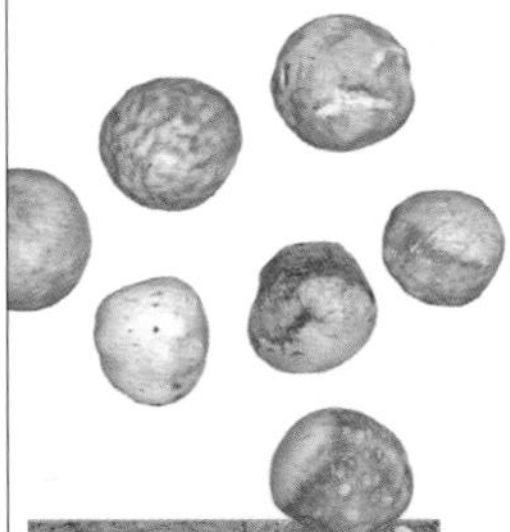

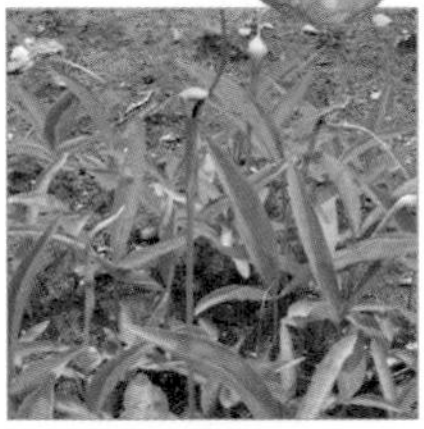

牡丹皮

植物名　牡丹　科別　毛茛科

藥用部位　根皮　主藥效　祛瘀血、通經、排膿

處方漢方藥　大黃牡丹皮湯、溫經湯、加味逍遙散

特徵　可觀賞可入藥的牡丹俗稱百花之王。漢方主要用來治療婦女病。

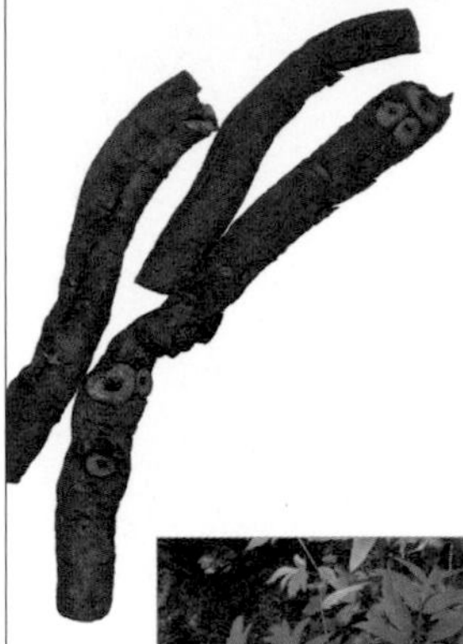

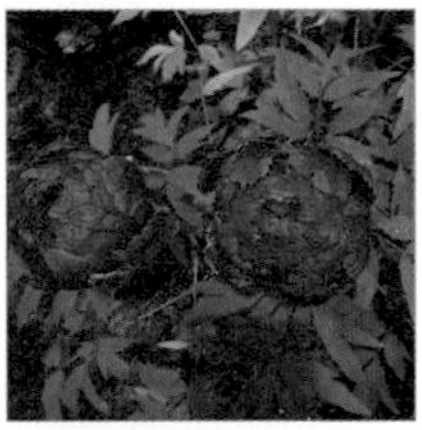

茯苓

植物名　松塊　科別　多孔菌科

藥用部位　菌核　主藥效　利尿、健胃、鎮靜

處方漢方藥　五苓散、茯苓飲、苓薑朮甘湯、六君子湯

特徵　為寄生於紅松或黑松根部的菌核。外型像芋薯，橫切面細緻且純白者為上品。漢方用來改善浮腫、眩暈、胃內停水等症狀，有安定精神的效果。

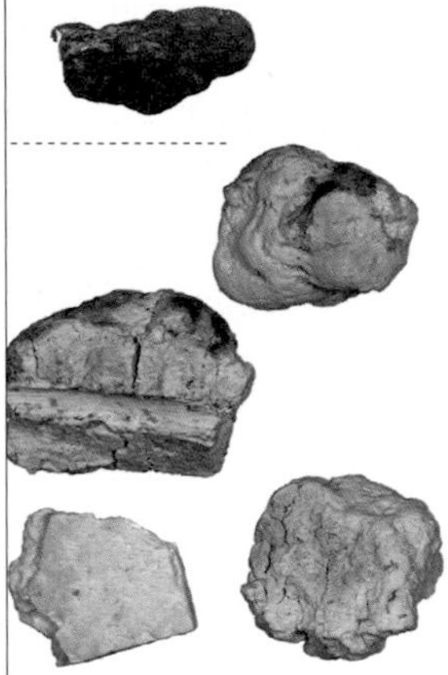

牡蠣

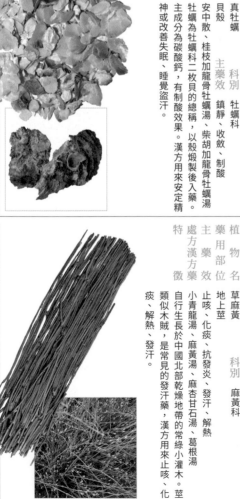

來源　真牡蠣　科別　牡蠣科

藥用部位　貝殼　主藥效　鎮靜、收斂、制酸

處方漢方藥　安中散、桂枝加龍骨牡蠣湯、柴胡加龍骨牡蠣湯

特徵　牡蠣為牡蠣科二枚貝的總稱，以殼煅製後入藥。主成分為碳酸鈣，有制酸效果。漢方用來安定精神或改善失眠、睡覺盜汗。

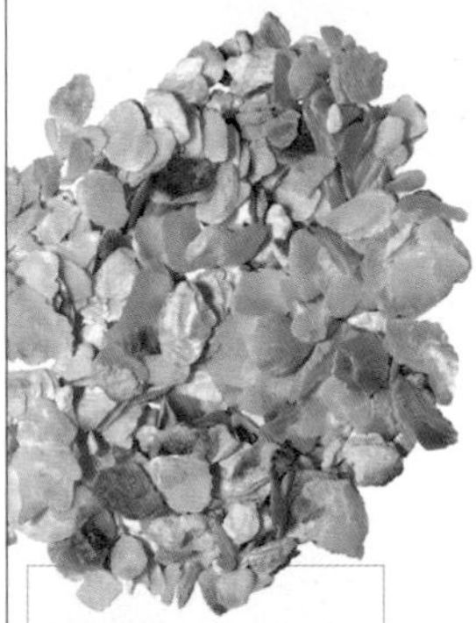

附子

植物名　烏頭、歐洲烏頭

科別　毛茛科　藥用部位　塊根

主藥效　鎮痛、強心、利尿、促進代謝

處方漢方藥　八味地黃丸、麻黃附子細辛湯、真武湯

特徵　秋天會開狀如頭盔之藍紫花的多年生草本植物。全株含有烏頭鹼這種劇毒成分。嫩葉類似鵝掌草或牻牛兒苗，會被誤認為是野菜，要小心。漢方用來鎮痛、抗風濕或強心。

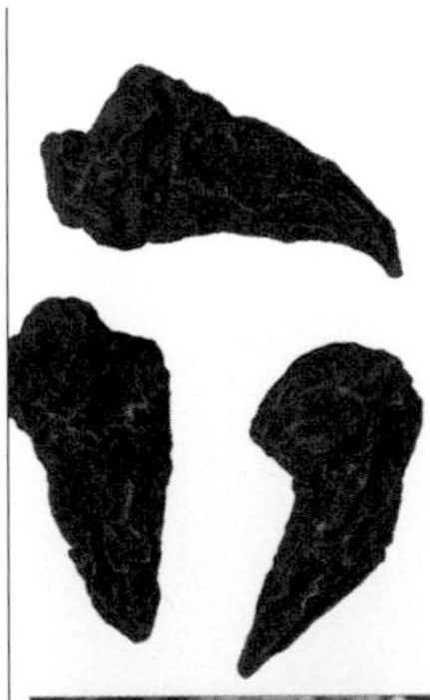

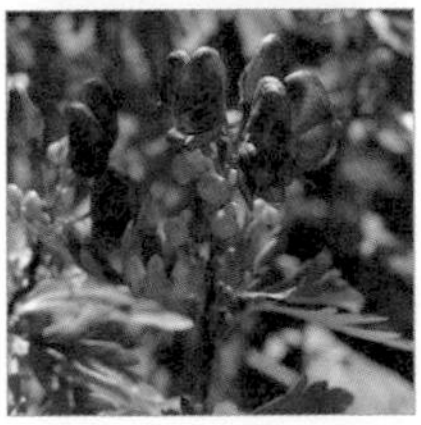

麻黃

植物名　草麻黃　科別　麻黃科

藥用部位　地上莖

主藥效　止咳、化痰、抗發炎、發汗、解熱

處方漢方藥　小青龍湯、麻黃湯、麻杏甘石湯、葛根湯

特徵　自行生長於中國北部乾燥地帶的常綠小灌木。莖類似木賊，是常見的發汗藥，漢方用來止咳、化痰、解熱、發汗。

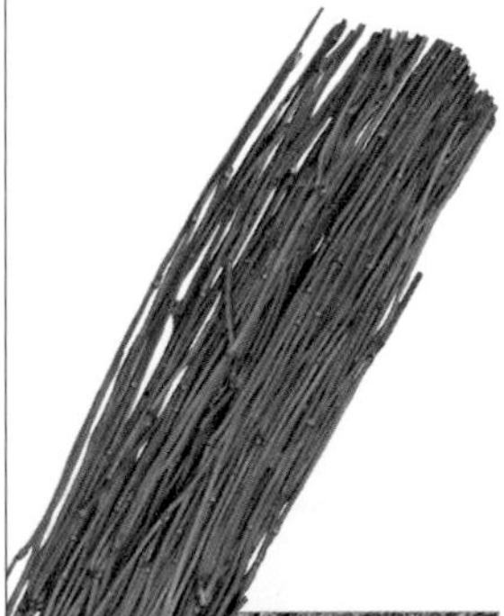

第4章 腦部

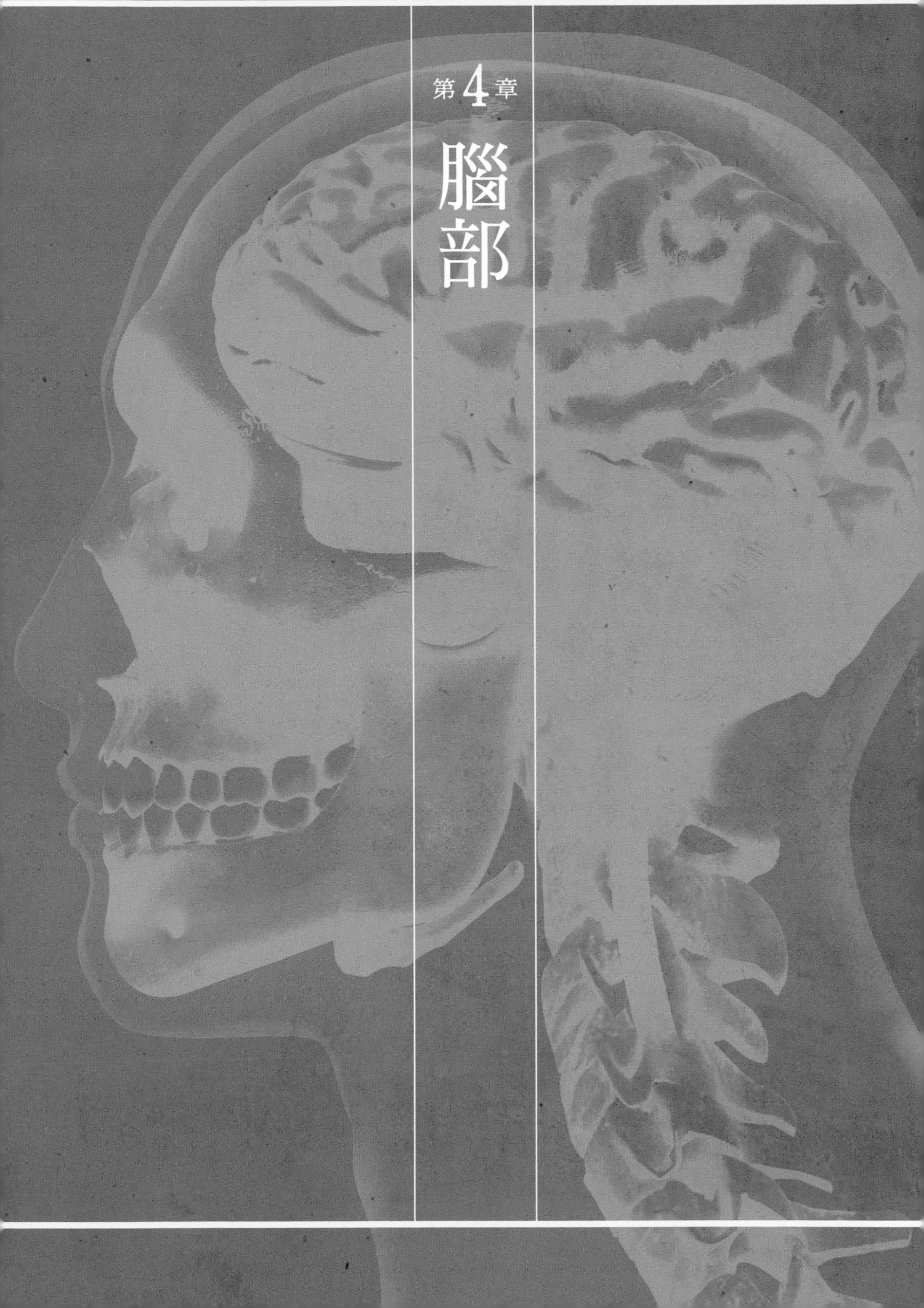

大腦

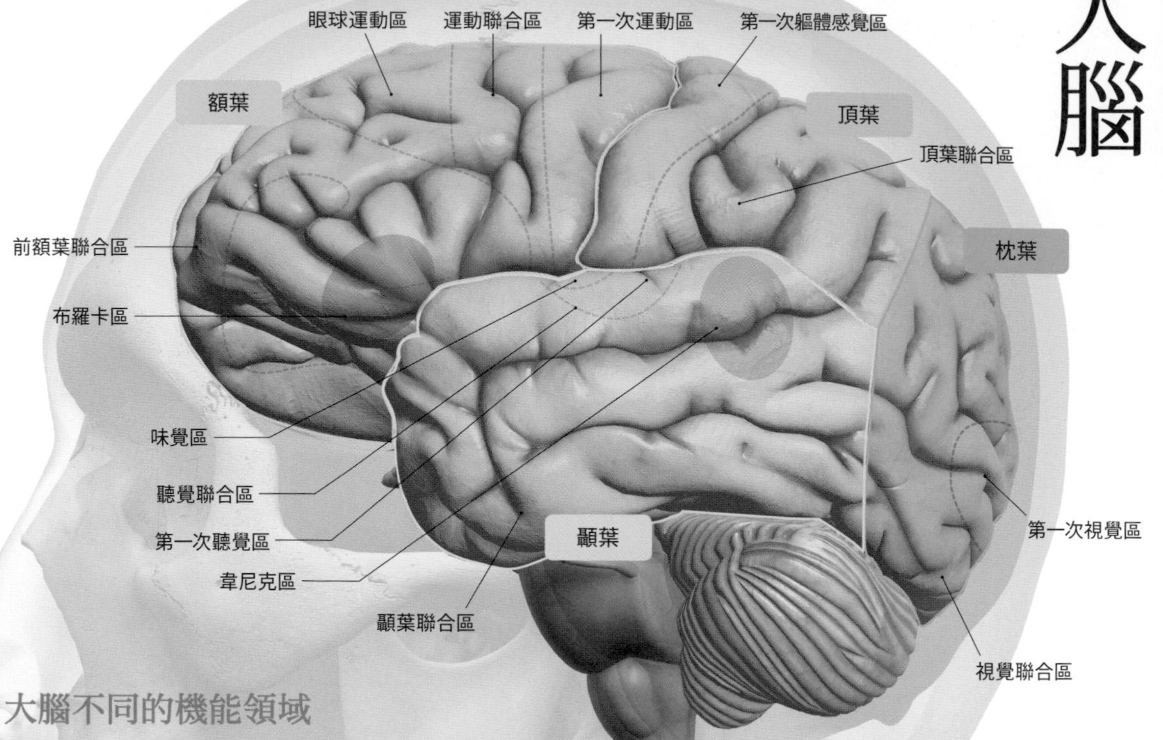

大腦不同的機能領域

第一次運動區：發出運動的指令。
運動聯合區（運動前區）：開始運動，向運動區下達先後順序的動作。
眼球運動區（前額葉眼區）：眼球運動的中樞。
前額葉聯合區：負責社會行為、倫理判斷或高層次的精神活動。
布羅卡區：運動性語言中樞。負責發語、書寫的語言功能。
韋尼克區：感覺性語言中樞。負責理解聽到的語言含意。
味覺區：與口或舌有關。
第一次聽覺區：接收聲音或語言等聽覺情報。
聽覺聯合區：記憶聽覺所獲取的情報。
第一次軀體感覺區：接收來自皮膚、骨骼或關節等部位的感覺情報。
頂葉聯合區：負責軀體感覺的整合與認知。
第一次視覺區：處理眼睛所看，視網膜接收到的視覺情報。
視覺聯合區：整合視覺區所接收的情報並賦予意義。
顳葉聯合區：認識顏色或形狀。
感覺區：接收感覺情報。
運動區：下達運動指令。
聯合區：在大腦皮質間互相聯繫，複雜運作。

占全腦 8 成的大腦 猶如人體的控制中心

漢方見解 腦被視為「奇恆之腑」。
常見的不適症狀或疾病 健忘、失智症、腦梗塞、腦出血

腦部可分成「大腦」、「小腦」和「腦幹」三個部分。出生時大腦重約四百公克，成人後大腦重約一．二～一．五公斤，雖然只有體重的二％，卻占了全腦的八〇％。

大腦會接收與判斷各類情報，再對體內各器官下達指令，宛如人體控制中心的中樞器官；並掌控語言或感覺，調節運動功能，保有一定記憶，處理來自各方面的情報。

構成腦部的最小單位，是俗稱「神經元」（neuron）的神經細胞，據說全腦多達兩千億個，透過「突觸」（synapse）連結這些神經元，構成複雜的巨大網絡。這些接合點有空隙，情報一送進來，就會分泌微量的神經傳導物質，這些物質再跑到下個神經元遞送情報。

男女的腦部不同？

男女的腦部不同嗎？

以前認為連結右腦與左腦的神經纖維束「胼胝體」有一部分不同，但現在證實它們幾乎沒什麼不同。以前也認為男性腦部適合看地圖，女性腦部適合觀察表情，但現在認為似乎沒有差別，只會有個人差異。

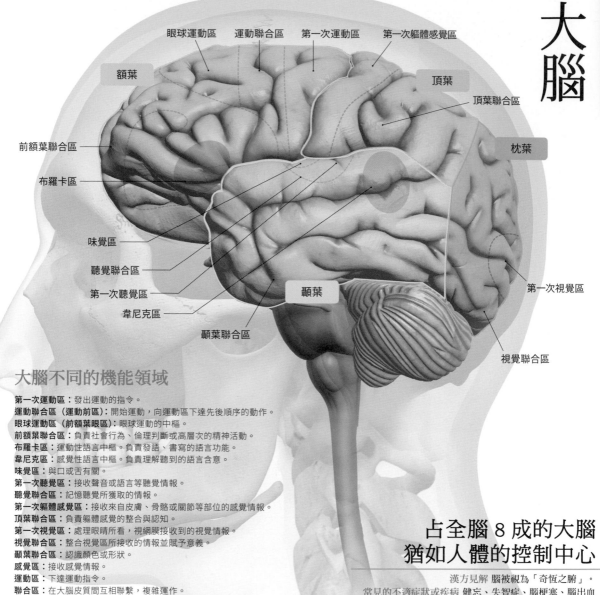

頭部電腦斷層掃描（CT）

照 X 光線確認有無腦出血或腦腫瘤

照 X 光，將頭蓋骨內部以 5 ～ 10 毫米的間隔呈現影像的檢查，可找出先天性腦疾、外傷造成的頭蓋骨內血腫或腦腫瘤、腦血管障礙。此外，若透過血管攝影檢查，也可找到引發蜘蛛膜下腔出血的動脈瘤。

頭部 MRI、MRA 檢查

MRI：核磁共振
MRA：磁共振血管成像

MRI 是利用核磁共振原理，從各方向取得腦部橫切面影像的檢查。MRA 則是利用核磁共振原理，觀察腦血管的檢查。MRI 對腦梗塞的診斷特別有效，能找到電腦斷層無法發現的小病變或特急性病變。而 MRA 除了找出動脈瘤，也能找出因動脈硬化而變細的血管。

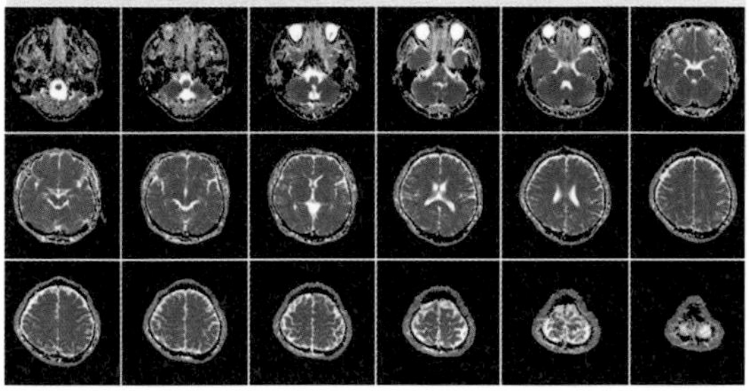

何謂腦內麻醉劑？

我們的腦部有能讓人感到幸福的多巴胺或腦內啡（內啡肽）等物質。這些物質的功能很像麻醉劑，因此被稱為腦內麻醉劑。例如，孩子受傷，被爸媽呼呼後感覺比較不痛，正是因為孩子腦部分泌這種腦內啡的緣故。腦內啡其實是一種神經傳導物質，當神經細胞彼此交換情報，就會分泌這種訊息物質。所以，明明跑得很累，卻感覺很快樂的跑步中毒，也是腦內麻醉劑的緣故。而醫療使用的麻醉劑跟腦內啡的作用一樣（參考第 146 頁）。

酒精與腦的關係

若飲酒過量出現慢性酒精中毒，將導致腦部萎縮。雖說不管喝不喝酒，腦部本來就會因年紀增長逐漸萎縮，但一天喝酒超過 360cc 者，腦部萎縮率增加，跟不喝酒者相比，萎縮速度大約早了 10 年。所以，飲酒要適量，一天不要超過 180cc。

即便神經元凋亡 網絡還是會增加

成人的腦部神經細胞——神經元，一天會凋亡十萬個。但是，剩下的神經元持續連結製造的新網絡，反倒是老年人較多。即便這時候反應速度變慢，卻擁有年輕人所欠缺的思考力或發想力。

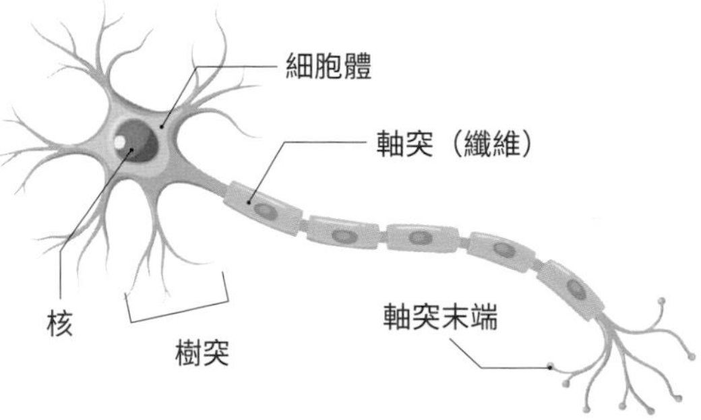

腦部受到 層層的保護

腦本身非常柔軟，又布滿重要的神經等組織。一般來說，腦一旦受損即無法再生。幸好腦有「軟腦膜」、「蜘蛛膜」、「硬腦膜」這三層來保護，再加上堅硬的「頭蓋骨」。軟腦膜與蜘蛛膜間有腦脊髓液，蜘蛛膜與硬腦膜間則有淋巴液，都具有緩衝防撞的效果。若蜘蛛膜與軟腦膜間的蜘蛛膜下腔持續出血，就稱為蜘蛛膜下腔出血。

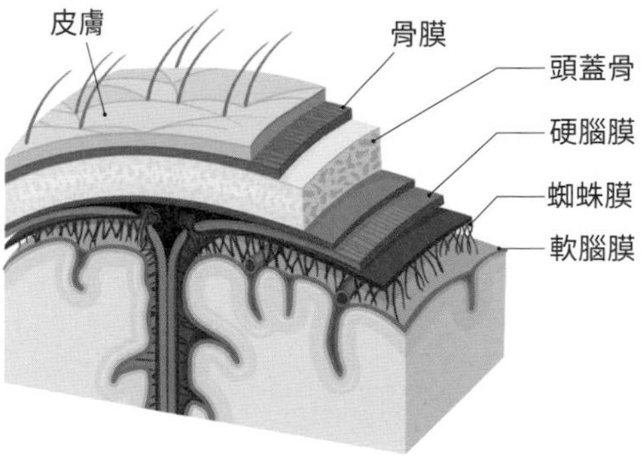

放鬆時的腦

當你放鬆時，腦部卻積極活動。當你泡澡、散步或就寢前窩在被窩，感到十分放鬆時，腦部就會開始整理與連結白天所接收的情報。所以，學者常說枕頭邊要放筆記本，或是邊散步邊想事情，其實很有道理。

大腦皮質的皺褶攤開約一張報紙大可接受許多情報

大腦表面有「大腦皮質」與「灰質*1」。大腦皮質有一個溝槽，以此溝槽為界，分成「額葉」、「頂葉」、「顳葉」、「枕葉」四個區塊，各自有不同的功能。

額葉位在大腦的最前方，主要負責運動、思考判斷或發語等。頂葉主要跟身體的感覺或空間認知等有關。顳葉主要負責記憶或聲音、語言的理解。枕葉主要是對於視覺或空間等範疇的理解。這種大腦皮質柔軟且有細皺褶，據說皺褶攤開約一張報紙大。大腦因為這些皺褶使表面積變大，更能儲存和處理大量的情報。

大腦皮質主要負責感覺、記憶、思考、話語等知覺活動。

例如，聽到話會回答。首先耳朵把聽到的情報送到理解語言的聽覺性語言中樞，經過思索與判斷，再送到額葉的運動性語言中樞。在此對對方的話有所感應，將想法語言或文字化，最後由額葉的運動區下達指令而說話。

不同記憶的保存地點也不同

腦部也是記憶的儲藏室。記憶有「短期記憶」與「長期記憶」之別。前者即暫時的記憶，可存放在「海馬迴」。海馬迴可將多次經歷的事，或當記憶之事的重要性增加時，把短期記憶變成長期記憶。

據說海馬迴會把暫時放在中心的記憶，送到大腦皮質的聯合區，最後再變成長期的記憶。

而長期記憶可能是逸事記憶、語意記憶、程序記憶或情緒記憶等。跟自己經歷有關的逸事記憶，會存放在海馬迴；而跟數學或國字等讀書相關的記憶，則存放於額葉、顳葉或海馬迴。

至於腳踏車騎法或游泳方法、樂器演奏等程序記憶，可存放於小腦和「大腦基底核」。如果是跟恐懼或不安感、喜怒哀樂等有關的情緒記憶，據說會存放於「扁桃體」（杏仁核）。

跟記憶有關的腦

海馬迴是大腦邊緣系統的一部分，主控記憶，彎曲形狀類似海馬，可將短期記憶轉為長期記憶。

大腦邊緣系統被包在大腦皮質下面，與情感或本能行動有關。大腦基底核位在大腦皮質俗稱腦白質的中心部分。至於扁桃體為狀似杏仁的神經細胞，也被視為大腦邊緣系統的一部分。

超短期記憶的工作記憶為何？

意指腦能維持與處理比短期記憶更短之短暫情報的能力，據說由腦的額葉前區負責。

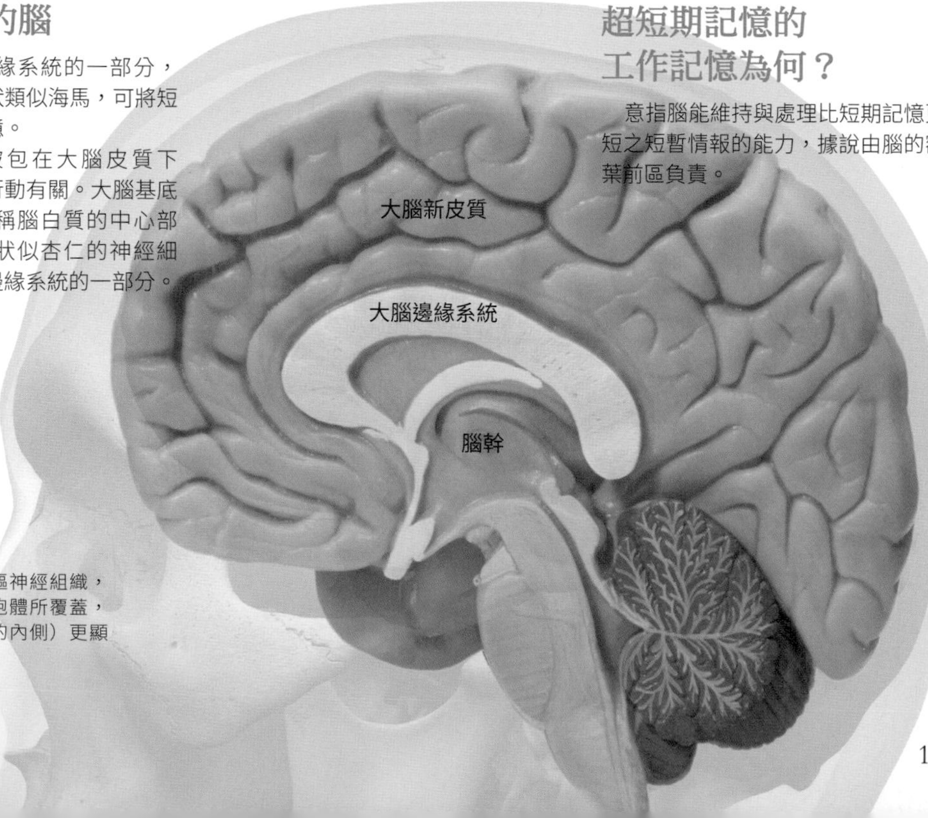

＊1 灰質

由腦與脊髓構成的中樞神經組織，由許多神經細胞的細胞體所覆蓋，因顏色比白質（灰質的內側）更顯灰白，故有此名。

右腦與左腦互相連接下達指令

大腦以「大腦縱裂」這條深溝為界，分為左右兩個半球，並由大腦縱裂底部，約二億條神經纖維束所構成的「胼胝體」互相連接，下達指令。

其中左腦控制針對右半身的運動指令和感覺，跟「語言」、「聽聞」、「閱讀」等語言處理、計算、時間的感受、理論思考等有關。而右腦則控制針對左半身的運動指令和感覺，跟創造力、直覺理解力、空間或方向等認知有關。據說與知性和感覺有關的右腦，透過繪畫或創作等創造性的訓練會更為發達。

而右腦會對左半身，左腦會對右半身發出指令，是因為大腦和銜接身體各部位的神經會在延髓左右交叉延伸，這種結構稱為「交叉控制」。

大腦中主要負責語言的部分稱為「語言中樞」，包含了「布羅卡區」和「韋尼克區」。布羅卡區負責語言的發展，韋尼克區則負責聽取並理解這些話語。據說這些語言區會落在左右哪邊的腦，跟慣用手有關，幾乎所有的右撇子，以及三〇～五〇％的左撇子，超過九〇％的人，語言區都在左腦。

而擁有語言區等功能的那側稱為優位半球，沒有的那側稱為劣位半球，但這並不表示優位半球就比較優秀。

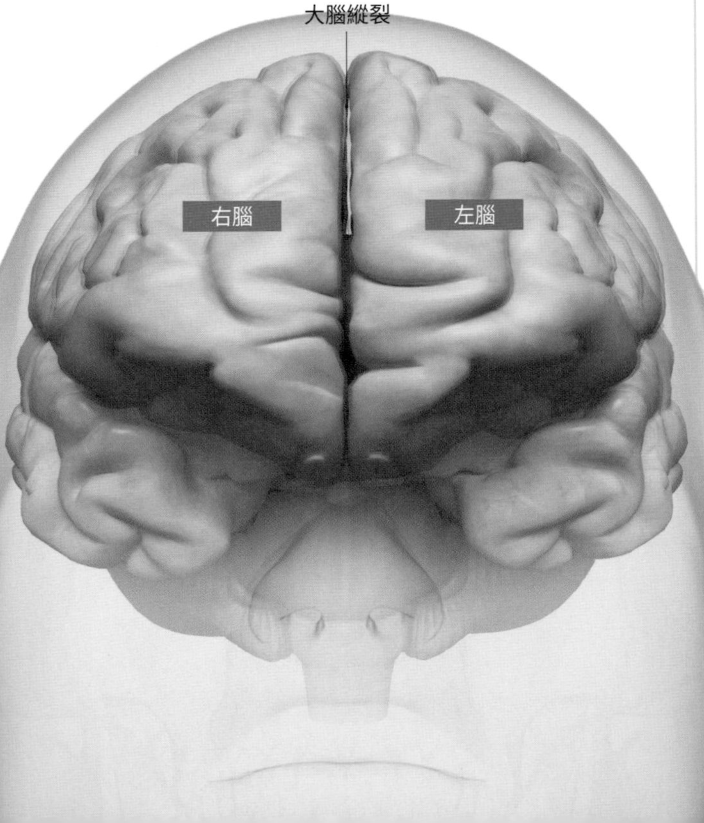

腦也會感到疲勞

若長時間用腦做很多事，身體所製造的部分免疫物質，會阻礙腦內神經傳導物質的製造，讓自律神經無法正常運作，腦就會感到「疲勞」。

要幫腦部消除疲勞，需要充足的睡眠和營養。再者，保持正確姿勢加深呼吸也有幫助。平常養成良好的生活習慣，避免累積疲憊感，也很重要。

人類智慧的關鍵點在額頭？

據說大腦皮質發達的動物具有一定高度的智慧。黑猩猩等類人猿的大腦皮質也很發達，但不同於人類的是額葉大小。仔細觀察黑猩猩的額頭，會發現它比人類的小很多。而額葉可控制情感、理性、倫理等人類特有的情感或行動。人的額葉發達，自然能控制情感。

大腦皮質有新舊之分

隨人類進化而發展的大腦皮質稱為「新皮質」，老化的就稱為「舊・古皮質」。舊・古皮質雖被新皮質包覆，但功能不一樣。新皮質跟高度的智能活動有關，舊・古皮質則跟食慾或性慾等本能活動，或喜怒哀樂等情緒有關。

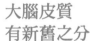

早餐吃甜食有益腦部？

腦部的熱量來源幾乎都是葡萄糖。低血糖狀態無法讓腦正常運作，注意力也無法集中。若血糖繼續低迷，意識會模糊，恐怕會危及性命。

早上起床因血糖低，會想吃甜食讓血糖立刻上升。但空腹吃甜食，醣類瞬間過多，血糖急速上升，胰島素就會分泌過剩，反而造成血糖急速下降，腦部無法順利運作。所以，早餐不能只吃甜食，還要均衡搭配蛋白質、膳食纖維等養分，對腦部來說才是一天最好的開始。

漢方 「大腦」與「腎」關係密切

身為「奇恆之腑」之一的「腦」，主要功能為控制「眼」、「鼻」、「耳」、「口」、「舌」與四肢的動作或感覺。「腦」是儲存「脊髓」的場所，而「脊髓」又跟腎精（腎臟儲存的生命能量）關係密切，因此「腦」也跟「腎」關係密切。

→「脊髓」（參考第 191 頁）

建議漢方藥

大柴胡湯、黃連解毒湯、真武湯／腦溢血

好食材與食用方法

有益腦部健康的食物

魚類的 DHA、EPA

魚油常見的 DHA（二十二碳六烯酸）或 EPA（二十碳五烯酸）為俗稱 ω-3 脂肪酸的不飽和脂肪酸。ω-3 脂肪酸除了可防止血栓、減少中性脂肪、增加好的膽固醇，還有活化腦細胞等作用。

銀杏葉萃取物

這種保健食品可清血或擴張血管，尤其可促進腦部的血液循環。德國或法國甚至將銀杏葉萃取物當作藥品使用。但服用抗凝血劑或容易出血的人，請小心使用。

納豆

納豆裡的卵磷脂可改善血液循環，納豆激酶可清血。加上含有膽鹼，可當作腦內神經傳導物質「乙烯膽鹼」的製作材料，有活化腦部功能的效果。

巧克力

可製作巧克力的可可含有可可鹼，可刺激大腦皮質的中樞神經，提升專注力或記憶力。除了可可鹼，還含有可可黃烷醇（可可多酚化合物）這種類黃酮，可增加血流，改善生活習慣病。

頭痛時要注意疼痛的種類

頭痛可分為「原發性頭痛」和「次發性頭痛」兩大類。原發性頭痛包括偏頭痛、緊張型頭痛、叢集性頭痛。偏頭痛就是頭部單邊出現脈搏跳動般的疼痛；緊張型頭痛為被壓擠般的疼痛；叢集性頭痛則是固定時間以眼窩為中心出現劇烈痛感的疼痛。每種頭痛原因不一，治療方式也不同。而次發性頭痛是某種因素引發的頭痛，有時會危及性命，以蜘蛛膜下腔出血為代表。若出現前所未有的劇痛感或難以表述的症狀，請盡早就診。

失智症是因為腦神經細胞受損的緣故？

失智症（認知症、認知障礙）是出於某種因素，導致腦神經細胞受損而引起的疾病。常出現記不住眼前的事物、反覆說相同的話、衣服穿反等症狀，影響日常的生活。失智症可分為「阿茲海默型失智症」、「路易士體失智症」、「腦血管性失智症」等類型。此外，健忘其實是隨年紀增長之腦部的生理性變化。

阿茲海默型失智症

老人性失智症中約有半數都屬於阿茲海默型失智症。起因是類澱粉樣蛋白 β 或俗稱纖維束的蛋白質滯留腦內，攻擊突觸、妨礙情報傳送，讓整個腦都萎縮了。目前有藥物可延緩病程發展，建議早期發現與治療。

路易士體失智症

起因是腦神經細胞積滿團狀的「路易士體」這種蛋白質，傷害大腦皮質的神經細胞。隨著認知功能變差，還會出現幻覺、憂鬱症、帕金森氏症等。

認知運動操可預防失智症

所謂的認知運動操（cognicise），是由日本國立長壽醫療研究中心所開發的課程，邊運動邊刺激腦部，以預防失智。對輕度失智症患者來說，有維持或提升認知功能的效果。內容為邊走路邊做計算，輕微流汗的運動，或加入其他課題。先確認運動或課題的內容、頻率或強度，能開心持續下去才是重點。

小腦

緊貼於大腦下面的小腦重約一二〇～一四〇公克，約占全腦的一〇%。跟大腦相比，小腦小得多，但裡面卻集結了一千億個以上的神經細胞，超過全身神經細胞的半數，數量遠比大腦皮質裡的一百四十億個多了許多。

小腦可分為「新小腦」和「古小腦」兩部分。新小腦與運動神經關係密切，可調整來自大腦的運動指令，再對全身下達適當的指令。而古小腦為平衡感覺中樞，可幫助身體維持正確的姿勢。若古小腦的功能變差，身體就很難保持平衡，也無法用正確的姿勢站立。

此外，小腦也跟身體感受到的「程序記憶」有關。例如，騎腳踏車或游泳的方法等，反覆相同的動作或技術，身體一旦記住了，就很難忘掉。就算五年沒騎腳踏車，身體還是會記得怎麼騎。另外，酒精會讓小腦的功能變差，所以喝醉了，步伐會變得不穩。

調整大腦的運動指令
向全身下達指令

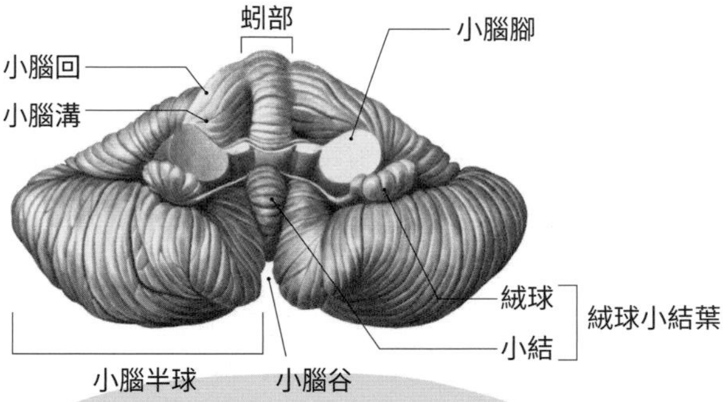

反覆練習可訓練小腦？

小腦負責各部位的運動調整，並會記憶運動的經驗。所以，不斷刺激小腦，運動的訓練才有效。在失敗與成功反覆嘗試下，小腦會把成功的範例記在腦海裡。走路或身體的平衡之所以可以無意識去做，就是小腦的記憶發揮作用的結果。

訓練小腦可改善眩暈或搖晃

小腦主控平衡感覺，經過訓練可改善眩暈、搖晃或偏頭痛等症狀。也就是刻意轉動脖子或左右擺動眼球，做出可能會引起眩暈的動作刺激小腦，可增加小腦調整平衡的能力。

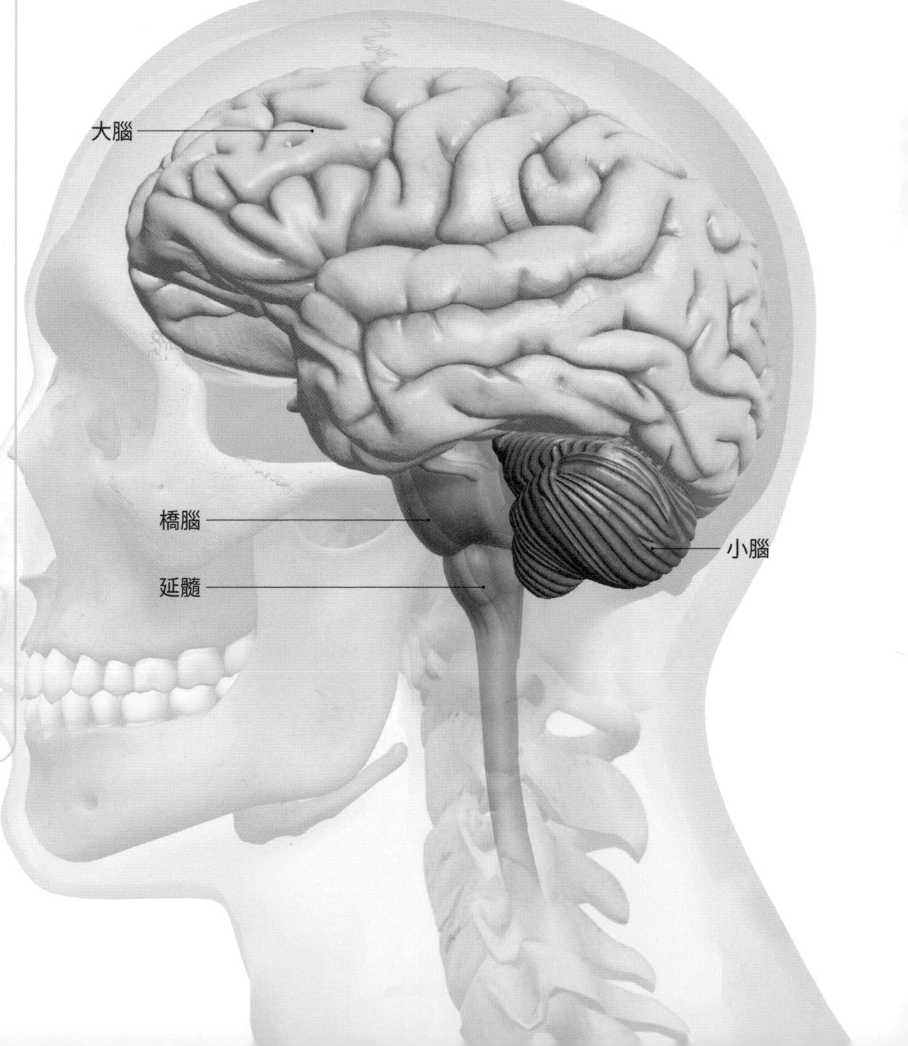

腦幹

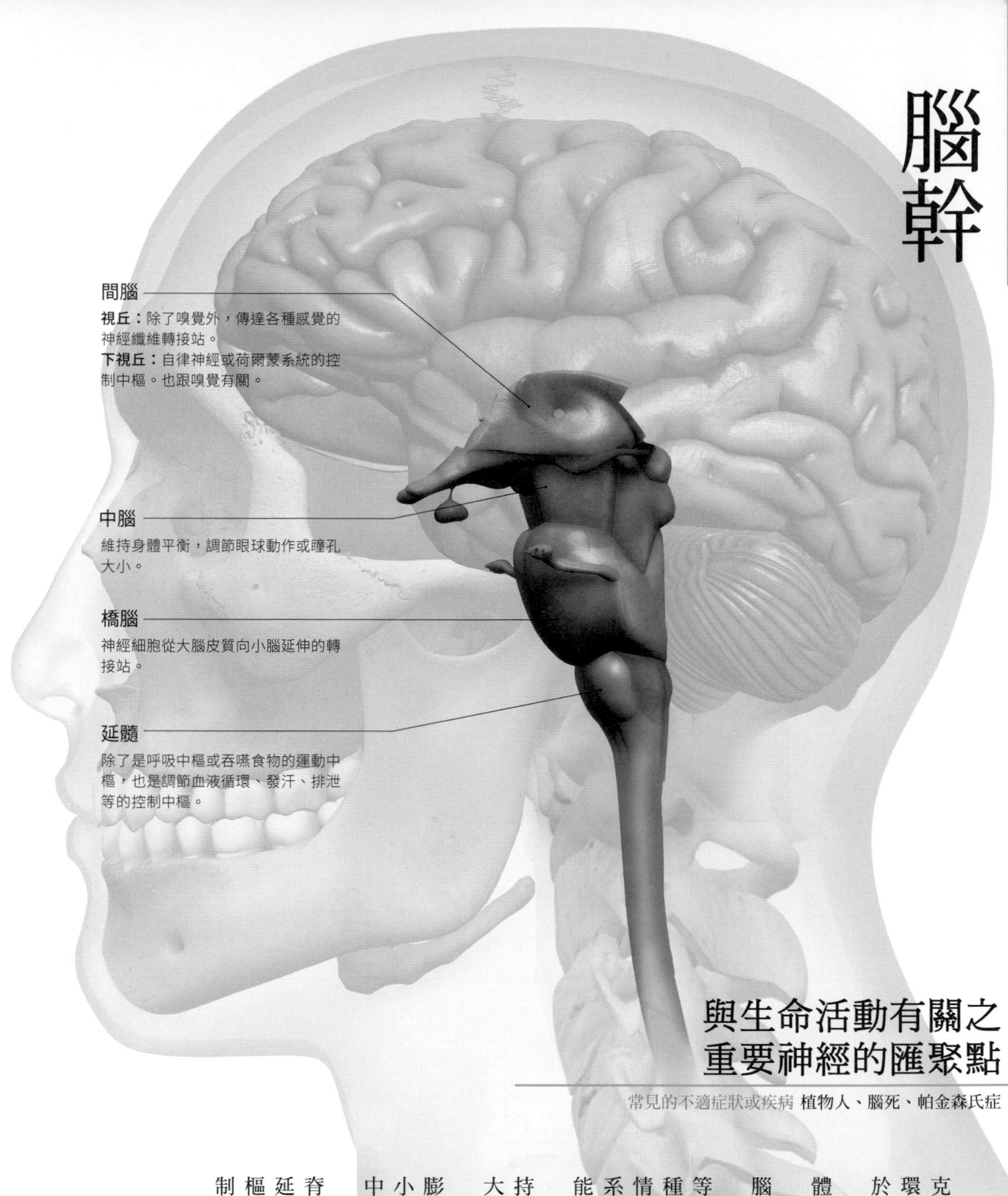
間腦
視丘：除了嗅覺外，傳達各種感覺的神經纖維轉接站。
下視丘：自律神經或荷爾蒙系統的控制中樞。也跟嗅覺有關。
中腦
維持身體平衡，調節眼球動作或瞳孔大小。
橋腦
神經細胞從大腦皮質向小腦延伸的轉接站。
延髓
除了是呼吸中樞或吞嚥食物的運動中樞，也是調節血液循環、發汗、排泄等的控制中樞。

與生命活動有關之重要神經的匯聚點

常見的不適症狀或疾病 植物人、腦死、帕金森氏症

腦幹如同長柄支撐大腦，重約二百公克，長約七・五公分。攸關意識、呼吸、循環、體溫調節等維持生命的所有神經都聚集於此，可謂腦部最重要的部分。

所以，睡覺時心臟一樣跳動，還能調節體溫，都是腦幹的作用。

腦幹可分成「間腦」、「中腦」、「橋腦」、「延髓」四個部分。

間腦位在大腦的深處，由視丘與下視丘等部分構成。視丘是除了嗅覺之外，傳達各種感覺的神經纖維轉接站，在此將整理好的情報送到大腦。而下視丘除了控制自律神經系統或荷爾蒙系統，也是體溫、睡眠或性功能等功能的調節中樞。

中腦是介於間腦與橋腦的小區塊，可維持身體的平衡，調節眼球的動作或瞳孔的大小。

橋腦則介於中腦與延髓之間，為腦幹最膨脹的部分。橋腦是神經細胞從大腦皮質向小腦延伸的轉接站，也是顏面或眼睛的活動中樞。此外，橋腦也跟呼吸的調節有關。

至於延髓，有來自大腦、中腦、小腦和脊髓的神經通過，也是部分神經的轉接站。延髓除了是呼吸中樞或吞嚥食物的運動中樞，也是調節血液循環、發汗、排泄等的控制中樞。

延髓的功能

延髓是打噴嚏、咳嗽、嘔吐、咀嚼、吞嚥、發聲、唾液、眼淚或汗水分泌的控制中樞，也能調節呼吸、血液循環或心跳數，更是自律神經的中樞。延髓也被稱為生命之線，若遭損傷會引發身體麻痺或呼吸不全等問題，危及生命的運作。

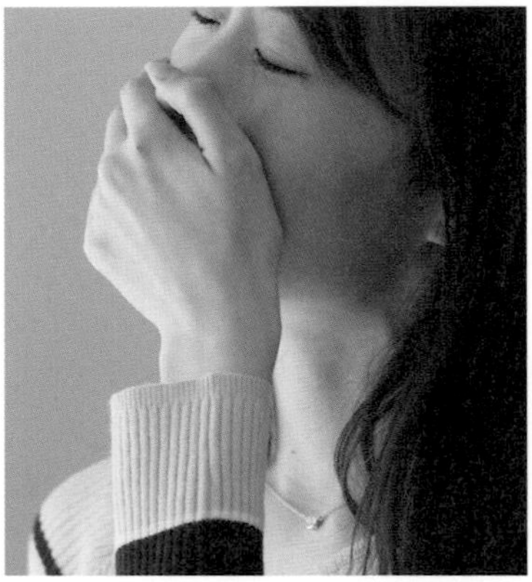

下視丘控制生理時鐘

下視丘可以調整睡眠和清醒的節奏，宛如生理時鐘的控制中樞。一感應到晨光，這座時鐘即刻調整 24 小時的週期，以減少時差。早上起不來的人，有可能是這種調節功能有問題。下視丘也能調節體溫，讓上午的體溫低一些，下午的體溫高一些。

爬蟲類的腦大多是腦幹

魚類、兩棲類或爬蟲類的腦，大多被腦幹占滿；如果是鳥類和哺乳類，小腦和大腦都變得比較大。若是靈長類的話，連新皮質都變大，形成聯合區。

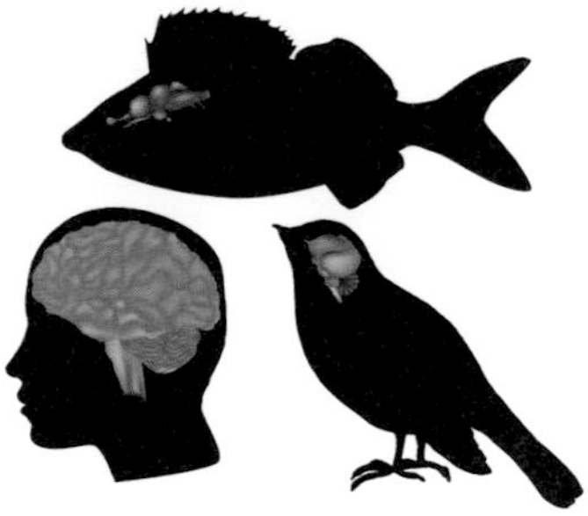

何謂帕金森氏症？

可能是製造神經與神經傳導物質「多巴胺」的黑質細胞（位於中腦），發生變異或消失所導致，但確切原因尚未明朗。主要症狀有手腳抖動或僵硬，運動功能出現障礙。好發於五十～七十歲，年紀越大，發生機率越高。

植物人和腦死狀態並不同

所謂的植物人，是指部分或全部的大腦功能喪失，呈現無意識的狀態，但還保留腦幹或小腦的功能，因此患者大多能自主呼吸，罕見地還會痊癒。而腦死則分為大腦、小腦和腦幹的功能全部喪失的全腦死，和腦幹功能喪失的腦幹腦死。後者雖未失去大腦的功能，但也會逐漸失去大腦功能變成全腦死。因腦幹為反射中樞，醫生可對眼睛照光，確認瞳孔有無縮小，判斷患者是否為腦死狀態。

好食材與食用方法

可增加多巴胺或血清素的大豆或乳製品

胺基酸裡的酪胺酸或苯丙胺酸可製造多巴胺，可適量均衡攝取以下富含這類養分的食材。

建議食材：

杏仁、酪梨、香蕉、牛肉、雞肉、巧克力、咖啡、雞蛋、綠茶、優格、起司、大豆、鷹嘴豆等。

胺基酸裡的色胺酸可製造血清素，可適量攝取以下富含色胺酸的食材。

建議食材：

大豆、起司、牛奶、優格、穀類、芝麻、花生、雞蛋、奶油等。

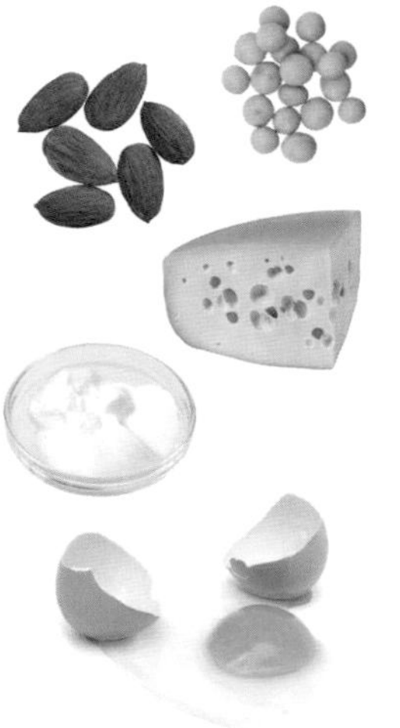

含有左多巴（L-dopa）的八升豆

八升豆（藜豆）是原產於熱帶亞洲的豆科植物，為近年少見的食材。它的豆子含 5% 的左多巴，葉子或根部則含 1% 左右。有報告指出，利用此豆輔助治療帕金森氏症的效果不錯，也被當作保健食品，但要注意不宜攝取過量。

神經系統

脊髓是可連到腦部的神經纖維管束，掌控腦與身體的運動神經或感覺神經等功能。來自外界的情報通過脊髓送到腦部後，經過整理之後下達的指令，再次經過脊髓送到四肢等部位，身體才能對外界的狀況做出適當的反應。

例如，摸到熱燙的東西要閃避危險時，在聯繫腦之前，脊髓會發出命令收縮肌肉，這意味著脊髓有時會替代腦部成為控管的中樞，所以因交通事故或受傷等因素傷到脊髓時，感覺或運動功能就會出現障礙。而且，若腦部的指令無法下達給受傷部位的神經，會出現麻痺症狀，嚴重的話甚至無法行走。

而神經如同綿密的大網，分布到身體各個部位，形成可聯絡各部位的網絡。

神經分為可掌控整個神經系統的中樞神經，以及從中樞神經分布於全身的末梢神經。其中，中樞神經格外重要，由頭蓋骨和脊椎這類硬骨骼保護著。而末梢神經則是直接從腦延伸的左右十二對腦神經，以及從脊髓延伸的左右三十一對脊髓神經的總稱。

腦神經就是直接從腦延伸的末梢神經，主要負責頭部或顏面的功能。而腦神經裡的感覺神經，包括可將嗅覺送到腦部的嗅神經、將視覺送到腦

神經是體內的情報傳達網絡

常見的不適症狀或疾病 神經痛（坐骨、肋間、三叉、後腦）、自律神經失調／睡眠障礙、失眠、精神不安

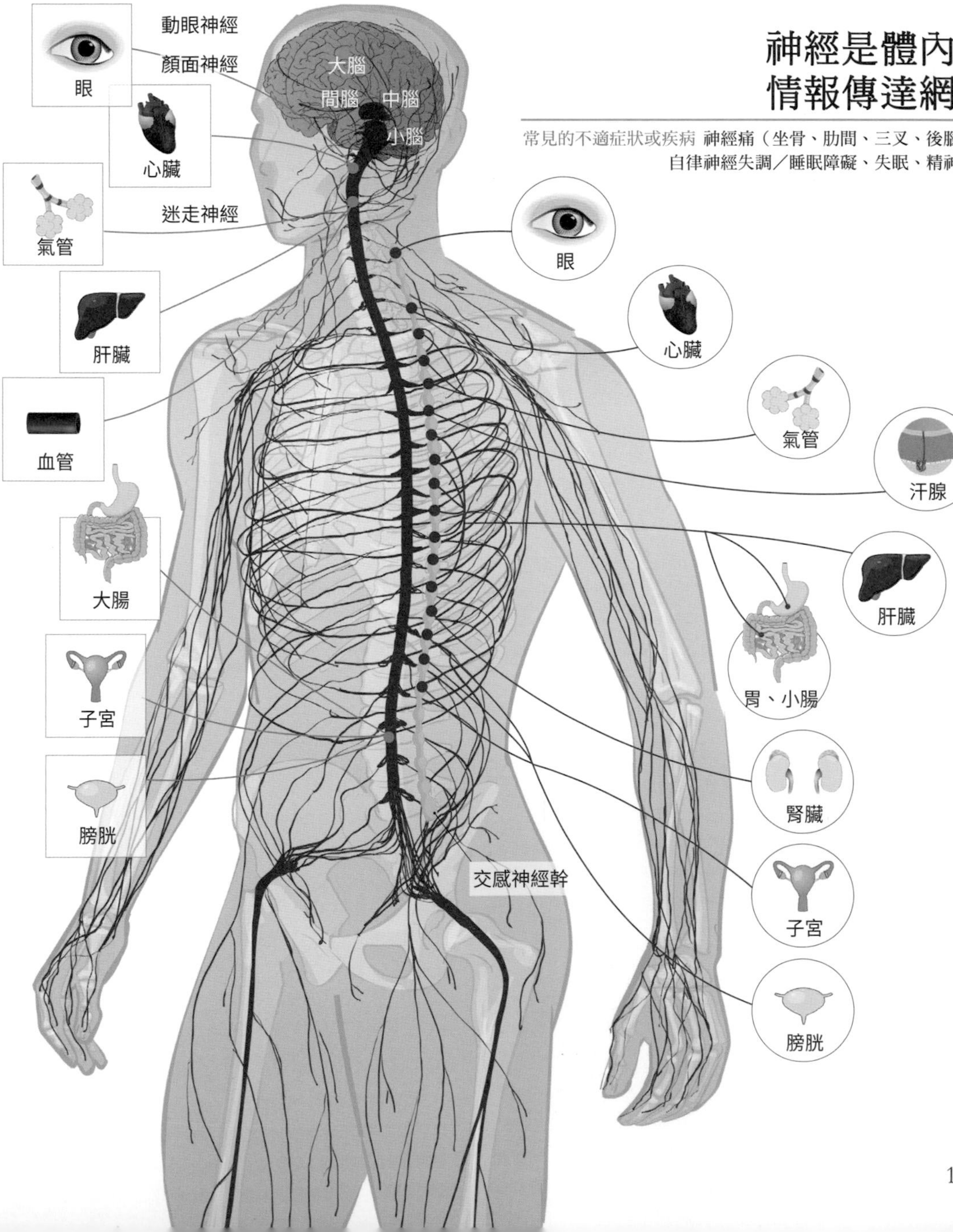

部的視神經、將聽覺或平衡感覺送到腦部的位聽神經、傳送舌頭的知覺或味覺的舌咽神經等。

所以，吃到美味的東西會覺得「好吃」，或覺得「熱熱辣辣」或「黏黏冷冷」等，都是這些情報透過感覺神經傳給腦的緣故。

而脊髓神經除將腦部指令送到身體各部位，也會把情報從身體各部位送回腦部。

何謂脊髓神經？

從脊髓向身體左右延伸的末梢神經，包括八對頸神經、十二對胸神經、五對腰神經、五對薦神經和一對尾神經，共計三十一對。來自全身皮膚或肌肉的情報，通過脊髓傳到腦部，再將腦部下達的指令，通過脊髓傳送到各部位。所以，脊髓可說是聯繫腦部與全身神經的聯絡網絡。

12 對腦神經

① 傳遞嗅覺情報 **嗅神經**
② 傳遞視覺情報 **視神經**
③ 控制眼球運動等 **動眼神經**
④ 控制眼球往下移動 **滑車神經**
⑤ 控制顏面的感覺或下顎的功能 **三叉神經**
⑥ 控制眼球向外移動 **外展神經**
⑦ 控制顏面的肌肉和味覺 **顏面神經**
⑧ 控制聽覺和平衡感覺 **位聽神經**
⑨ 控制咽頭的運動或味覺 **舌咽神經**
⑩ 控制咽頭或器官的動作 **迷走神經**
⑪ 控制頸部或肩部的動作 **副神經**
⑫ 控制舌頭的動作 **舌下神經**

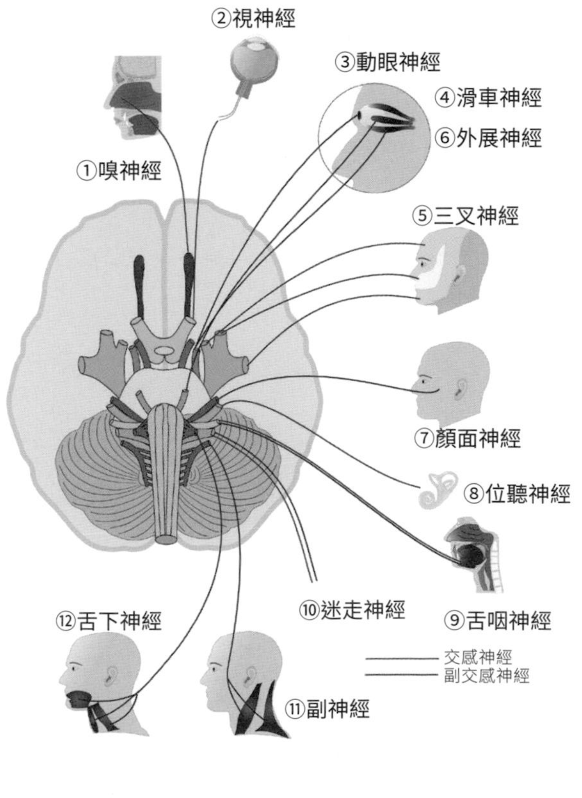

神經痛是怎樣的疾病？？

所謂的神經痛，就是感覺神經因某種因素受刺激，反覆出現疼痛或麻痺感等症狀的疾病。神經痛的出現時間並不規律，會反覆出現針刺般的刺痛感，但一般來說時間不會很長。

但是，越是漠視這種神經痛，疼痛記憶深刻在腦海，想清除就很難。幸好現在可針對疼痛中樞服用消炎止痛藥，快速舒緩疼痛感。出現神經痛時，請不要強忍，宜盡早就診。

氣象病

一有低氣壓通過就覺得頭痛，或出現明顯神經痛、感到憂鬱，都是因為近年頗受矚目的「氣象病」。氣壓變化過大或自律神經失調，都會引發氣象病，好發於內耳敏感或內耳血流不佳者，因此這類疼痛也被稱為「天氣痛」。

漢方　有益神經系統的漢方藥

桂枝加苓朮附湯／虛寒引起的神經痛或麻痺感
疏經活血湯／血液滯留引起的神經痛或麻痺感
葛根湯、葛根加朮附湯、五苓散／三叉神經痛
當歸湯、柴陷湯／肋間神經痛
當歸四逆加吳茱萸生薑湯／虛寒引起的頭痛、腹痛、腰痛

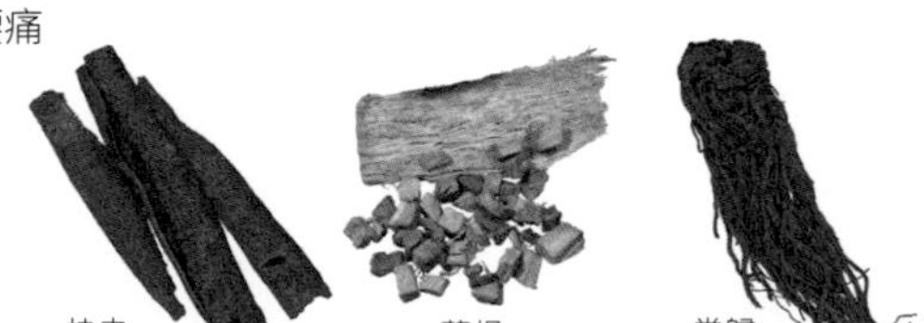

桂皮　葛根　當歸

自律神經失調將引發身心不適

末梢神經依其功能可分為「軀體神經」和「自律神經」。軀體神經掌控皮膚的知覺或骨骼肌等的感覺。例如，我們會知道皮膚碰到什麼，或把球丟出去，都是這種軀體神經發揮作用的結果。所以，軀體神經跟運動神經關係密切。

至於自律神經，則是掌控內臟功能或代謝、體溫等功能的神經，無需自我意識即可發揮作用、延續生命活動。自律神經又可分為白天活動時較活絡的「交感神經」，以及放鬆時或夜間就寢時較活絡的「副交感神經」。

在這兩種神經的作用下，我們的身心會出現變化。若交感神經過於活絡，血壓上升，心跳數增加，身心呈現亢奮狀態。反過來說，若副交感神經過於活絡，血壓下降，心跳數減少，那麼工作等都會提不起勁。

由此可知，無論是哪種神經過於活絡，若交感和副交感神經失衡，將導致身心不適，例如感到非常不安、胃酸分泌過剩、反覆出現腹瀉或便祕等。生活壓力、工作上的壓力或生活不規律等，都是導致失衡的主因。

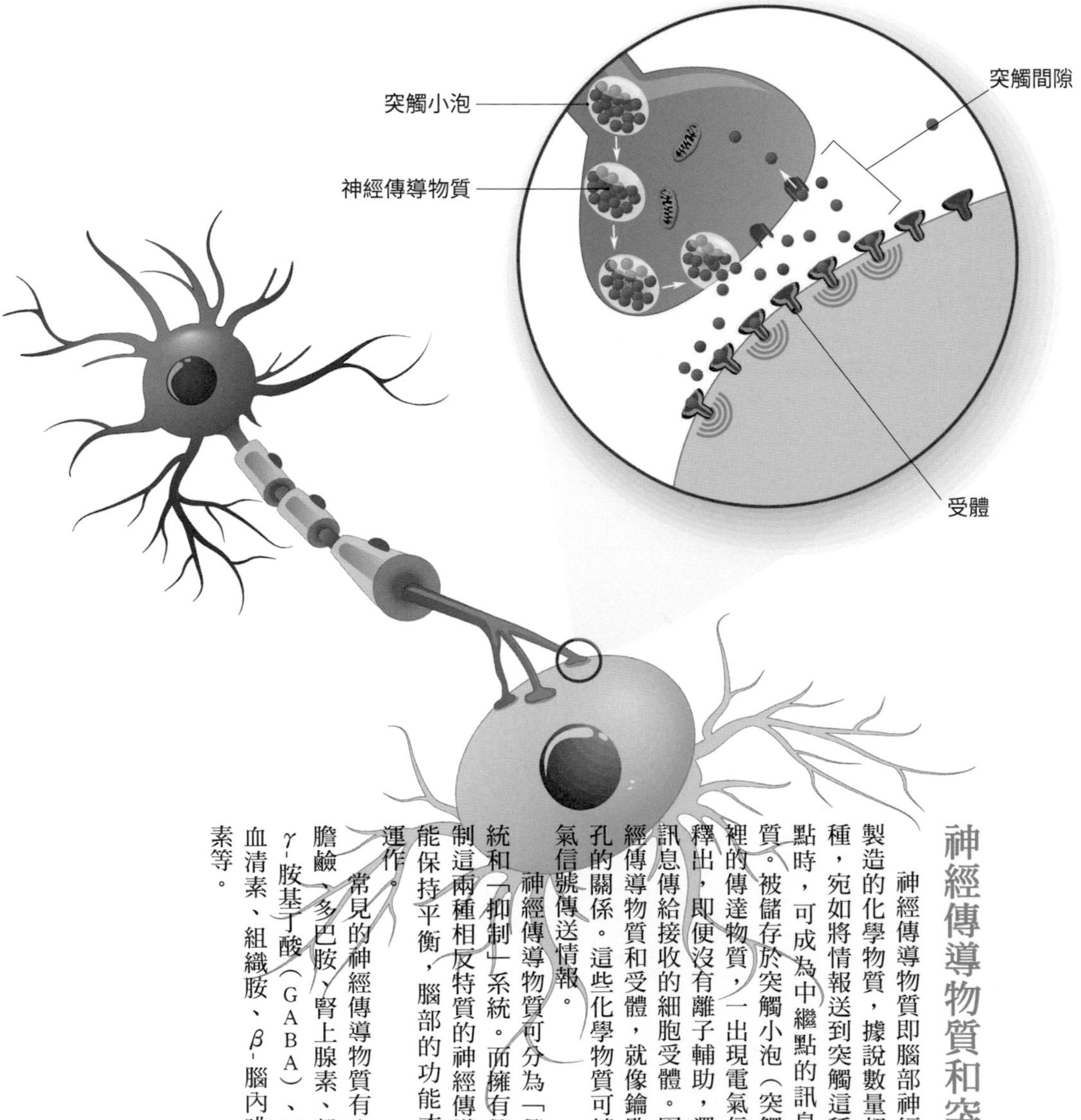

神經傳導物質和突觸

神經傳導物質即腦部神經細胞所製造的化學物質，據說數量超過一百種，宛如將情報送到突觸這種神經接點時，可成為中繼點的訊息傳遞物質。被儲存於突觸小泡（突觸囊泡）裡的傳達物質，一出現電氣信號就會釋出，即便沒有離子輔助，還是能將訊息傳給接收的細胞受體。因此，神經傳導物質和受體，就像鑰匙和鑰匙孔的關係。這些化學物質可轉換為電氣信號傳送情報。

神經傳導物質可分為「興奮」系統和「抑制」系統。而擁有興奮與抑制這兩種相反特質的神經傳導物質若能保持平衡，腦部的功能才能正常運作。

常見的神經傳導物質有——乙烯膽鹼、多巴胺、腎上腺素、穀胺酸、γ-胺基丁酸（GABA）、甘胺酸、血清素、組織胺、β-腦內啡、催產素等。

何謂運動神經發達？

運動神經負責把腦部指令傳給四肢等部位，其末梢與肌肉連結，也就是透過腦部的神經訊號，以活動身體的肌肉。所謂的運動神經發達，就是腦部的神經訊號獲得良好的控制，能即時傳達給肌肉。所以，平常只要多活動身體，不斷地練習，製造很多腦部的神經迴路，每個人的運動神經都會變得發達。

左腦的運動指令會傳到右半身

運動神經為掌控骨骼肌運動的末梢神經組織，左右側的大腦皮質都有身體的運動中樞。從此處通往脊髓的路徑稱為錐體路徑，會在延髓的下面交叉。所以，左腦的運動指令會傳到脊髓的右側，右腦的運動指令則傳到脊髓的左側。

漢方　抑肝散

抑肝散原為治療小兒疳蟲（幼兒體內的一種病原蟲）或驚悸夜泣的中藥，現在也用來改善神經容易高亢興奮、焦躁、難以成眠等神經性疾病。近年來也常被用來改善老年失智症患者的初期症狀。

建議漢方藥

抑肝散、抑肝散加陳皮半夏／神經性疾病、失眠
抑肝散加龍骨牡蠣湯／不安障礙
加味逍遙散／自律神經失調、更年期障礙
半夏厚朴湯／咽喉頭有異物感
酸棗仁湯／失眠症

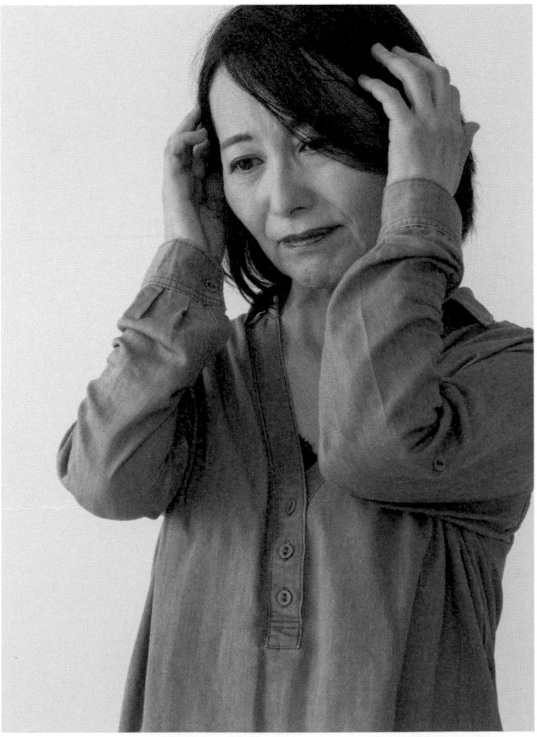

腦內荷爾蒙可調節身心狀態？

人類的腦部製造出一定分量的神經傳導物質（腦內物質）後，這些神經傳導物質會跟不同的受體結合控制情感。腎上腺素、多巴胺等屬於出現壓力即可分泌的興奮性情感荷爾蒙，與交感神經有關。而乙烯膽鹼或血清素等則是放鬆時就會分泌的荷爾蒙，與副交感神經有關。

脊髓的反射作用

一摸到熱的東西，手不自覺會馬上縮回來。通常這種熱感是從脊髓通往視丘，傳到大腦皮質。但如果是不能等候判斷的緊急狀況，脊髓會直接指揮運動神經引起反射，把手縮回來避免燙傷。除了這種屈曲反射外，用木槌敲膝蓋引起的伸展反射，也是脊髓的反射作用。

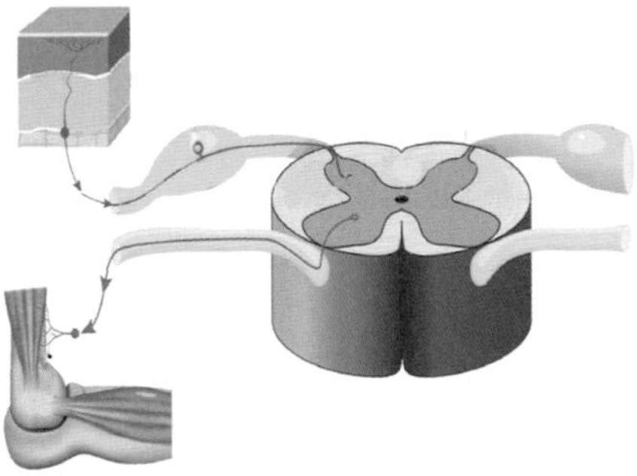

何謂自律神經失調？

自律神經失調即交感神經與副交感神經失衡所引起的各種症狀之總稱。其引發因素或症狀都不一樣，有時也會同時出現好幾種症狀。而每一種症狀的治療方式不同，但都以改善生活習慣或藥物治療等為主軸。

憂鬱

改善憂鬱「血清素」是關鍵

對喜愛的事物不感興趣、思考能力變差、感到疲憊卻難以入眠、缺乏食慾等，大腦能量變差，對任何事物都失去興趣的狀態稱為「憂鬱」。若持續這樣的狀態，被醫生診斷為「憂鬱症」或「抑鬱症」的話就需要治療。就算只有幾小時或幾天出現這樣的狀態，只要對日常生活產生影響，最好還是採取某些因應方式。

有關憂鬱的原因或症狀呈現方式，雖然一百個人就有一百種，但確定的是，憂鬱者腦內的神經傳導物質「血清素」明顯不足。血清素又被稱為「幸福荷爾蒙」，與情感的控制或睡眠關係密切。早上曬曬太陽、三餐規律攝取豐富的營養、適度運動等，規律的生活節奏，都能讓血清素正常分泌。但若陷入憂鬱狀態，無法好好睡覺、缺乏食慾，整個生活節奏就會被打亂。不過，只要好好正視自己的問題，逐步養成良好的生活習慣，確實可以舒緩這些不適症狀。

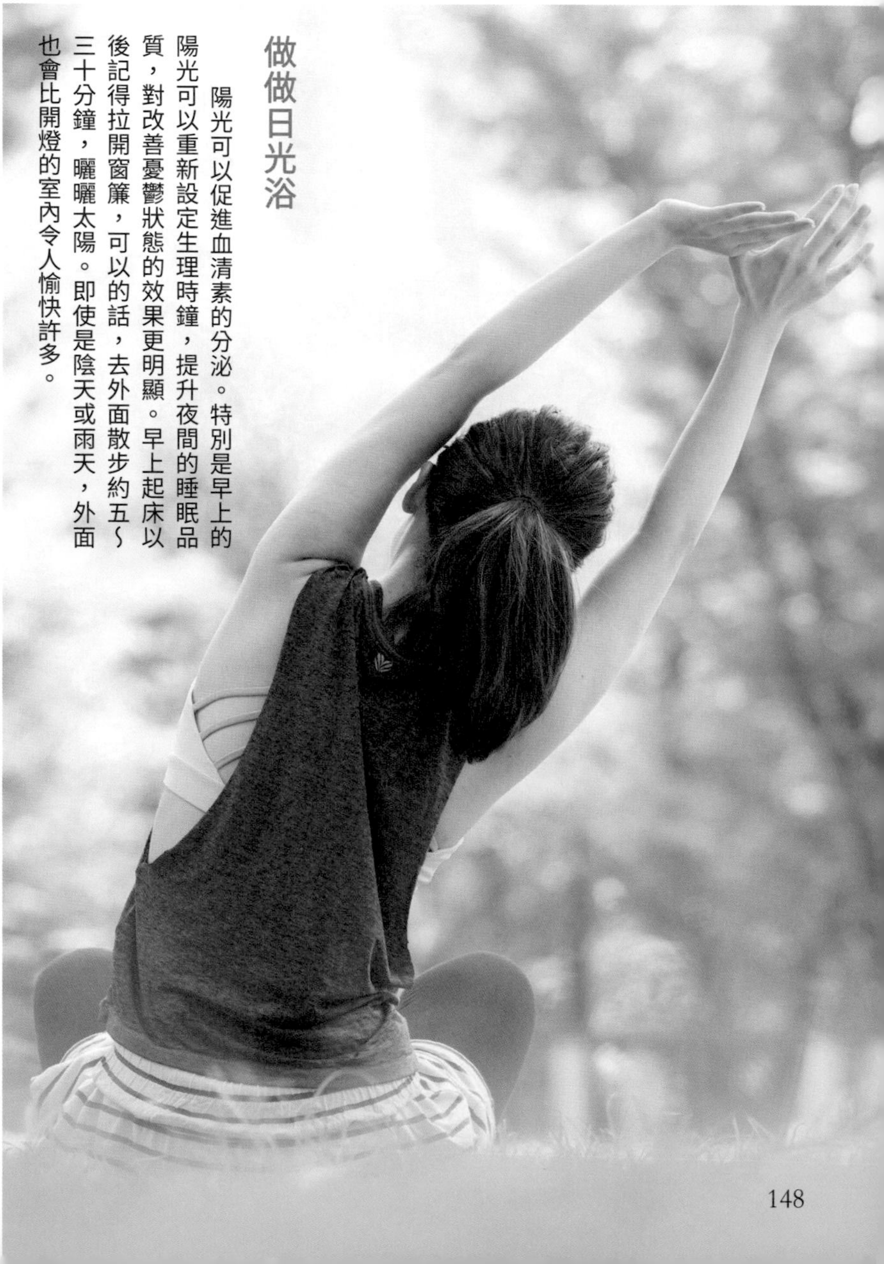

做做日光浴

陽光可以促進血清素的分泌。特別是早上的陽光可以重新設定生理時鐘，提升夜間的睡眠品質，對改善憂鬱狀態的效果更明顯。早上起床以後記得拉開窗簾，可以的話，去外面散步約五～三十分鐘，曬曬太陽。即使是陰天或雨天，外面也會比開燈的室內令人愉快許多。

規律運動

走路、咀嚼、呼吸等規律的運動，都能活絡血清素。所以，吃飯應細嚼慢嚥，平常也可以走走路、慢跑或進行腹式呼吸。做的時候不要心有旁騖，專注於這些運動，效果更好。

三餐要規律

製造血清素的材料——色胺酸，無法於體內合成，必須從食物攝取。而備餐、咀嚼食物等運動，都能刺激血清素的活動。此外，在固定時間進食，可調整生理時鐘，也有穩定情緒的效果。

可改善憂鬱的食材

想改善憂鬱狀態，必須透過飲食攝取足夠的營養。尤其是含有跟腦部活化或腦內物質合成相關營養素的食材，更要多多攝取，避免不足。

富含色胺酸的食材

製造血清素的材料「色胺酸」，常見於魚肉蛋等蛋白質含量豐富的食材。若習慣吃超商便當或速食，不僅會過度攝取醣類和脂肪，也容易缺乏蛋白質，要特別注意。

※肉類、魚類、蛋類、香蕉、納豆、味噌等

青背魚

竹筴魚、鯖魚、沙丁魚或秋刀魚等青背魚裡的DHA，可促進腦部功能。若直接利用魚罐頭，不僅節省調理時間，也能攝取充足的養分。

※竹筴魚、鯖魚、沙丁魚或秋刀魚等

富含鐵質的食材

據說呈現憂鬱狀態的人，也可能是慢性缺鐵。雖然菠菜或油菜等蔬菜類也含鐵，但魚或肉類裡的血紅素鐵更容易被人體吸收。所以，可多攝取瘦肉、魚類或豬肝等食材。

※瘦肉、豬肝、鰹魚、鮪魚等

旗魚富含色胺酸
為容易調理的魚類

旗魚芽菜鮮味羹

（營養價值都是一人份）

熱量	210 kcal
含醣量	6.4 g
含鹽量	1.0 g

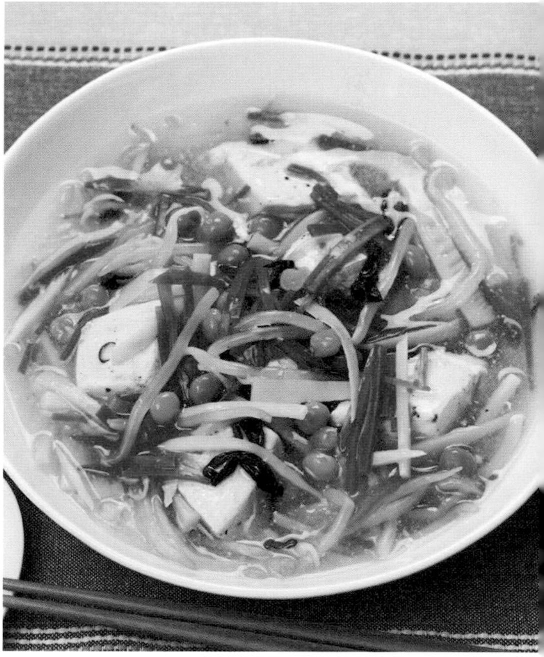

材料（4 人份）

旗魚…4 片
乾木耳…2 片
豆芽菜…1 袋
胡蘿蔔…1/2 根
桶筍…1/2 根
青豆仁…4 小匙
米酒…1 大匙
鹽、胡椒粉…各適量
雞高湯…3 杯
醬油…1 大匙
太白粉…1 大匙

作法

1 旗魚片各切成 4 等分，用米酒、鹽、胡椒粉醃一下。
2 豆芽菜洗淨。胡蘿蔔和桶筍都切絲。青豆仁汆燙備用，乾木耳泡水切絲。
3 鍋子依序鋪上豆芽菜、胡蘿蔔、桶筍和木耳，再擺上旗魚片，倒入雞高湯。用中火煮開，轉小火燜煮 10 分鐘。
4 旗魚先取出盛盤。
5 在 3 的蔬菜湯加入青豆仁，用醬油調味。
6 用太白粉勾芡，淋在 4 的魚片上。

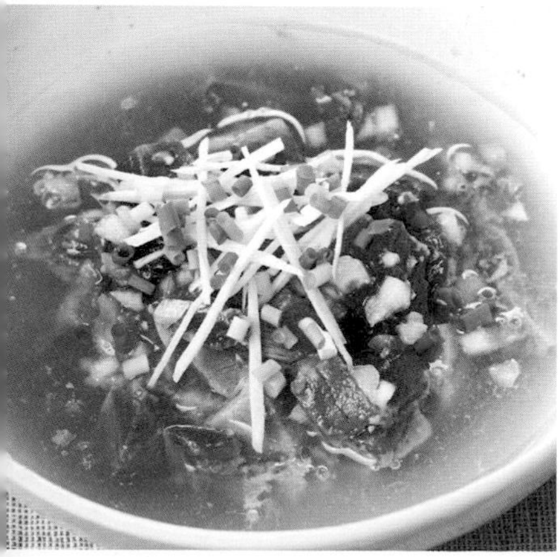

鰹魚富含
身體欠缺的鐵質

鰹魚昆布湯

熱量	94 kcal
含醣量	5.9 g
含鹽量	1.1 g

材料（2 人份）

鰹魚（生魚片用）…1 塊
洋蔥…1/2 顆
薑泥…1 小匙
珠蔥…1/2 把
味噌…2 小匙
生薑…1 片
昆布…10cm 見方 1 片
醬油…少許

作法

1 鰹魚切大塊，洋蔥切末，味噌與薑泥拌勻。
2 另外準備 3 杯水，放入昆布熬煮昆布湯。水將滾時取出昆布。
3 生薑切絲，珠蔥切蔥花。
4 1 大匙 1 的食材倒進碗裡，加入 1/2 ～ 3/4 杯的昆布湯沖泡，攪拌均勻。
5 用醬油調味。依個人喜好，撒上薑絲和蔥花。

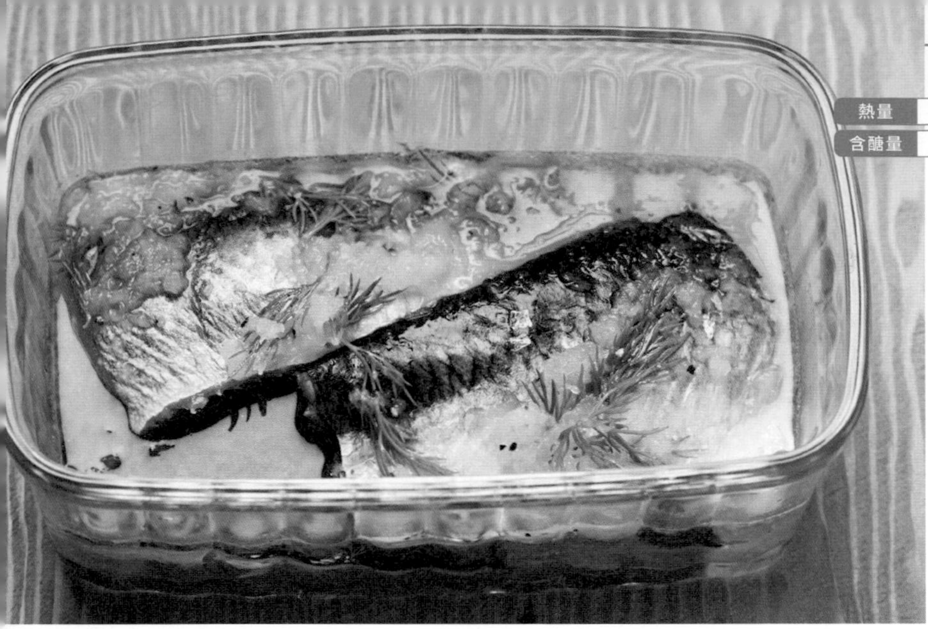

熱量	66 kcal	含鹽量	0.4 g
含醣量	2.9 g		

簡單調理
即可攝取富含色胺酸的魚

醋漬鯡魚

鯡魚片…2 片
A 料 蘋果醋…1/2 杯
洋蔥泥…1/4 顆的分量
蒔蘿…適量
鹽、胡椒粉…各少許

作法

A 料倒入玻璃保鮮盒裡拌勻，放入鯡魚片，放冰箱冷藏醃漬 2～3 天即可食用。

利用富含可活絡腦部之
DHA 和 EPA 的
鯖魚製作三明治

熱量	532 kcal
含醣量	48.1 g
含鹽量	2.9 g

鯖魚越南三明治

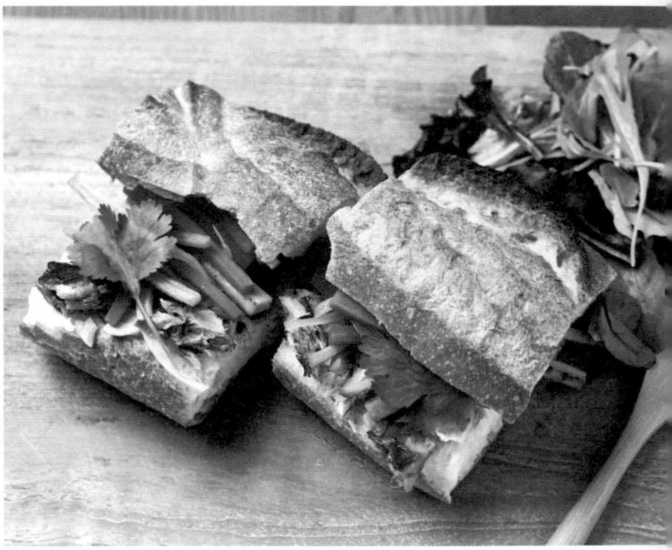

材料（2 人份）

鹹鯖魚（半身處理）…1 片
胡蘿蔔…10g
牛蒡…10g
洋蔥…50g
長棍麵包…20cm
香油…1/2 大匙
A 料 白醋…2 大匙
醬油…1 小匙
砂糖…2 小匙
香菜…適量

作法

1 鯖魚片切成 2、3 等分，煎至上色。
2 胡蘿蔔和牛蒡切 3 公分的長條狀。牛蒡泡水除澀，瀝乾備用。洋蔥切薄片。
3 香油加熱，先炒胡蘿蔔和牛蒡絲，加 A 料快速拌炒後熄火。最後加洋蔥片拌一下。
4 長棍麵包切 8 等分，一一夾入 1、3 的食材和香菜，即可製作三明治。

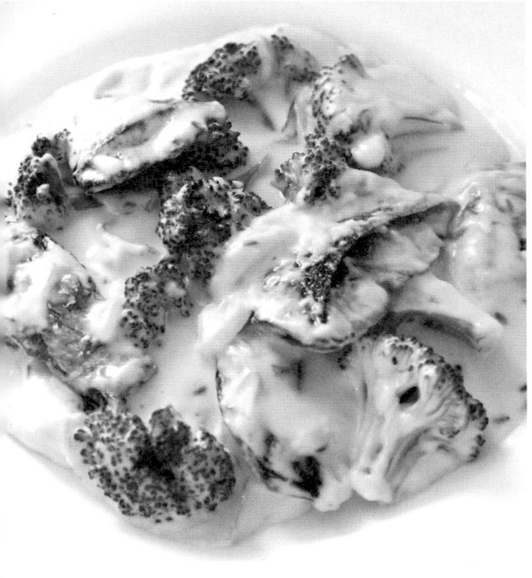

利用富含
色胺酸的牛奶

熱量	324 kcal
含醣量	7.5 g
含鹽量	1.8 g

青花椰鯖魚濃湯

材料（2 人份）

青花椰菜…1/3 朵
鹹鯖魚（半身處理）…1 片
洋蔥…1/4 顆
沙拉油、奶油…各適量
孜然…2 小匙
麵粉…1.5 大匙
牛奶…1.5 杯
雞湯塊…1/2 個
鹽、胡椒粉…各少許

作法

1 青花椰菜分成小朵，用加了鹽（另外準備）的熱水汆燙備用。鯖魚切小塊。洋蔥切薄片。
2 沙拉油加熱，將鯖魚煎至兩面上色取出。
3 奶油放入同一鍋加熱，先炒孜然和洋蔥片。等洋蔥變軟，加麵粉用小火炒熟。再加牛奶、雞湯塊一起煮。
4 加入 2 的鯖魚片和青花椰菜稍微煮過後，用鹽、胡椒粉調味。

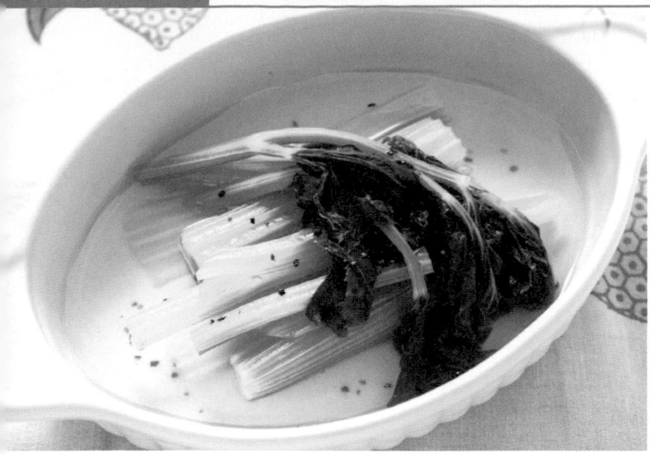

西洋芹的香氣
有穩定情緒的效果

西洋芹清湯

熱量	10 kcal
含醣量	1.5 g
含鹽量	1.1 g

材料（2 人份）
西洋芹…1 根
水…1.5 杯
雞湯塊…1 個
鹽、粗黑胡椒…各少許

作法
1 西洋芹去粗筋，切成 5 公分長，太粗的話再直向剖半。
2 西洋芹、水和雞湯塊下鍋煮開後，加蓋轉小火煮 20 ～ 30 分鐘。最後用鹽、粗黑胡椒調味。

只要把魚加到電鍋裡一起煮
超簡單

秋刀魚炊飯

熱量	360 kcal
含醣量	53.7 g
含鹽量	2.1 g

材料（4 人份）
秋刀魚…1 條
白米…2 杯
A 料 醬油、米酒…各 2 大匙
白醋…1 大匙
鹽巴…1/2 小匙
青蔥…4 根
生薑…1 片

作法
1 把淘洗過的白米和 A 料放入電鍋。加入適量的水，再鋪上秋刀魚（先去尾）。
2 飯煮熟，取出秋刀魚，去除內臟和魚骨，將魚肉弄鬆。
3 將魚肉倒回電鍋。青蔥切蔥花，生薑切絲，各取一半倒入電鍋拌勻。飯盛盤後，撒上剩下的蔥花和薑絲。

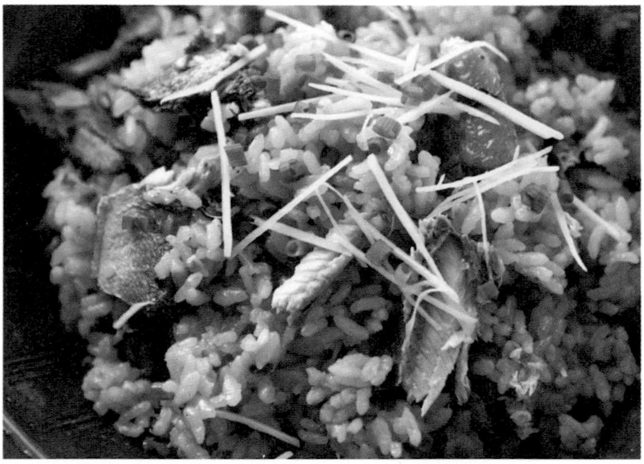

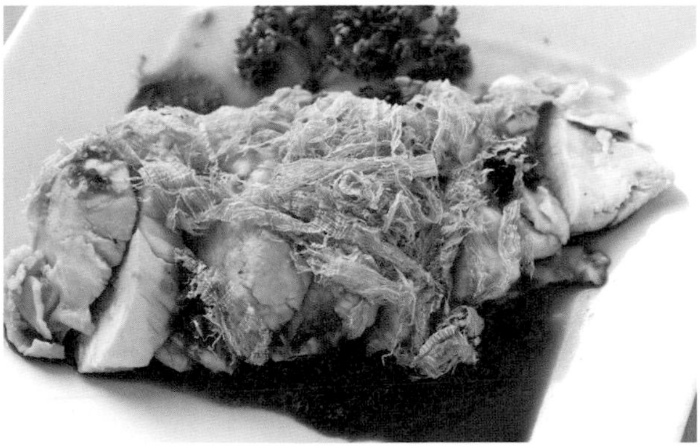

雞胸肉泡熟淋醬汁和昆布絲
簡單又美味

雞胸肉細絲昆布

熱量	254 kcal
含醣量	3.3 g
含鹽量	0.3 g

材料（2 人份）
雞胸肉…1 片
細絲昆布…適量
A 料 醬油…1 大匙
味醂…1 小匙
柴魚花…少許
蛋黃…1 顆
砂糖…1 小匙

作法
1 將雞胸肉泡熱湯燜熟。A 料拌勻。
2 熟雞胸肉切成適當厚度，擺盤，淋上 A 料，鋪上細絲昆布。

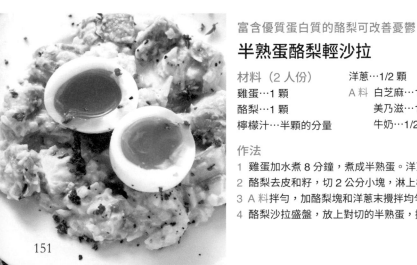

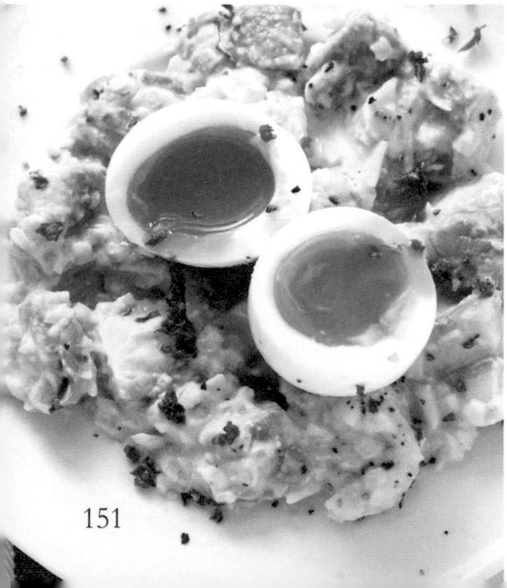

富含優質蛋白質的酪梨可改善憂鬱

半熟蛋酪梨輕沙拉

熱量	260 kcal
含醣量	4.8 g
含鹽量	0.5 g

材料（2 人份）
雞蛋…1 顆
酪梨…1 顆
檸檬汁…半顆的分量
洋蔥…1/2 顆
A 料 白芝麻…1 大匙
美乃滋…1 大匙
牛奶…1/2 大匙
鹽、粗黑胡椒…各少許
香芹…少許

作法
1 雞蛋加水煮 8 分鐘，煮成半熟蛋。洋蔥切末，泡水瀝乾。
2 酪梨去皮和籽，切 2 公分小塊，淋上檸檬汁。
3 A 料拌勻，加酪梨塊和洋蔥末攪拌均勻。
4 酪梨沙拉盛盤，放上對切的半熟蛋，撒上剁碎的香芹和鹽、粗黑胡椒。

睡眠

睡眠可維護身心的健康

據說人的一生有三分之一的時間都在睡覺，為何人需要睡覺呢？

其實目前對於睡眠（睡覺）的必要性還不是很了解。但是，睡眠就是一種本能行為，透過睡眠，可以整理或定格記憶、處理腦部的高層次情報、調節體溫、整理情緒、調整免疫系統等，維護身心的健康。

若睡眠不足或徹夜未眠導致身心不適，就不易消除疲勞感，注意力難以集中，容易誤判或記憶力變差。從各項實驗可知，越是剝奪睡眠時間，誤判越多，判斷力也變得遲鈍。據說徹夜未眠的腦袋跟喝醉酒一樣，認知能力下降。所以，若學生熬夜唸書，因無法整理或定格記憶，考試的成績恐怕很糟。而且，一次徹夜未眠會打亂隔天睡眠的節奏，恐怕會引發睡眠負債（睡眠不足）。據說長期從事輪班工作者，得乳癌或攝護腺癌等癌症的風險比較高。

如果一直不睡覺的話會怎麼樣呢？從結論來看，就是死亡。一九六四年，美國高中生曾挑戰人可以連續幾天不睡覺，結果紀錄為十一天。報告顯示，到了第二天，眼睛已經無法對焦；到了第七天，出現口齒不清的狀態；第十天則是記憶和語言能力大幅下滑。幸好這個挑戰者並未留下任何後遺症，但還是有長期不睡影響腦部功能的案例。

是「晨型人」或「夜貓子」由基因決定

適當的睡眠時間是幾小時？其實這因人或年紀而異，但一般大概是六～八小時。不過，每個人的生活節奏或工作等條件不同，有人「睡覺時間一定要超過十小時」，屬於長時間睡眠型，也有人「睡不到六小時就足夠」，屬於短時間睡眠型。大概是白天不會打瞌睡，晚上可自然入眠的睡眠時間為準。

除了睡眠時間以外，睡眠還可分為習慣早起的「晨型人」，以及習慣晚睡的「夜貓子」兩種。在腦部的下視丘（參考第一四三頁），有個以二十四小時前後週期活動身體的生理時鐘。而可控制這個生理時鐘的基因數量，會決定你是「晨型人」或「夜貓子」。不過，你可以每天早上曬曬太陽，調整這個生理時鐘。曬完太陽精神變好，腦內也會獲得血清素這種神經傳導物質。血清素可以穩定情緒，為活絡腦部的腦內物質，最近更被喻為「幸福荷爾蒙」或「幸福物質」。

血清素也可合成褪黑激素這種荷爾蒙，調整出適合睡覺的體內環境。雖說由基因數量決定的「晨型人」或「夜貓子」，並無孰好孰壞之別，但晚上睡不著、白天打瞌睡，大多是生理時鐘與睡眠、清醒節奏紊亂所導致，所以，不妨早上出去曬曬太陽，調整一下生活的節奏。

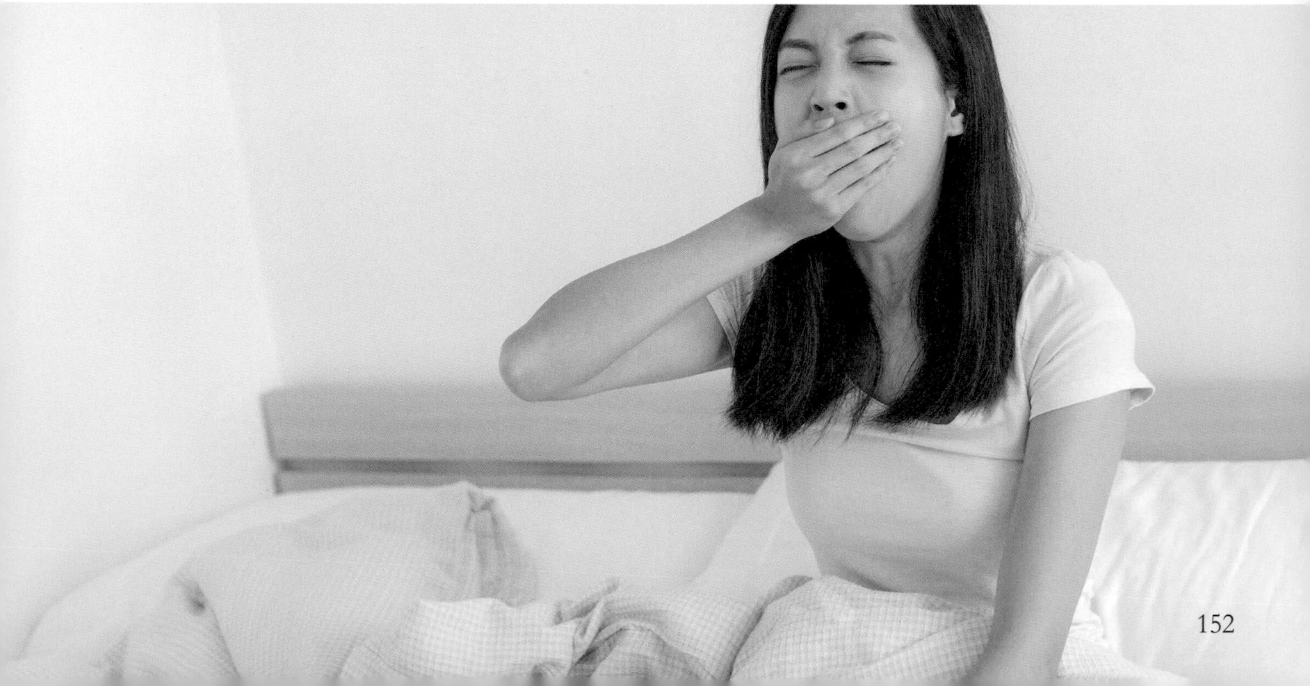

了解睡眠週期 獲得優質睡眠

睡眠可分為「快速動眼期」（REM）與「非快速動眼期」（NREM）兩種主要型態。快速動眼期，是指即使睡覺、眼球還在動，身體即使休息、腦部卻還清醒的睡眠狀態，這時交感神經與副交感神經都還在工作，容易作夢。而非快速動眼期，是指眼球不會動，腦跟身體都進入休息的狀態。這時副交感神經處於優勢地位，呼吸緩慢，脈搏數變少。此外，在睡眠前半段的睡眠三期和後半段的睡眠二期之非快速動眼期，有定格程序記憶（參考第一三八頁）的作用。

人入睡後一開始是非快速動眼期，整個進入深度睡眠的狀態。持續九十分鐘後進入快速動眼期。像這樣非快速動眼期與快速動眼期的組合，稱為「睡眠週期」。一次的睡眠週期多久，因年紀等因素會有不同，每個人也不太一樣，但原則上約九十分鐘，一個晚上可重複四～六次。

快速動眼期的睡眠深度越到清晨越淺。為了讓腦跟身體能夠好好休息，入睡後三小時的最深層非快速動眼期非常重要。以前認為晚上十點到深夜二點是睡覺的黃金期，但現在主張不管幾點睡，入睡後的三小時才是睡眠黃金期。所以，就算睡得晚，只要保持深層睡眠的非快速動眼期，早上一樣起得來。而且，這個深層非快速動眼期，還能讓人消除不快的記憶。

睡眠階段與記憶的關係

在睡眠前半段的深層非快速動眼期，相關情報從海馬迴送到大腦皮質加以記憶，海馬迴的空間就變空了。此外，在深層非快速動眼期，可選擇或消除記憶，而在快速動眼期則可固定記憶。

徹夜未眠要怎麼做才不傷身？

大家都知道徹夜未眠很傷身，但有時就是必須徹夜未眠，這時如何將對身體的傷害降到最低才是重點。例如事先知道今晚得徹夜未眠，可在下午 2 ～ 4 點小睡 80 ～ 100 分鐘，或在深夜 2 ～ 4 點小睡 15 分鐘，恢復體力或專注力，均可降低對身體的傷害。

睡眠週期

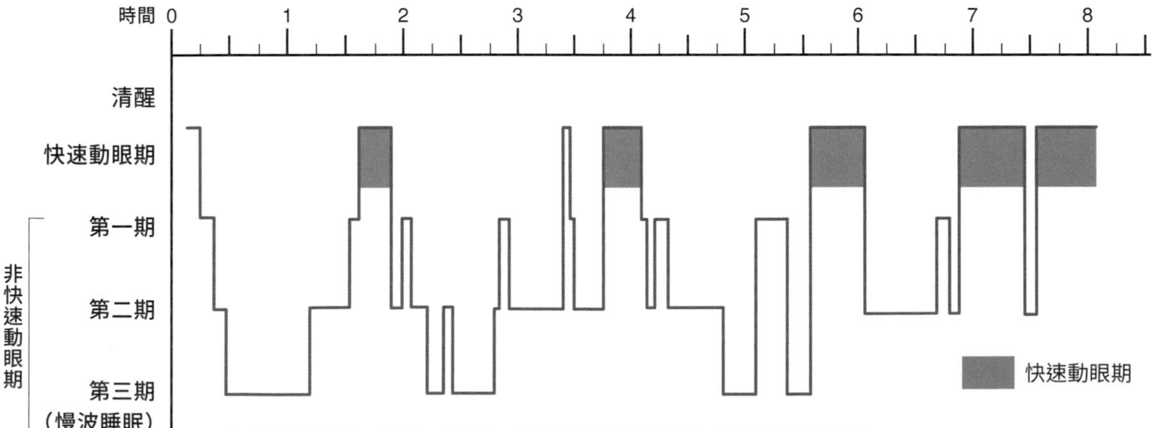

- 在快速動眼期，扁桃體、海馬迴、視覺聯合區等部位較活絡，前額葉前區較少活動。
- 快速動眼期跟情緒的整理、洞察力、問題解決能力或想像力等有關。
- 不管是快速動眼期或非快速動眼期都會作夢，但據說快速動眼期的夢比較鮮明奇特，常跟情緒有關。

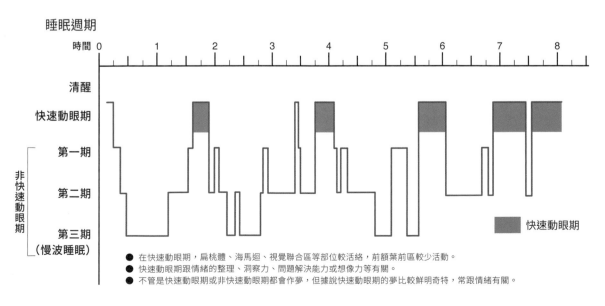

有自覺的是睡眠不足
沒自覺的是睡眠負債

就像借貸般，每天一點一點累積睡眠不足，不知不覺中身心受到傷害的狀態稱為「睡眠負債」。不過，若每天需要睡八小時，因某種因素只睡六小時，少睡二小時的話，就不叫睡眠負債，而只是單純的睡眠不足。像這種短暫的睡眠不足，只要意識到「有點累，今晚要早點睡」，就能獲得改善。

可是，這種睡眠不足慢慢累積就會變成睡眠負債。這種睡眠負債不同於睡眠不足，通常沒有自覺症狀。所以，身體或腦部很可能不知不覺中受到不良影響，特別是腦部的前額葉前區很容易被影響。前額葉前區除了掌控認知或思考能力，還可控制情感、決定意念，對人類來說，功能十分重要。但若累積睡眠負債，前額葉前區的功能變得遲鈍，判斷力變差，專注力或集中力也會下降，誤判狀況增多。此外，情感的控制力一旦下降，人也容易暴怒。其他影響還有罹患糖尿病、高血壓、心血管疾病或腦部疾病、癌症或失智症的風險增加，或因免疫力下降，容易被病毒或細菌感染。

人若累積睡眠負債，也會增加出現「微睡眠」（Microsleep，一瞬間或只有數秒無意識的短暫睡眠，打瞌睡）的風險。例如，開車時出現微睡眠，可能引發重大事故。所以，為了避免陷入睡眠負債，如何獲得優質睡眠就格外重要。

在工作繁忙的現代社會
男女都有睡眠不足的現象

大家都知道，優質睡眠是維護身心健康不可欠缺的要件，但因生活型態改變，現在很多人都有睡眠不足或睡眠負債的狀況。根據日本厚生勞動省「國民健康、營養調查」（二〇一八年）所做的報告，一天睡眠時間超過六小時未達七小時的比例最高，男性占三四・五％，女性為三四・七％。而睡眠時間未滿六小時的比例，男性占三六・一％，女性為三九・六％。若從性別或年紀來看，據說三十～五十幾歲的男性，以及四十～六十幾歲女性的占比最高，超過四成。通勤時間或長時間工作等都是主要因素，可見在工作繁忙的現代社會，很多人都有睡眠不足的問題。

再者，根據ＯＥＣＤ（經濟合作暨發展組織，Gender Data Portal 2018）的統計，日本人一天的平均睡眠時間為七小時二十二分鐘（四四二分鐘），在世界三十三個國家中居然最少。中國（五四二分鐘）、美國（五二八分鐘）、法國（五一三分鐘）、英國（五〇八分鐘）等國家，都超過五百分鐘。問題是日本人的睡眠時間還有逐年減少的傾向，因此日本也被稱為睡眠的發展中國家。

很多人都以為想償還睡眠負債，只要假日補眠就好——但這無法消除睡眠負債。原因是一補眠就會晚起，打亂生理時鐘，當天晚上就睡不好或很晚睡。於是，隔天又起不來或不容易清醒，容易陷入惡性循環。

可以打盹的時間
和不適合的時間

為了補充不足的睡眠，很多人都會在通勤或通學的車內補眠打盹。像這種早上的通勤通學補眠，有助於彌補前一晚的睡眠不足。而中午 12 點～下午 3 點的午睡時間，只要不超過 20 分鐘就好。比較要注意的是下班時的車內補眠。人體的體溫一天裡面都會變動，體溫高會有活動力，體溫低會想睡覺是很自然的事。但據說體溫最高的時間是晚上 7 點，所以，若下班於車內補眠或在家晚餐後補眠，都會妨礙夜裡的睡眠，要特別小心。

償還睡眠負債 可比目前多睡三十分鐘

遺憾的是，長年累積的睡眠負債，無法短期就清償，且若持續現狀，可以想見會更形惡化。所以，首先能做的是，嘗試比原有睡眠時間多睡三十分鐘，可以的話多睡一小時。如果可行，建議加上十五～二十分鐘的午休。不過，午休若超過二十分鐘，恐怕又會影響到晚上的睡眠，容易晚睡。

此外，可記錄自己的「睡眠日誌」，掌握睡眠狀態並將它視覺化，比較容易找到不適的原因或因應的辦法。每天記錄的重點有：就寢時間、入睡時間、清醒時間、起床時間（真正離開床鋪的時間）等，或者是睡得好不好、能否消除疲勞、夜裡有無起床上廁所、白天有無打瞌睡等比較在意的部分，約紀錄二週試試看。

若這樣嘗試二週後發現，早上比之前容易醒過來、身體比較不會累、工作或家事較少出狀況等感覺整體狀況變好了，表示睡眠負債逐漸獲得改善。

雖說充足的睡眠對於身心健康的維護非常重要，但若只關注睡眠時間，反而會忽略睡眠品質。例如，就算習慣每天晚上睡八小時的人，有時也會只睡六小時，即便如此，只要提升睡眠品質，早上一樣很容易清醒。而且，若真的睡不著，不必強迫自己一定要睡覺，可以離開床鋪，去能放鬆的地方（但要避開過亮的光源，當然也不要滑手機或看電視）。只要心情放鬆地告訴自己：「總是會睡著的」，自然就能入睡了。

泡澡 活絡副交感神經 啟動睡眠模式

日常生活習慣、就寢前的生活模式或寢室的環境等，對於自然入眠非常重要。

想獲得優質睡眠的一個關鍵因素，就是「體溫」。人的體溫在一天裡面都會變動。體溫可分為體內溫度的「深層體溫」和體表溫度的「淺層體溫」兩種。深層體溫會比淺層體溫高約三～五℃，深層體溫降低，比較容易入睡。一般來說，起床後的深層體溫會慢慢上升，白天像個小山，之後繼續上升，晚上七點到達頂點後，再慢慢往下降。可是，壓力或不規律的生活習慣會破壞這種節奏。想降低深層體溫，必須提高淺層體溫，最簡單的方法就是泡澡。用三十八～四十℃的熱水泡約二十分鐘，即可放鬆身心，活絡副交感神經。這時要注意泡澡的水溫，過燙的水反而會活絡交感神經，讓人更清醒。而且，最晚就寢前二小時就要把澡洗完。此外，光靠淋浴無法增加淺層體溫。

晚餐應該早點吃

神經傳導物質「血清素」如果不足，也會影響睡眠。所以，平常應多攝取富含血清素的食物（參考第 143 頁）。此外，吃很飽就去睡覺也不 OK。人一吃飽就會分泌「受體素」這種飽食荷爾蒙，胃腸開始消化。如此一來，身體和腦部都無法好好休息，睡眠變淺，所以，晚餐應在睡前 3 小時就吃完。

就寢前不要喝酒精性或咖啡因飲料

很多人都認為睡前喝點酒有助入睡，但為了優質睡眠，不宜睡前喝酒。這是因為酒精一經分解會產生乙醛（參考第 52 頁），交感神經變得活絡，妨礙睡眠且睡眠會變淺。酒精還有鬆弛肌肉的作用，當喉嚨肌肉弛緩，氣管變窄了，人就容易打呼。其他像咖啡或紅茶等含咖啡因飲料，傍晚後也要少喝。這類含咖啡因的飲料喝完 20 ～ 30 分鐘後就會有效果，讓人 5 ～ 7 小時內都處於清醒狀態。所以，想好好睡覺，最好不要睡前喝酒，或在傍晚後喝含咖啡因的飲料（可以的話，下午 2 點前喝）。

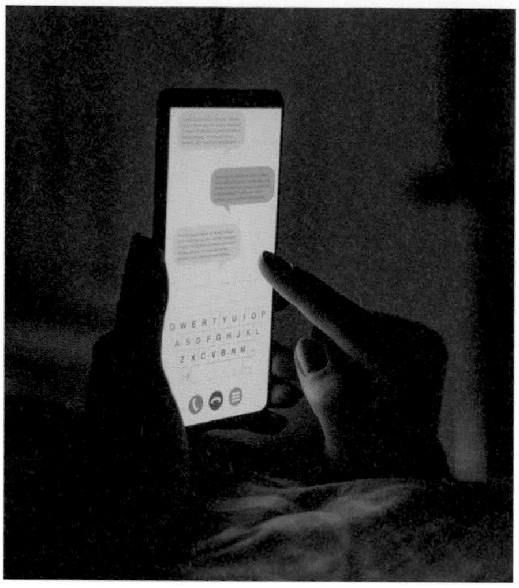

就寢一小時以前 手機或電腦請關機

接下來是就寢前一小時的活動，也會影響晚上的睡眠。尤其是手機或電腦等發出的藍光（參考第一六七頁）會讓大腦誤以為「天要亮了」，因而抑制可促進睡眠的褪黑激素分泌，讓人難以入眠。

此外，手機或電腦的資訊太多，也會活絡交感神經，讓腦處於清醒狀態，難以入眠。所以，睡前一小時，這些科技產品最好都關機，手機最好也不要帶進臥室。萬一真的做不到，也請啟動「休眠模式」減少干擾。至於電視，最好就寢前一小時就關掉。

臥室的明暗或室溫 都是影響睡眠的關鍵

夜裡刺入眼簾的亮光會紊亂生理時鐘，妨礙睡眠，尤其是銀白色的光線波長跟晨光一樣，不適合夜間使用。所以，家裡的照明，特別是臥室或起居室，最好採用比較不會抑制褪黑激素分泌的「間接照明」或暖色系光源。此外，亮度也很重要。據說比較不會抑制褪黑激素分泌的發光強度為一〇〇～三〇〇lx（勒克斯），臥室最好低於一〇〇lx。若老是睡不好，不妨先檢查自家臥室或起居室的照明顏色或亮度。

睡覺時盡量全部關燈比較好，但若對全暗的寢室沒安全感，可開個角燈或小夜燈，稍微可以看到人影就好。

除了光源照明，寢室的溫度也很重要。尤其是炎熱的夏季，很多人沒吹冷氣或即使吹了也睡不好。有時冷氣已經定時，時間一到關掉時，覺得熱就會醒過來。夏季吹冷氣時不要直吹，最好蓋條薄被。寢室溫度夏季以二十五～二十七℃，冬季以十五～十八℃為宜。濕度的話，全年最好維持在五〇～六〇％；若天氣太乾燥可加裝加濕器，或掛條濕毛巾增加濕度再睡比較好。

善加利用可讓人放鬆的 輕音樂或香氛

每個人幾乎都會有一兩次躺在床上怎麼都睡不著的經驗，這是因為這時交感神經變得活絡，無法轉為身體能睡著的放鬆模式。

這時據說音樂的助眠效果最好，重點是要能讓腦部放鬆。因為睡眠跟腦波關係密切：白天活動時，腦波為β波，放鬆時腦波以α波為主，而進入睡眠狀態後，α波減少，改以θ波為主。等睡眠進入深層，δ波會更明顯。所以，睡前一～二小時可聽點輕音樂，放鬆大腦、幫助睡眠，聽到睡著也沒關係，但要注意音量。

除了音樂以外，香氛也是助眠的好幫手。據說香味可透過嗅覺直達大腦，對於助眠非常有效。具有放鬆或鎮靜效果的薰衣草或洋甘菊精油，都能讓人帶著好心情入睡。其他像柚子或橘子等柑橘類精油也不錯。

睡衣或枕頭等寢具也要重新檢視

很多人都很習慣夏天T恤加短褲，冬天踩著運動鞋配上厚運動服，穿著家居服就睡覺。可是穿著家居服，等同白天還在活動的狀態，無法轉為就寢模式，加上這些衣服的吸濕或保溫性都比較差，很難讓人熟睡。所以，睡覺時應完成換上睡衣的「入眠儀式」，自然轉為睡眠模式，安穩入睡。

那麼，哪種睡衣比較適合呢？不外是穿起來舒服，吸濕又透氣，具有良好保溫效果的材質，如棉質或絲綢等。

除了睡衣，寢具也是獲得優質睡眠的要素。寢具以可每天使用，長期使用，機能性佳的為選購重點。不過，每個人的體型、體質、習慣或睡癖等細節都不一樣，購買寢具時要盡可能親自洽店選購。

關於睡覺的床墊，正躺時，背骨要呈現自然的S型，側躺時，背骨要呈現筆直狀。而且，要能適度分散身體的壓力，支撐全身的體重。若床墊太軟，體重會導致屁股下陷，增加腰部負擔；反之，若床墊太硬，腰和肩膀都會覺得有壓力。跟睡衣一樣，能夠吸濕、透氣又保溫的床墊才是最佳選擇。

棉被的話，冬季的被子要能維持體溫、足夠保暖；夏季的話，以能適度散熱的薄被為選購重點。市面上的被子形形色色，要注意吸濕性和保溫性，根據個人需求選購適合的產品。

至於枕頭，高度或軟硬度各有所好，一般以高五～十公分的枕頭最舒服。但每個人睡覺時正躺或側躺的習慣不同，床墊的軟硬也不同，所以選購枕頭時還是要多試、多比較。

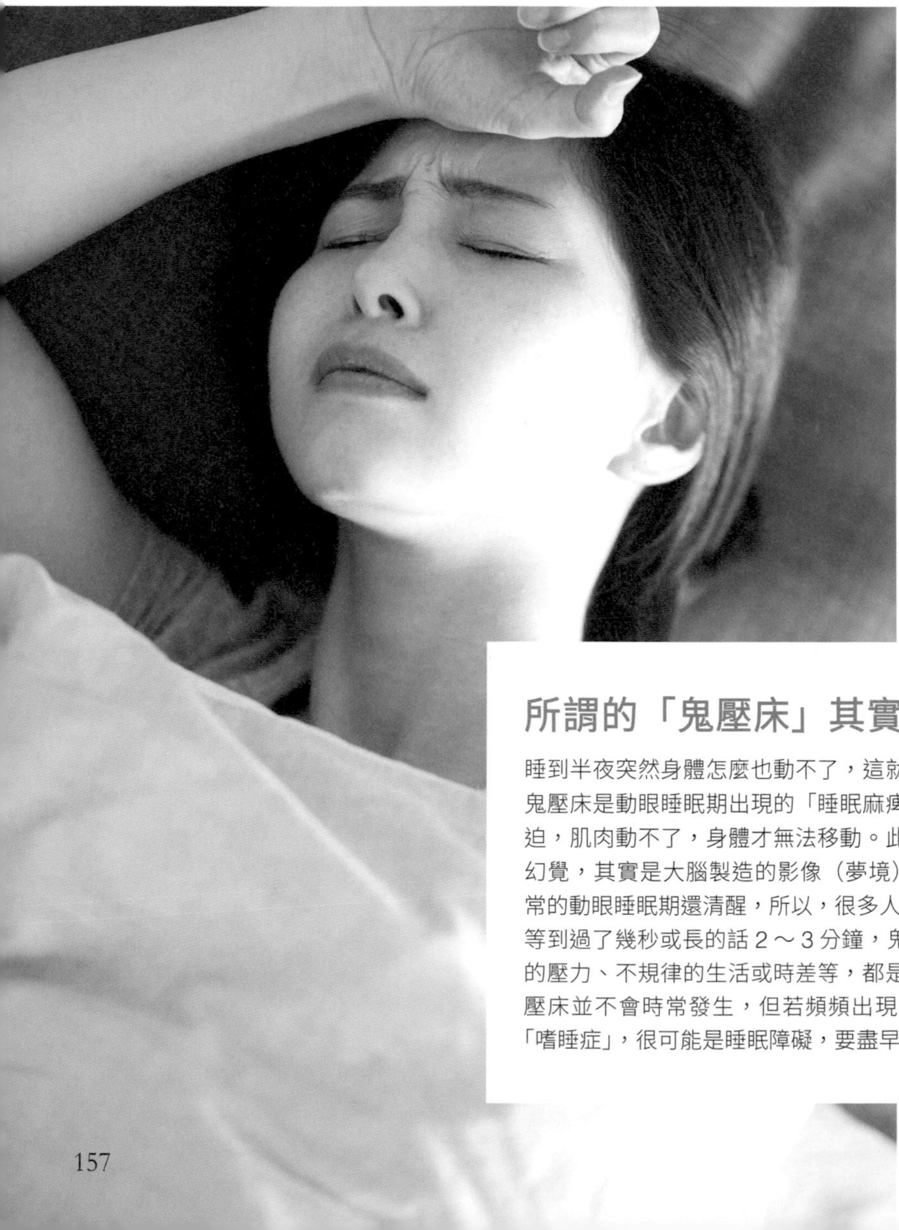

所謂的「鬼壓床」其實是？

睡到半夜突然身體怎麼也動不了，這就是大家常說的鬼壓床。其實鬼壓床是動眼睡眠期出現的「睡眠麻痺」現象，因脊髓神經受到壓迫，肌肉動不了，身體才無法移動。此外，鬼壓床嚴重時常出現的幻覺，其實是大腦製造的影像（夢境）。不過，鬼壓床會讓人比平常的動眼睡眠期還清醒，所以，很多人都覺得自己不是在作夢。

等到過了幾秒或長的話２～３分鐘，鬼壓床的感覺自然消失。巨大的壓力、不規律的生活或時差等，都是鬼壓床的主因。原則上，鬼壓床並不會時常發生，但若頻頻出現，讓人白天很想睡覺、引發「嗜睡症」，很可能是睡眠障礙，要盡早就診。

手腳冰冷

身心的不適感或許也跟手腳冰冷有關

若出現「雖然不會冷，但手腳都冰冰的」、「就算蓋了棉被，手腳還是冷得睡不著」、「已經穿了厚厚一層，身體還是覺得冷」等症狀，就可稱之為手腳冰冷。

血液循環不良、自律神經失調、肌肉量流失或荷爾蒙失調等，都可能導致手腳冰冷。女性因肌肉量比男性少，更容易手腳冰冷，但這並不表示男性就不會手腳冰冷。即便四肢是暖的、但肚子卻是冷的「隱性手腳冰冷」男性，其實比想像中還要多。

東洋醫學主張手腳冰冷應該積極治療，因它可謂萬病之源，像是浮腫、肩頸痠痛、頭痛、便祕、掉髮、肌膚困擾等，很多都潛藏手腳冰冷的問題。尤其現代人的生活型態——運動量不足、飲食不規律、營養失調、過度倚賴冷氣等，都是誘發手腳冰冷的因子。已經感受手腳冰冷症狀者當然要注意，尚無自覺症狀者也要養成良好生活習慣，讓身體變得更暖。

可讓身體變暖的生活習慣

慢性的手腳冰冷也可稱為生活習慣病。應重新檢視自己的日常生活習慣，採取可讓身體變暖的生活方式。

放鬆泡澡十五分鐘

洗澡不要只是簡單淋浴，可以放鬆泡個熱水澡。若想泡超過十五分鐘，建議上半身泡澡就好，身體較沒負擔。

衣服不要穿太緊

衣服穿太緊，血液反而會循環不良，導致畏寒。尤其鼠蹊部太緊，下半身容易冰冷，建議內褲或褲子可鬆一些。

常走路或騎腳踏車

下肢的肌肉經過鍛鍊，可讓血液循環的幫浦功能更強，就可達到溫暖身體的效果。所以，外出購物等活動，盡量選擇走路或騎腳踏車，才有機會鍛鍊雙腳或腰部的肌肉。在車站走樓梯取代手扶梯等，生活裡的小小習慣，都能逐步養成不容易手腳冰冷的體質。

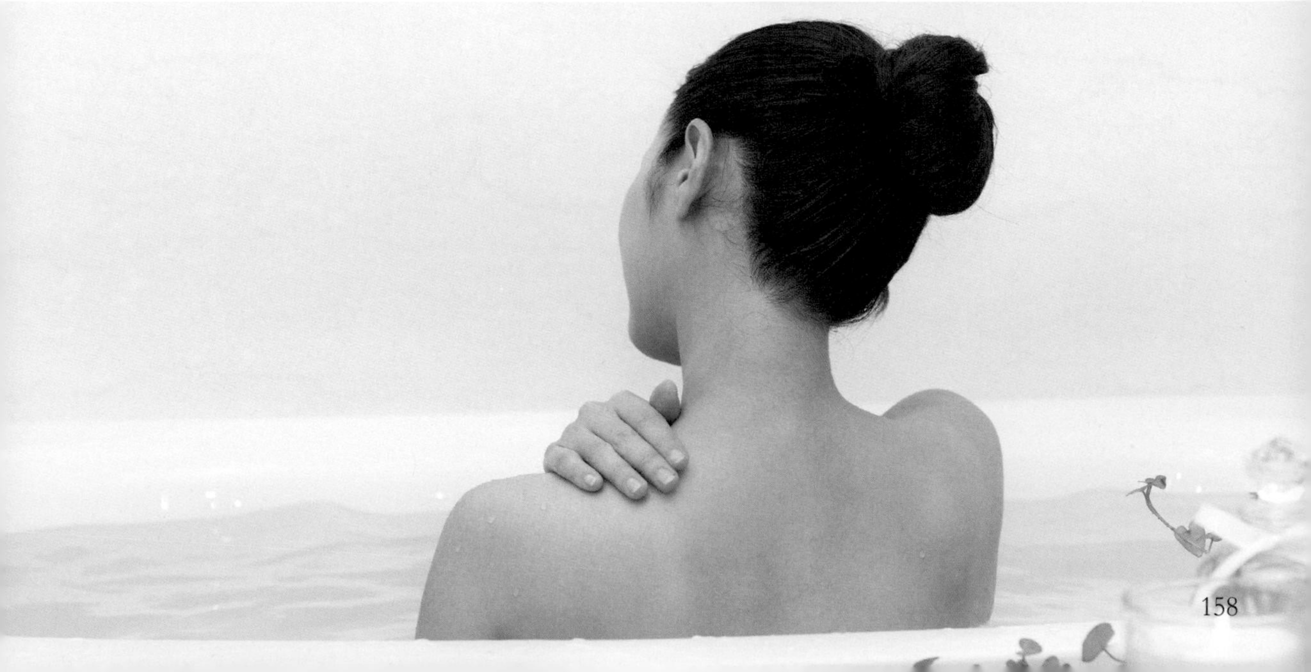

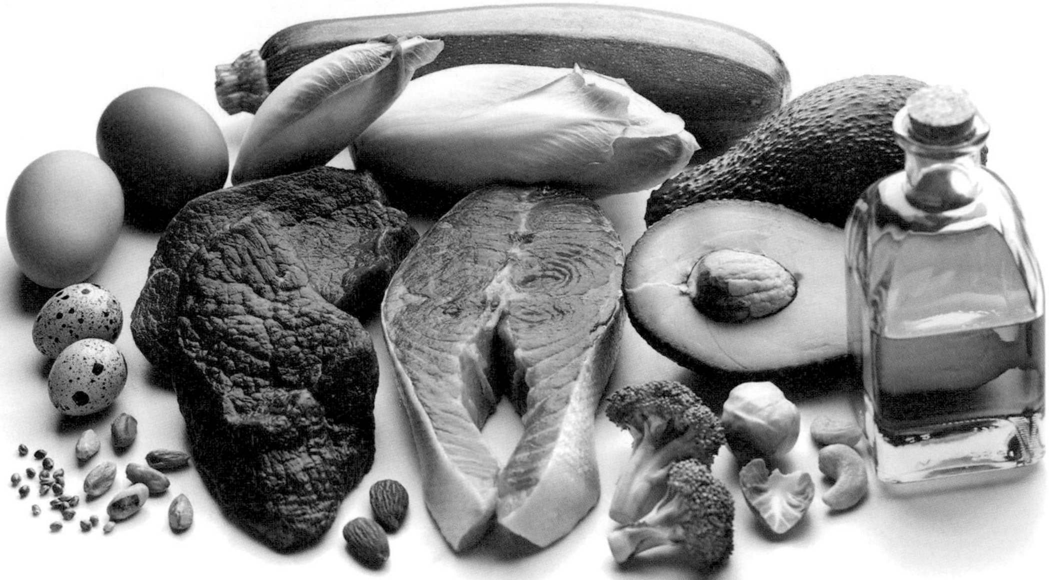

從飲食習慣改善手腳冰冷症狀

改善飲食習慣可進一步改善體質，從體內溫暖身體。平常應避免涼性食物，多攝取溫性食材。

多多攝取蛋白質

可製造肌肉的蛋白質是應該多攝取的養分之一。雖說肉類或魚類等動物性食品的蛋白質含量豐富，但為了考量熱量或其他微量養分的平衡攝取，也應多攝取大豆製品等植物性蛋白質。

維生素E可改善血液循環

維生素E有促進血液循環改善手腳冰冷的效果。鰻魚、杏仁或酪梨等食物均富含維生素E，若配合蛋白質或脂肪的攝取，身體就能有效吸收維生素E。此外，生菜或水果等富含維生素C的食材，也能讓維生素E發揮相乘的效果。

補充鐵質

貧血也是導致手腳冰冷的因素。多攝取鐵質製造足夠的紅血球，也能改善手腳冰冷症狀。魚或肉類的血紅素鐵或植物性食品的非血紅素鐵，都要積極攝取。

攝取辛香料食材

肉桂、胡椒、生薑、蔥、蘿蔔等辛香料食材，據說有促進血液循環、溫暖身體的效果。而且，吃少量就有此效果，可當作辛香佐料，做成鍋物或湯頭入菜。

可改善手腳冰冷的食材

- 牛瘦肉
- 羊肉
- 生薑
- 紫蘇
- 西洋芹
- 白蘿蔔
- 大豆
- 胡蘿蔔
- 青蔥
- 蒜頭
- 韭菜
- 茗荷
- 酪梨
- 羊栖菜
- 葡萄
- 溫州蜜柑
- 柚子

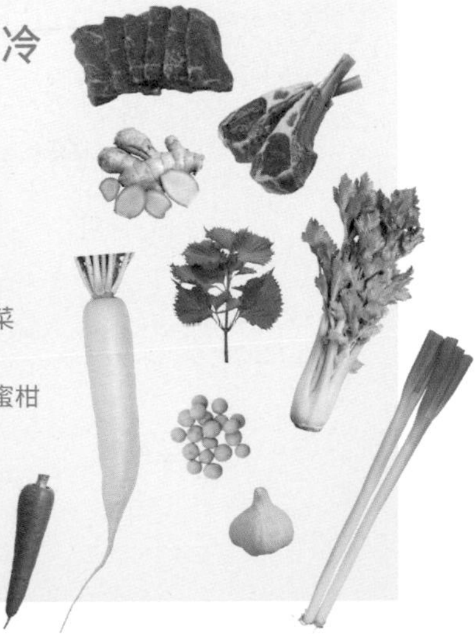

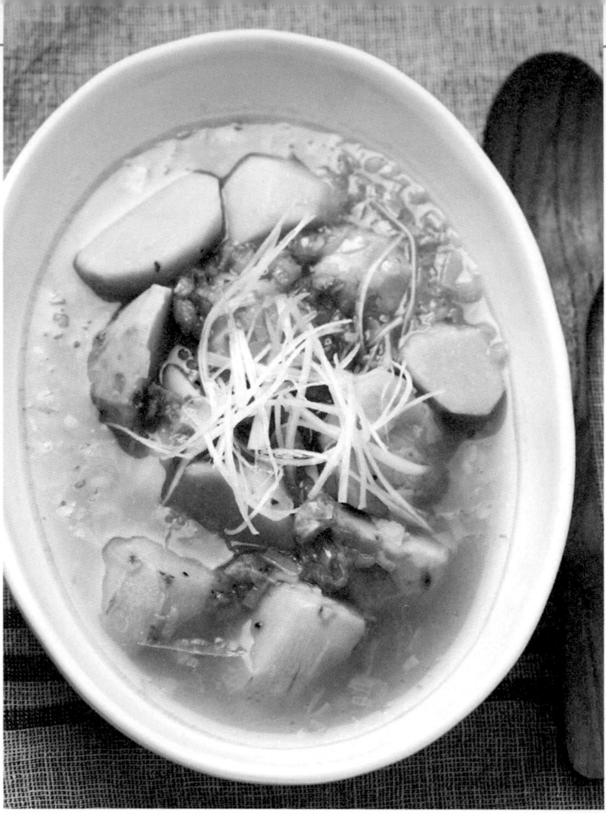

芋頭可促進熱量代謝
富含維生素 B 群

蝦米芋頭煮物

（營養價值都是一人份）

熱量	170 kcal
含醣量	18.2 g
含鹽量	1.4 g

材料（2 人份）

芋頭…中型 6 個
青蔥…1/2 根
A 料 蒜末…1 小匙
香油…1 大匙
B 料 蝦米末…2 大匙
薑末…1 大匙
蔥末…1/2 根的分量
C 料 水…1 杯
鮮雞晶…2 小匙
紹興酒（或米酒）…3 大匙
鹽、胡椒粉…各適量

作法

1 芋頭削皮切滾刀塊。青蔥取蔥白切絲。
2 A 料下鍋爆香後，加 B 料拌炒，再下芋頭炒勻。倒入 C 料煮開後轉小火，留點縫隙蓋上鍋蓋，煮到芋頭鬆軟。
3 加鹽、胡椒粉調味。盛盤，擺上蔥白絲。

冷冷的天最適合來碗熱粥

紅豆生薑粥

熱量	88 kcal
含醣量	14.9 g
含鹽量	1.5 g

材料（2 人份）

紅豆…25g
白米…25g
水…2.5 杯
鹽…1/2 小匙
薑泥…適量

作法

1 紅豆洗淨瀝乾，用足夠的水煮開熄火，加蓋燜 1 小時。
2 白米洗淨瀝乾，倒入 1 裡開火，加鹽巴，加蓋小火煮約 1 小時，小心不要沾鍋。
3 盛碗，拌入薑泥。

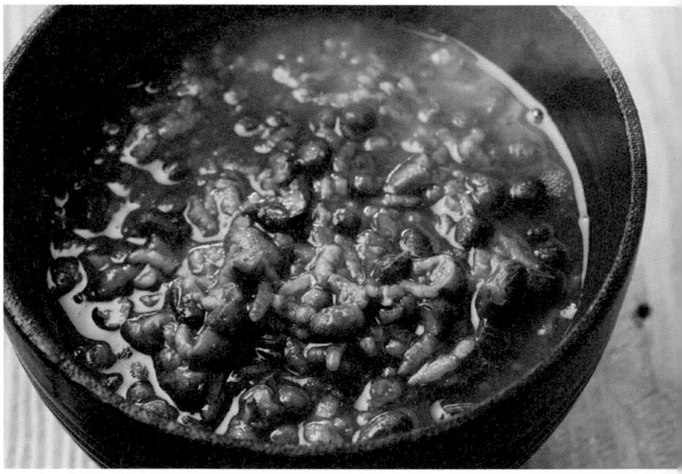

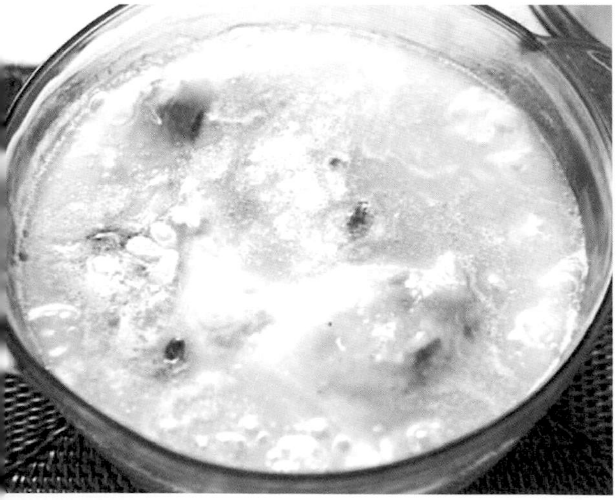

利用可溫潤身體的食材
製作藥膳粥

雞肉生薑糯米粥

熱量	373 kcal
含醣量	14.6 g
含鹽量	3.2 g

材料（準備適當的分量）

帶骨雞腿…1 根
糯米…1/6 杯
青蔥…1/2 根
薑泥…1 大匙
蒜頭…1/2 瓣
枸杞、松子…各 1/2 大匙
紅棗…2 顆
水…3.5 杯
鹽…1 小匙

作法

1 糯米洗淨浸泡 1 小時。青蔥切斜片。
2 所有食材下鍋煮開後，轉小火再煮 1 小時。
3 取出雞腿，剔骨後，肉剝小塊。雞腿肉倒回鍋裡，依個人喜好，撒點鹽和胡椒粉（另外準備）。

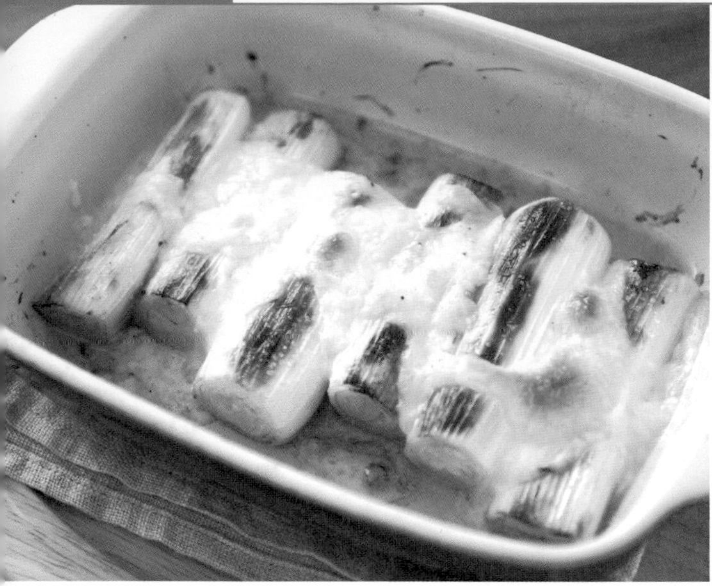

甘甜美味的
下田仁蔥
很適合寒冬

熱量	110 kcal
含醣量	6.6 g
含鹽量	0.3 g

鹽烤下田仁蔥

材料（2 人份）

下田仁蔥（青蔥也可）…2 根
起司條…30g
蒜頭…1 瓣
橄欖油…適量
鹽…少許

作法

1 蒜瓣切薄片，蔥參考耐熱皿的大小切長段。
2 橄欖油加熱爆香蒜片，加蔥段炒至上色，用鹽調味。
3 蔥段放耐熱皿擺整齊，撒上起司條，用烤箱烤至上色。

洋蔥可促進血液循環，讓身體從內部暖起來

熱量	358 kcal
含醣量	11.7 g
含鹽量	3.0 g

洋蔥泥豬排

材料（1 人份）

豬里肌（炸豬排用）…1 片
A 料 洋蔥泥…1 顆的分量
生薑…2 大匙
白醋…1 大匙
砂糖…1 大匙
顆粒芥末醬…1 大匙
沙拉油…適量
青花椰菜…3 ～ 4 小朵
香芹…少許

作法

1 豬肉去筋膜，用拌好的 A 料醃漬 20 ～ 30 分鐘。
2 沙拉油加熱，用中火煎豬排。等兩面煎至上色，倒入 1 的醃料，轉小火煎到豬排熟透。
3 盛盤，撒上香芹末，擺上燙熟的青花椰裝飾。

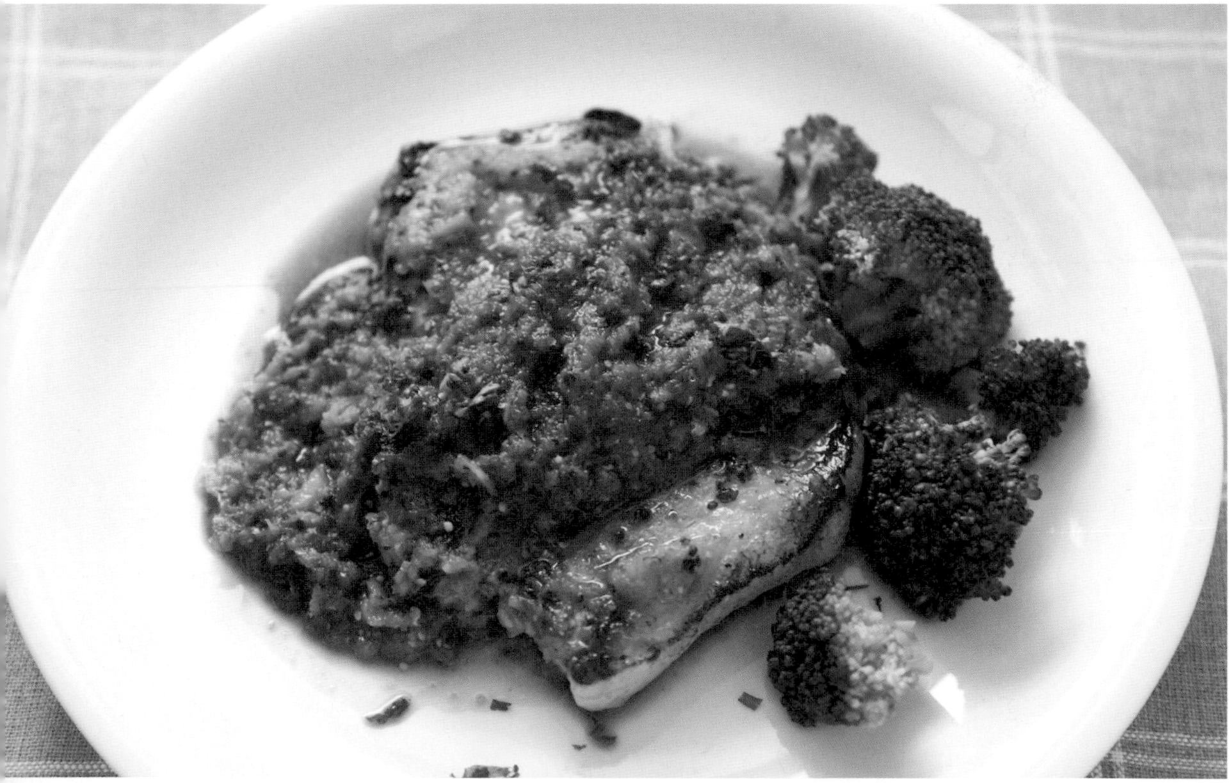

羊肉可改善手腳冰冷
富含鐵質或維生素B群

鮮蔬羊肉熱炒

熱量	435 kcal
含醣量	5.0 g
含鹽量	1.1 g

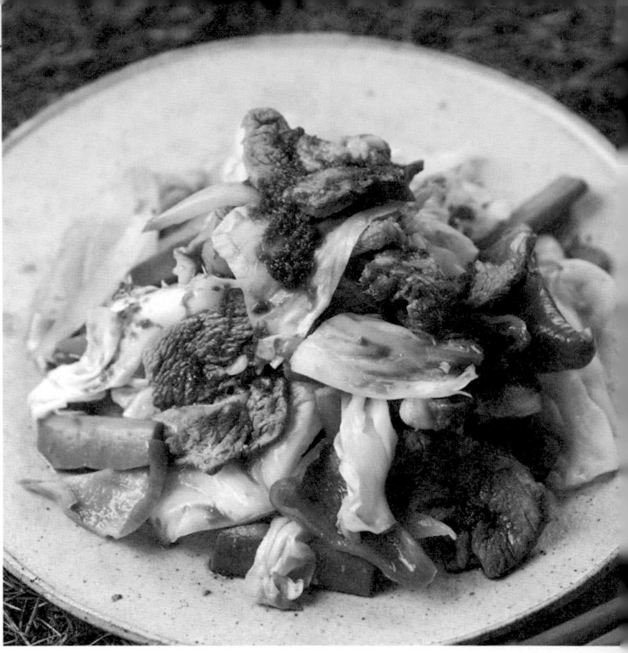

材料（2～3人份）
羊肉薄片…300～400g
高麗菜…50g
胡蘿蔔…1/3根
青椒和紅椒…2個

A料 醬油…1大匙
米酒…3大匙
細砂糖…1小匙
蒜泥…1瓣的分量
薑泥…1片的分量

橄欖油…少許

作法
1 高麗菜切大塊。胡蘿蔔切長方形。青椒和紅椒直切成4等分。
2 羊肉用A料醃漬30分鐘。
3 橄欖油加熱，將1和2的食材拌炒均勻。

富含鐵質的牛肉
淋上韓式辣醬十分美味

牛肉茼蒿沙拉

熱量	218 kcal
含醣量	10.8 g
含鹽量	1.7 g

材料（4人份）
牛肉絲…180g
茼蒿…1把（量可依喜好增減）
紅椒…1/2個
牛蒡…15cm

A料 韓式辣醬、白醋
…各3大匙
香油…1.5小匙

香油…適量

作法
1 紅椒切絲。牛蒡切絲泡水瀝乾。茼蒿洗淨，切3公分長。
2 香油加熱先炒牛肉絲。等牛肉變色，依序加入牛蒡和紅椒絲，炒到熟透。
3 將茼蒿鋪在盤子裡，倒入2的牛肉，再淋上拌好的A料。

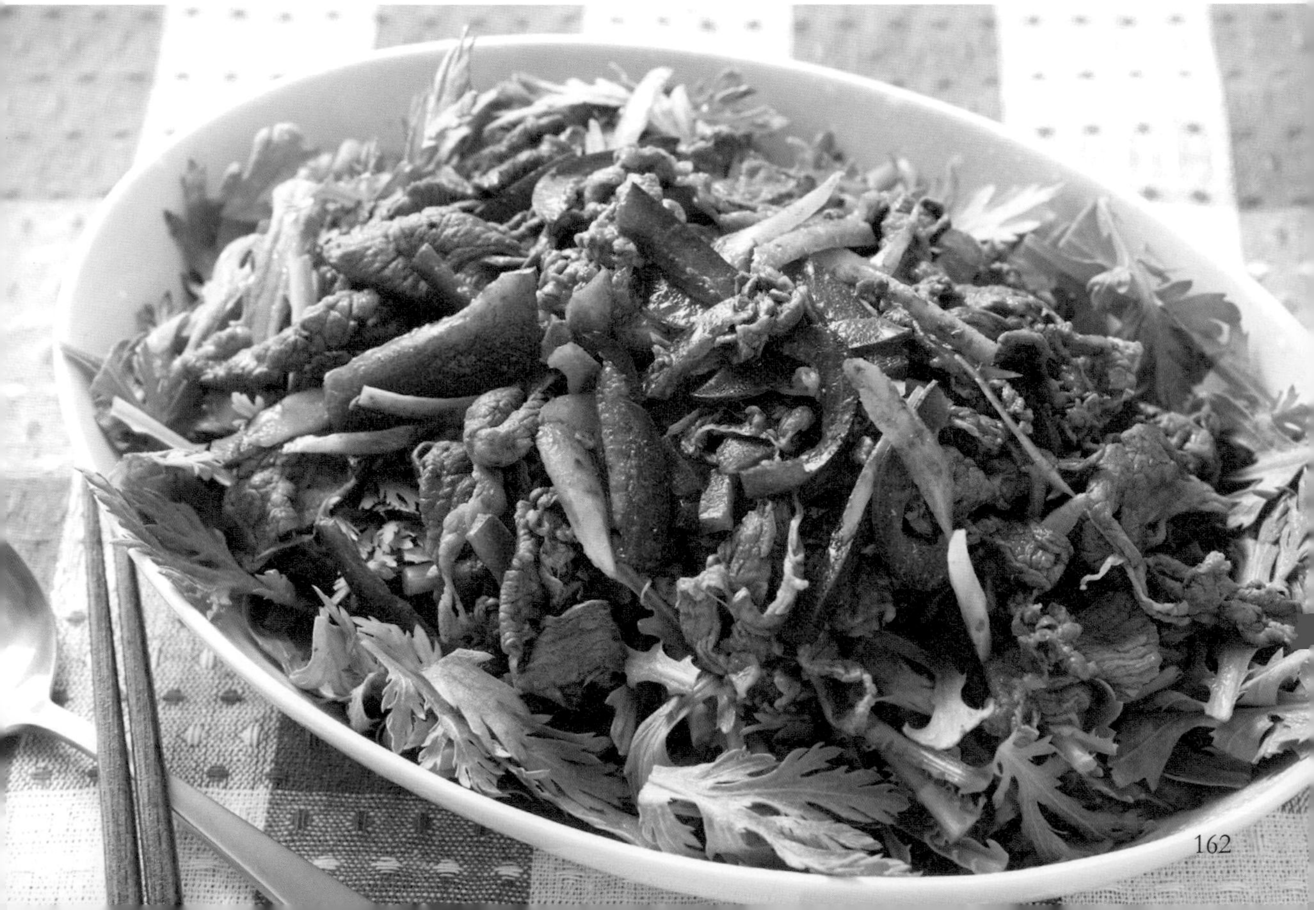

鰹魚富含鐵質
可改善手腳冰冷症狀

蒜香奶油燒鰹魚

熱量	192 kcal
含醣量	1.3 g
含鹽量	1.8 g

材料（2 人份）

鰹魚塊（去皮）…1 片
鹽、胡椒粉…各少許
蒜頭…1/2 瓣
醬油…1 大匙
奶油…1 大匙
沙拉油…適量
檸檬片、香芹…各適量

作法

1 鰹魚塊切 2 公分寬，兩面抹鹽、胡椒粉。蒜頭切薄片。
2 鍋子燒熱，倒入沙拉油和奶油，再放鰹魚和蒜片。鰹魚快速煎過，加醬油燒出香氣。
3 魚塊盛盤，擺上檸檬片和香芹裝飾。

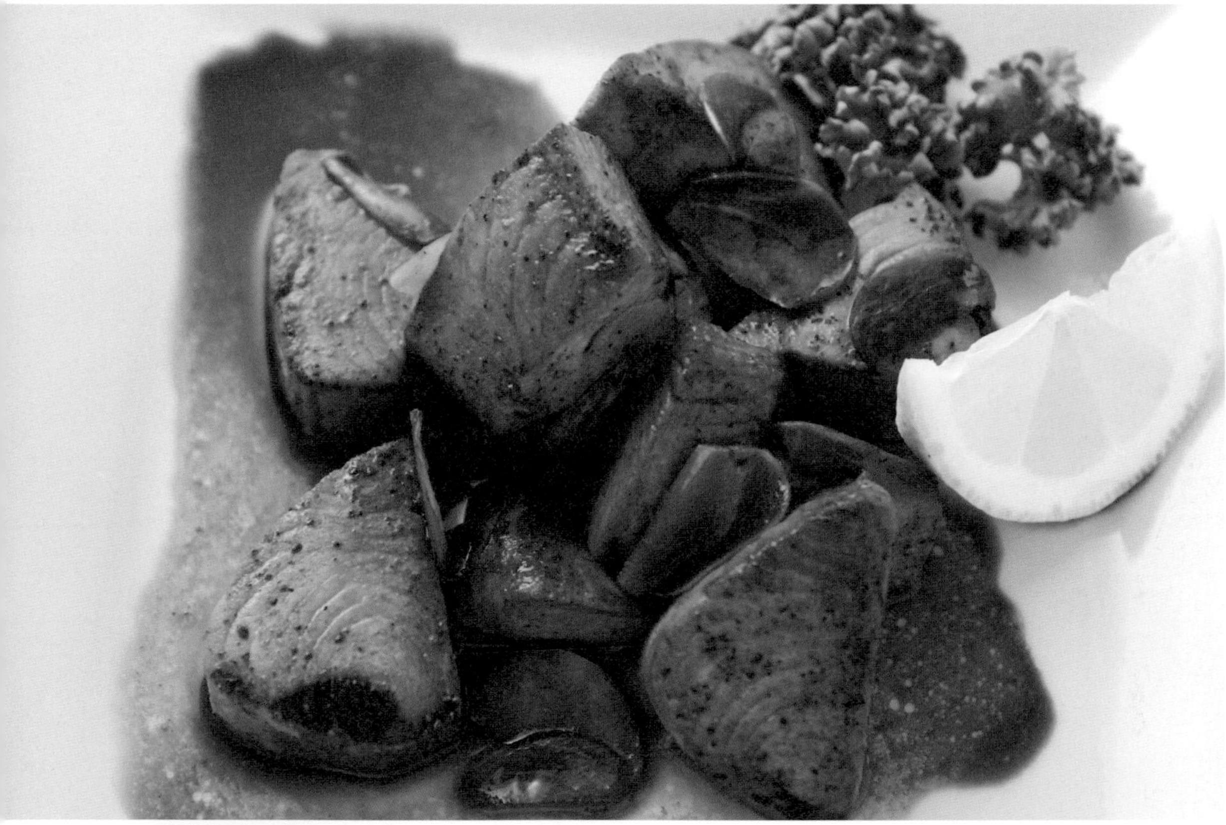

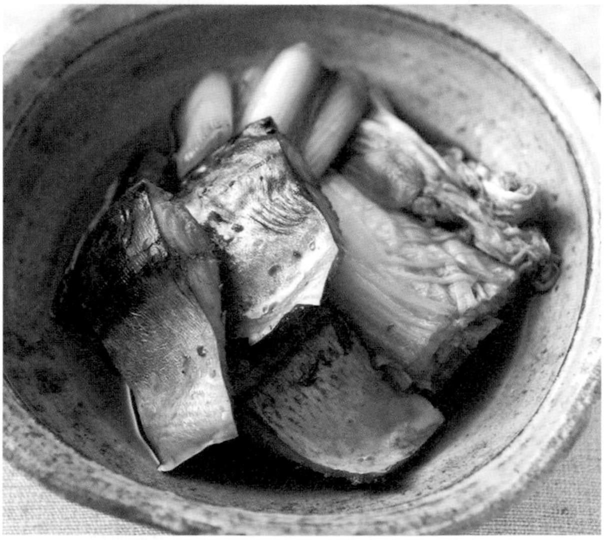

加上青蔥和生薑
可讓身體變暖和

鯖魚青蔥煮物

熱量	237 kcal
含醣量	24.3 g
含鹽量	1.6 g

材料（2 人份）

鯖魚片…2 片
青蔥…1 根
大白菜…2 葉
生薑…1 片
香油…1/2 大匙
A 料 醬油…2 大匙
味醂…2 大匙
砂糖…1.5 大匙

作法

1 鯖魚切 5 公分寬。蔥切 5 公分長斜片。大白菜梗葉分開，都切成 5 公分長。生薑切薄片。
2 香油加熱，先炒白菜梗和蔥片。加 A 料煮開，加入鯖魚、大白菜葉和薑片，轉中火煮約 10 分鐘。

熱量	253 kcal
含醣量	10.8 g
含鹽量	2.5 g

鮭魚可促進血液循環
讓身體變暖和

生薑風味鮭魚燴鴻喜菇

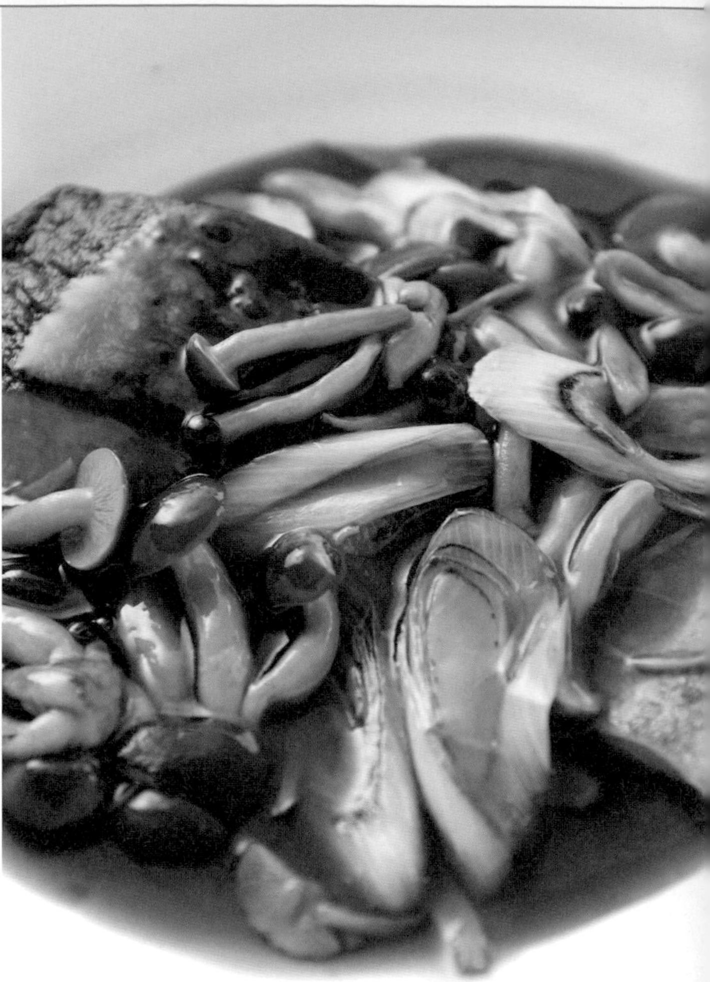

材料（2 人份）
生鮭魚片…2 片
鹽…1/4 小匙
麵粉…1/2 大匙
鴻喜菇…1 株
青蔥…1/2 根
生薑…1/2 片
A 料 醬油、醋、酒…各 2 大匙
砂糖…1 大匙
和風調味料…1/2 小匙
太白粉…2 小匙
水…3/4 杯
沙拉油…1 大匙

作法
1 鮭魚先抹鹽靜置 10 分鐘。擦乾後，抹上麵粉。鴻喜菇分小株。蔥切斜薄片。生薑切絲。
2 先用半匙沙拉油，煎鮭魚 1 ～ 2 分鐘。等鮭魚煎至上色，翻面加蓋，轉小火再煎 1 ～ 2 分鐘。取出鮭魚先擺盤。
3 鍋子擦乾淨。用剩下的半匙油拌炒蔬菜。加入 A 料攪拌，勾芡後熄火。淋在 2 的鮭魚上。

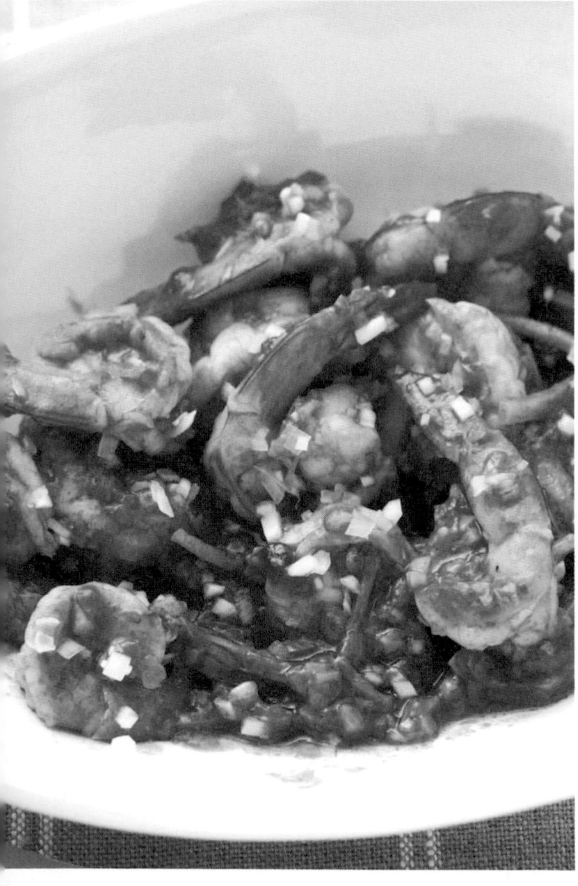

可讓身體變暖和的辛香料
搭配辛香醬料

熱量	222 kcal
含醣量	10.3 g
含鹽量	2.3 g

生薑風味燴蝦仁

材料（2 人份）
大蝦（帶殼）…15 隻
A 料 酒、太白粉…各 1/2 小匙
青蔥…10cm
生薑…2 片
蒜頭…1 瓣
豆瓣醬…少許
B 料 米酒…2 大匙
鮮雞晶…1 小匙
番茄醬…2 大匙
醬油、砂糖…各 1 小匙
水…2 大匙
鹽…少許
香油…1 大匙
太白粉…少許
沙拉油…適量

作法
1 大蝦去殼除腸泥，蝦背畫刀，用 A 料醃漬。蝦殼預留備用。
2 蔥和蒜瓣切末，生薑切細絲。
3 香油加熱，先用小火爆香蔥末（預留一部分）、蒜末和薑絲。加豆瓣醬炒香後，再加 B 料和蝦殼略煮後，取出蝦殼。
4 準備另一只鍋子，沙拉油加熱，將 1 的蝦仁炒至上色後，倒入 3 的醬料拌炒。以太白粉勾芡，撒上蔥花。

第5章

五感

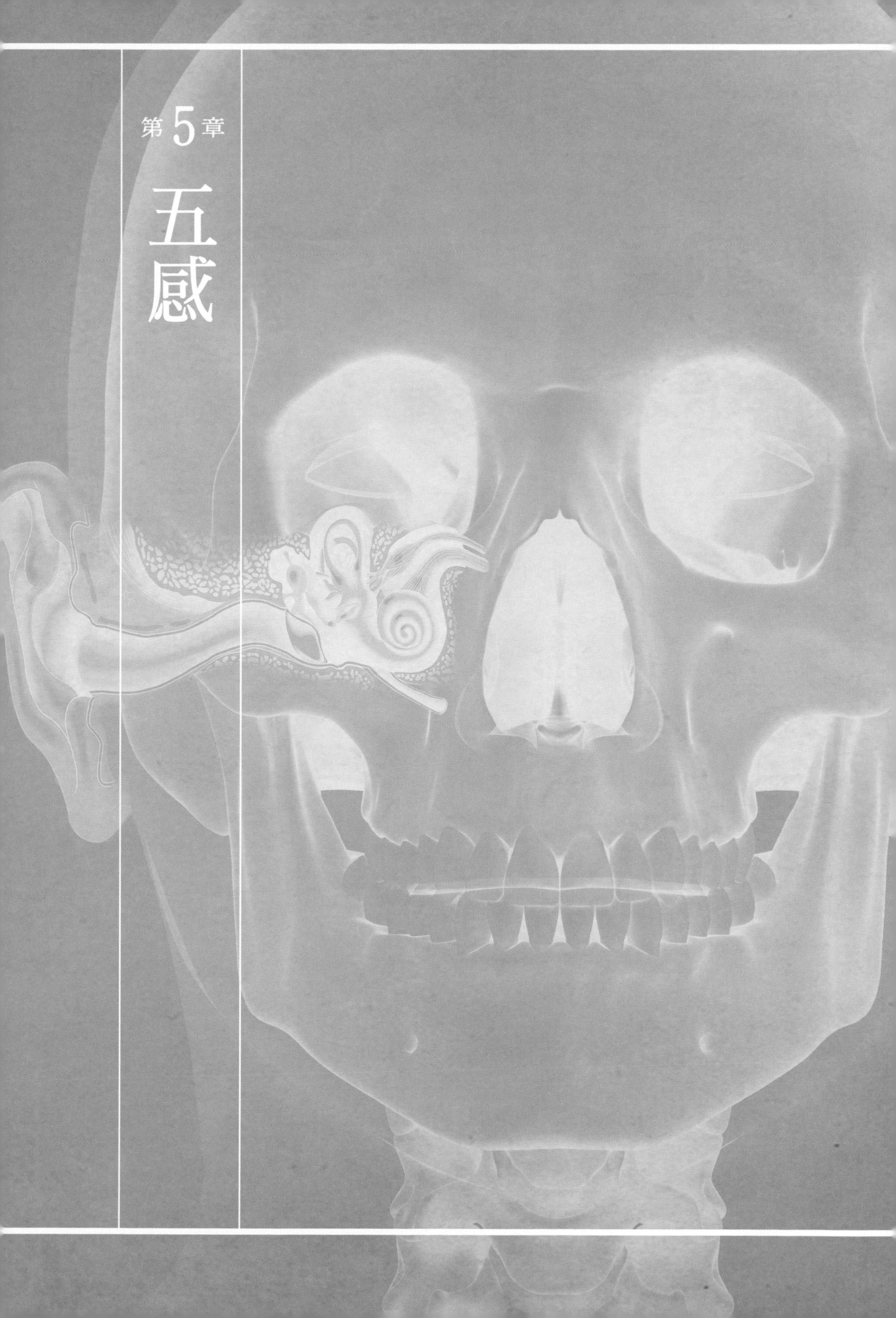

視覺

視覺、聽覺、味覺、嗅覺和觸覺稱為五感，而能感受到這外在五感等刺激的器官稱為感覺器官。這些感覺器官所接收的各種情報，會送到腦部進行處理，再根據處理過的內容，指揮循環系統和內分泌系統等體內器官活動，或是讓運動系統有所行動。

而眼睛的構造就像相機，可感應光線，將物體的形狀、顏色、距離等情報送到腦部。

進入眼部的光線，首先會通過如同濾鏡和透鏡的「角膜」。而同樣如同透鏡的「水晶體」可聚集光線，反映在如同軟片的「視網膜」，再由「視神經」把反映在視網膜的情報送到腦部。接下來是有自動對焦功能，可調節透鏡厚度對焦的「睫狀體*1」。而角膜底部的「虹膜」如同相機的光圈，可調整光量。包圍「虹膜」的中央部分稱為「瞳孔」，在亮處會縮小，暗處會變大。

眼睛看東西時，從物體反射的光線通過角膜與水晶體後折射。因角膜與水晶體如凸透鏡，所以會產生折射，再由視網膜對焦。

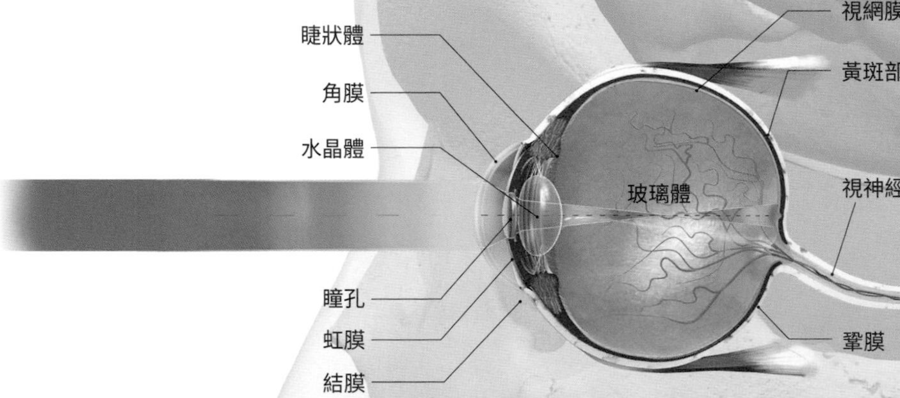

接收光的情報傳到腦部 眼睛猶如超高性能相機

漢方見解 「眼」與「肝」有關。「眼」也跟五臟六腑互有關聯。

常見的不適症狀或疾病 眼睛疲勞、針眼、結膜炎、白內障、青光眼（綠內障）

以紅、綠、藍的組合判斷顏色

眼睛能看到顏色主要是錐體細胞的作用。紅錐體、綠錐體、藍錐體與光的三原色相對應，形成三種顏色。腦部會處理這種椎體細胞所感受到的各種訊號強度，感受為色彩，再判斷是什麼顏色。

例如，人類的眼睛並沒有可對應黃光的錐體細胞，可是，我們卻知道香蕉是黃色。這是因為眼睛一看到黃光，紅錐體和綠錐體會接收訊號，腦部就能判斷那個光是黃色。除了黃色，其他顏色也可依此模式進行判斷。

人類透過紅、綠、藍的組合判斷各種顏色。

角膜也需要營養

角膜為外界與眼球交界的透明薄膜，厚約 0.5 毫米，因直接接觸外面空氣，非常容易乾燥，需要給予滋潤或營養。但因角膜本身沒有血管，無法透過血管提供營養，必須靠睫狀體製造的「房水」。角膜可吸收房水這種液體獲得營養，並由房水排除老舊廢物。

＊1 睫狀體

可調節水晶體厚度（折射力）的肌肉，靠睫狀小帶牽引水晶體。睫狀體的肌肉伸縮，可改變水晶體的厚度。此外，還能製造房水提供養分給水晶體或角膜。

瞳孔的顏色與黑色素的關係

眼睛的虹膜含有黑色素，若黑色素偏多會呈現褐色的瞳孔，黑色素偏少則變成藍色的瞳孔。這種黑色素可阻擋紫外線，因此黑色素偏少的白人，眼睛比較容易受紫外線傷害。為了保護眼睛，太陽眼鏡成了白種人的基本配備。

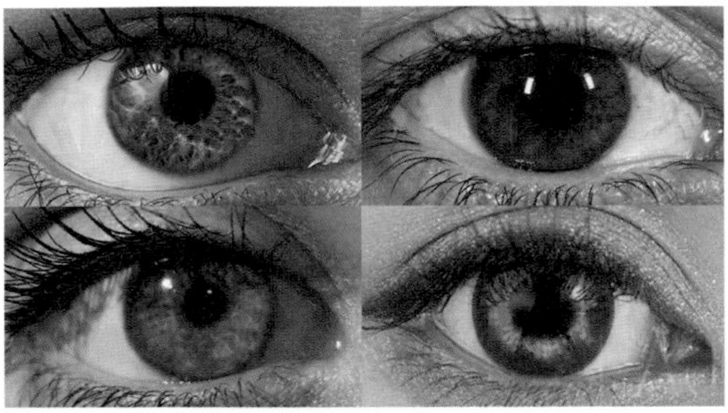

眼睛也有慣用眼？

就跟手有慣用手一樣，眼睛也有慣用眼，看東西時，不自覺都會使用慣用眼。測試方法很簡單。用手比出 OK 的手勢（注視 O 的圈圈），從圈圈用雙眼注視一個遠方的物體。再一眼一眼輪流看，有看到物體的就是慣用眼。

貓狗的世界是黑白的

據說哺乳類當中只有人和猿猴的眼底世界是彩色的。貓、狗的視覺細胞幾乎沒有可以分辨顏色的錐體細胞，難以辨識顏色，取而代之的是，貓、狗可感應亮度的桿體細胞較多，在暗處也能看清楚。

藍光

人類可用眼睛看見的光線（可視光線）中，波長最短的是藍光。因藍光最接近紫外線，具有很強的能量，因此也有專家認為它會傷害人體，使用 LED 光源的手機或電腦介面，就會產生藍光。

眼睛若長時間接近藍光，容易疲勞，也可能引發黃斑部病變。此外，還有導致肌膚粗糙、睡不好、打亂生活節奏等的質疑聲浪，但還需進一步研究。

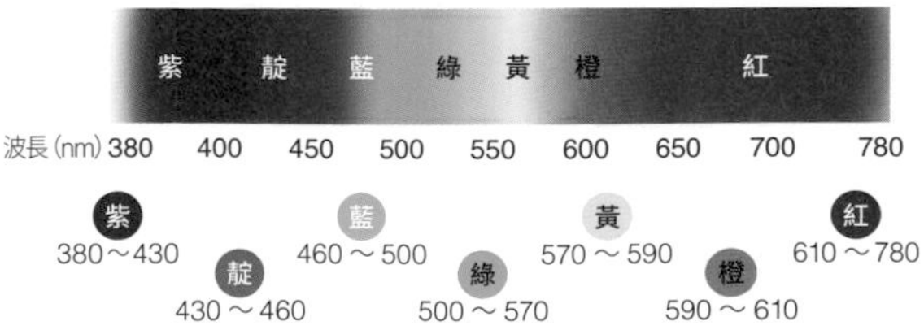

近視、遠視、散光的差異

若影像在視網膜前面對焦，看遠時顯得模糊，稱為近視。近物看太多、水晶體或角膜的光線折射力過強，都是造成近視的主因。

而遠視就是影像在視網膜後面對焦的狀態，常被誤以為看遠會很清楚，事實上是看遠看近都模糊，需要常常調整焦距。造成遠視的因素為水晶體或角膜的光線折射力減弱。

至於散光，則是角膜或水晶體扭曲，進入眼睛內的光線無法於網膜聚焦，東西看起來重疊的狀態。

眼球焦點的調節機制

看遠時，睫狀體的肌肉放鬆，牽引水晶體的力道變強，水晶體會變薄以對焦。看近時，睫狀體的肌肉緊繃，牽引水晶體的力道變弱，水晶體會變厚以對焦。

所以，長時間近距離觀看手機或電腦螢幕後，睫狀體的肌肉會持續處於緊繃狀態，導致肌肉疲勞。

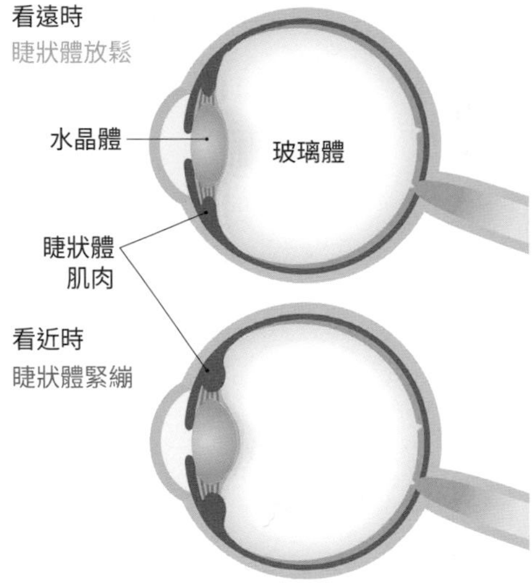

錐體細胞和桿體細胞

兩者都是視覺細胞。錐體細胞可於亮處運作，可分成三種，各自感受紅、綠、藍的光線。桿體細胞則於暗處運作，雖然無法識別顏色，但只要微光即可感受得到。

淚水可保護眼睛 免於細菌等的危害 支持角膜發揮原有功能

淚水是由淚腺裡的血液所製造，只是看起來像水一樣透明。淚水可分為「油脂層」和「黏液層」雙層構造，薄薄地均勻分布於眼球表面保護眼睛。

位在外側的油脂層由眼瞼上緣的瞼板腺*1分泌，可防止淚水蒸發。而黏液層為淚水的主要成分，由上眼瞼內側的淚腺分泌。黏液層含有黏蛋白，可維持淚水的穩定性，並防堵細菌入侵。

眼睛眨眼的動作宛如輸送淚水的幫浦。一眨眼，淚水就從淚腺通過淚管分布於眼睛表面，再從淚水的出口——「淚點」流到鼻腔，所以，哭久了也會流鼻水，就是因為眼睛跟鼻子是相通的緣故。

此外，並不是只有哭才會流出淚水，眼睛平常也會分泌淚水，據說一天的量相當於眼藥水的二十滴左右。

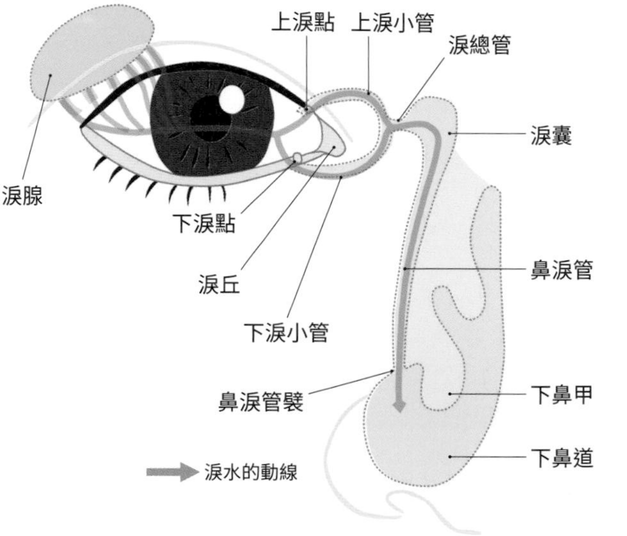

白內障與青光眼

眼睛裡宛如相機鏡頭的是水晶體，通常為透明狀，若顯得白濁看不清，就是白內障。白內障為老化現象之一，據說八十歲的長者百分之百都會出現白內障，也可能引起過敏性皮膚炎或糖尿病等併發症。目前醫學進步，只要將白濁的水晶體換成人工水晶體即可。

水晶體和角膜間有稱為「房水」的液體。房水可不斷循環，沖洗虹膜和角膜內部，讓眼壓維持在一定範圍。萬一房水無法正常循環，出現過剩現象，眼壓會升高壓迫視神經，導致視野窄化，有部分看不見，稱為青光眼（綠內障）。青光眼若置之不理很可能導致失明，若早期發現可點藥水，或服藥降眼壓，或者是採用虹膜雷射治療，避免症狀惡化。此外，眼壓不高也可能出現青光眼（正常眼壓青光眼），目前原因尚未明朗。

乾眼症

乾眼症常被認為是淚液不足導致眼睛表面暫時乾澀的狀態，但最近將它視為淚液與包覆眼睛之黏膜的疾病。

人一天可以眨眼1萬～2萬次，每次眨眼時，淚水會清洗眼球表面給予滋潤。但是若太專注於電腦畫面忘了眨眼，淚液會變少，或因配戴隱形眼鏡或冷氣的風等，讓眼球表面黏膜出現異常，表面變得凹凸不平。

於是視力變差，和眼瞼的摩擦增加，眼球滾來滾去，角膜受傷疼痛，成了乾眼症。

治療方法就是聽從醫囑，除了使用可增加淚液分泌的眼藥水以外，也可使用保護眼睛黏膜的眼藥水。

眼藥水裡的防腐劑

眼藥水的包裝容器為了避免孳生細菌，大多會添加苯扎氯銨這類防腐劑。角膜健康的人可安心使用，但對於高齡者或乾眼症患者，恐怕會傷害角膜。有些產品的防腐劑濃度較低，但使用期限較短，使用時要注意。或者可選擇無添加防腐劑的拋棄型眼藥水。

為何哭過會比較舒服？

看悲劇哭泣等，情感宣洩的流淚，被證實可以紓解內心的壓力。

面對劇情心有所感而哭泣時，大腦的額葉會變得十分活絡，啟動副交感神經，讓人放鬆，也就是：緊繃的腦部會重新開機。而且，情感宣洩流下的淚水裡，含有很多壓力物質，透過流淚，可將這些壓力物質排出體外。

＊1 瞼板腺
位於眼瞼上緣，可分泌油脂。一眨眼，油脂就布滿淚水表面，防止淚水蒸發。上下眼瞼各約30個。

視力檢查

了解有無近視或散光

眼睛注視大小不同的標的物，確認可以看到哪種大小的檢查，還能確認有無近視或散光等的折射異常。若裸視視力低於 1.0，就疑似近視或散光。眼角膜、視網膜或視神經等出現異常，意味著視力也可能異常，除了視力檢查以外，也要追加其他的檢查。

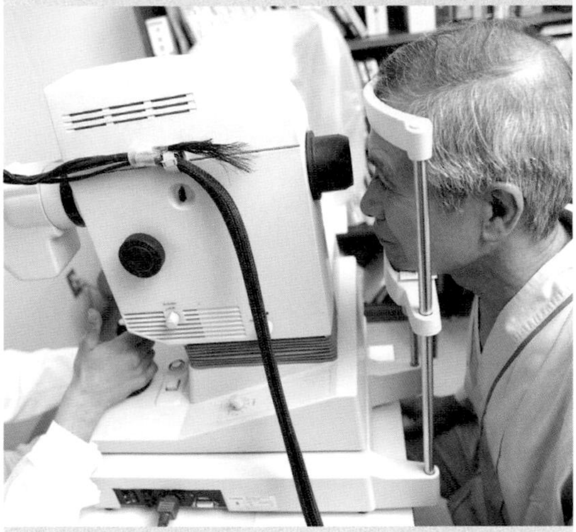

眼壓檢查

測試眼球的壓力

用機器對著眼球噴氣，測試眼球壓力的檢查。眼壓過高可能是青光眼，過低就要小心可能是視網膜剝離等疾病。

要注意	正常值	要注意
<7	7～21	>22

（單位：mmHg）

（審定註：台灣的眼壓正常值一般為 10～20。）

視野檢查

測試視野的範圍

透過專業機器測試上下左右的視野範圍有無異常。如有異常可能是青光眼，應盡早就診。此外，白內障或腦下垂體腫瘤等疾病，也會導致視野異常，若懷疑有腦部疾病，應做頭部 MRI 進行詳細的檢查。

眼底檢查

測試視網膜、視神經盤、血管等有無異常

所謂的眼底，即光線從瞳孔進入所及之眼球最深處。透過眼底檢查，可了解此處的視網膜、視神經盤或血管等有無異常。除了青光眼、視網膜剝離、眼底出血等，高血壓、糖尿病或動脈硬化等生活習慣病，也可能引發異常。

漢方　「眼」與「肝」有關

「眼」為五官（臉部的五個感覺器官）之一。漢方視其與「肝」有關，可反映肝的功能。肝血可滋養視力，肝氣順暢自然有好視力。如肝血不足，會引起乾眼症或眼睛疲勞，如肝氣過盛，則會導致眼部充血或發炎。「淚」被喻為「肝之液」，肝血會因肝氣的功能出現變化，「肝」失調則淚液分泌量變少，反之則眼屎變多。

建議漢方藥

杞菊地黃丸／視力模糊
洗肝明目湯／結膜炎
明眼一方／角結膜炎

藥草

建議藥草

山桑子、木槿、藥用蜀葵／眼睛疲勞
小米草／眼痛、眼睛疲勞、視力模糊
金盞花／促進視力、保護視網膜、預防老年黃斑部病變

可舒緩眼睛疲勞的花草茶

德國洋甘菊或玫瑰的花草茶泡開冷卻後，用紗布沾溼擰乾，敷在眼睛上。這類花草茶具有鎮靜效果，可讓眼睛獲得適度休息。

好食材與食用方法

花青素可舒緩眼睛疲勞

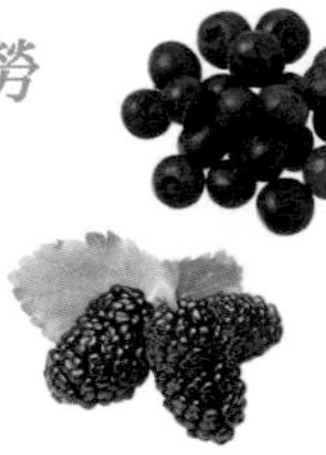

含有紅～紫色色素成分的花青素，是一種多酚化合物，抗氧化力絕佳，可保護眼睛的健康。藍莓、山桑子、黑莓果、桑葚、黑豆等，都含有豐富的花青素。

葉黃素可改善變差的視力

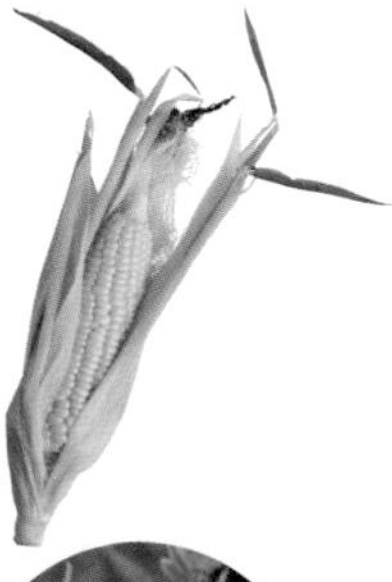

具有抗氧化力的維生素 A 可保護皮膚或黏膜的健康，所以也能保護眼睛的黏膜。而含有紅～黃色色素成分的類胡蘿蔔素，可於體內轉為維生素 A，功能一樣，其中的葉黃素還有增進視力、預防老年黃斑部病變的效果，很多保健食品都含有這類成分。其他像胡蘿蔔、青花椰菜、油菜、鰻魚、豬肝等食材，均富含類胡蘿蔔素或維生素 A，而甜玉米或金盞花等食材則富含葉黃素。

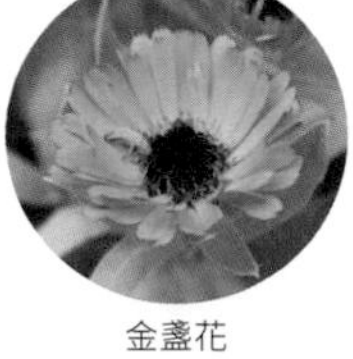

金盞花

聽覺

人體的耳朵有兩大功能，一是聽聲音，一是維持身體的平衡。

耳朵可以分成「外耳」、「中耳」、「內耳」三個部分。

外耳包括「耳廓」與「外耳道」，外耳道可往內通到耳膜，與中耳的交界處就是「耳膜」。中耳位在耳膜的內側，有可傳遞耳膜振動的三塊小骨構成的「聽小骨」。此外，還有連接耳朵與咽喉的細「耳咽管」，平常緊閉，但吞嚥或打哈欠時會打開。至於內耳可分為「耳蝸」、「前庭」、「三半規管」三個部分。耳蝸顧名思義就是狀似蝸牛殼的漩渦狀管子，可收聽聲音，與前庭和三半規管成為維持身體平衡的平衡器官。

耳廓可收集聲音的振動，通過外耳道，按照聲音的大小或高低振動耳膜，傳給聽小骨。聽小骨的振動再傳給內耳的耳蝸，區分聲音的樣態。

耳蝸裡充滿淋巴液，這些淋巴液是微血管滲出的液體。耳蝸內側有毛細胞這種感覺細胞，能對應特定的聲音高度，越往裡面越能感受到低音。

聽小骨傳遞的振動可抵達淋巴液，淋巴液這裡的振動，可由毛細胞接收，通過聽神經，把音波傳到腦部。

再者，之所以會有左右耳，是為了從音波抵達左右耳的極少時間差，區別出聲音的方向。

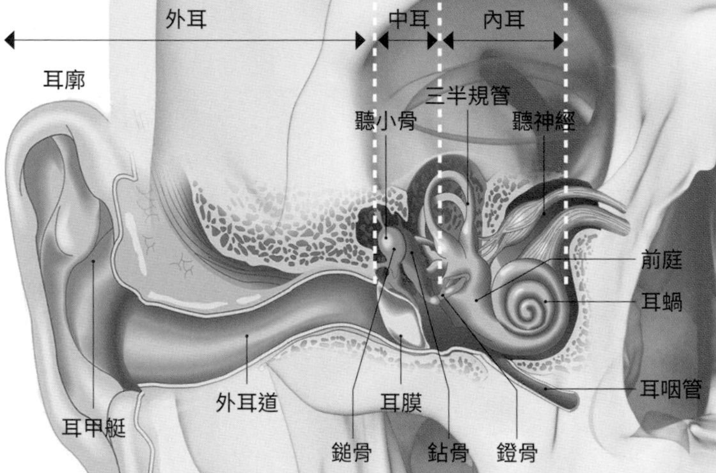

聽小骨的功能

據說聽小骨是人體最小的骨頭，由「鎚骨」、「鉆骨」、「鐙骨」這三塊小骨構成。鎚骨把從耳膜接收到的振動傳給鉆骨，再傳到鐙骨，如同打通內耳和中耳的交通要道，傳給耳蝸。

感受與區別聲音 維持身體的平衡

漢方見解「耳」與「腎」有關。耳朵匯聚各種經脈。「苓桂朮甘湯」

常見的不適症狀或疾病 耳鳴、暈車、外耳炎、中耳炎、重聽、眩暈

身體靠三半規管維持平衡

耳朵除了聽見聲音，還能透過耳蝸旁邊的三半規管和前庭維持身體的平衡。

三半規管可分為「外側半規管」、「前半規管」和「後半規管」。外側半規管可感受「左右水平的旋轉」，而前半規管和後半規管則可感受「上下垂直的旋轉」速度。因三半規管裡充滿淋巴液，一轉頭因應這個動作，淋巴液會流動，感覺細胞抓住這種流動感，感受頭轉動方向的速度，藉以維持平衡。

而位於三半規管根部的前庭，擁有俗稱「球囊*1」與「橢圓囊」的囊袋，裡面充滿由碳酸鈣構成的耳石（砂粒）。頭一動，耳石跟著動，產生落差。於是感覺細胞抓住這種落差感，察覺身體的傾向或動作，以維持身體的平衡。

＊1 球囊
前庭裡的球囊為感受水平移動的感覺器官，橢圓囊則是感受垂直移動的感覺器官。

聽力檢查

了解有無重聽

將耳朵靠在檢測的機器上，確認可聽到的聲音大小有無問題，主要目的是為了找出沒有自覺的重聽患者。聽力檢測值低於 30dB（分貝）為正常，若超過 40dB 就有重聽的疑慮。

正常	輕度重聽	重聽
<30	35	>40

（單位：dB）

（審定註：台灣的聽力正常值一般爲 25 以下。）

為何耳朵會突然悶悶的？

搭飛機或搭乘高樓電梯時，有時耳朵會突然悶悶的聽不到聲音，其實這是耳朵內外的氣壓有差距的關係。當高度越高，氣壓越低，耳膜從外面推擠的空氣力道變弱，內側強力反彈，一時間振動不順所導致。

漢方　「耳」與「腎」有關

「耳」為五官（臉部的五個感覺器官）之一。漢方視其與「腎」有關，可反映腎的功能。聽覺與腎精（腎臟儲存的生命能量）或腎氣關係密切，腎精飽滿則聽力正常，不足則聽力變差或出現耳鳴等症狀。

建議漢方藥

苓桂朮甘湯／眩暈、站不穩
七物降下湯／耳鳴
葛根湯／中耳炎
五苓散、半夏白朮天麻湯、真武湯／眩暈

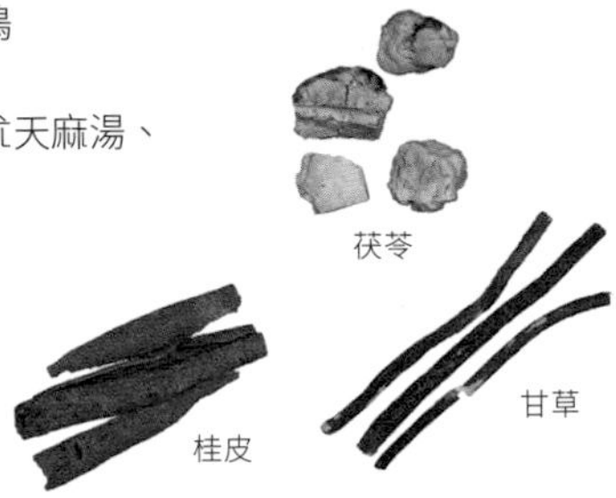

好食材與食用方法

聽覺與食用方法

聽覺可透過聲音的型態傳遞飲食的感覺或飲食的行為，例如聽到喀喀、咯吱咯吱、咻咻、咕嘟咕嘟等聲音，就會覺得「好吃」。

年紀增長會不易聽見高音或小聲量，大聲量聽來也不太舒服。所以，飲食當下請關掉電視等干擾，專注於「飲食」所發出的聲音，較能促進長輩的「飲食慾望」喔！

聲音的原貌為何？

聲音就是空氣的振動（搖晃），物體一動，空氣跟著振動，就形成聲音。振動可透過各種物體傳到耳朵。據說人類可以把振動數二十～二萬 Hz（赫茲，一秒內可反覆振動的數目）接收為聲音。聲音有三大要素——音高、音量與音色。音高取決於振動數（周波數），音量取決於振幅的大小。

何謂眩暈？

眩暈就是自己跟外界的位置關係不穩定的發暈狀態，常因平衡感覺或聽覺神經障礙所導致。代表性的眩暈為良性陣發性姿勢性眩暈（BPPV），長時間採同一姿勢後，改變頭部位置時會出現的短時眩暈。有時還會出現噁心感，好發於中、老年婦女。原因是耳石脫位掉進三半規管，可在醫師的指導下進行耳石復位法，緩慢移動頭部排出耳石。不過，有時不易正確掌握耳石的位置，大多會加上內服藥物進行治療。

為何會有耳垢？

耳垢其實就是皮膚的殘骸。外耳道有皮脂腺和耳垢腺，可分泌黏液吸附灰塵或汙垢等髒東西，防止異物入侵。這種黏液或汙垢乾掉後硬化就成了耳垢。耳垢能保持耳內的滋潤度，保護內膜免於刮傷，甚至能預防感染。耳垢有乾濕之別，差異在於耳垢腺的分泌量和耳垢腺的數量。原則上耳朵有自淨功能，不須刻意清潔，過度挖耳朵反而會導致外耳道受傷，要特別注意。

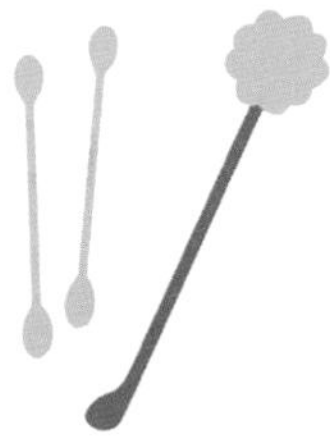

味覺

吃東西能感受到的味道就是味覺，以酸、甜、苦、鹹、鮮這五種為基本味道，再透過味道的組合形成味覺。

味覺要靠舌頭或軟顎*1等的味蕾來感受。舌頭表面布滿了俗稱「乳頭」的細微突起——味蕾，據說整個舌頭約有八千個味蕾。當食物裡的味道成分溶入唾液或水中，觸及味蕾後，可刺激味覺細胞，將此情報透過味覺神經送到大腦。這種構成味蕾的味覺細胞壽命很短，約十天即可生成新的細胞。

而這一個個味覺細胞，只能感受五個基本味道的其中一種，但因味蕾擁有二十～三十個味覺細胞，才能感受所有味道。

此外，味覺對外界刺激很敏感，容易被視覺或嗅覺、舌頭觸感或溫度等影響。所以，看到五彩繽紛或豐盛食材會勾起食慾，分泌唾液；在暗處進食或感冒鼻塞就會感受不出味道，無法獲得滿足感，也是基於這樣的緣故。

味覺會因身體狀況改變，因此味覺的變化也可視為腎病或肝病等疾病的徵兆。

舌頭可感受五種味道 味蕾為感受味道的感受器

漢方見解 「舌」與「心」有關。
「五味」為酸、甜、苦、辣、鹹。漢方的舌診非常重要。
「口唇」與「脾」有關。
常見的不適症狀或疾病 舌炎、味覺異常

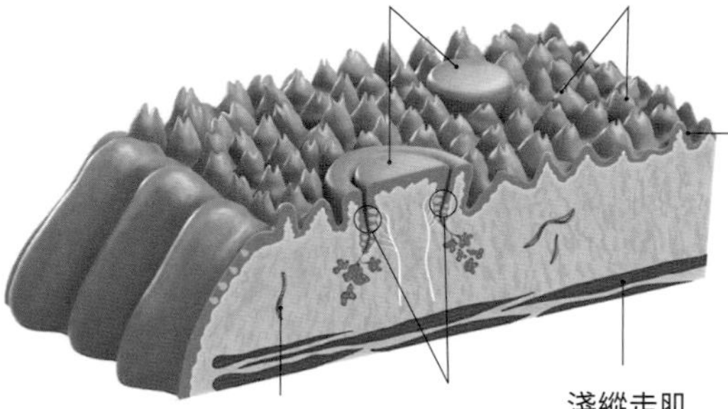

舌頭的構造

舌頭共有「絲狀乳頭」、「蕈狀乳頭」、「葉狀乳頭」、「輪廓乳頭」四種乳頭。絲狀乳頭就是細微角質化的乳頭，看似白色突起，讓舌頭維持粗糙感，方便抓取食物，還能讓舌頭的感覺更靈敏。蕈狀乳頭大多分布於舌尖，可感受甜味，舌緣可感受鹹味。而舌頭側面的葉狀乳頭可感受酸味，舌頭內側的輪廓乳頭則可感受苦味。

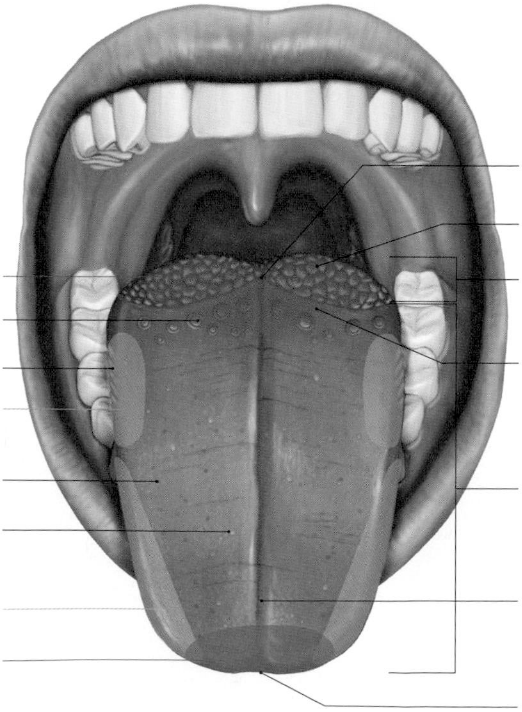

＊1 軟顎
上排牙齒的內側稱為上顎。上顎前方為骨頭構成較硬，稱為硬顎；後方沒有骨頭偏軟，稱為軟顎。

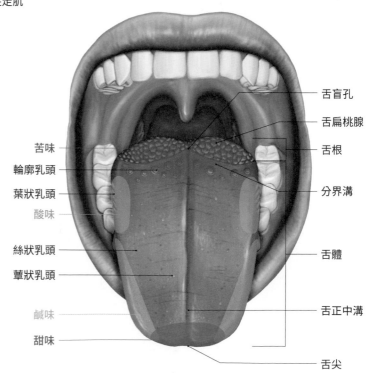

舌頭負責吞嚥非常重要

人體的舌頭可不是只當作味覺器官。舌頭可以把食物順利送往食道（吞嚥），並將食物與唾液混合，幫助消化。一旦舌頭有問題，就無法好好咀嚼食物。此外，舌頭也跟發聲有關，語言可變成聲音發出來，是因為來自聲帶的空氣振動於口腔內產生共鳴。若無法自由移動舌頭，就無法好好說話。

再者，從舌頭也可評估健康的狀態。呈淡粉色、舌苔少的舌頭最理想，若不是這樣，恐怕身體有狀況。有時候刷完牙，不妨對著鏡子看看自己的舌頭。

味覺檢查

了解有無味覺障礙

將沾上味道的紙張放在舌頭上，確認味覺是否正常。生活習慣病、癌症、神經病變、藥物傷害等，都會導致味覺障礙。若沒生病卻出現味覺異常，很可能是缺鋅的關係。

漢方 「舌」與「心」有關

「舌」為五官（臉部的五個感覺器官）之一。漢方視其與「心」有關，可反映心的功能。除了味覺，舌頭還有咀嚼、吞嚥、發聲的功能。從「舌」的狀態可了解氣血的功能，因此漢方會有「舌診」判斷疾病的症狀。健康的舌頭為淡粉色，上有薄薄的舌苔，但若「心」有異，舌頭的色澤、舌苔或形狀都會出現變化，有時還會造成味覺或語言異常。「舌」被喻為「心之苗」，舌頭表面有臟腑的相對位置。

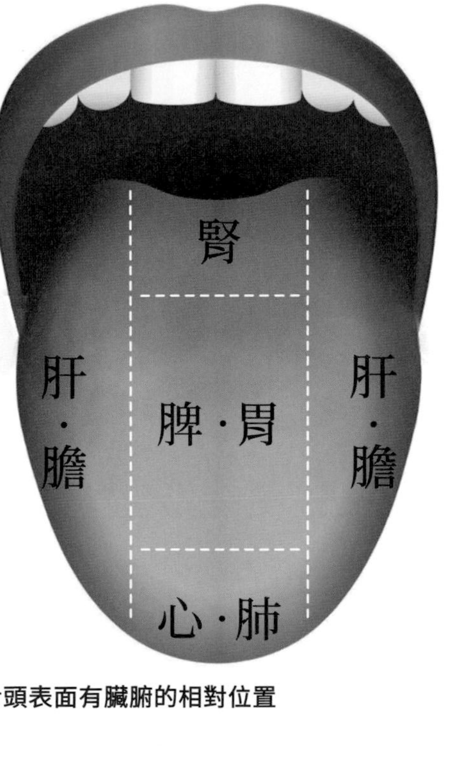

舌頭表面有臟腑的相對位置

何謂味覺障礙？

若有「不管吃什麼都感覺不到味道」、「常被說料理的調味過重」這類現象，可能是不知不覺出現味覺障礙了。據說菸癮重或喜愛重口味，都是引發的因素，但最大的原因其實是缺鋅。構成味蕾的味覺細胞壽命很短，約十天即可生成新的細胞，這時很需要鋅。所以，身體若缺鋅，味覺細胞會首當其衝受到影響。

味覺會因溫度或味道強弱而改變？

一下子吃太多冷食或熱食，味蕾會麻痺感受不到味道。甜味、酸味或苦味的受體，在體溫這樣的溫度下最敏感，而鹹味對於低溫最敏感，所以喝溫溫的味噌湯，味蕾反應比較敏感，會覺得偏鹹。此外，還有味道的對比效果，例如西瓜撒鹽吃起來反而甜，就是鹹味出現變化，明顯感受到甜味的緣故。

好食材與食用方法

味覺與食用方法

隨著年紀增長，味覺細胞數量變少，難以感受味道，或偏愛重口味。結果助長了高血糖、高血壓的風險，也會過量攝取醣類和鹽分。這時要多利用新鮮食材或辛香料避免這些問題出現。

富含鋅的食材：牡蠣、黑背沙丁魚、沙丁魚乾、鰻魚、肉類、海苔、海帶芽、蘿蔔絲乾、毛豆

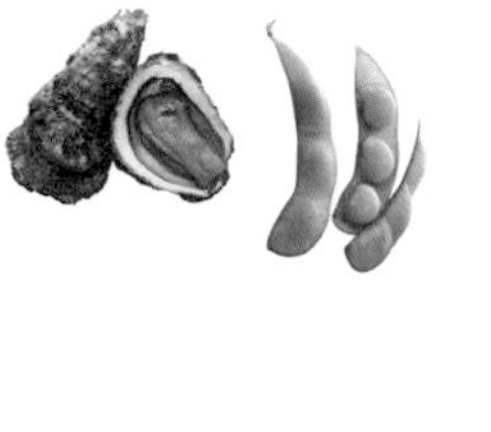

嗅覺

鼻子是吸入空氣的呼吸器官，也是嗅出氣味的嗅覺器官。據說人的鼻子可嗅出一萬種氣味，而聲音可以響亮地發出來，也是因為鼻子的關係。

鼻子由外鼻與內部的鼻腔和鼻竇（副鼻腔）構成，我們所說的鼻子指的是外鼻部分。

鼻腔由中央俗稱鼻中膈的骨骼分成左右兩半，再分成上、中、下鼻甲。而鼻中膈之間的空氣通道，從上而下依序為「上鼻道」、「中鼻道」、「下鼻道」。

鼻腔由長滿纖毛之血管聚集的鼻黏膜包覆，可幫助吸入的空氣加溫或加濕，吸附灰塵或微生物等汙垢，把乾淨空氣送到肺部。

而鼻腔周圍的空洞稱為鼻竇，由臉頰內側的「上頜竇」、雙眼間的「篩竇」、額頭內側的「額竇」和鼻子內側的「蝶竇」四個區域構成。這些鼻竇有小洞與鼻腔相通，用鼻子呼吸時可交換空氣。鼻竇如同鼻腔由長滿纖毛的黏膜包覆，可吸附灰塵或微生物。

可吸入空氣、辨識氣味的感覺器官

漢方見解　「鼻」與「肺」有關。被喻為氣之門戶，或呼吸的門戶。

常見的不適症狀或疾病　鼻炎、花粉症、鼻竇炎、鼻塞、鼻血、嗅覺障礙

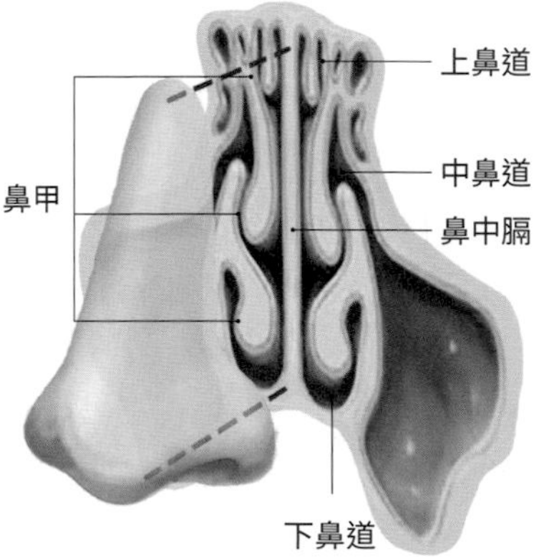

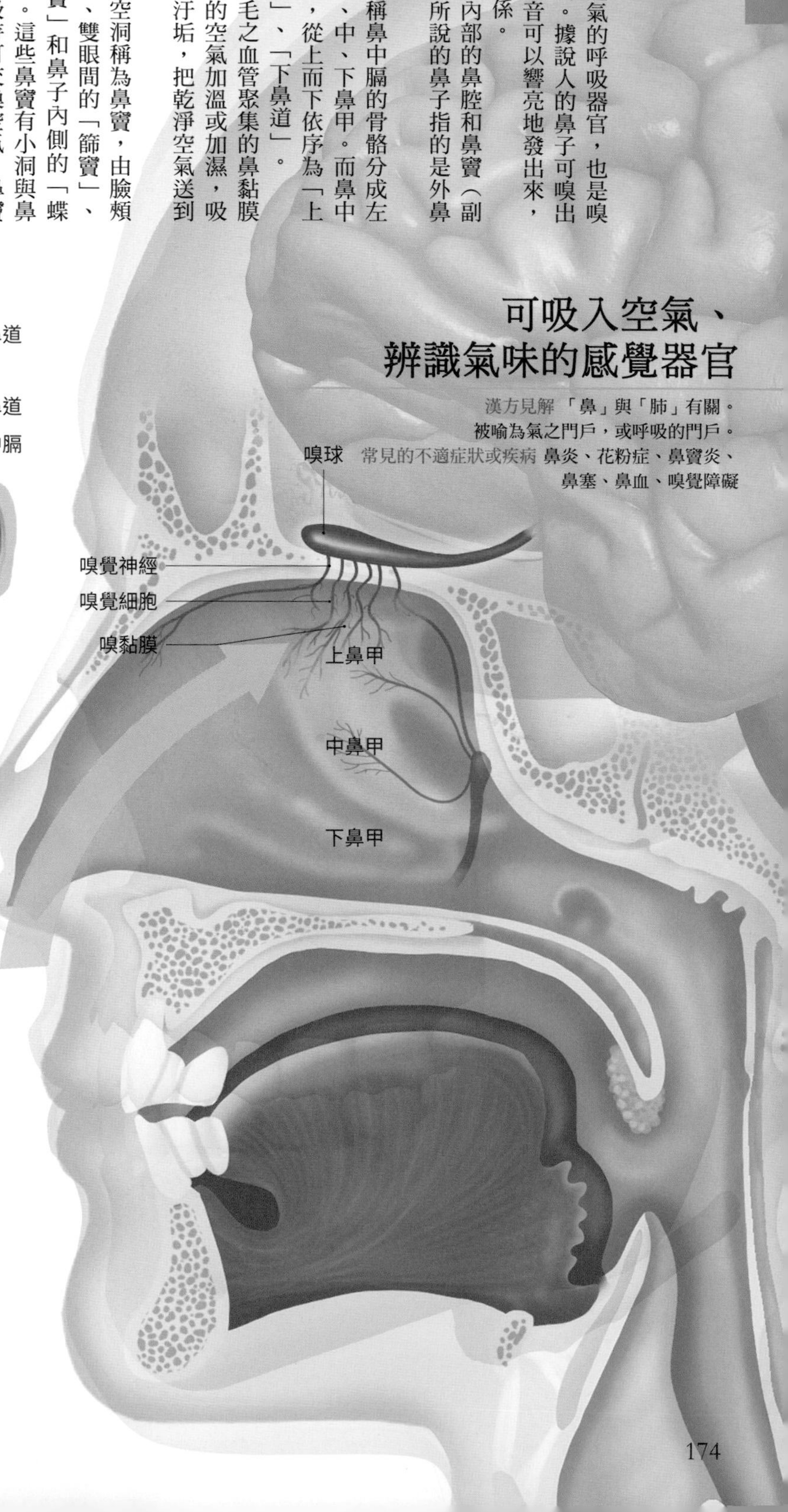

為何會流鼻血？

從鼻腔往內二～三公分處稱為「基塞巴哈部位」。這裡充滿細微的血管，只要鼻子受到撞擊或擤鼻水太用力等日常生活常見的刺激，黏膜就會受損，導致這個部位出血，也就是流鼻血。

何謂嗅覺障礙？

感受氣味的路線出了問題，無法感受正常氣味的疾病。有時嗅覺出問題，也會讓味覺出狀況，形成嗅覺與味覺的雙重障礙。鼻竇炎或過敏性鼻炎常被視為主因，但有時老化也會引起。

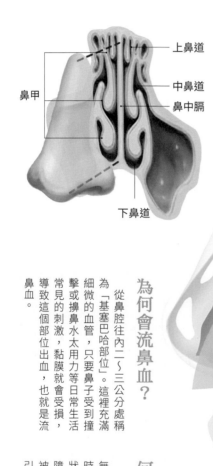

嗅覺檢查

了解聞氣味的功能有無異常

有從淡到濃依序聞 5 種香味，記錄所聞的氣味濃度和香味種類的基準嗅覺檢查（T&T 嗅覺檢查），或從靜脈注射新維生素 B_1，記錄聞到蒜味的時間和聞不到的時間，稱為靜脈嗅覺檢查等。

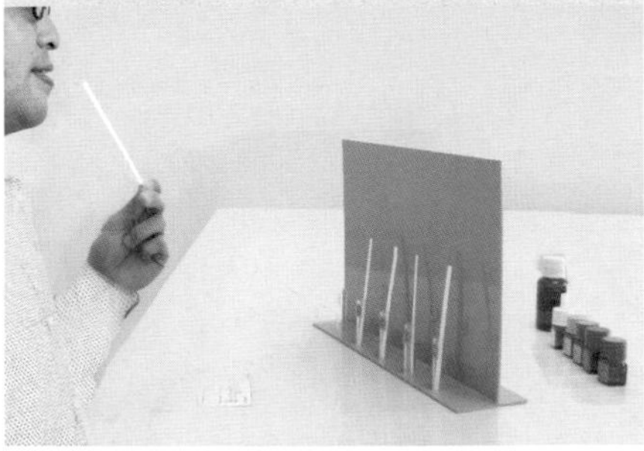

感受七種原味判斷氣味

位於鼻腔最頂端的嗅覺器官可感受氣味，裡面有很多「嗅覺細胞」，可感受混在空氣裡的氣味成分，並且將這些刺激轉為電氣訊號，通過「嗅覺神經」，傳給大腦皮質。

就像味覺有五種基本味道一樣，嗅覺細胞也能感受「樟腦」、「麝香」、「花香」、「薄荷」、「乙醚」、「刺激味」、「腐敗味」這七種原味，腦部再從這些原味的組合或比例判斷氣味。針對有害的氣味，腦還能下達指令避開，但嗅覺神經非常纖細，容易疲勞。例如，一開始覺得瓦斯味很臭，但是聞久了神經變得遲鈍，就會不容易感受瓦斯味，才會引起瓦斯中毒。

此外，若因鼻塞不自覺用嘴呼吸，因空氣的流動改變，嗅覺細胞不易感受氣味，人會覺得聞不到味道。

再者，嗅覺也跟味覺有關。味覺與嗅覺的感覺情報在大腦合而為一，形成所謂的「風味」。酸甜苦鹹等味道即使不用嗅覺也能感受得到，但想品嘗風味，味覺與嗅覺缺一不可。

雖說因人而異，但一般過了四十五歲，嗅覺就會變遲鈍。當嗅覺變差，無法品嘗所謂的風味時，食慾也會跟著變差。

為何人會鼻塞？

鼻塞就是鼻腔裡的空氣不太流通，原因可能是「黏糊的鼻水塞住了」、「鼻黏膜腫脹」或「長腫瘤」等。鼻塞若置之不理，專注力會下降，影響日常生活，建議還是要盡早就診。

漢方 「鼻」與「肺」有關

「鼻」為五官（臉部的五個感覺器官）之一。漢方視其為「氣之門戶」或「呼吸的門戶」，與「肺」有關，可反映肺的功能。「鼻」為呼吸之氣的通路，經由喉嚨直接通往「肺」。所以，「鼻」的通路、嗅覺或發聲等，都要靠肺氣的宣發作用。當外面的髒東西（外邪）經由「鼻」或喉嚨入侵「肺」，會導致肺氣無法宣洩，容易引起鼻塞、打噴嚏、喉嚨不適或聲音沙啞等症狀。

建議漢方藥

小青龍湯／花粉症
荊芥連翹湯／慢性鼻炎
葛根湯加川芎辛夷／鼻塞、慢性鼻炎、鼻竇炎
四逆散／鼻炎
辛夷清肺湯／鼻塞、慢性鼻竇炎
三黃瀉心湯／鼻血

好食材與食用方法

嗅覺與食用方法

嗅覺會因老化而變得遲鈍，影響正常食慾。可利用溫熱料理、香氣料理或柑橘系料理等食材促進食慾。

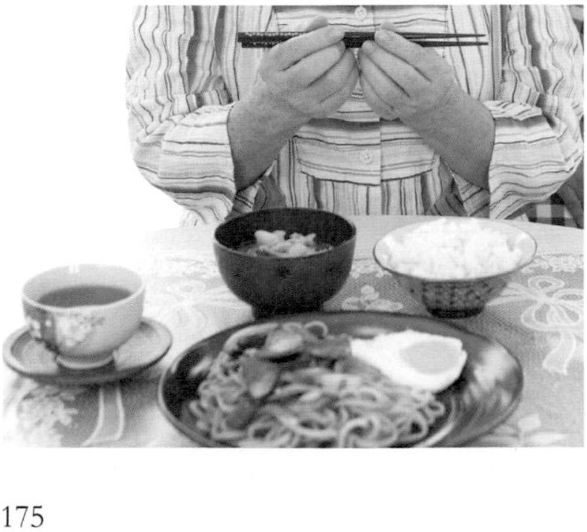

藥草

建議藥草

薄荷／鼻塞

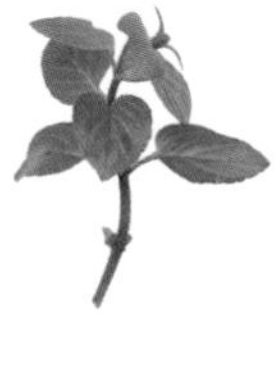

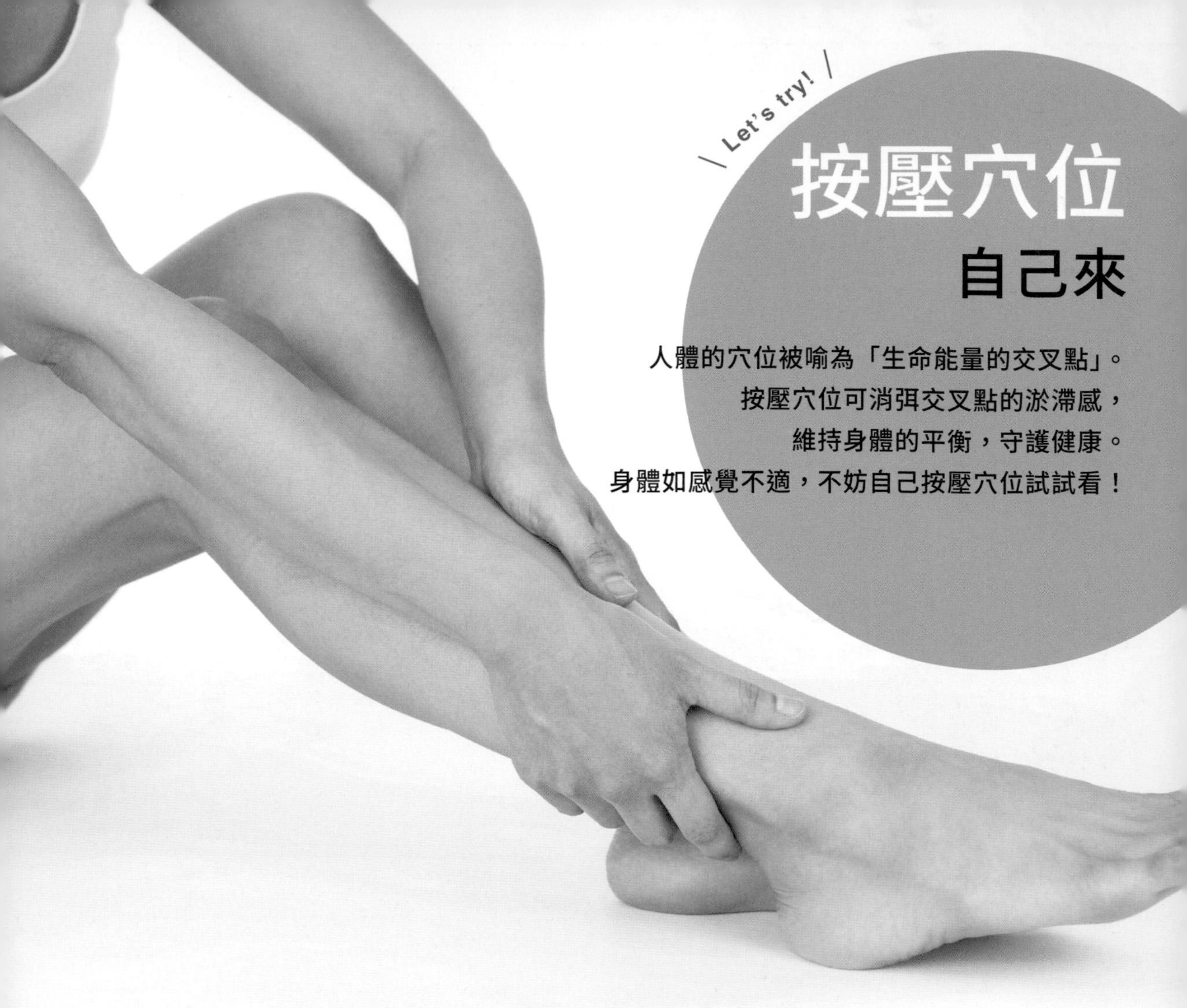

\ Let's try! /

按壓穴位
自己來

人體的穴位被喻為「生命能量的交叉點」。
按壓穴位可消弭交叉點的淤滯感，
維持身體的平衡，守護健康。
身體如感覺不適，不妨自己按壓穴位試試看！

監修：日本針灸理療專門學校附屬針灸學院院長、一般財團法人東洋醫學研究所主任研究員 吉川信

按壓穴位 治療未病

東洋醫學認為「氣」是生命的能量，這種氣的通路可稱為「經絡」。而經絡上面有很多可調整氣之流通的「經穴」，即俗稱的穴位（穴道）。

穴位可反映氣的流通狀態，若身體出現違和感，相關的穴位會加以反映，出現皮膚失去彈性、皮膚觸感變硬或一壓就痛等症狀。換句話說，穴位如同察覺「不自覺的疲勞或不適」的求救感應器。

所以，刺激這些穴位可促進氣的流通，改善身體不適，提升免疫力。按壓穴位調整失衡的身心狀態，也有改善體質的效果。

穴位是臟腑失調的反應點，也是治療的重點。針灸或指壓就是利用這種特性的治療方法。

針對感到舒服的點 撫摸或按壓

按壓穴位的魅力在於不受限於時間，人人都能自己操作。「反正不是病」、「沒時間上醫院」——千萬不要因為這些理由而對不適感置之不理，可花點時間自己按壓穴位試試看。不用特殊道具，也不需要複雜的技巧，先用手摸摸自己的身體，試著感受一下身體的狀態吧！

如何找穴位？

每個人的穴位都會有點不一樣。可以用第一八〇頁開始介紹的穴位為標準，試著在其四周找找看。感覺有微微痠痛或凹陷處的地方就是穴位。用手壓壓看，會覺得有「痛的舒服」。

用手壓壓看

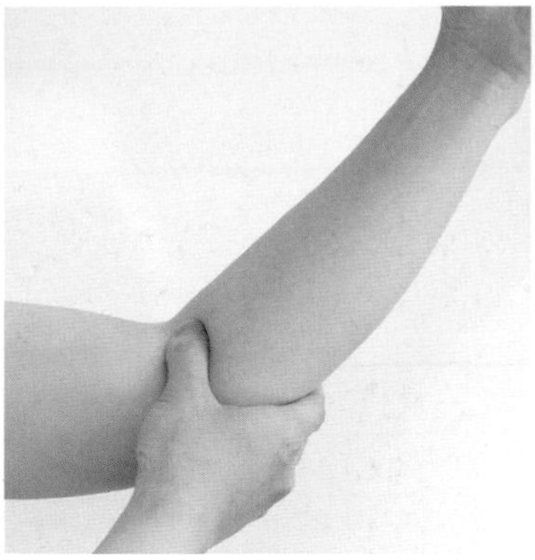

用指尖與手垂直往下壓，找到覺得「痛痛的」、「很舒服」、「症狀有改善」的位置。

用手摸摸看

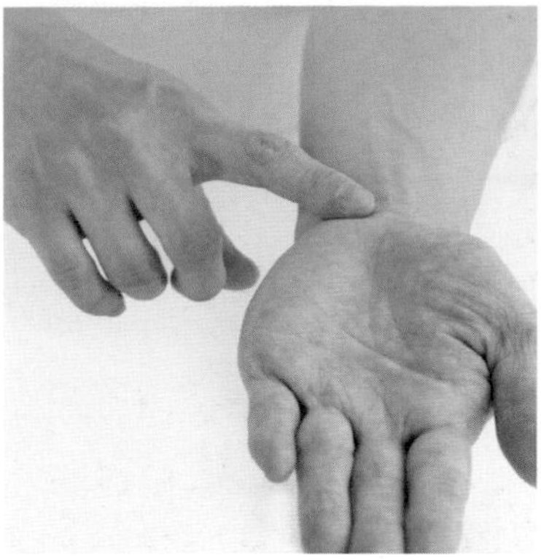

用手指輕輕放在手上撫摸，找到一用力壓就出現「硬塊」、「凹陷處」的位置。

如何刺激穴位？

刺激穴位的基本手法是按壓，但有些部位也可改用搓揉或撫摸的方式。按壓時身體盡量放鬆，體溫比較高時的效果比較好。

注意：血壓太高、穴位周遭發炎、有骨折或扭挫傷時，先不要按壓穴位，以免症狀惡化。如果是孕婦，要小心刺激，請醫師評估後再做。

按壓法

按壓穴位的基本手法，是使用拇指或中指（或是食指）的指腹，邊吐氣邊按壓，邊吸氣邊放鬆。一味用蠻力或壓到太痛會造成反效果，以「痛的舒服」為標準。

將手指對準穴位，邊吐氣邊垂直按壓。

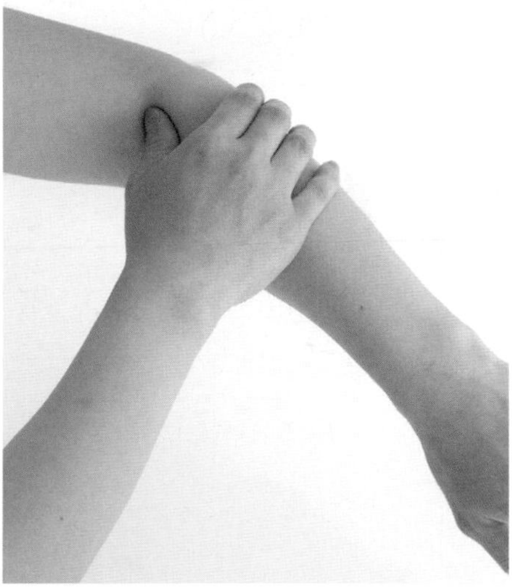

撫摸法

用手掌或所有指頭撫摸穴位或穴位周遭。這種手法可促進血液循環，很適合用來刺激臉部或手腕的穴位。

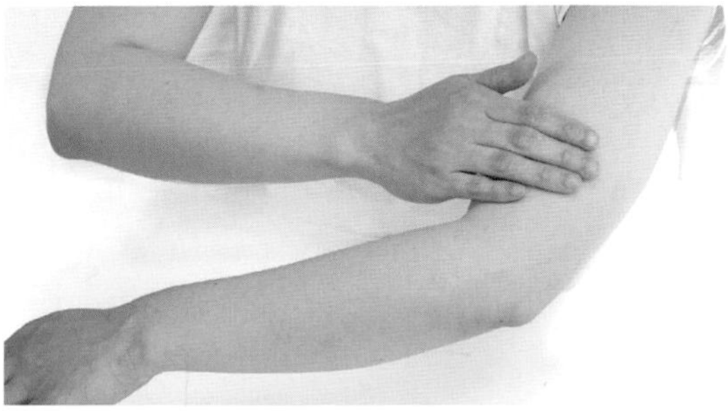

搓揉法

用指腹或整個手掌搓揉穴位。若用拇指或中指，可將指腹對準穴位，邊畫圓邊施力。

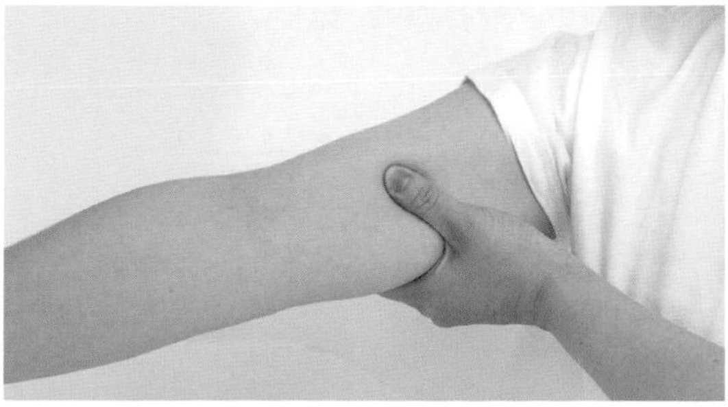

利用周遭的物品刺激穴位

刺激穴位時，也可使用先溫熱身體再加以刺激的「溫熱法」。

例如艾灸療法，配合溫熱刺激，讓艾灸的養分滲透體內。先用筆在穴位做記號，放上點燃的艾粒進行灸治。市售的艾粒有的底座有貼紙，貼在穴位後不易脫落。

這時身體會覺得溫溫熱熱的，可刺激穴位，促進血液循環，讓人感到放鬆。

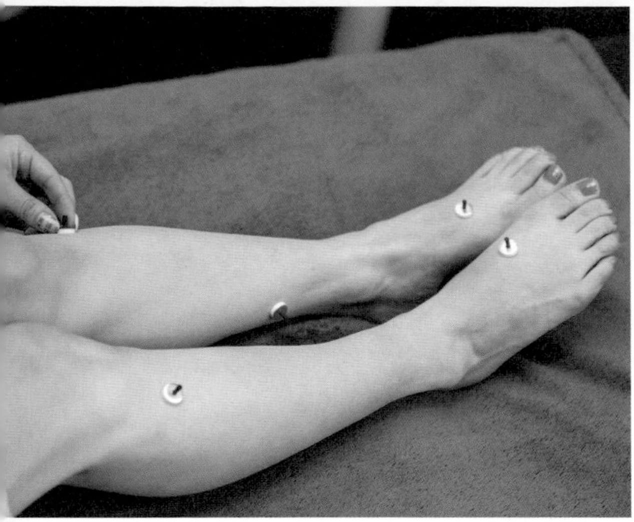

可刺激穴位的各種物品

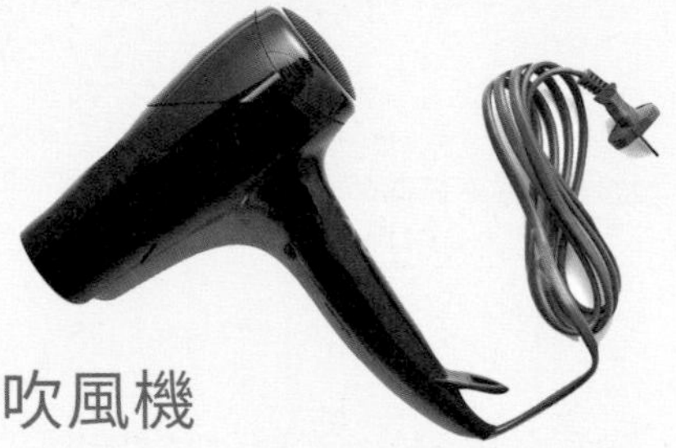

吹風機

用吹風機的熱風吹穴位，但皮膚太乾者不要直接吹，也不能對著臉部或受傷的地方吹。

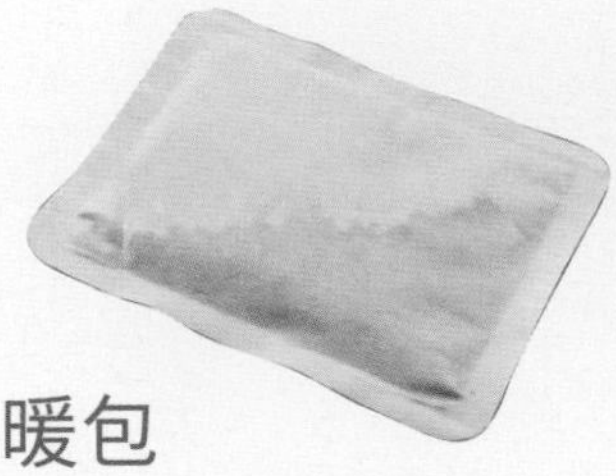

暖暖包

在腰、頸或腹痛等指壓穴位，也可使用暖暖包，但要小心低溫燙傷。

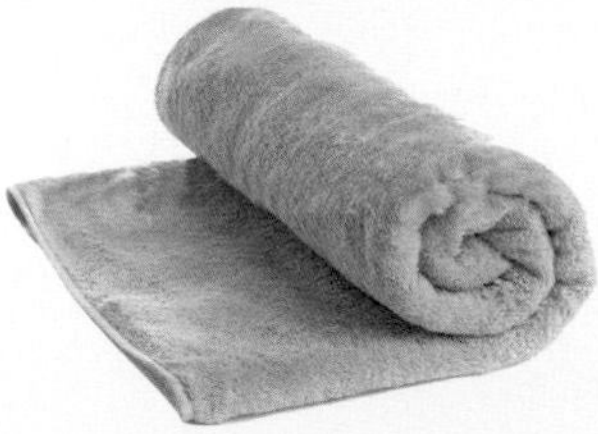

熱毛巾

將泡水的毛巾擰乾，微波 30 秒～ 1 分鐘。像吹風機、艾灸或暖暖包很難使用的臉部，就很適合熱敷。毛巾會慢慢變冷，不用擔心低溫燙傷。

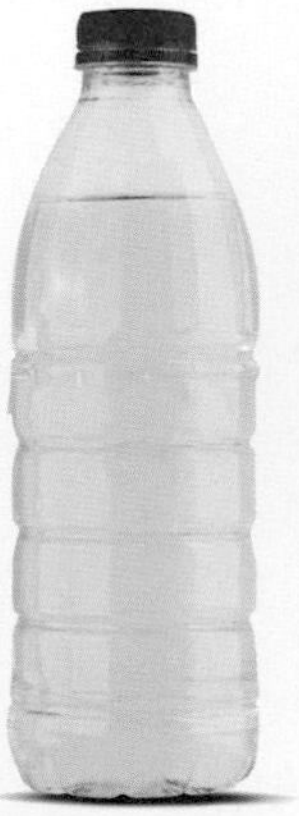

熱寶特瓶

把單手可拿起的 500 毫升熱水裝到寶特瓶裡，用來熱敷很舒服，對穴位的刺激力道剛剛好。

Q&A

Q 按壓穴位的時間，何時較適合？

A 原則上隨時都能做，但要避開飯前飯後或喝酒前後。可紓解僵硬感的穴位，沐浴後身體溫熱時再壓最好。手部的穴位隨時都能刺激，午休或坐車等零碎時間都可利用。

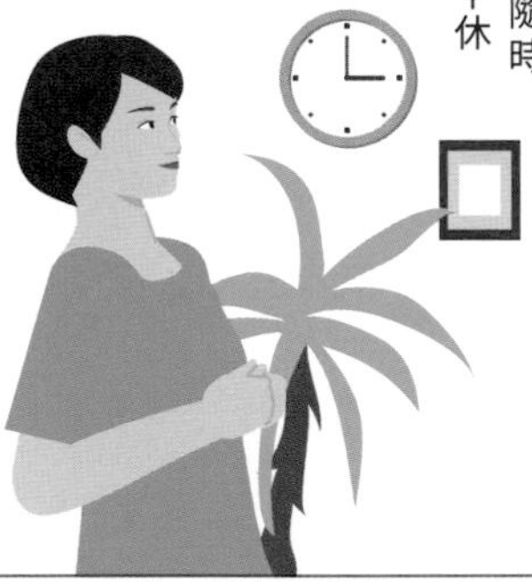

Q 手指搆不到的穴位要怎麼做？

A 若不容易用手指按壓，可利用棉花棒或筆蓋等物品，但要避免使用太尖的東西。像肩膀或上臂等不易垂直按壓的部位，可用網球靠牆按壓。

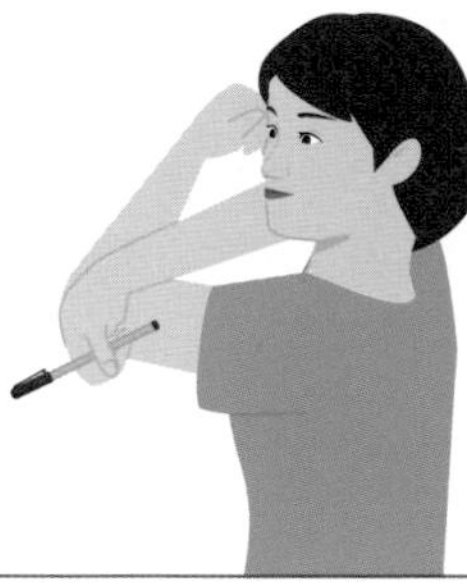

Q 會痛的地方越用力壓，效果越好？

A 膝蓋或腰部等關節劇痛時，不能直接按壓患部。頸部或肩膀的痠痛感，若壓到會痛，反而會造成反效果。像這種自我保養的穴位按壓，還是要斟酌力道，感覺稍微痛的舒服就好了。若身體因手腳冰冷、血液循環不良，一按就痛的話，可使用溫熱刺激法（參考第一七八頁），讓身體變得溫熱。

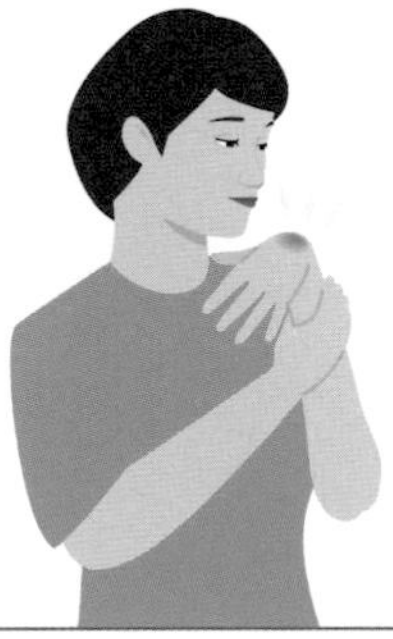

Q 如何提升穴位按壓的效果？

A 身體放鬆時效果較好。可先放鬆身體，深呼吸再按壓穴位。做完後喝些溫開水，可以快速排除老舊廢物。

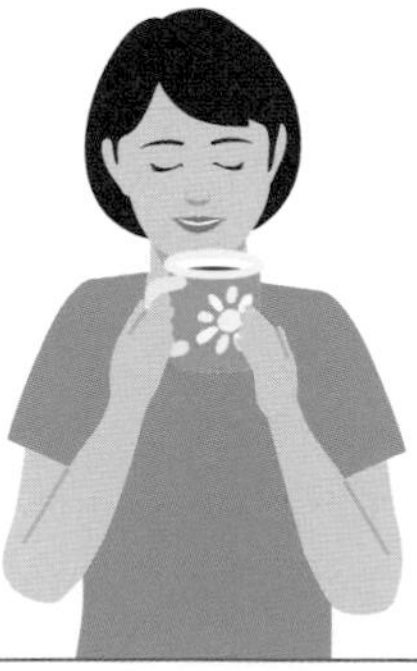

關於指幅的標準

東洋醫學認為自己的手指寬度剛好符合身體尺寸的標準。
記住這些指幅標準，當作尋找穴位的指南。

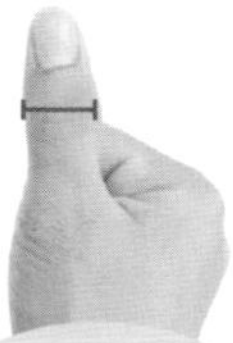

1指寬（1寸）
拇指第一指節的橫寬

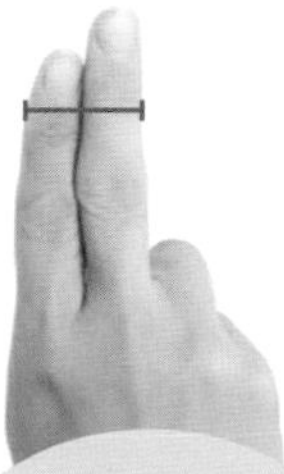

2指寬（1.5寸）
食指與中指並排的總橫寬。以食指第一指節的橫向度量。

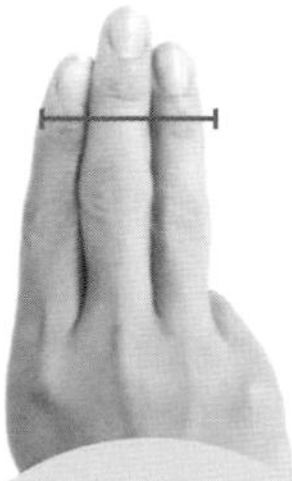

3指寬（2寸）
食指、中指、無名指並排的總橫寬。以食指第一指節的橫向度量。

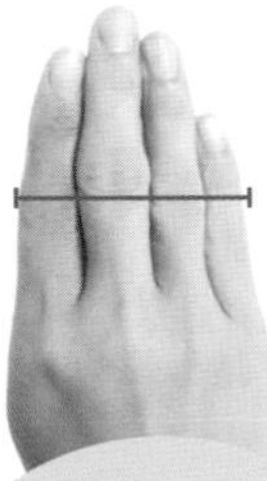

4指寬（3寸）
食指、中指、無名指、小指並排的總橫寬。以食指第二指節稍微往下的橫向度量。

頭&臉部穴位

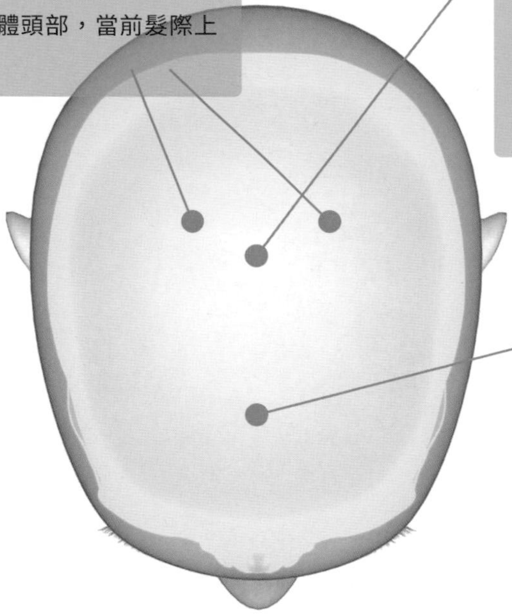

承靈

顎關節症狀、顏面神經痛、頭痛

位在人體頭部，當前髮際上 4 寸

百會

頭痛、眩暈、頭昏、慢性疼痛、不安、緊張、鼻塞、失眠、脫肛等內臟下垂

左右折耳廓向前，連接耳尖線的中點

上星

鼻塞、鼻血、頭痛、眩暈

位在人體頭部，當前髮際正中直上 1 寸

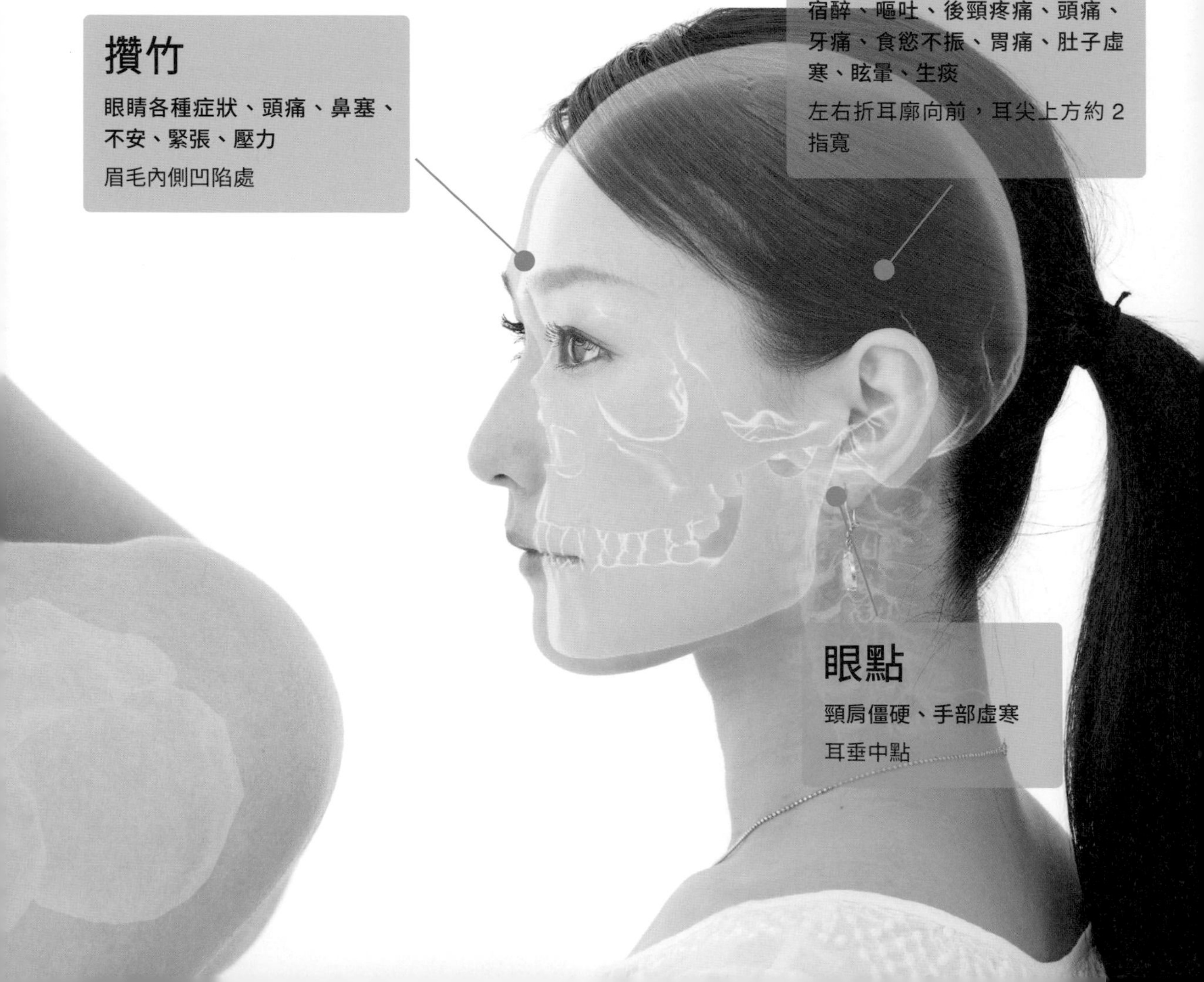

率谷

宿醉、嘔吐、後頸疼痛、頭痛、牙痛、食慾不振、胃痛、肚子虛寒、眩暈、生痰

左右折耳廓向前，耳尖上方約 2 指寬

攢竹

眼睛各種症狀、頭痛、鼻塞、不安、緊張、壓力

眉毛內側凹陷處

眼點

頸肩僵硬、手部虛寒

耳垂中點

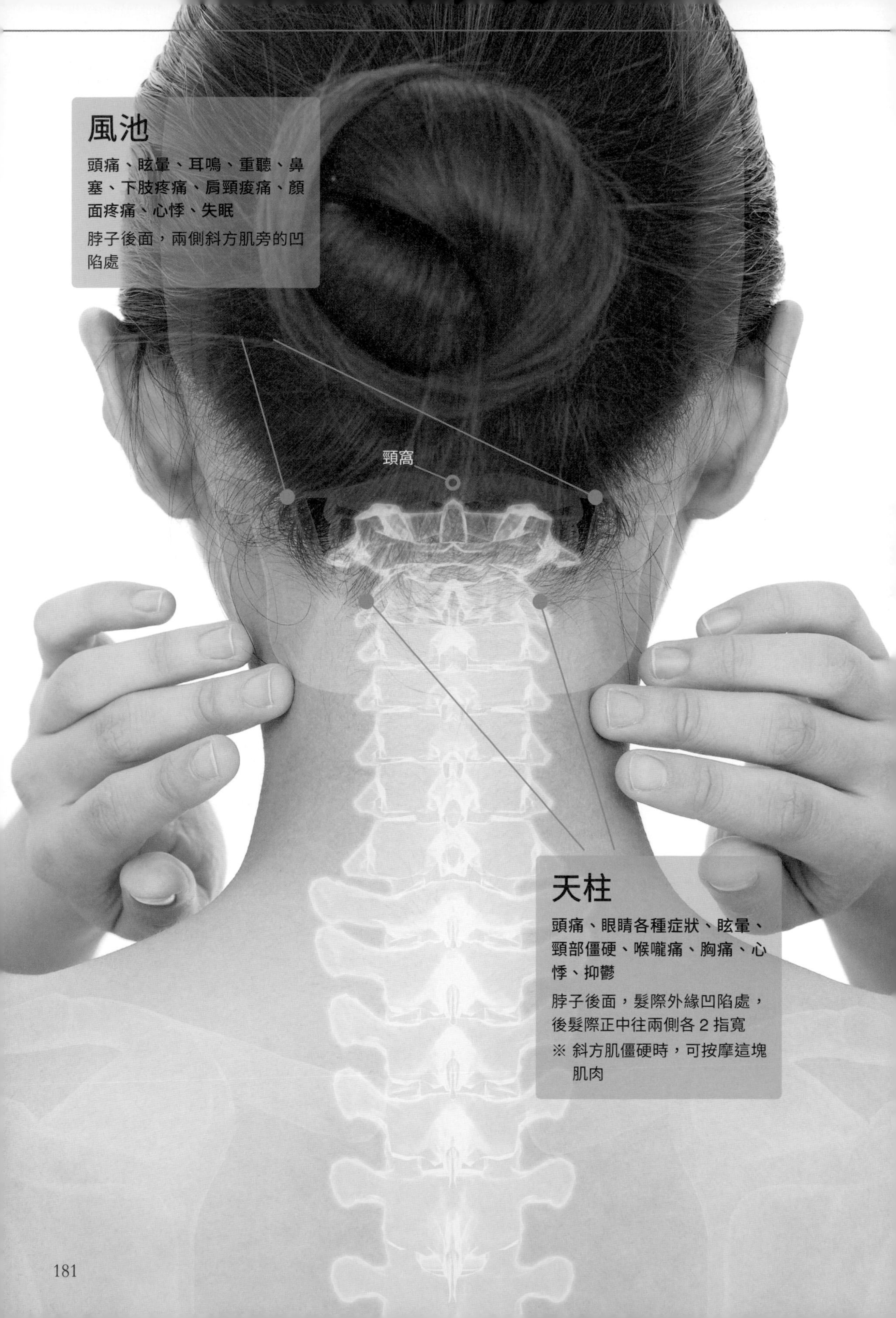

風池

頭痛、眩暈、耳鳴、重聽、鼻塞、下肢疼痛、肩頸痠痛、顏面疼痛、心悸、失眠

脖子後面，兩側斜方肌旁的凹陷處

天柱

頭痛、眼睛各種症狀、眩暈、頸部僵硬、喉嚨痛、胸痛、心悸、抑鬱

脖子後面，髮際外緣凹陷處，後髮際正中往兩側各 2 指寬

※ 斜方肌僵硬時，可按摩這塊肌肉

手臂&手掌的穴位

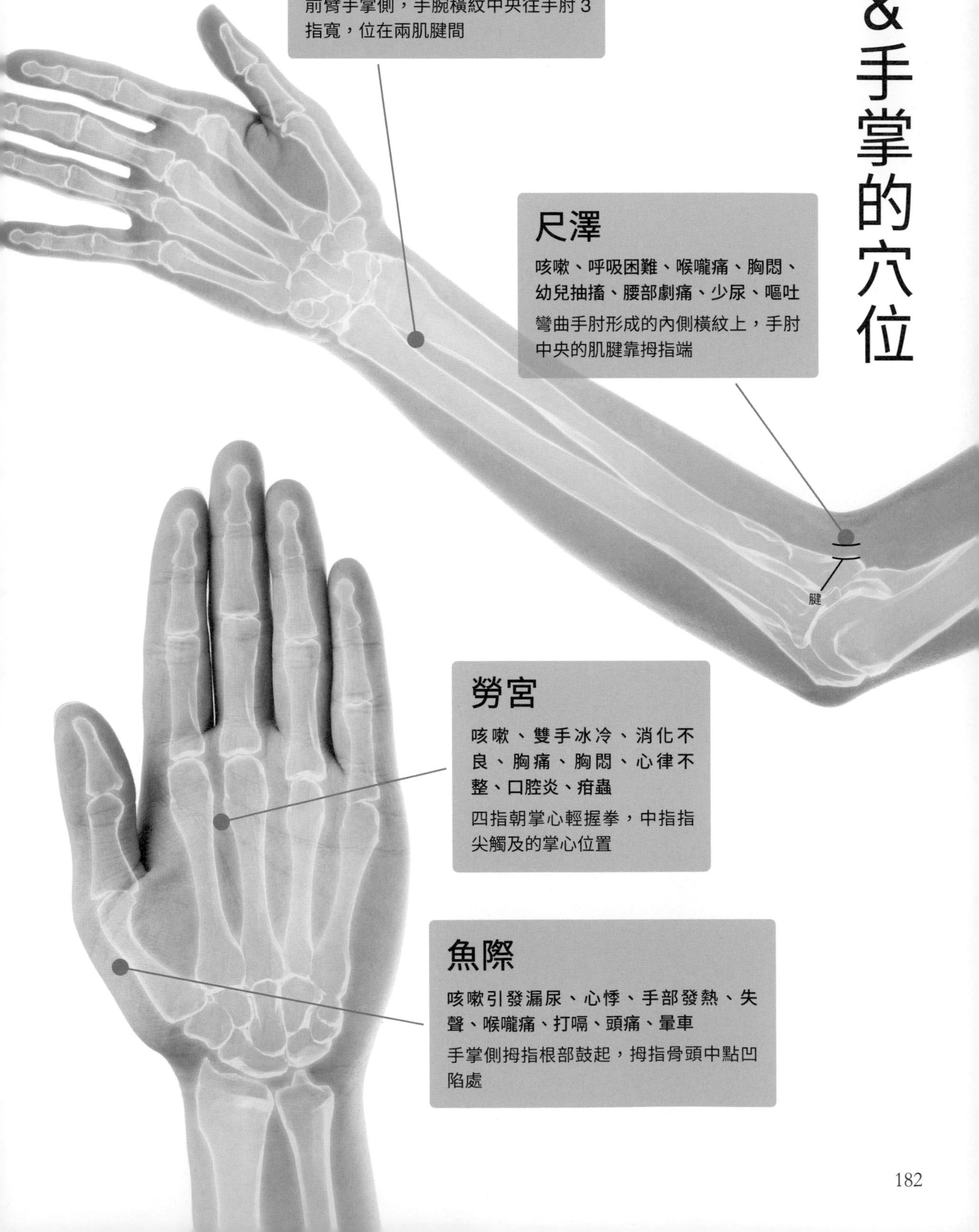

內關

嘔吐、打嗝、心悸、胸痛、胸悶、便祕

前臂手掌側，手腕橫紋中央往手肘 3 指寬，位在兩肌腱間

尺澤

咳嗽、呼吸困難、喉嚨痛、胸悶、幼兒抽搐、腰部劇痛、少尿、嘔吐

彎曲手肘形成的內側橫紋上，手肘中央的肌腱靠拇指端

勞宮

咳嗽、雙手冰冷、消化不良、胸痛、胸悶、心律不整、口腔炎、痟蟲

四指朝掌心輕握拳，中指指尖觸及的掌心位置

魚際

咳嗽引發漏尿、心悸、手部發熱、失聲、喉嚨痛、打嗝、頭痛、暈車

手掌側拇指根部鼓起，拇指骨頭中點凹陷處

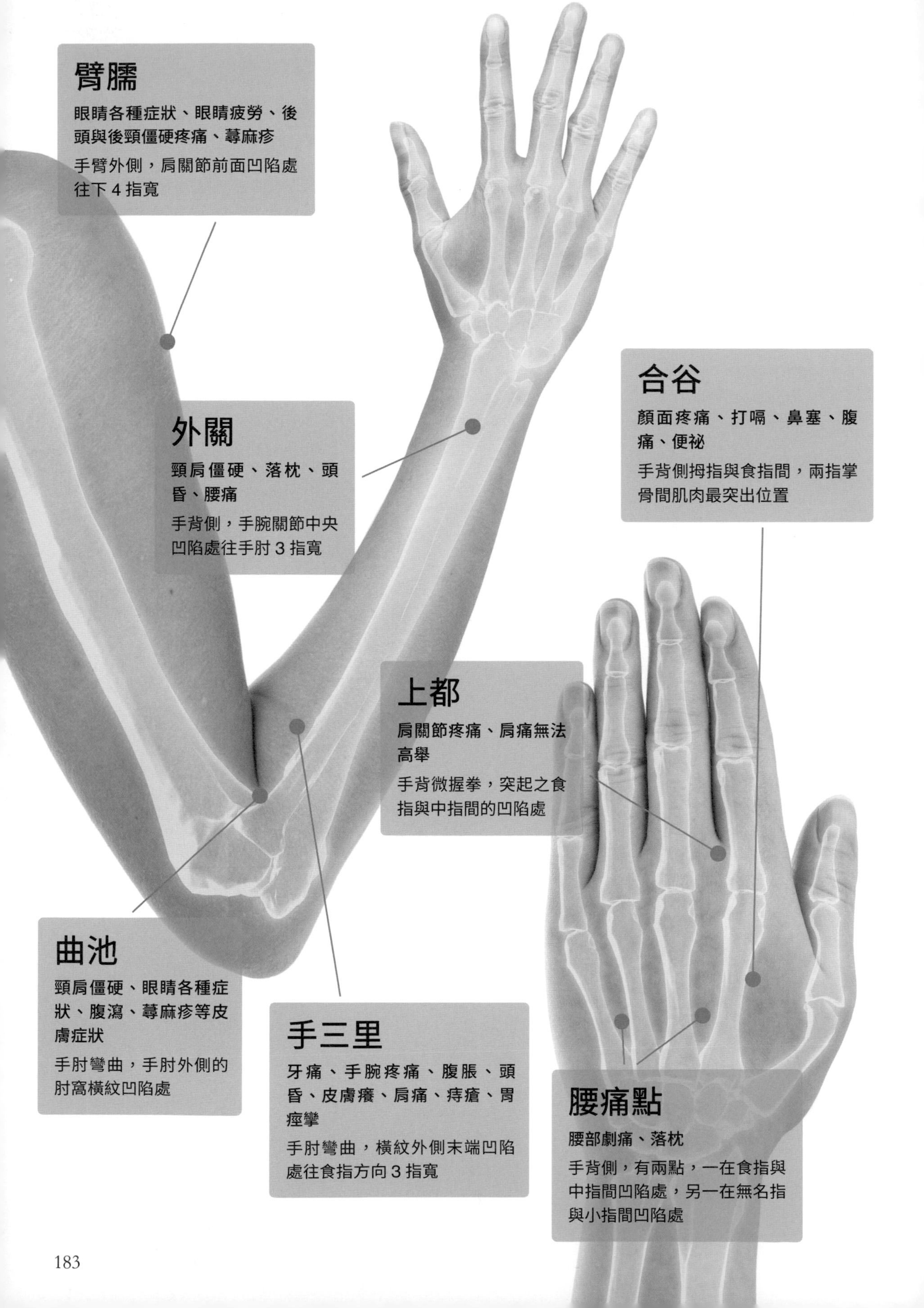
臂臑
眼睛各種症狀、眼睛疲勞、後頭與後頸僵硬疼痛、蕁麻疹
手臂外側，肩關節前面凹陷處往下 4 指寬
外關
頸肩僵硬、落枕、頭昏、腰痛
手背側，手腕關節中央凹陷處往手肘 3 指寬
合谷
顏面疼痛、打嗝、鼻塞、腹痛、便祕
手背側拇指與食指間，兩指掌骨間肌肉最突出位置
上都
肩關節疼痛、肩痛無法高舉
手背微握拳，突起之食指與中指間的凹陷處
曲池
頸肩僵硬、眼睛各種症狀、腹瀉、蕁麻疹等皮膚症狀
手肘彎曲，手肘外側的肘窩橫紋凹陷處
手三里
牙痛、手腕疼痛、腹脹、頭昏、皮膚癢、肩痛、痔瘡、胃痙攣
手肘彎曲，橫紋外側末端凹陷處往食指方向 3 指寬
腰痛點
腰部劇痛、落枕
手背側，有兩點，一在食指與中指間凹陷處，另一在無名指與小指間凹陷處

腳部穴位

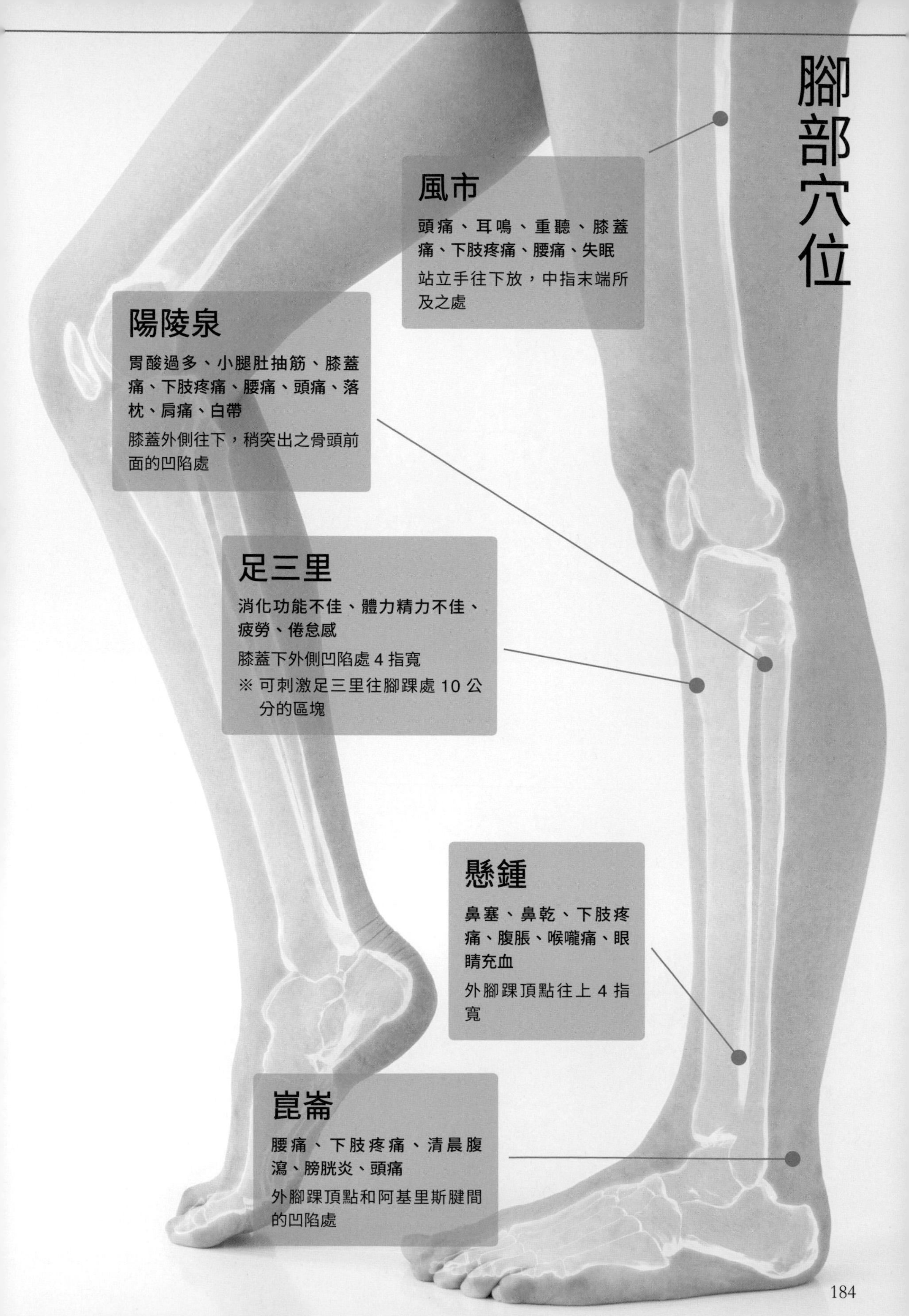

風市

頭痛、耳鳴、重聽、膝蓋痛、下肢疼痛、腰痛、失眠

站立手往下放，中指末端所及之處

陽陵泉

胃酸過多、小腿肚抽筋、膝蓋痛、下肢疼痛、腰痛、頭痛、落枕、肩痛、白帶

膝蓋外側往下，稍突出之骨頭前面的凹陷處

足三里

消化功能不佳、體力精力不佳、疲勞、倦怠感

膝蓋下外側凹陷處 4 指寬

※ 可刺激足三里往腳踝處 10 公分的區塊

懸鍾

鼻塞、鼻乾、下肢疼痛、腹脹、喉嚨痛、眼睛充血

外腳踝頂點往上 4 指寬

崑崙

腰痛、下肢疼痛、清晨腹瀉、膀胱炎、頭痛

外腳踝頂點和阿基里斯腱間的凹陷處

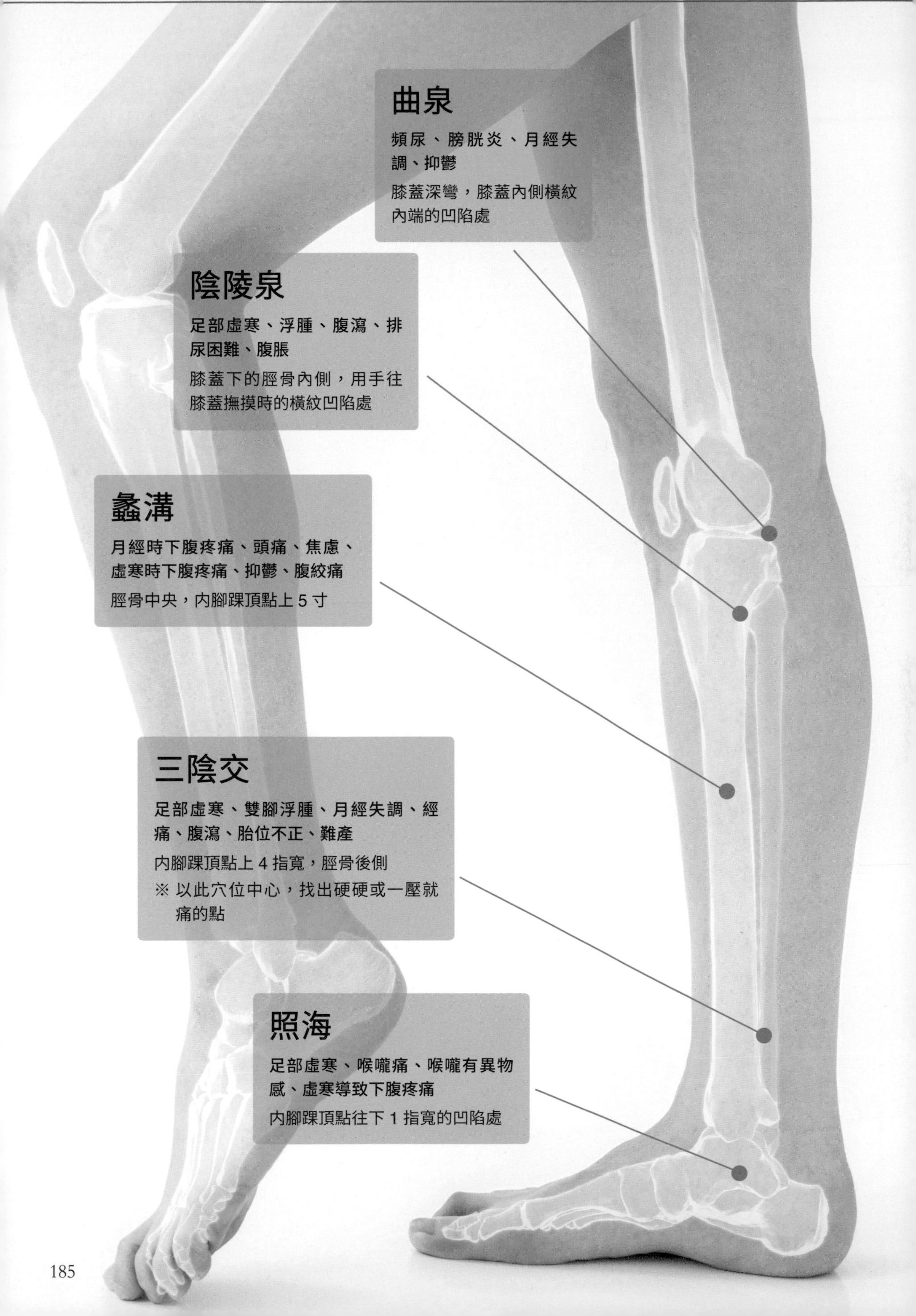
曲泉
頻尿、膀胱炎、月經失調、抑鬱
膝蓋深彎，膝蓋內側橫紋內端的凹陷處
陰陵泉
足部虛寒、浮腫、腹瀉、排尿困難、腹脹
膝蓋下的脛骨內側，用手往膝蓋撫摸時的橫紋凹陷處
蠡溝
月經時下腹疼痛、頭痛、焦慮、虛寒時下腹疼痛、抑鬱、腹絞痛
脛骨中央，內腳踝頂點上 5 寸
三陰交
足部虛寒、雙腳浮腫、月經失調、經痛、腹瀉、胎位不正、難產
內腳踝頂點上 4 指寬，脛骨後側
※ 以此穴位中心，找出硬硬或一壓就痛的點
照海
足部虛寒、喉嚨痛、喉嚨有異物感、虛寒導致下腹疼痛
內腳踝頂點往下 1 指寬的凹陷處

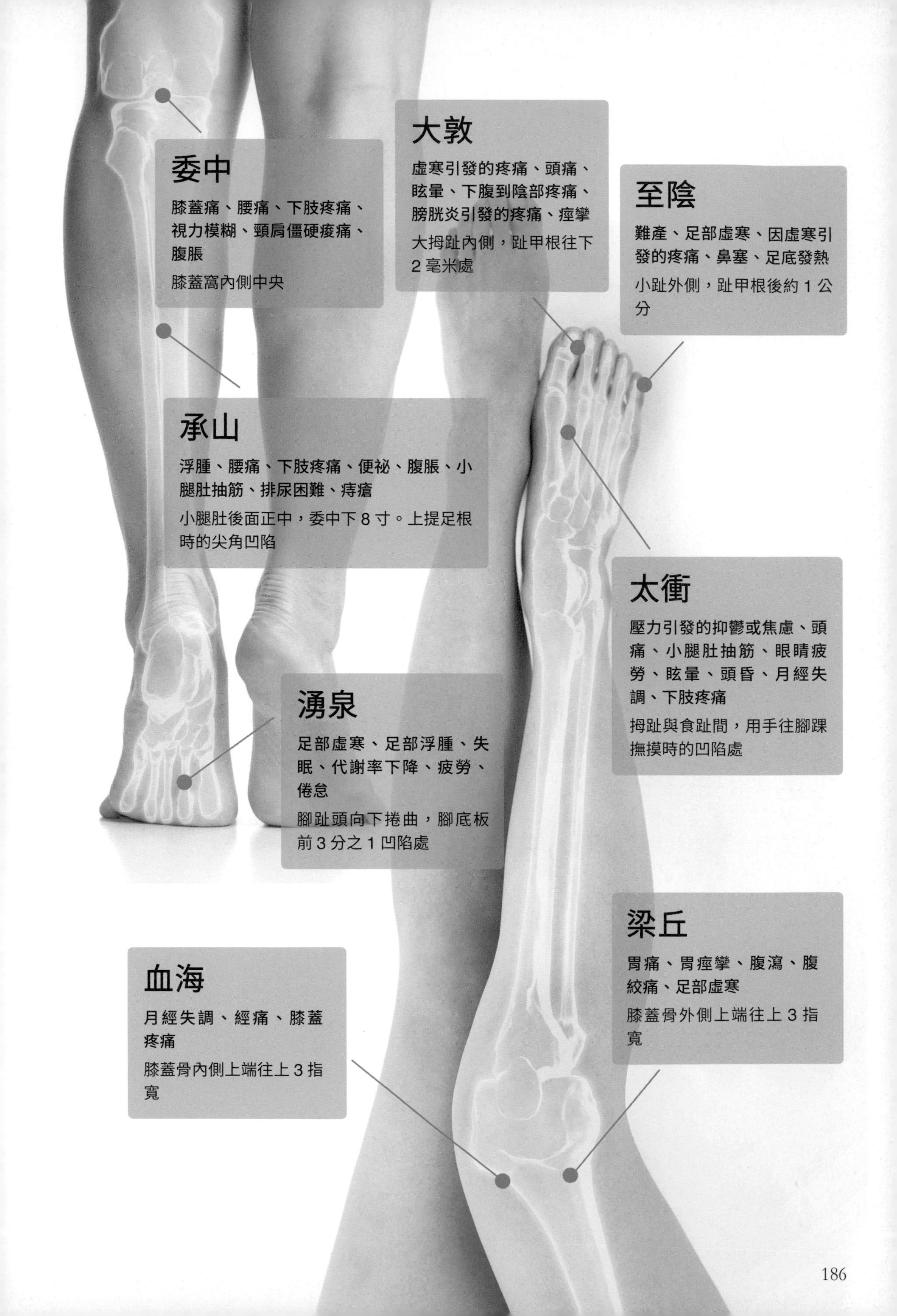
委中
膝蓋痛、腰痛、下肢疼痛、視力模糊、頸肩僵硬痠痛、腹脹
膝蓋窩內側中央
大敦
虛寒引發的疼痛、頭痛、眩暈、下腹到陰部疼痛、膀胱炎引發的疼痛、痙攣
大拇趾內側，趾甲根往下2毫米處
至陰
難產、足部虛寒、因虛寒引發的疼痛、鼻塞、足底發熱
小趾外側，趾甲根後約1公分
承山
浮腫、腰痛、下肢疼痛、便祕、腹脹、小腿肚抽筋、排尿困難、痔瘡
小腿肚後面正中，委中下8寸。上提足根時的尖角凹陷
太衝
壓力引發的抑鬱或焦慮、頭痛、小腿肚抽筋、眼睛疲勞、眩暈、頭昏、月經失調、下肢疼痛
拇趾與食趾間，用手往腳踝撫摸時的凹陷處
湧泉
足部虛寒、足部浮腫、失眠、代謝率下降、疲勞、倦怠
腳趾頭向下捲曲，腳底板前3分之1凹陷處
梁丘
胃痛、胃痙攣、腹瀉、腹絞痛、足部虛寒
膝蓋骨外側上端往上3指寬
血海
月經失調、經痛、膝蓋疼痛
膝蓋骨內側上端往上3指寬

第6章

身體的結構

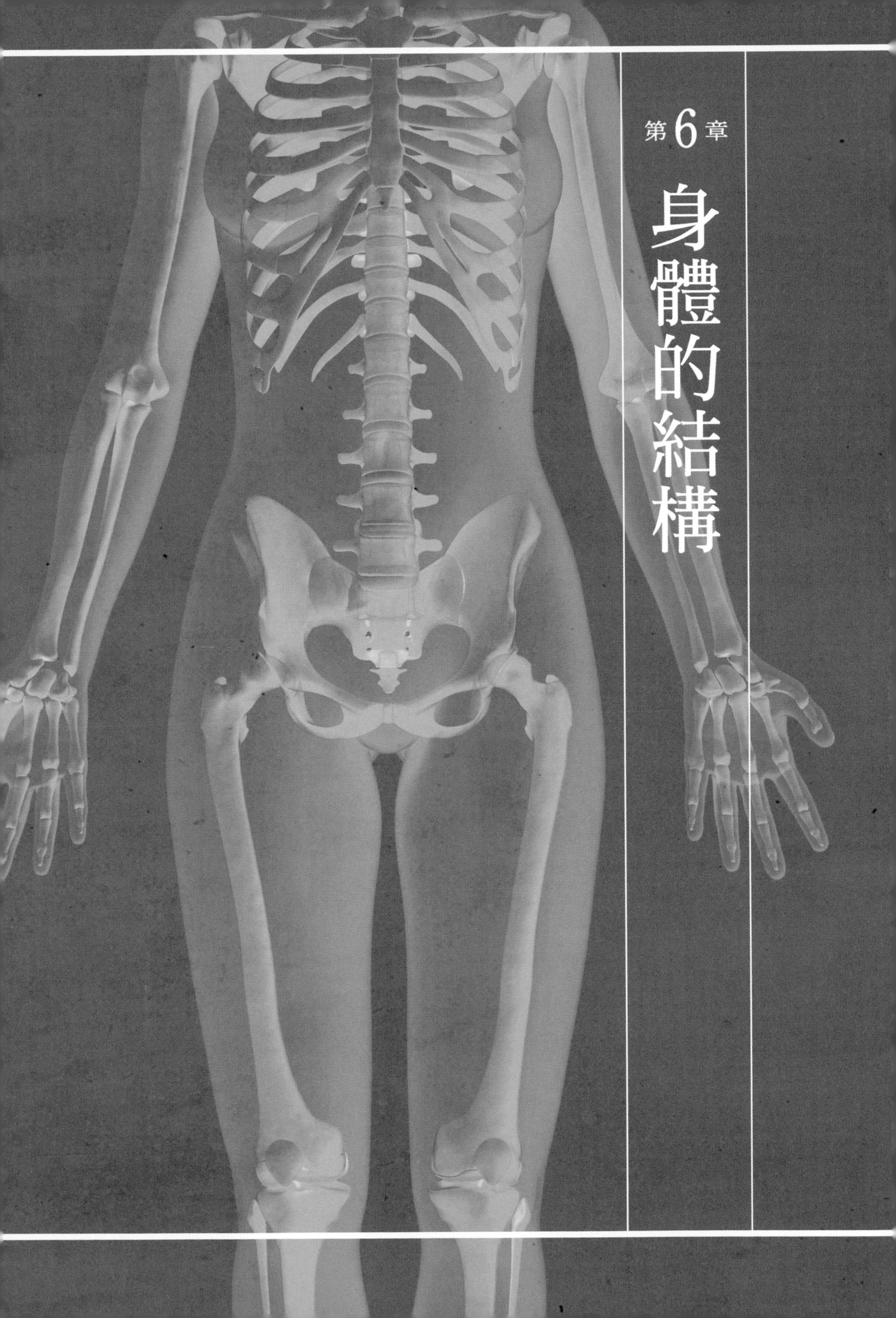

骨骼

骨骼的重量約占體重的一五～一八%，成人共有二〇六塊骨頭，可分為頭蓋骨、胸廓、背骨（脊椎、脊柱）、臂骨（上肢）、足骨（下肢）和骨盆等部位；頭、顏面、胸、背共有八十塊，雙手和雙腳共有一二六塊骨頭。各部位由複數塊的骨頭構成，用以支撐身體。

骨骼以膠原蛋白這種蛋白質為基礎，加上鈣質等元素構成骨頭的強度。除了這種強度，骨頭還具備彈性與柔軟度，能因應肌肉的收縮或外界的衝擊。

骨頭跟骨頭之間由關節相連，二塊或超過二塊骨頭的連結部分就稱為關節。關節又可分為肩關節、肘關節、膝關節、股關節等部位，再依特質分為可活動的可動關節，以及頭蓋骨關節之類幾乎無法活動的不動關節。可動關節就是「可動性結合」，不動關節就是「不動性結合」。

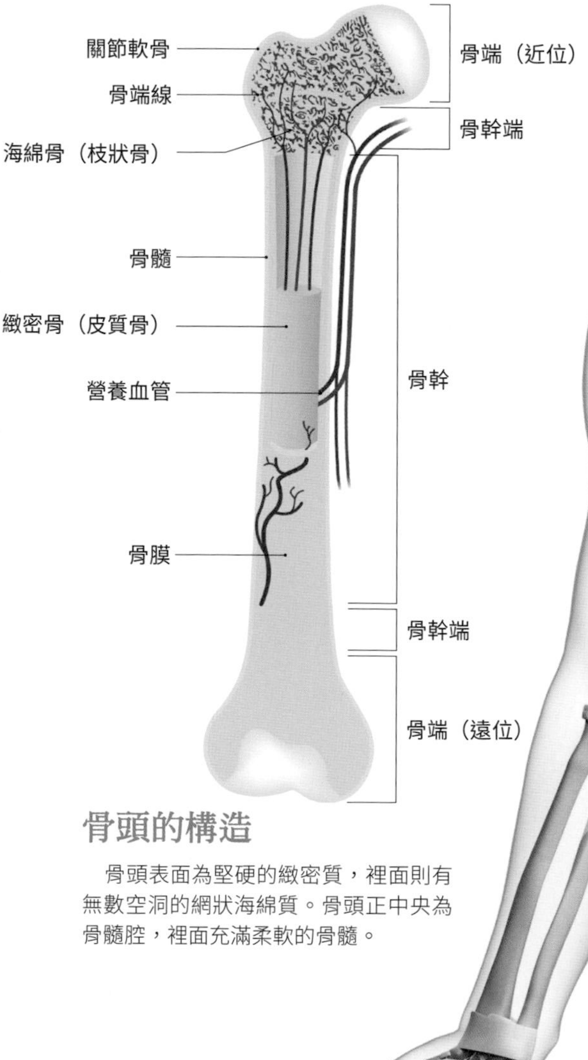

骨頭的構造

骨頭表面為堅硬的緻密質，裡面則有無數空洞的網狀海綿質。骨頭正中央為骨髓腔，裡面充滿柔軟的骨髓。

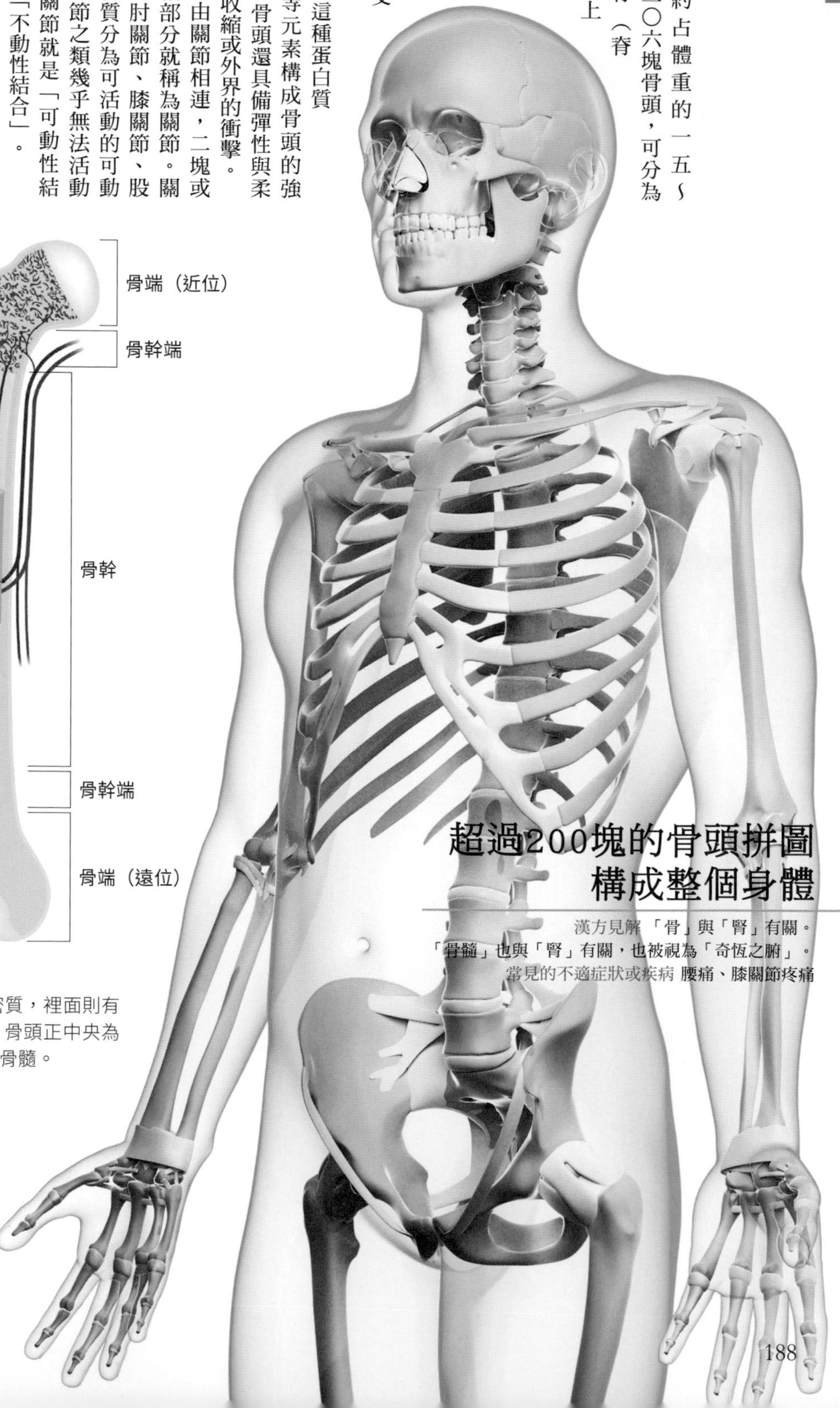

超過200塊的骨頭拼圖構成整個身體

漢方見解 「骨」與「腎」有關。「骨髓」也與「腎」有關，也被視為「奇恆之腑」。

常見的不適症狀或疾病 腰痛、膝關節疼痛

軟骨的構造

軟骨就是骨頭跟骨頭接頭上的組織。像背骨的骨頭跟骨頭間也有軟骨，靠其柔軟度讓背骨承受強大的外力，還能完成某些高難度動作。而椎骨間的軟骨為特殊的纖維組織，稱為椎間盤。

膝關節的構造

膝關節是人體中最大，最能承受體重負荷的關節，由大腿骨、脛骨和膝蓋骨三塊骨頭構成。這裡有很多股四頭肌（大腿四頭肌）的肌腱，可固定於膝蓋骨和脛骨上。大腿骨前後移動，可彎曲伸展膝蓋。而關節裡有一個俗稱半月板的軟骨緩衝墊，可吸收外來的衝擊。

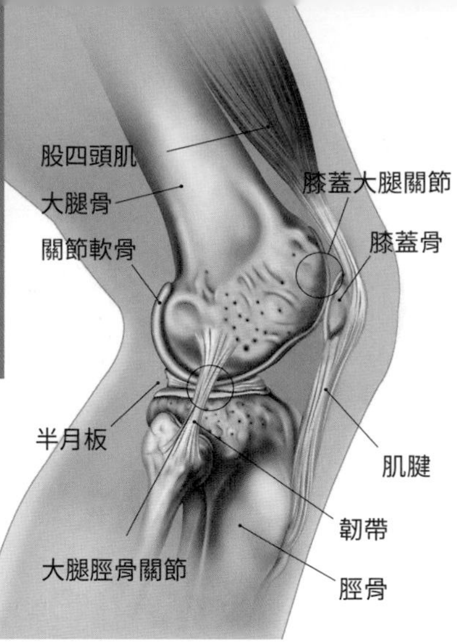

軟骨素或葡萄糖胺有益關節？

軟骨以膠原蛋白這種蛋白質為主成分，加上包覆膠原蛋白的玻尿酸（透明質酸）、保水的軟骨素等成分構成。而玻尿酸和軟骨素這類以葡萄糖為原料的多醣類，可於體內合成。

為了保養或改善關節症狀，市面上推出很多添加軟骨素或葡萄糖胺的藥品或保健食品，但關於效用目前仍有爭議，尚未明確。

日本把葡萄糖胺當作改善關節痛的藥品，但不認為軟骨素是藥物，而是視為保健食品。目前針對這兩種成分的研究結果欠缺一致性，無法完全否定其功效，但也談不上有效果。

關節軟骨的細胞要從滑液獲得養分，就算活動關節時也一樣。所以，起身站立時，膝蓋受到壓迫，軟骨裡的水分被擠出；坐下時，滑液會被軟骨吸進去，滑液裡的養分或氧氣也被吸入。我們走路時，軟骨會重複這些動作，所以想讓軟骨健康有力，就要盡量活動身體。

何謂類風濕性關節炎？

類風濕性關節炎起因於自體免疫異常，常在手指或足部關節出現腫脹疼痛感。人體原有的免疫系統，誤將製造軟骨或骨頭等之關節的組織視為異物，進而發動攻擊，屬於自體免疫疾病。細菌感染、壓力或過勞等都可能誘發，但真正的發病機制尚不明朗。發病時關節又腫又痛，早上起床時手還會變得僵硬。等關節的發炎症狀越來越嚴重，裡面的滑液會過剩鼓起，進而破壞關節，導致變形。這種疾病好發於三十〜五十幾歲的女性。在日本，每年新增一萬五千個患者。透過血液檢查、尿液檢查、照X光或CT檢查等影像檢測，都能判斷有無此疾病。若能早期發現、早期治療，效果很好，很多患者都能大幅改善。

何謂退化性膝關節炎？

即膝關節軟骨一點一點磨損，走路或站立都會痛的疾病，有膝蓋腫脹、完全無法伸直或水腫等症狀。主要原因為關節軟骨老化或體重增加等。訓練膝關節周遭的肌肉或股四頭肌，有助於減緩病程。

健康檢查的目的與數值

骨量檢測

了解骨頭健不健康

照 X 光檢測骨密度，確認有無骨質疏鬆、類風濕性關節炎或荷爾蒙分泌異常等現象。骨密度過低，容易發生骨折，增加坐骨神經痛或椎管狹窄症的風險。特別是更年期後的婦女，因為荷爾蒙出現變化，容易導致骨密度降低。

正常	>80%
骨量變少	70～80%
骨質疏鬆	<70%

（以年輕成人平均值 YAM 為標準加以判定。並以年輕人的骨密度為 100% 進行比較）

構成身體、支撐身體保護內臟、製造血液

骨骼的主要功能有四種。首先是支撐人體，尤其背骨更是維持姿勢的重要骨頭。藉由許多小骨頭縱向連結，形成微幅彎曲以維持身體的平衡，撐起身體的重量。身體除了骨頭，其他的組織都是軟的，所以少了骨頭就無法維持姿勢。

骨骼的第二種功能是保護臟器。腦由頭蓋骨、心臟或肺臟等由胸廓、膀胱或子宮等則由骨盆保護。

第三種功能為製造血液的成分。骨骼裡面充滿製造血液的元素——紅色果凍狀的骨髓*1。骨骼中心的組織可以強化或弱化骨頭的強度。

第四種功能為調整鈣質濃度。鈣質與細胞分裂、神經傳達或肌肉收縮等作用有關，是維繫生命不可欠缺的元素。所以，血液裡一定要維持一定的鈣質濃度。身體若缺鈣，骨頭會釋出鈣，多餘的鈣也會存在骨頭裡。

身體每天清除老化的骨頭製造新的骨頭

骨骼會隨著身體一起成長。骨骼的代謝跟製造骨頭的成骨細胞與清除老化骨頭的噬骨細胞有關。噬骨細胞清除、吸收老化的骨頭後，成骨細胞再製造膠原蛋白吸附鈣質形成骨骼。

骨骼被代謝時，噬骨細胞一定會清除老化的骨頭。但是，當膠原蛋白出現氧化或糖化現象，噬骨細胞無法清除。這些殘留且已經氧化或糖化的膠原蛋白讓骨頭變得鬆脆。想溶解老化的膠原蛋白，需要新的膠原蛋白。若想靠身體生成製造膠原蛋白，需要維生素C的幫忙，所以，想維持骨骼健康，必須多攝取富含維生素C的蔬果。

骨骼具有朝有力方向強化的特性，運動就是強健骨骼的根本。請把走路列入日常生活一環，盡可能爬樓梯增加運動量。當然，鈣質攝取對於強健骨骼也很重要，但單獨攝取吸收率不佳，要靠維生素D的幫忙。平常可適度做日光浴，製造維生素D，以促進鈣質的吸收。

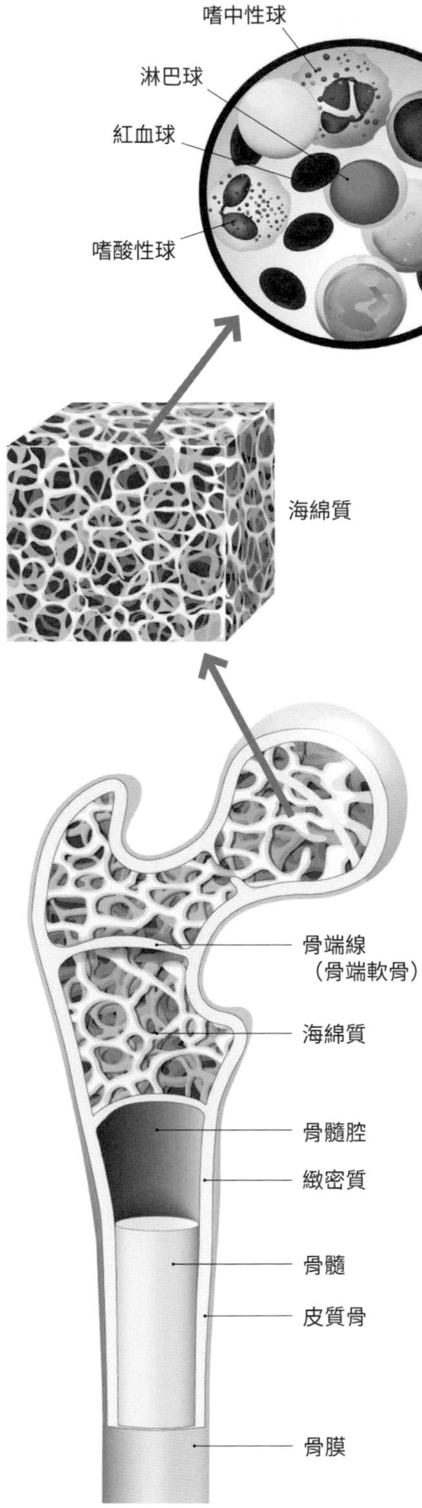

＊1 骨髓
為製造白血球、紅血球、血小板的造血器官，存在所有骨頭裡。骨髓可製造血球，生成所有的血液細胞，還有可自行複製的造血幹細胞。

何謂椎管狹窄症？

構成脊椎的一塊塊骨頭，由椎體與椎弓這兩部分組成，中間有個U形孔。三十三塊椎骨縱向連結，U形孔呈管狀，腦部的神經叢從此穿出延伸至身體各角落，這個管子被稱為椎管。隨著老化的進行，椎間盤失去彈性，此部分的韌帶需要補強而變得肥厚，椎骨也變形，椎管就會變窄。等椎骨錯落滑脫，部分椎管也會滑脫，導致這部分的管子變細，就會壓迫到裡面的神經叢。最常見的腰部椎管狹窄症因壓迫到腳部的神經，常導致腳痛。看哪裡的神經被壓迫到，哪個部位就會疼痛。若是腳痛，有時走一走腳會麻，無法繼續走路，若坐著休息一下又能走，這稱為「間歇性跛行」，是椎管狹窄症最大的特徵。

漢方 「骨」與「骨髓」、「腎」有關

漢方皆視「骨」與「骨髓」為「奇恆之腑」之一。「骨」指骨骼，可支撐身體保護內臟。「骨髓」由腎精（腎臟儲存的生命能量）所製作，儲於「骨」之中。「骨髓」可養「骨」，還可形成「血液」。「脊髓」與腦部有關，蓄積的「腦髓」可以養腦，因此「腦」被稱為「髓之海」。「骨」與「骨髓」皆跟「腎」關係密切，腎精不足容易骨折或引起骨質疏鬆。

建議漢方藥

八味地黃丸／腰痛、坐骨神經痛
當歸四逆加吳茱萸生薑湯／腰痛
疏經活血湯／腰痛、肌肉痛
牛車腎氣丸／腰痛、四肢麻痺
葛根湯／肩頸痠痛（上半身神經痛）
薏苡仁湯／肌肉痛、關節痛
芍藥甘草湯／肌肉痙攣（小腿抽筋）

藥草

建議藥草

咬人貓／預防骨質疏鬆症
筆頭菜／促進骨骼發育或強化結締組織

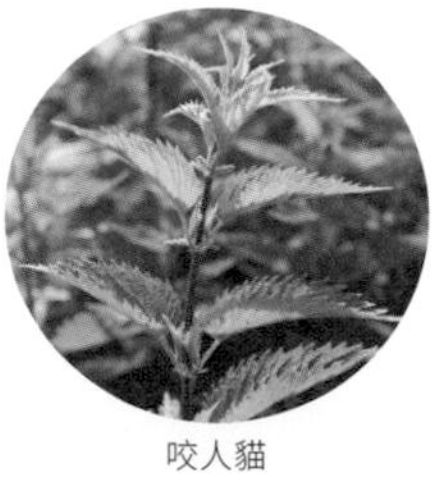

咬人貓

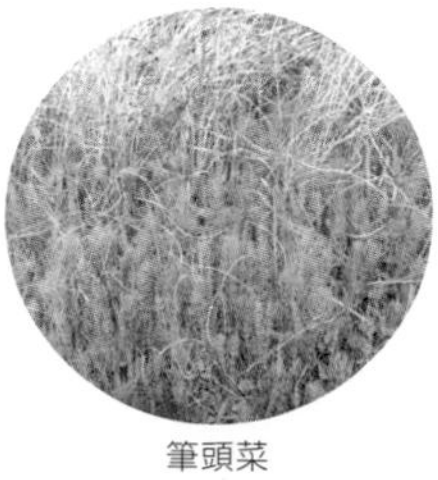

筆頭菜

鈣質不只是構成骨骼的重要成分還有很多功能

骨骼不只可以支撐身體，還能造血與儲存鈣質。從生物以單細胞之樣態活在海裡的時代起，細胞內部的情報傳達就需要鈣質。從生物演化的歷史來看，骨骼宛如鈣質的儲藏庫。

當肌肉伸縮時，要從血液汲取鈣質使用，心臟的跳動控制也跟鈣質有關。無論是活動肌肉的神經傳導，或者是血液的凝固作用，少了鈣就無法啟動。

身體的鈣質有 99% 都在骨骼，剩下的 1% 在血液、肌肉或神經。正常的血液每一公升要有 100 毫克的鈣質，不足時骨頭會自我破壞，釋出鈣質，但長期下來就會形成骨質疏鬆症。

腰痛的原因為何？

腰痛不是疾病，而是症狀的表現。導致腰痛的因素很多，不一定是腰部本身有問題，壓力、生活習慣、內臟疾病等都可能導致腰痛，尤其是身體沒動也會痛、半夜才痛或惡化等，可能是癌症等重大疾病的前兆，出現這類症狀時，還是盡早就診比較好。此外，肌肉、骨骼、關節或神經等出了問題，也會導致腰痛。若是肌肉引起的腰痛，可在合理範圍內動一動，促進血液循環，據說有改善的效果。大家耳熟能詳的椎間盤突出，就是脊椎之椎骨間的部分椎間盤外突，壓迫到脊髓神經根所引發的疼痛。長時間姿勢不良為其主因。

小心直頸症

肩膀以上的頸椎在正常狀況應該呈現和緩的幅度。人體的頭部重達四～五公斤，頸椎需要這種幅度才能撐起頭部。但是，看手機或打電腦時，姿勢習慣前傾，頸部不自覺地伸直。這時少了幅度的頸部直線要撐起頭部，負載的重量是平常的兩倍。如此一來，頸、肩或肩胛骨的肌肉過度緊繃，導致肩頸僵硬痠痛。此外，還常出現腰部彎曲（腰椎幅度過大，小腹凸出）、聳肩（兩肩前凸、肩膀往內縮）等症狀，導致腰痛或呼吸短促，甚至會引起全身不適與倦怠感。

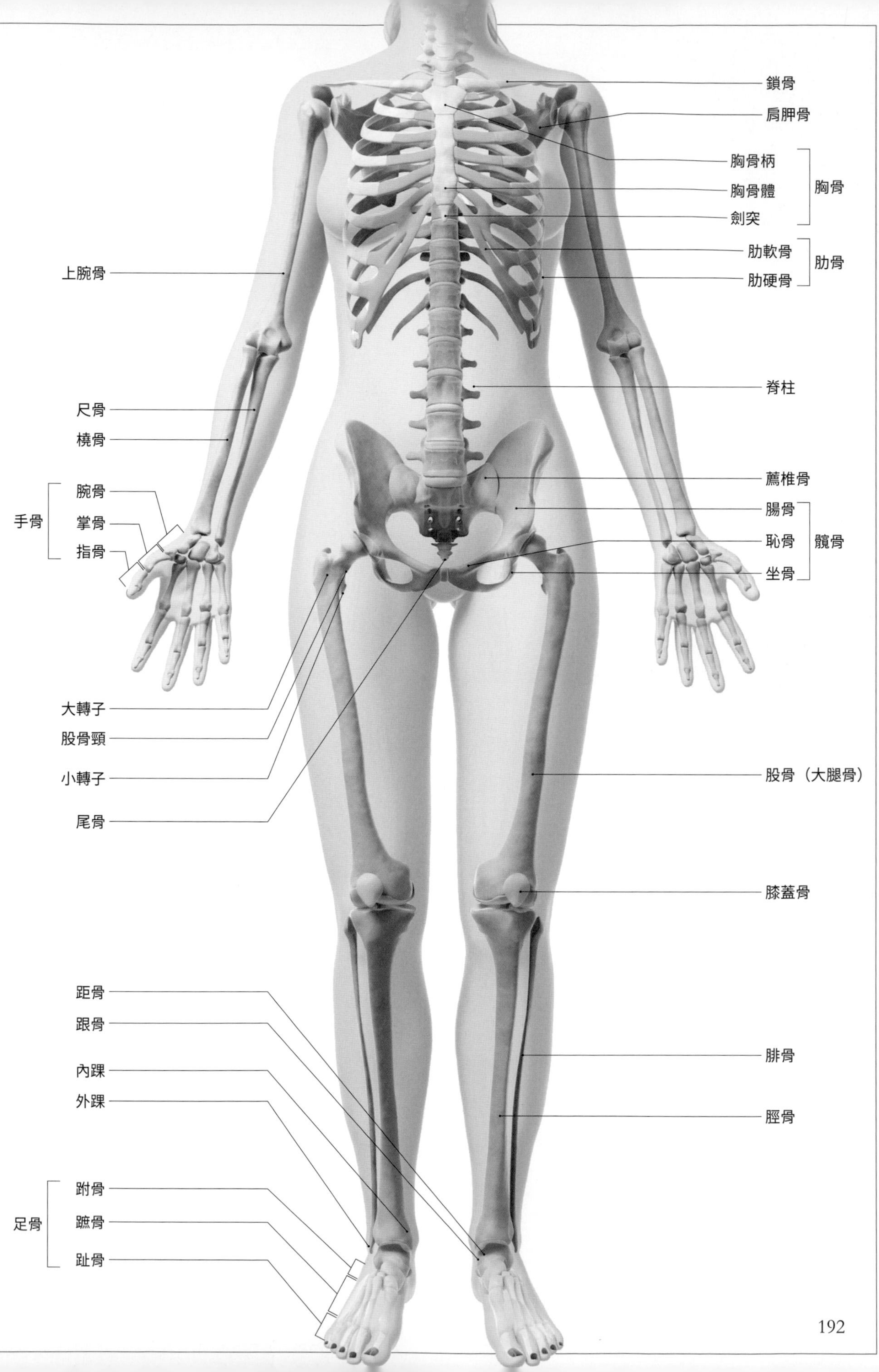
鎖骨
肩胛骨
胸骨柄
胸骨體
劍突
胸骨
肋軟骨
肋硬骨
肋骨
上腕骨
脊柱
尺骨
橈骨
腕骨
掌骨
指骨
手骨
薦椎骨
腸骨
恥骨
坐骨
髖骨
大轉子
股骨頸
小轉子
尾骨
股骨（大腿骨）
膝蓋骨
距骨
跟骨
內踝
外踝
腓骨
脛骨
跗骨
蹠骨
趾骨
足骨

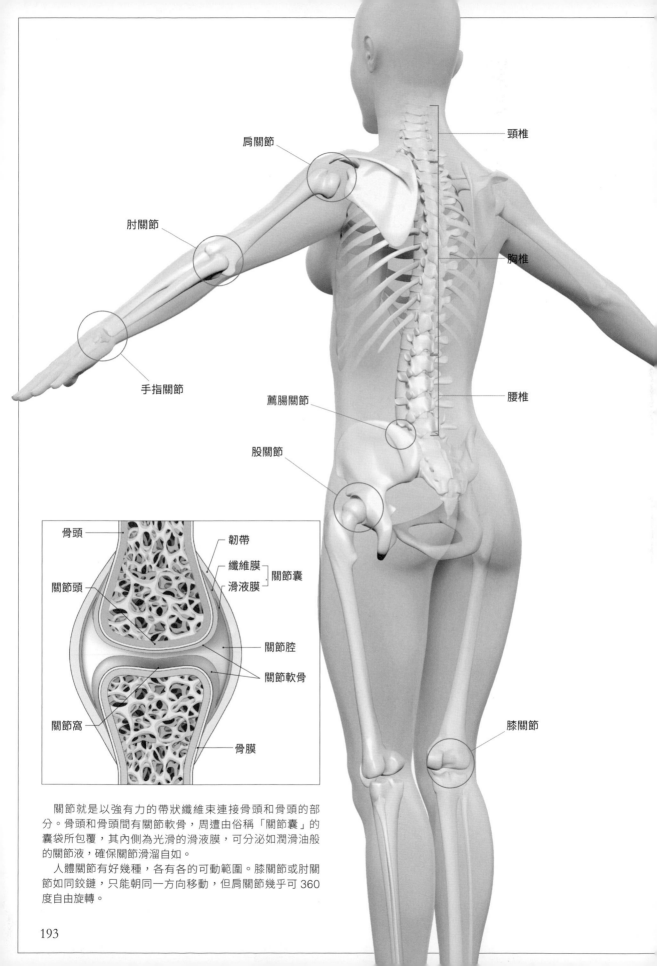

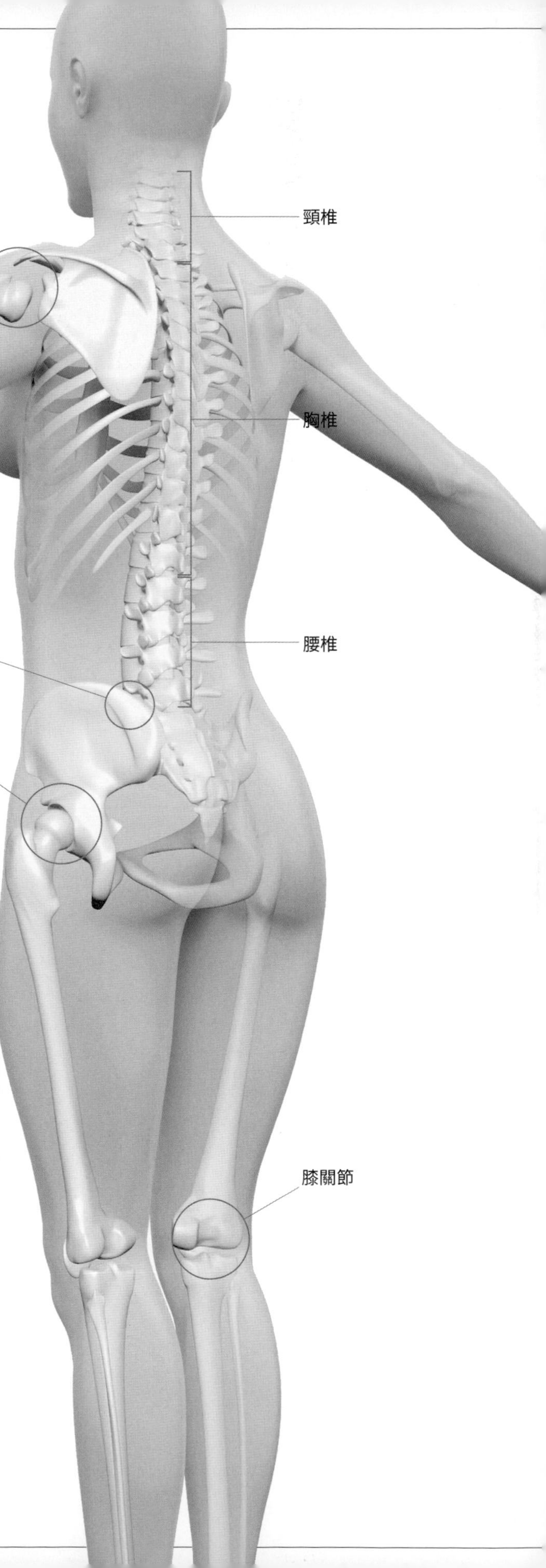

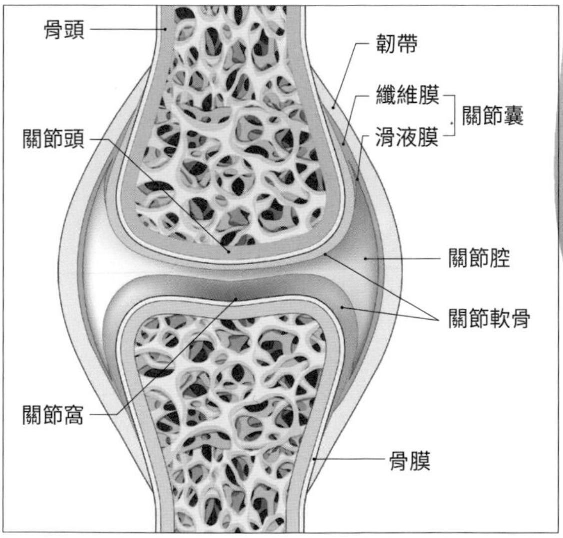

關節就是以強有力的帶狀纖維束連接骨頭和骨頭的部分。骨頭和骨頭間有關節軟骨，周遭由俗稱「關節囊」的囊袋所包覆，其內側為光滑的滑液膜，可分泌如潤滑油般的關節液，確保關節滑溜自如。

人體關節有好幾種，各有各的可動範圍。膝關節或肘關節如同鉸鏈，只能朝同一方向移動，但肩關節幾乎可 360 度自由旋轉。

骨質疏鬆症

骨質疏鬆症會增加臥床或失智症的風險

成為人體支柱的骨頭會不斷地新陳代謝。可清除老化骨頭的噬骨細胞和可製造骨頭的成骨細胞持續運作，約三年即可替換全身的骨頭。成長期時成骨細胞較活絡，有助骨頭生長。等長大成人，兩種細胞平衡運作以維持骨頭健康。

但因某種因素導致噬骨細胞較活絡時，會出現骨量減少的骨質疏鬆症。骨量一變少，骨頭內部變得疏鬆，一摔倒就容易骨折，甚至發生背骨彎曲的壓迫性骨折。萬一是股骨等大骨頭骨折，還會增加臥床或失智症等風險。

無論男女只要年紀增長，都有骨量下降的情形。特別是停經後的女性，因可維持骨質密度的荷爾蒙變少，容易出現骨質疏鬆現象。此外，過度節食造成營養失調等，也會增加將來骨質疏鬆的風險。所以，為了保有強健的骨頭，每天一定要運動，缺少運動者要特別注意。

骨質疏鬆症很難有自覺症狀，大多因骨折才會察覺有骨質疏鬆的問題。平常要記得養成均衡的飲食和運動習慣，保有一定的骨質密度。

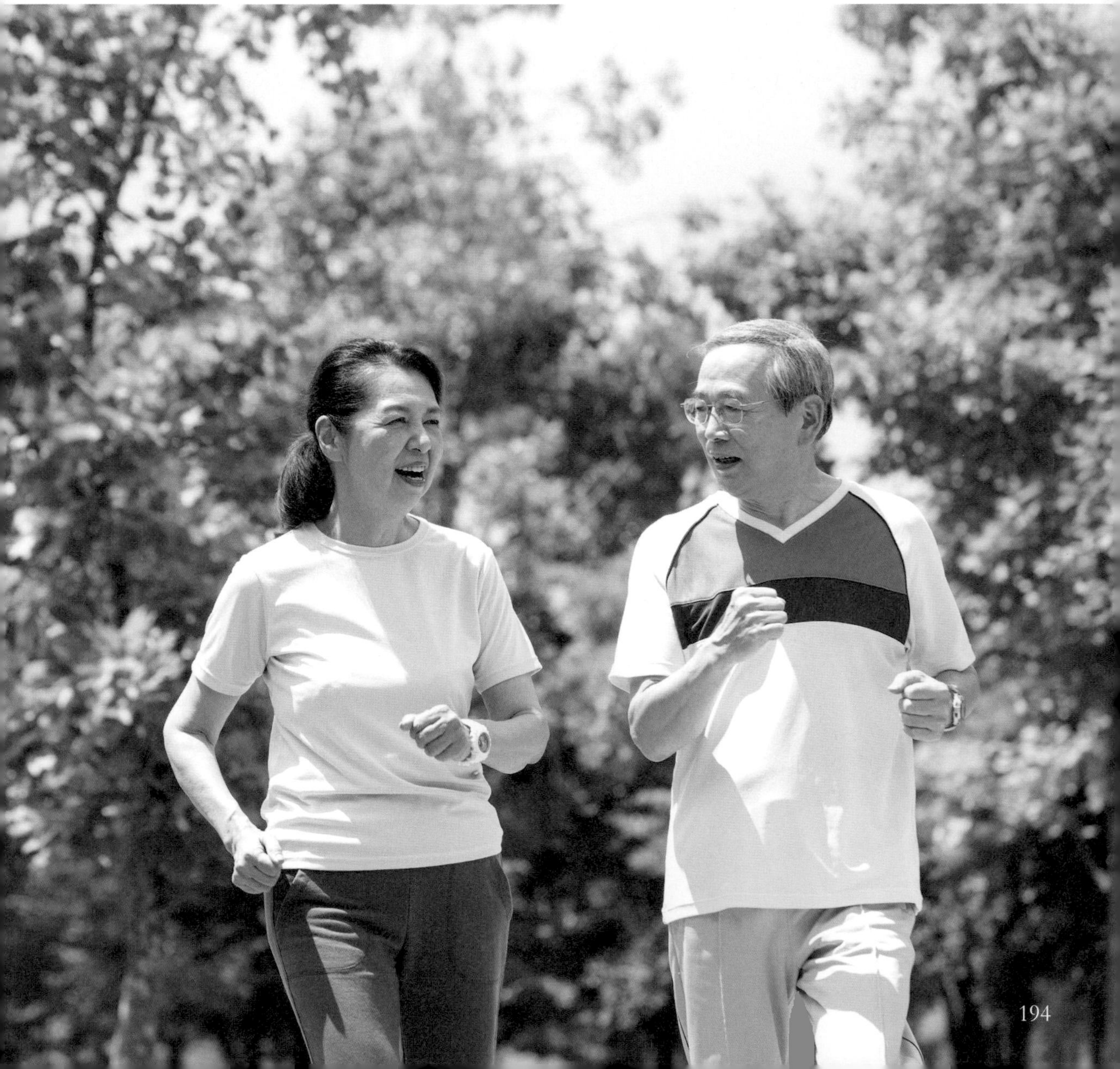

可讓骨頭變健康的生活習慣

很多因素都會導致骨質密度下降，但日常的生活習慣也有關聯。過度的日曬或運動量不足，都是骨頭變弱的原因。

做日光浴

日光裡的紫外線可生成維生素D，促進體內的鈣質吸收。無法日曬的環境或高緯度地區，容易因缺乏維生素D導致骨質密度下降。所以，一天約十五分鐘，去陽台或室外做日光浴，可以培養健康的骨頭。

適度運動

給骨頭適當的刺激，可活絡骨細胞製造新的骨頭。為了維持骨頭健康，平常一定要運動。據說刺激腳跟有助骨頭合成，走路或爬樓梯都是很好的運動。

透過每天的飲食預防骨質疏鬆症

飲食中所攝取的養分可作為製造骨頭的材料，有好的養分才能製造強健的骨頭。

造骨材料——蛋白質和鈣質

骨頭是鈣質的儲藏室，但膠原蛋白是造骨的基礎。想擁有強健的骨頭，除了鈣質，可製造膠原蛋白的蛋白質更不可缺。此外，維生素C也要充分攝取，才能幫助身體生成膠原蛋白。

※富含鈣質的食材
乳製品、油菜、小魚乾、櫻花蝦等

※富含蛋白質的食材
肉、魚、蛋、乳製品、大豆製品等

攝取微量營養素有助於造骨

除了常見的養分以外，我們也能從飲食攝取各種微量營養素供身體使用。例如，維生素D可促進小腸吸收鈣質，讓鈣質沉積於骨頭上。維生素K有助於血液裡的鈣質形成骨頭，更被視為治療骨質疏鬆的藥物。其他如鋅、鉀、鎂等礦物質，或維生素B_{12}、類胡蘿蔔素等，都是造骨的重要養分。

※富含維生素D的食材
香菇、魚、蛋等

※富含維生素K的食材
納豆、埃及野麻嬰、豆苗等

大豆製品有類似女性荷爾蒙的功能

大豆製品裡的大豆異黃酮，功能類似停經後分泌量變少的雌激素，除了改善骨質疏鬆外，它也能舒緩因女性荷爾蒙不足造成的失調不適，應多加攝取。

※富含大豆異黃酮的食材
豆腐、油豆腐、豆漿、納豆、黃豆粉等

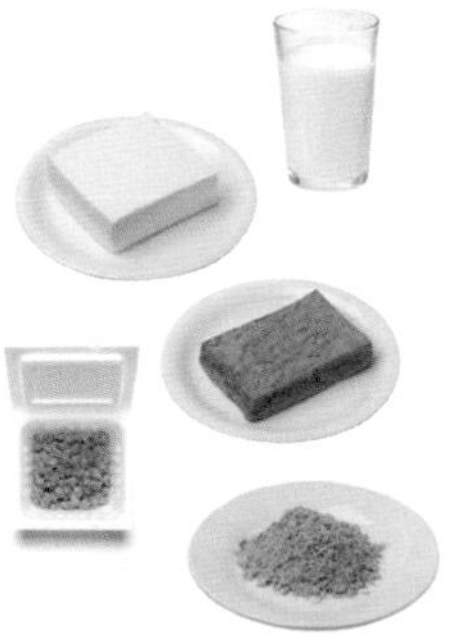

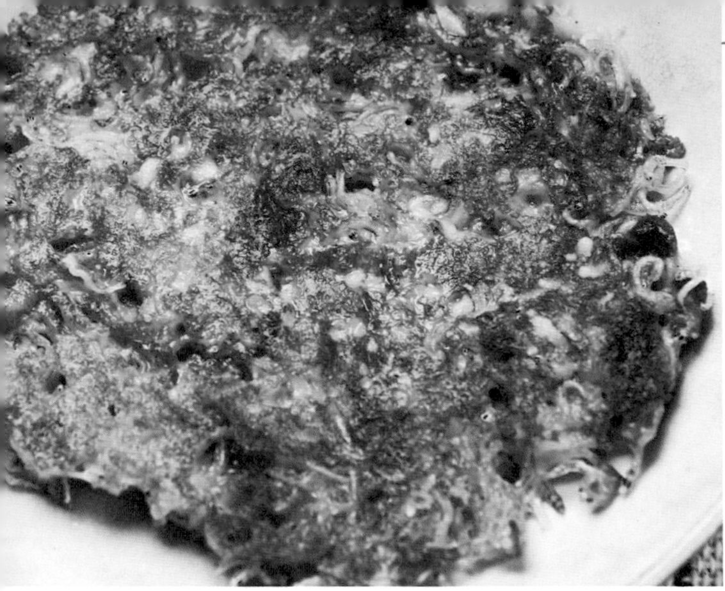

（營養價值都是一人份）

鈣質滿點！
可當點心或小菜

吻仔魚起司燒

熱量	126 kcal
含醣量	0.4 g
含鹽量	1.7 g
含鈣量	252 mg

材料（準備適當的分量）

吻仔魚…40g
披薩用起司…40g

作法

1 先將吻仔魚鋪在平底鍋裡，再撒上起司，用中火煎。
2 等起司融化邊緣上色後翻面，煎到起司全部上色，熄火。盛出，切成適當大小。

切好再烤
就是這麼簡單！

櫻花蝦起司煎油豆腐

熱量	210 kcal
含醣量	0.4 g
含鹽量	0.6 g
含鈣量	358 mg

材料（準備適當的分量）

油豆腐…1 塊
橄欖油…少許
卡門貝爾起司片…適量
櫻花蝦…2 大匙
米酒…1/2 小匙

作法

1 油豆腐對半切，抹上橄欖油。卡門貝爾起司片切塊。櫻花蝦撒點米酒。
2 油豆腐鋪上起司片和櫻花蝦，放入烤箱烤至上色。

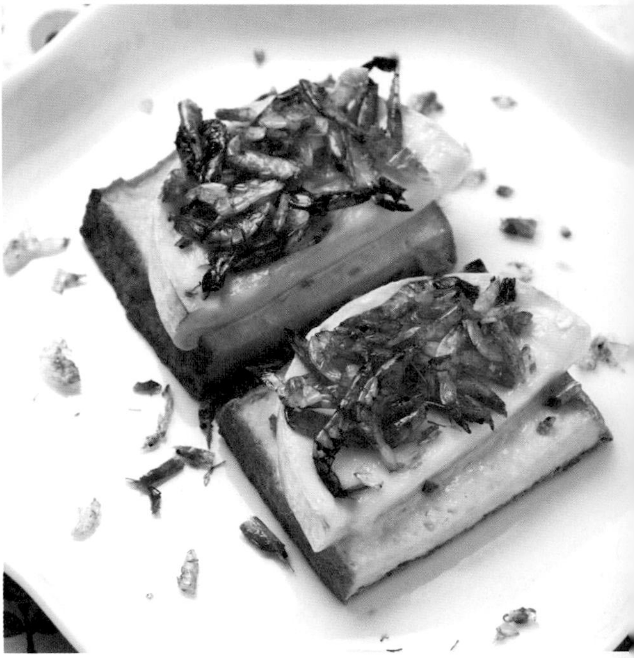

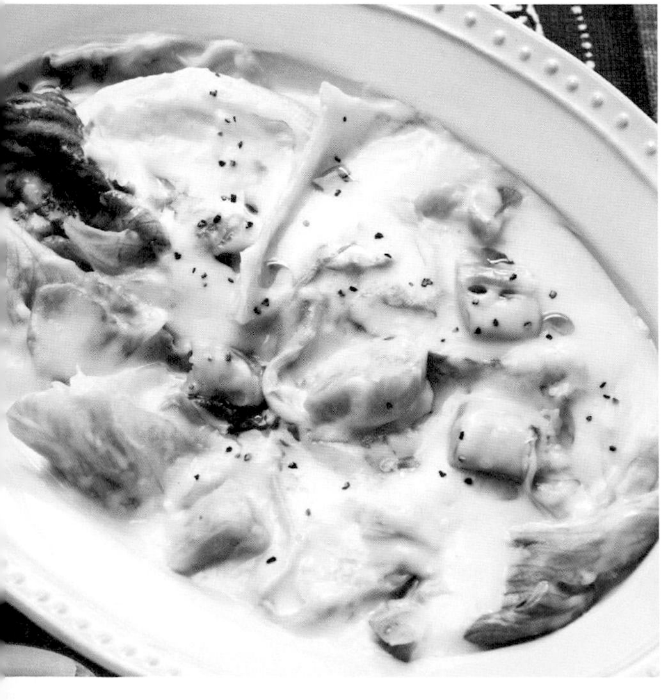

利用富含鈣質的
牛奶入菜

干貝奶油濃湯

熱量	274 kcal
含醣量	16.4 g
含鹽量	1.7 g
含鈣量	162 mg

材料（2 人份）

干貝…2 顆
萵苣…12 片
奶油…2 大匙
低筋麵粉…2 大匙
牛奶…1 杯
A 料 鮮雞晶…1/2 小匙
熱水…1/2 杯
泡干貝的水…1/4 杯
香油…少許
粗黑胡椒…少許

作法

1 奶油加熱，加入低筋麵粉拌炒，慢慢倒入牛奶炒勻。再加入干貝和 A 料一起煮。煮成稠狀後，加入撕好的萵苣葉，淋上香油。
2 盛盤，撒上粗黑胡椒。

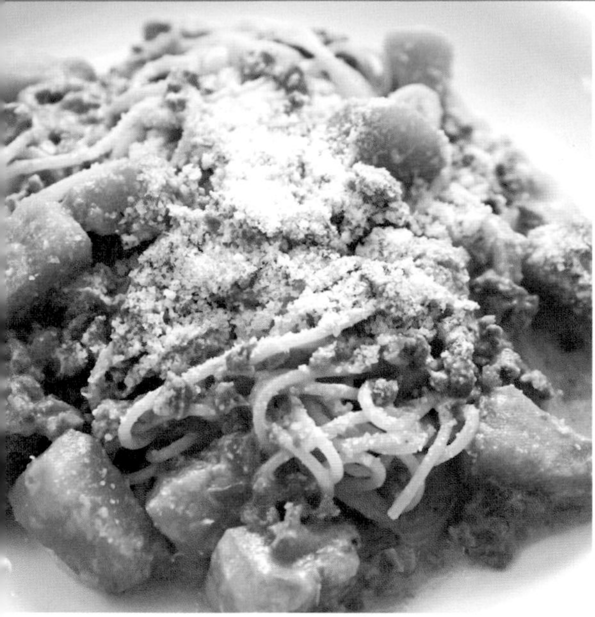

撒滿起司粉
更添美味

南瓜奶油義大利麵

熱量	542 kcal
含醣量	53.4 g
含鹽量	0.8 g
含鈣量	98 mg

材料（2 人份）
南瓜…150g
番茄…1 大顆
絞肉…100g
義大利麵…100g
低筋麵粉…1/2 小匙
A 料　鮮奶油…3 大匙
　　　牛奶…2 大匙
　　　高湯塊…1 個
橄欖油…1 小匙
鹽、胡椒粉…各少許
起司粉…適量

作法
1 南瓜去籽切成一口大小，蓋上保鮮膜微波 5～6 分鐘。番茄切粗丁。
2 橄欖油加熱，先炒絞肉。
3 加入低筋麵粉拌炒，再加 A 料煮開，倒入南瓜和番茄丁，以鹽、胡椒粉調味。
4 義大利麵煮熟，加入 3 中拌勻。撒上起司粉。

櫻花蝦的鮮
決定料理的風味

櫻花蝦油菜義大利麵

熱量	407 kcal
含醣量	59.3 g
含鹽量	0.7 g
含鈣量	199 mg

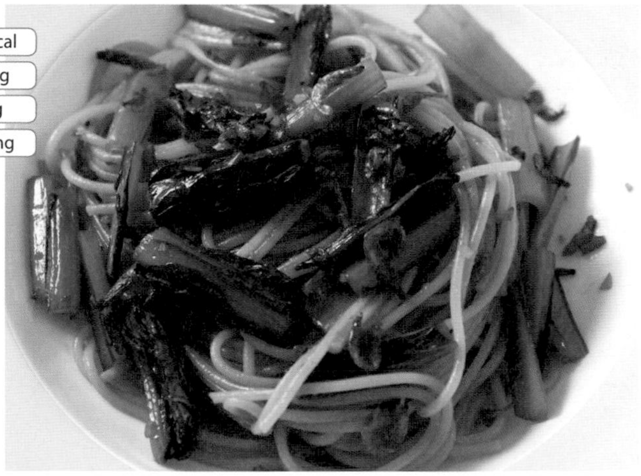

材料（2 人份）
油菜…1/2 把
櫻花蝦…10g
蒜頭…2 瓣
義大利麵…160g
橄欖油…1 大匙
醬油、味醂…各少許

作法
1 油菜汆燙後擰乾，切大段。蒜瓣切末。
2 橄欖油加熱，先用小火爆香蒜末，加入櫻花蝦拌炒 1 分鐘。
3 加油菜快炒，以醬油、味醂調味。加入煮熟的義大利麵，拌勻即可食用。

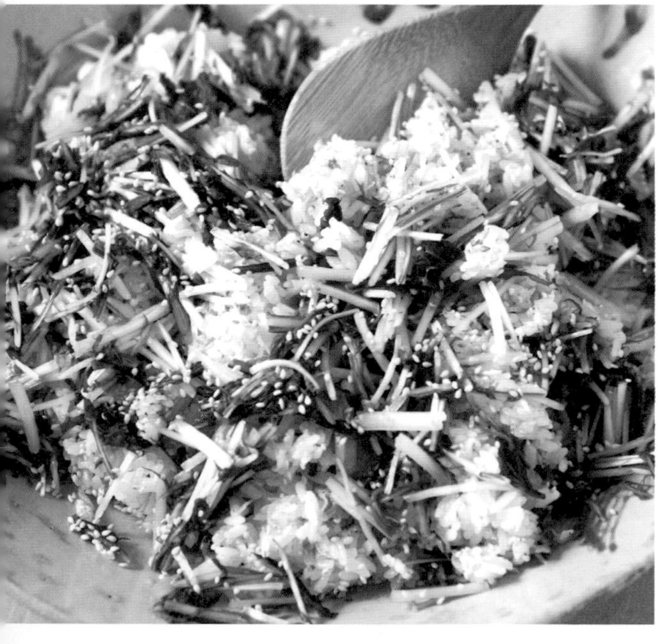

水菜的鈣質含量
比牛奶還多

水菜吻仔魚梅干拌飯

熱量	315 kcal
含醣量	60.3 g
含鹽量	3.2 g
含鈣量	151 mg

材料（4 人份）
水菜…1 袋
白米…2 合
米酒…2 大匙
A 料　昆布絲…10cm 見方
　　　梅干肉（去籽）…2 顆
　　　吻仔魚…30g
白芝麻…適量

作法
1 白米洗淨瀝乾，放 30 分鐘。米和米酒放入電鍋，加水和 A 料一起煮。
2 煮飯期間可切水菜，撒鹽擰乾。
3 梅干肉加入飯裡拌勻，再加入 2 的水菜和白芝麻。

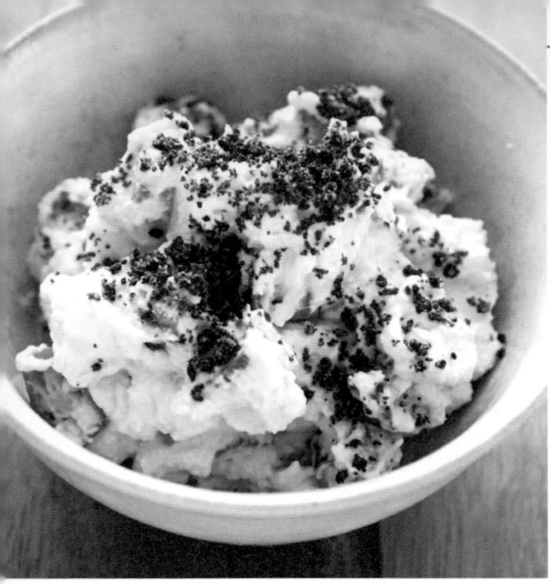

豆腐含鈣質
與大豆異黃酮

奶油起司拌秋葵

熱量	177 kcal
含醣量	6.2 g
含鹽量	0.7 g
含鈣量	152 mg

材料（2 人份）
板豆腐…1/2 塊
A 料 味醂…1/2 大匙
薄口醬油…1/2 小匙
砂糖…1/2 大匙
鹽…少許
白芝麻醬…1/2 小匙
秋葵…4 根
高湯…適量
奶油起司…40g
黑芝麻醬…1 大匙

作法
1 豆腐微波後瀝乾，搗碎後加入 A 料攪拌均勻。
2 秋葵搓鹽，汆燙後泡冷水，再浸入高湯裡。
3 秋葵擦乾切小口，加入奶油起司和 1 的豆腐拌勻。
4 盛盤，淋上黑芝麻醬。

可攝取豐富的大豆異黃酮

墨西哥風味黃豆牛肉燉菜

熱量	504 kcal
含醣量	38.1 g
含鹽量	1.0 g
含鈣量	114 mg

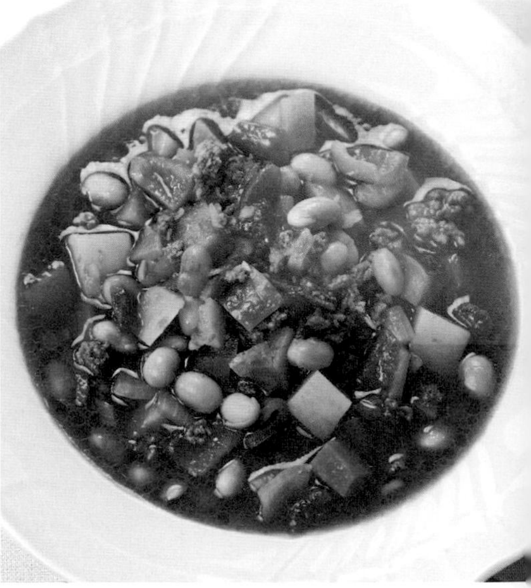

材料（2 人份）
水煮黃豆…150g
牛肉薄片…200g
胡蘿蔔…1/2 根
洋蔥…1/2 顆
馬鈴薯…2 顆
茄子…1 條
青椒…1 個
番茄罐頭…1 罐
雞湯塊…1 個
蒜頭…1 瓣
橄欖油…2 小匙
鹽、胡椒粉…各少許

作法
1 牛肉切 2 公分寬。胡蘿蔔、洋蔥、馬鈴薯、茄子和青椒都切成 1 公分塊狀。蒜瓣切末。
2 一半的橄欖油加熱，先炒牛肉片。
3 剩下的橄欖油爆香蒜末，加洋蔥炒到變透明。再加入剩下的蔬菜，炒勻後加入 2 的牛肉。
4 加入番茄罐頭和 2 杯水（另外準備），放雞湯塊燉煮 20 分鐘。以鹽、胡椒粉調味。

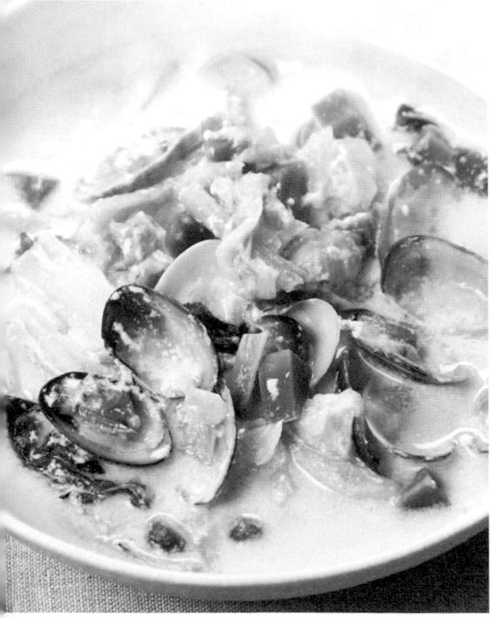

大量利用富含
大豆異黃酮的豆漿

蛤蜊豆漿鍋

熱量	234 kcal
含醣量	20.0 g
含鹽量	1.8 g
含鈣量	282 mg

材料（2 人份）
蛤蜊…200g
大白菜…1/4 株
胡蘿蔔…1/2 根
洋蔥…1/2 顆
油菜…1/2 把
鴻喜菇…1/2 株
米酒…1 大匙
奶油…10g
豆漿…3 杯
雞湯塊…1 個
鹽、胡椒粉…各適量

作法
1 蛤蜊浸泡薄鹽水吐沙後，搓外殼洗乾淨。
2 大白菜和油菜切大段。胡蘿蔔和洋蔥切成 1 公分的塊狀。鴻喜菇切除蒂頭，分成小株。
3 將蛤蜊和米酒下鍋，加蓋煮開，等蛤蜊打開，連湯頭倒入別鍋。
4 奶油加熱，先將洋蔥炒軟。
5 倒入 1 杯水（另外準備），加入雞湯塊、大白菜、油菜、胡蘿蔔和鴻喜菇，煮到蔬菜軟爛。
6 再倒入豆漿和 3 的蛤蜊湯，再次煮開，以鹽、胡椒粉調味。

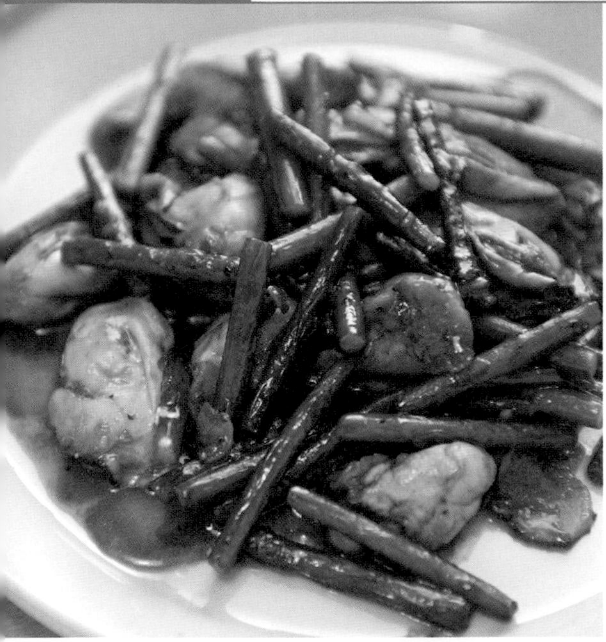

牡蠣富含
可製造骨頭的鋅

牡蠣蠔油炒蒜苔

熱量	113 kcal
含醣量	16.0 g
含鹽量	1.9 g
含鈣量	58 mg

材料（2 人份）
牡蠣…300g
米酒…1/2 大匙
太白粉…2 大匙
蒜苔…1 把
沙拉油…少許
A 料　蠔油…1 大匙
味噌、砂糖…各 1 小匙
米酒…1 大匙
水…2 大匙

作法
1 牡蠣洗淨瀝乾，淋上米酒，撒上太白粉。蒜苔切成 4 ～ 5 公分長。
2 沙拉油加熱，先用中火炒蒜苔 1 分鐘。
3 加入牡蠣，繼續拌炒 1 分鐘。淋上 A 料，煮到湯汁收乾。

吃不完的餃子
可以這樣利用喔！

牛奶餃子鍋

熱量	514 kcal
含醣量	43.9 g
含鹽量	3.4 g
含鈣量	442 mg

※ 湯汁比較鹹，可以不要喝。

材料（1 人份）
菠菜…1/4 把
青蔥…1/2 根
餃子…5 顆
A 料　牛奶…1.5 杯
水…1/2 杯
雞湯塊…1 個
奶油…5g
鹽、胡椒粉…各少許
辣油…適量

作法
1 菠菜切成 3 等分。青蔥切 4 公分的斜段。
2 先將 A 料倒入砂鍋煮開，以鹽、胡椒粉調味。加入 1 的蔬菜和餃子煮熟，再依個人喜好淋上辣油。

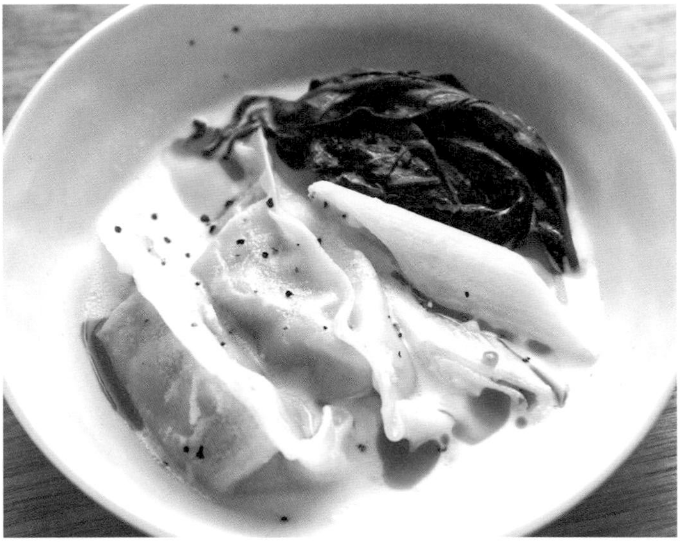

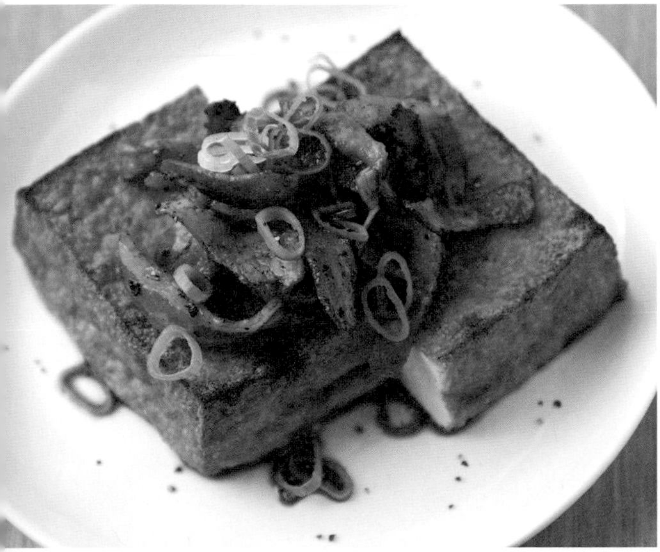

口感很好
也可當成主菜

油豆腐燒培根

熱量	353 kcal
含醣量	1.8 g
含鹽量	1.6 g
含鈣量	255 mg

材料（2 人份）
方形油豆腐…1 塊
培根…4 片
冬蔥…2 根
醬油…2 小匙
橄欖油…1 大匙
粗黑胡椒…少許

作法
1 方形油豆腐用烤箱或烤網烤約 5 ～ 10 分鐘，盛盤。
2 培根切段。冬蔥切蔥花。
3 橄欖油加熱，用小火將培根炒至酥脆上色後，鋪在豆腐上。再撒上蔥花，淋上醬油，撒粗黑胡椒。

肌肉

人體的肌肉有四百種，超過六百塊，總數約骨頭的三倍。肌肉主要的種類可分為「骨骼肌」、「平滑肌」和「心肌」。

骨骼肌具有爆發力，但缺乏持久性，由連接於骨頭的細肌絲與粗肌絲這兩種肌原纖維的肌肉細胞聚集而成，為伸展或彎曲四肢的肌肉。透過這些肌肉，骨頭可以活動，身體可以運動。可用自我意識控制的肌肉，稱為「隨意肌」。

平滑肌為製造內臟肌壁的肌肉，乃無法用自我意識控制的「不隨意肌」。這種肌肉由自律神經或荷爾蒙控制，雖然沒有爆發力，但可用緩慢的力道持續收縮。

心肌則是不眠不休活動心臟的肌肉，跟平滑肌都屬不隨意肌。其肌肉細胞逐步分叉，末端連結其他的心肌細胞。心肌為具有爆發力、可持續活動的肌肉，一天約可循環八公噸的血液。有趣的是，心臟不會細胞分裂，因此不會有心臟癌。

肌肉收縮的能量來源為肌肉細胞被分解後，俗稱「三磷酸腺苷＊1（ATP）」的物質。因肌肉裡的ATP物質只有少許，每次使用得馬上製造，而製造ATP物質的原料有醣類、肌肉或肝臟裡的肝醣。肝醣經過分解會產生乳酸。

可以收縮肌肉活動身體 全部超過600塊

漢方見解 肌肉與「肝」有關。「芍藥甘草湯」
常見的不適症狀或疾病 小腿肚抽筋、肩頸痠痛

構成心臟肌壁的肌肉，與骨骼肌同屬橫紋肌，但為不受意識控制的不隨意肌。怎麼動都不會累，是心肌與骨骼肌的差別。心肌的運動由自律神經調整，劇烈運動時脈搏加速，安靜狀態下脈搏趨緩，但無法隨意控制。

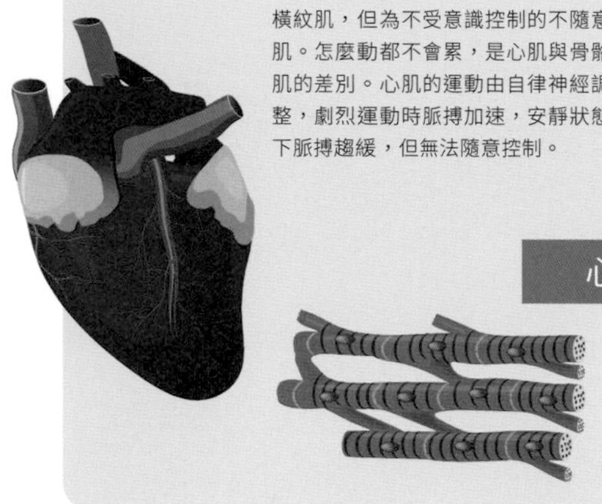

心肌

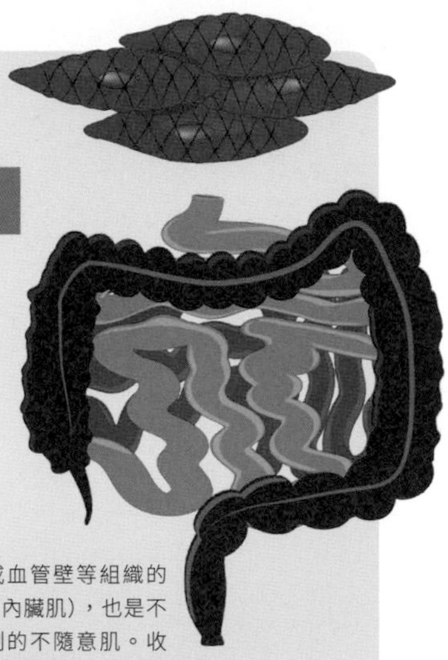

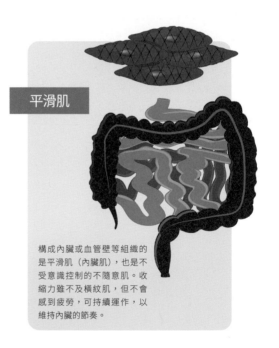

平滑肌

構成內臟或血管壁等組織的是平滑肌（內臟肌），也是不受意識控制的不隨意肌。收縮力雖不及橫紋肌，但不會感到疲勞，可持續運作，以維持內臟的節奏。

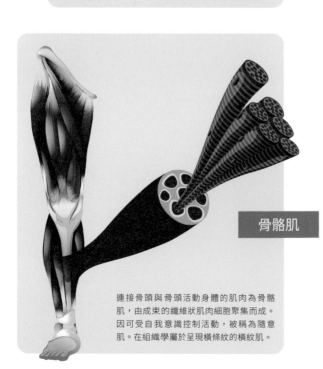

骨骼肌

連接骨頭與骨頭活動身體的肌肉為骨骼肌，由成束的纖維狀肌肉細胞聚集而成。因可受自我意識控制活動，被稱為隨意肌。在組織學屬於呈現橫條紋的橫紋肌。

＊1 三磷酸腺苷（ATP）
為主要負責動植物、微生物（細菌）等之細胞能量代謝的高能量磷酸化合物。肌肉收縮所使用的能量，為 ATP 物質經 ATP 分解酵素分解後，釋出無機磷酸，轉換為 ADP(二磷酸腺苷）時所產生。當所有的 ATP 被分解為 ADP 後，就無法繼續運動，所以 ATP 要一直合成才行。成年男性一天所攝取的 2000 大卡裡，其中一半的 1000 大卡就是用來合成 ATP。

劇烈運動後堆積的乳酸，被視為造成肌肉疲勞的物質。但近幾年的研究顯示，血液裡的乳酸可於肝臟再度合成為肝醣，短時間內當成能量使用。此外，乳酸產生時出現的氫離子，讓身體偏酸性，也被視為造成身體疲勞的因素。

訓練你的表情肌！

我們的臉部有 20 幾種肌肉，可以做表情，進行咀嚼、吸吮或吐出等動作，或用來說話發聲。這些表情肌由顏面神經控制，因末端緊貼皮膚，可做出複雜又微妙的動作。

據說平常只會使用 30% 的表情肌，臉部沒表情，不使用顏面肌肉，肌肉會衰弱，皮膚失去彈性，出現皺紋或鬆弛感。所以，平常要有意識地訓練表情肌，藉以促進血液、水分或淋巴液的循環，製造富有彈性的肌肉。

額肌　挑眉、活動額頭肌肉。若額肌衰弱，容易長抬頭紋。

眼輪匝肌　挑眉、開闔眼瞼、擠眉弄眼。此肌肉衰弱，眼尾容易長魚尾紋。

頰肌　嘴角上揚。此肌肉衰弱，嘴角會往下。

口輪匝肌　製造嘴角的表情。此肌肉衰弱，嘴角會鬆弛或長皺紋。

頷肌　拉提下顎，收縮下巴的線條。此肌肉衰弱，會出現雙下巴。

深層肌群與淺層肌群的不同

深層肌群（深層肌）為靠近身體內部或骨骼的肌肉，負責微調關節的動作或保持身體的平衡。淺層肌群（淺層肌）則是皮膚正下方的肌肉，可以很用力或活動整個關節。相較於深層肌群，淺層肌群容量較大，若確實鍛鍊可增強基礎代謝，有助於減肥。

運動選手與健美先生的肌肉

肌肉的構造常被比喻成一把把的麵線。一根一根的麵線就是俗稱肌纖維的肌肉細胞，成束的肌肉再聚成好幾束，由筋膜所包覆，形成所謂的肌肉。據說肌纖維的數量出生時就大致抵定，而訓練肌肉養成的肌肉肥大，就是一根根肌纖維變粗的結果。肌纖維由極細的「肌原纖維」成束構成，這種極細的肌絲只要一點點負荷就會受傷，透過肌肉增大的機制才能復原這些肌肉。

健美先生的肌肉，就是針對想鍛鍊部位的肌纖維，進行徹底的負荷訓練，讓自身的肌肉具有宛如雕刻般的美感，肌纖維也逐漸變粗。

而肌纖維的粗細與可生產的肌力具有一定比例，但不是絕對性。有人的肌纖維粗、但肌力不是很強，也有人的肌纖維細、但投球速度很快……。像是跑步、投擲、跳躍等動作，都需要多數肌肉連動與神經系統的配合，所以，運動員的肌肉可以訓練到這些功能，但健美先生的肌肉會缺少這些功能。

不管是運動員或健美先生，經過鍛鍊的肌肉並無差別，但肌肉的量和表現的水平就會有落差。

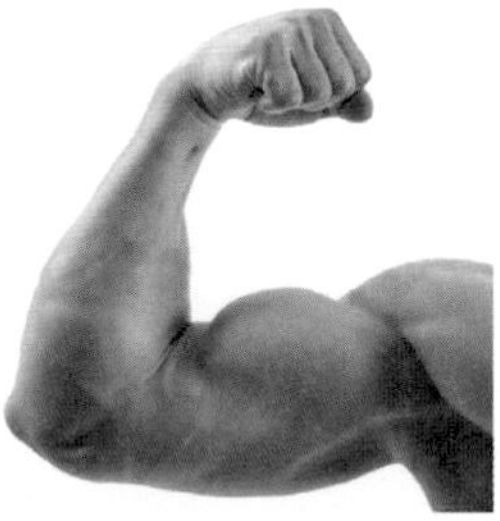

身心衰弱與肌少症

英文的Frail指的是隨著年紀增長而身心衰弱的狀態，長期下來可能影響正常生活，若無人看護甚至會無法生活自理。而肌少症是指肌肉量減少、步伐遲緩、動作變遲鈍的狀態。一樣是身心衰弱，肌肉量還是最受關注。

隨著年紀增長，身體的肌肉量會變少，尤其是腹肌或股四頭肌等活動足部的肌肉流失會比其他部位明顯。若再加上某種疾病，患者的活動量變少，容易出現肌少症。這時步伐變小，行動遲緩，容易疲累導致活動量更少，越不容易感到飢餓，食量跟著變小。最後導致慢性營養不足，肌少症更加嚴重。所以，適當的運動療法和能補充蛋白質的飲食非常重要。

其他像一天只需幾分鐘就有效的「儲肌運動」也很受青睞。只要每天都能適度活動身體，就像是「儲存肌肉」，即便住院也能盡早痊癒。

骨骼肌的形狀或種類繁多 活躍於身體各個角落

骨骼肌的內部為成束的繩狀細肌纖維，這種肌纖維分為慢縮肌（紅肌）與快縮肌（白肌）兩種。慢縮肌具有能量、不易倦怠，適合需要持久力的運動。而快縮肌為有力道與爆發力的肌纖維，適合短跑或舉動等運動。相較於慢縮肌，快縮肌體積大，可做更大的動作，展現瞬間爆發力；但因蛋白質較少，能量容易耗盡為其缺點。

骨骼肌為全身多層重疊的肌肉，可活動全身、伸縮鍛鍊。

骨骼肌的形狀很多，基本型為肌肉長軸方向與肌纖維一致的「梭狀肌」，如綿延胸部的胸大肌或上肢與下肢。而長軸方向與肌纖維不一致的肌肉，稱為「羽狀肌」。

此外，腹肌可分為三個以上肌腱的多腹肌等骨骼肌。多腹肌的代表肌肉，為鍛鍊腹肌時就會浮現的腹直肌。

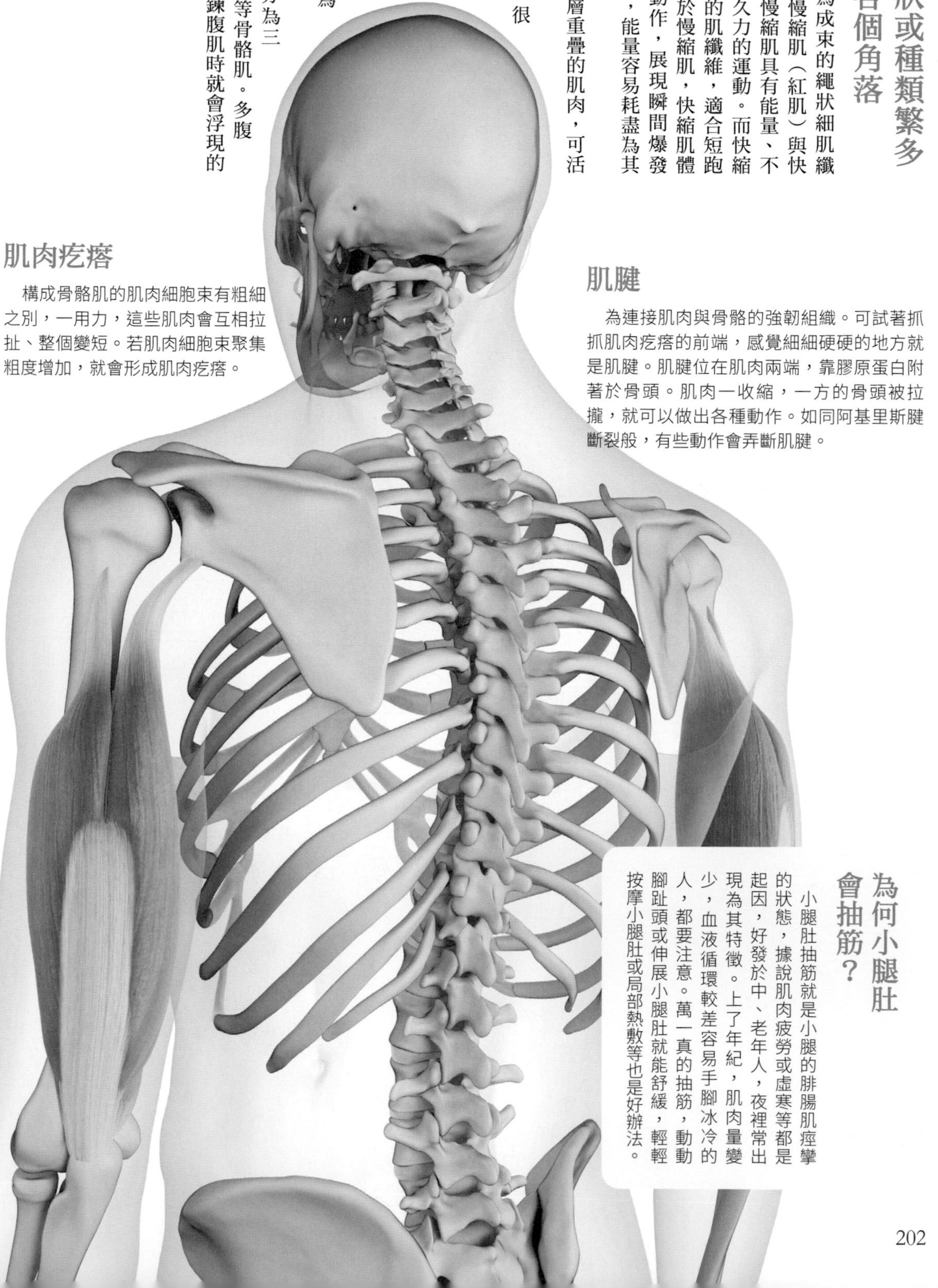

肌肉疙瘩

構成骨骼肌的肌肉細胞束有粗細之別，一用力，這些肌肉會互相拉扯、整個變短。若肌肉細胞束聚集粗度增加，就會形成肌肉疙瘩。

肌腱

為連接肌肉與骨骼的強韌組織。可試著抓抓肌肉疙瘩的前端，感覺細細硬硬的地方就是肌腱。肌腱位在肌肉兩端，靠膠原蛋白附著於骨頭。肌肉一收縮，一方的骨頭被拉攏，就可以做出各種動作。如同阿基里斯腱斷裂般，有些動作會弄斷肌腱。

為何小腿肚會抽筋？

小腿肚抽筋就是小腿的腓腸肌痙攣的狀態，據說肌肉疲勞或虛寒等都是起因，好發於中、老年人，夜裡常出現為其特徵。上了年紀，肌肉量變少，血液循環較差容易手腳冰冷的人，都要注意。萬一真的抽筋，動動腳趾頭或伸展小腿肚就能舒緩，輕輕按摩小腿肚或局部熱敷等也是好辦法。

肌肉一變少就很難瘦下來提升基礎代謝為瘦身的重點

肥胖的主要原因之一，就是攝取過多的脂肪或醣類，造成中性脂肪囤積。醣類屬於可快速轉為熱量的營養素，如果不攝取，身體就會燃燒儲存的醣類補足熱量。但因身體儲存的醣類少，必須分解體內的脂肪和蛋白質製造新的醣類。由於體內蛋白質大多在肌肉裡，刻意限制醣類攝取，就會讓肌肉變少。

而肌肉一變少就很難瘦下來，即便變瘦也很可能復胖。肌肉的熱量消耗約占基礎代謝*1量的二〇％，肌肉一變少，基礎代謝量和消耗的熱量跟著下降，人就更難變瘦，還會造成肝腎等內臟更大的負擔。所以，極端的限醣或限制熱量攝取的減肥法，會造成反效果。

＊1 基礎代謝
在什麼都不做的狀態下，維持生命跡象所消耗的最低限度熱量。據說肌肉少的人，基礎代謝量也比較低。所以，要提升基礎代謝量，才能增加燃燒的脂肪，達到瘦身的效果。

漢方 「筋」與「肝」有關

漢方所謂的「筋」也指「筋膜」，也包含解剖生理學上的肌腱或韌帶。「筋」與「肝」關係密切，由儲存於「肝」裡的「血」所滋養。所以，當肝血充沛，筋膜就會靈敏有力，若肝血不足，會出現肌肉容易抽筋、麻痺，關節動作不順等症狀。而被稱為「肌肉」的筋肉，也包含脂肪與皮下組織。「肌肉」由「脾」滋養，「脾」與四肢的動作有關。脾之氣的循環功能與肌肉的充實度關係密切，若「脾」功能不彰，身體就會出現倦怠、無力、肌力下降或萎縮等症狀。

建議漢方藥

八味地黃丸／坐骨神經痛、腰痛
疏經活血湯／關節痛、神經痛、腰痛、肌肉痛
牛車腎氣丸／虛寒引起的下肢痛、腰痛、四肢麻痺
葛根湯／肩頸痠痛、上半身神經痛
薏苡仁湯／關節痛、肌肉痛
芍藥甘草湯／小腿肚抽筋
麻杏薏甘湯／關節痛、神經痛、肌肉痛

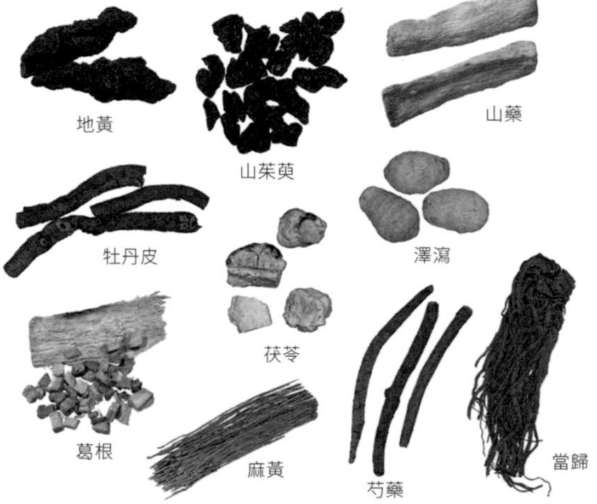

肩頸痠痛的主因為何？

頭部重量約占體重的八～一〇％，靠頸部與肩膀支撐。所謂的肩頸痠痛就是頸部到肩部的肌肉因緊繃變得痠痛、僵硬的狀態。位於頸肩的僧帽肌或棘下肌一緊縮，流通此處的血管跟著收縮，血液循環變差。長時間坐著工作、壓力、慢性疲勞或打電腦用眼過度等都是主因，比較容易從日常生活自行改善。例如平常就要避免長時間採相同姿勢工作，注意血液的循環，加上適度運動等。

閃到腰

閃到腰就是進行日常動作時突然出現的劇烈腰痛，歐美甚至稱其為「女巫一擊」，以劇痛為特徵。當腰部韌帶或肌肉非常疲勞，在某種因緣際會下增加負荷時，就會引發劇烈腰痛。

一旦閃到腰，因為非常痛，常面臨無法站立或坐下的窘境。急性閃到腰可嘗試冰敷，讓痛感逐漸消退，身體也會覺得舒服些，通常一～二週就會痊癒。以前認為閃到腰要保持安靜直到痛感消失，但現在認為只要過了急性期，即可恢復日常作息，會好得比較快。腹肌或背肌的協調感不佳、常坐著上班增加支撐腰部之肌肉的負擔等，都被視為是閃到腰的原因，但某部分也可能跟椎骨或椎間盤變形有關。

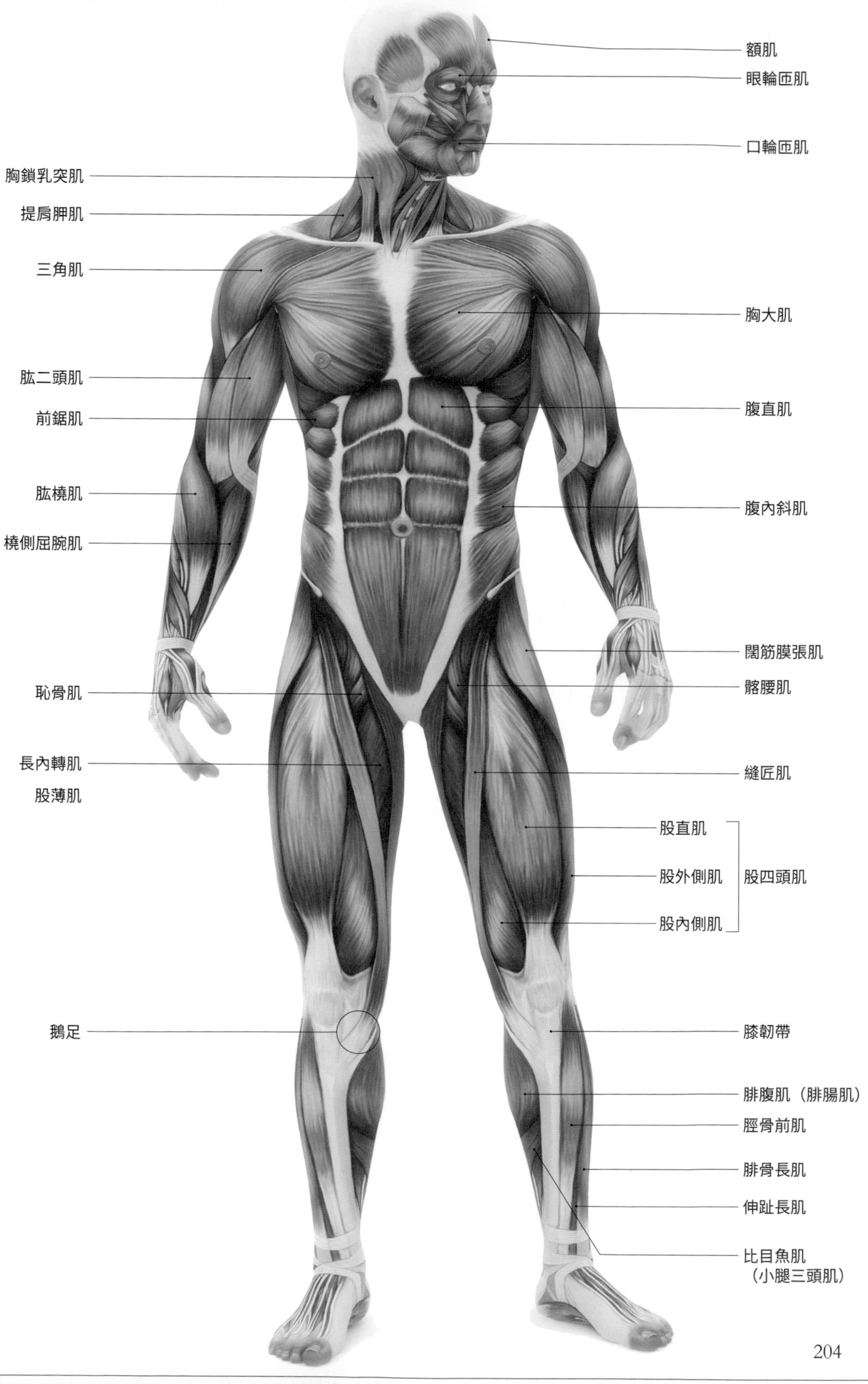
額肌
眼輪匝肌
口輪匝肌
胸鎖乳突肌
提肩胛肌
三角肌
胸大肌
肱二頭肌
前鋸肌
腹直肌
肱橈肌
腹內斜肌
橈側屈腕肌
闊筋膜張肌
髂腰肌
恥骨肌
長內轉肌
股薄肌
縫匠肌
股直肌
股外側肌
股四頭肌
股內側肌
鵝足
膝韌帶
腓腹肌（腓腸肌）
脛骨前肌
腓骨長肌
伸趾長肌
比目魚肌
（小腿三頭肌）

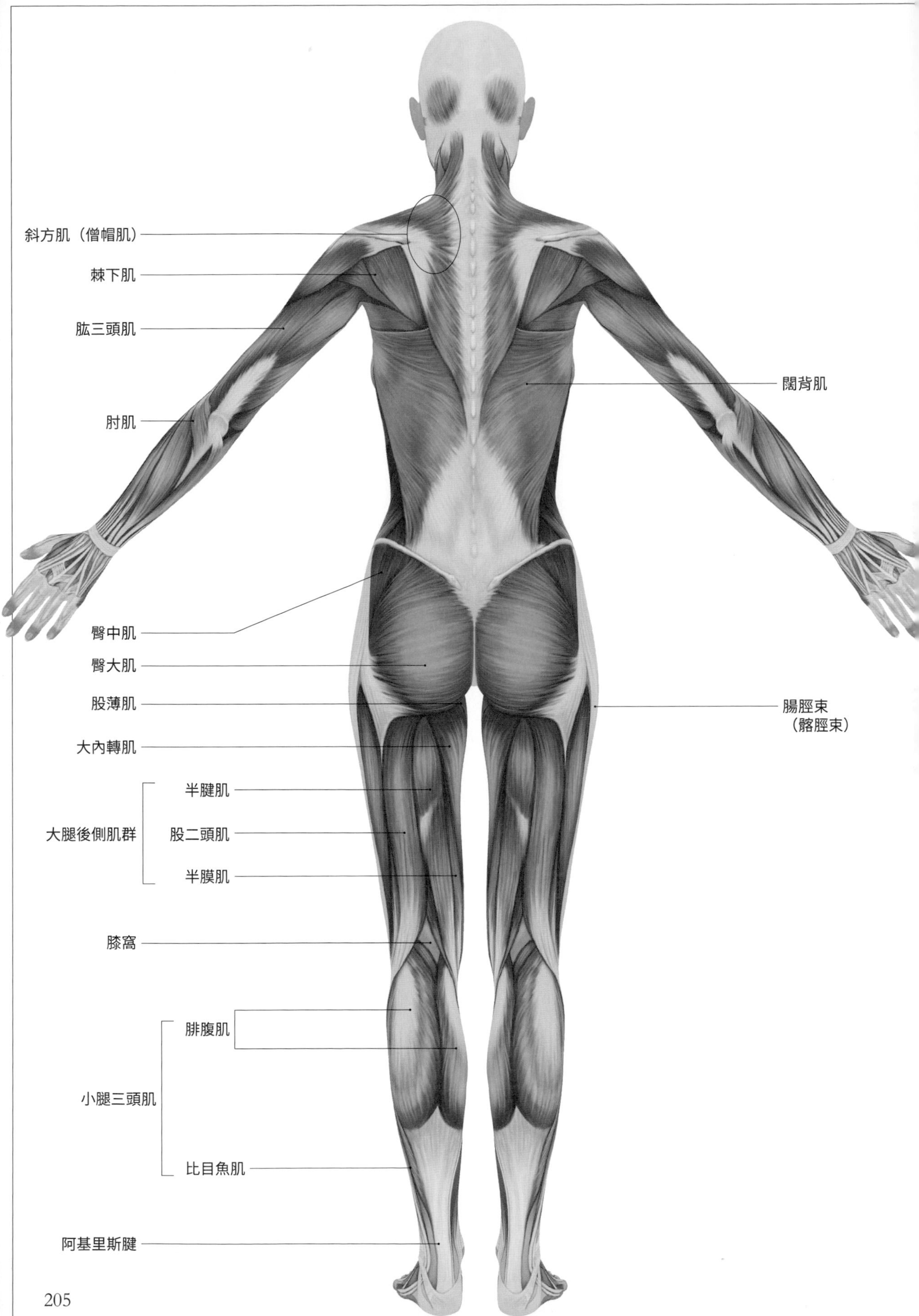
斜方肌（僧帽肌）
棘下肌
肱三頭肌
肘肌
闊背肌
臀中肌
臀大肌
股薄肌
腸脛束
（髂脛束）
大內轉肌
半腱肌
大腿後側肌群
股二頭肌
半膜肌
膝窩
腓腹肌
小腿三頭肌
比目魚肌
阿基里斯腱

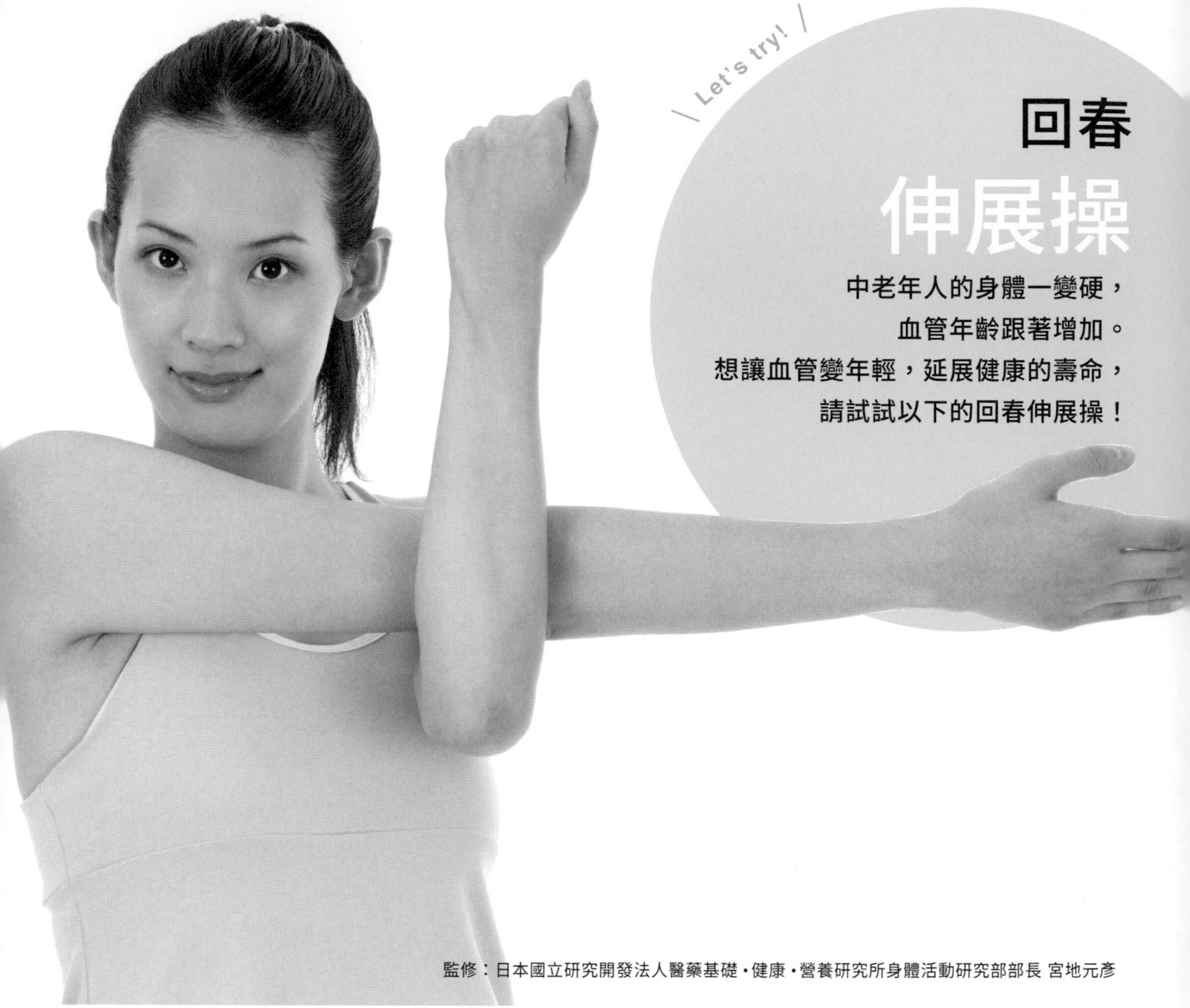

Let's try!

回春
伸展操

中老年人的身體一變硬，
血管年齡跟著增加。
想讓血管變年輕，延展健康的壽命，
請試試以下的回春伸展操！

監修：日本國立研究開發法人醫藥基礎・健康・營養研究所身體活動研究部部長 宮地元彥

透過伸展操 讓血管變年輕

所謂的伸展操，就是伸展肌肉、擴張關節活動區域的運動。伸展操可增加身體柔軟度，常被納入熱身運動或緩和運動。此外，伸展操還結合了瑜珈或皮拉提斯等運動。

當肌肉變得柔軟，對於裡面流通的血管也有好處。

預防血管老化，讓血管變年輕，維持強有力的血管，對健康來說非常重要。伸展操可以刺激深層肌肉，從身體的底層促進血液循環，不僅能增加運動量，還能活絡血管，讓已經老化的血管變得強韌。

身體一變硬 血管就變老？

或許很多人覺得身體的軟硬度跟健康並無直接關係，但根據日本國立健康・營養研究所的調查顯示，「四十歲後身體變硬的人，血管大多會變硬，血管年齡層偏高」。

當血管一變硬，出現動脈硬化、高血壓、腦中風、心肌梗塞等疾病的風險也會增加。因此，保持具有彈性且柔軟的血管，可說是維持健康的第一要務。一般來說，走路等有氧運動可以擴張血管，能讓血管變年輕。

但這並不表示只要做有氧運動就好，因為有氧運動無法更新或修復血管壁，必須透過伸展操，才能改善已糖化的膠原蛋白，讓血管變年輕。

伸展操的好處

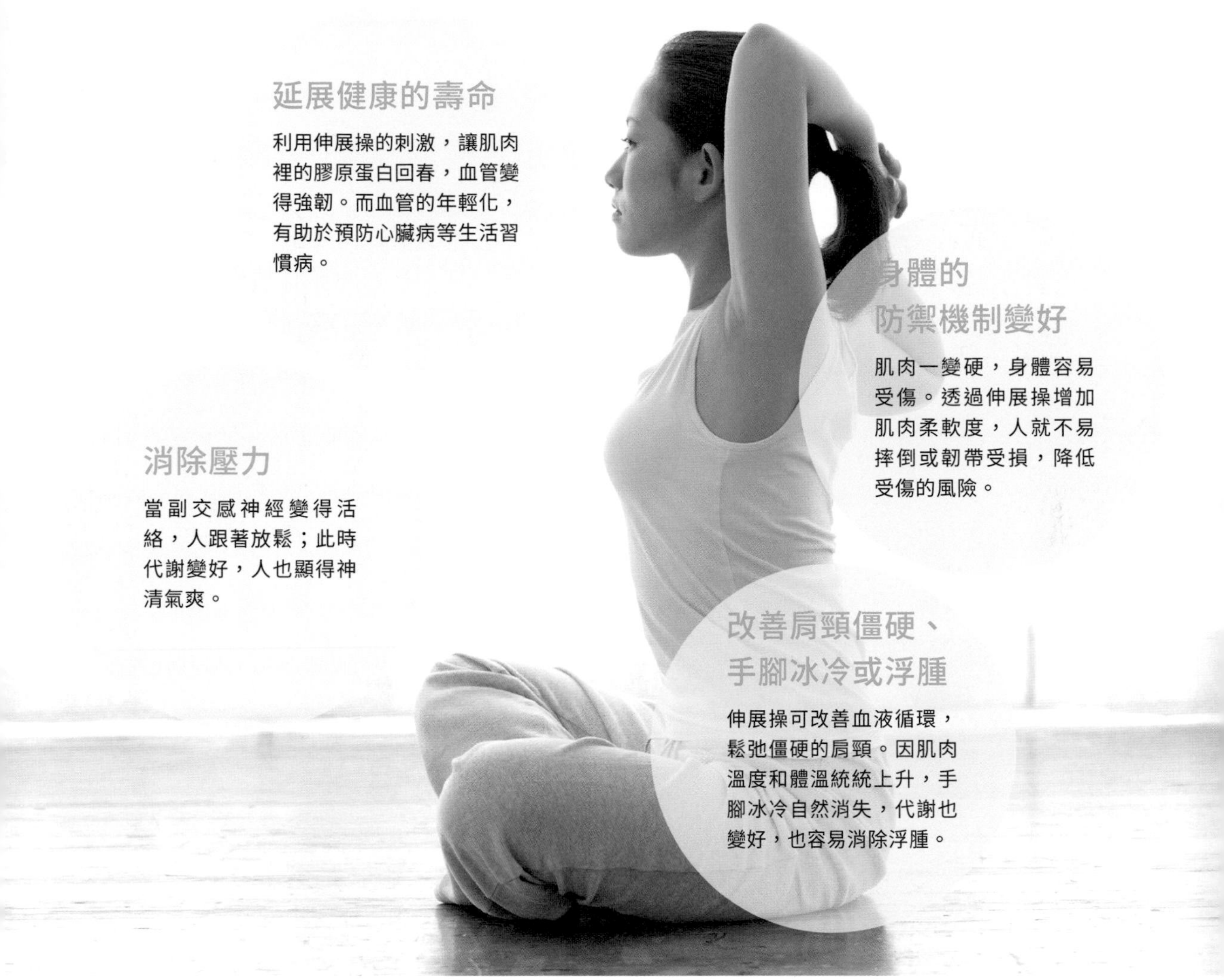

延展健康的壽命

利用伸展操的刺激，讓肌肉裡的膠原蛋白回春，血管變得強韌。而血管的年輕化，有助於預防心臟病等生活習慣病。

身體的防禦機制變好

肌肉一變硬，身體容易受傷。透過伸展操增加肌肉柔軟度，人就不易摔倒或韌帶受損，降低受傷的風險。

消除壓力

當副交感神經變得活絡，人跟著放鬆；此時代謝變好，人也顯得神清氣爽。

改善肩頸僵硬、手腳冰冷或浮腫

伸展操可改善血液循環，鬆弛僵硬的肩頸。因肌肉溫度和體溫統統上升，手腳冰冷自然消失，代謝也變好，也容易消除浮腫。

做伸展操的各種好處

伸展操可鬆弛僵硬的肌肉，促進血液循環。

長時間站著或坐著導致雙腳浮腫，或持續打電腦導致肩頸僵硬時，伸展操都有很好的改善效果。這時的肌肉或關節變得鬆弛可伸展，血液循環變好，體內的老舊廢物也能順利排出，連帶會有消腫、緩解肩頸僵硬或手腳冰冷等效果。

此外，進行伸展操時，自律神經裡的副交感神經較為活絡，明顯也有讓人放鬆的效果。

伸展操還能緩解身體的緊繃感，讓人自然放輕鬆，情緒也會跟著穩定。有壓力時，不妨試試伸展操。

進行伸展操以前的注意事項

本章節所介紹的伸展操，乃針對身體的大肌肉進行伸展，有讓全身都變年輕的良好效果。

進行伸展操前，請確認以下事項。

伸展的強度感覺要「舒服」

強度過大的伸展操，會收縮肌肉、窄化血管，反而會讓身體囤積疲憊感。做伸展操時，請以感覺「舒服」、愉快的強度進行。需要憋氣或緊皺眉頭的力道都NG。

一次做三十～四十秒

肌肉的伸展究竟要持續多久？答案是三十～四十秒就好。但這不表示時間長一些或短一點就不行，而是根據研究報告，這樣的時間長度效果最好。

運動或工作前後均可進行

若在運動以前，肌肉尚未出現疲勞感時做伸展操，可減少肌肉的疲憊感。若在運動或工作後做伸展操，有助於消除疲勞。

若在沐浴後等體溫上升時做伸展操，肌肉更容易伸展開來，效果更好。

伸展操的基本認知

1. 伸展的時間一次約 30 ～ 40 秒
2. 能維持不會感到疼痛的姿勢
3. 自然呼吸
4. 有意識地關注伸展的部位

※ 受過傷或扭傷、骨折等，身體會痛的人先不要做。老年人、有宿疾或對健康有疑慮者，務必先諮詢過醫師再做。

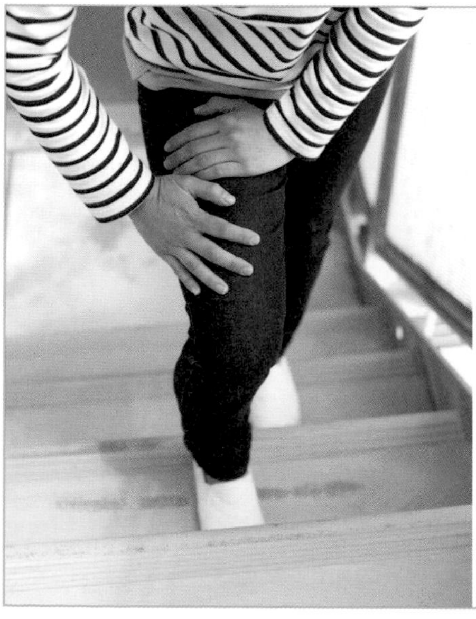

保持身體的柔軟度 減輕腰部或膝蓋的痛感

前面已經說過，身體一旦變硬，血管也會跟著變硬，但身體的硬化也跟腰或膝蓋等部位的痛感有關。

例如，隨著老化，股關節變硬者也會增加。這時雙腳無法活動自如，上下樓梯更加不便，人也比較容易摔倒。

加上身體一變硬，姿勢或平衡感也會變差，腰或膝蓋為了修補這種缺失，負擔加重，容易導致腰痛、膝蓋痛或股關節痛等不適。

尤其是大腿或臀部等處的肌肉一衰弱，股關節的活動區域就會變窄。所以要善用伸展操，增加肌肉的柔軟度，才能減輕關節疼痛感。

伸展操①
大腿前面

可伸展大腿前面的大肌肉「股四頭肌」。股四頭肌占據下半身很大的面積，為了確保股關節柔軟度或姿勢的重要肌肉，要好好保養。

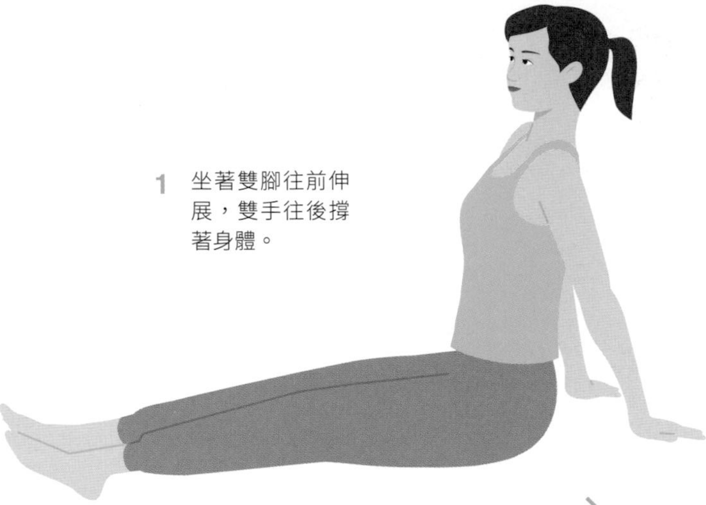

1　坐著雙腳往前伸展，雙手往後撐著身體。

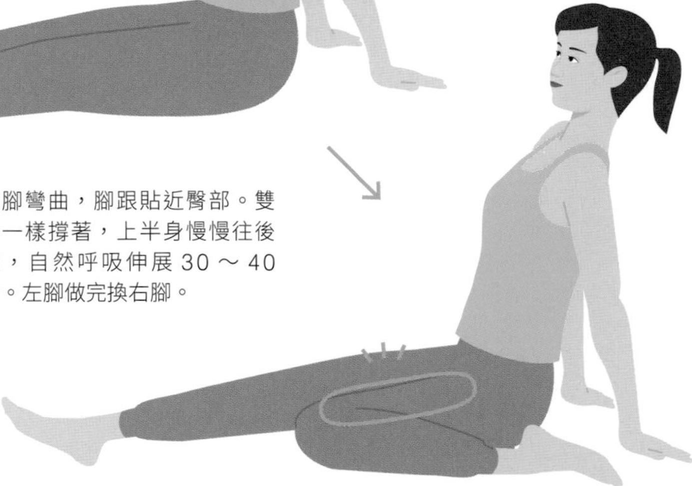

2　左腳彎曲，腳跟貼近臀部。雙手一樣撐著，上半身慢慢往後靠，自然呼吸伸展 30 ～ 40 秒。左腳做完換右腳。

伸展操②
大腿內側

可伸展大腿內側的「大腿後側肌群」。這部位的肌肉容易疲勞與變硬，一定要確實保養。

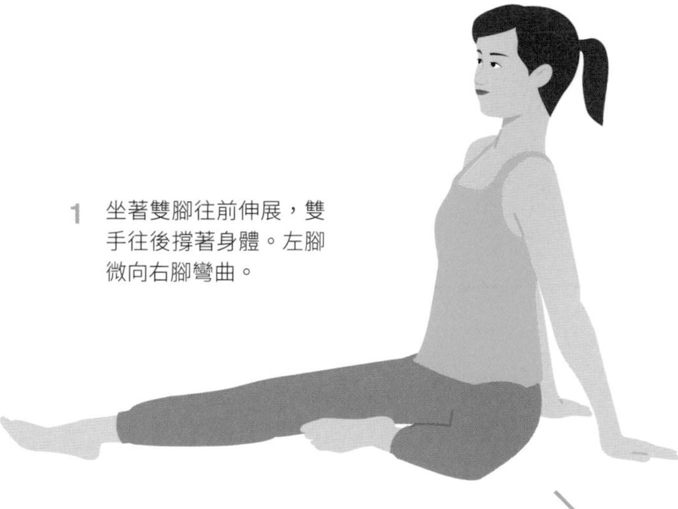

1　坐著雙腳往前伸展，雙手往後撐著身體。左腳微向右腳彎曲。

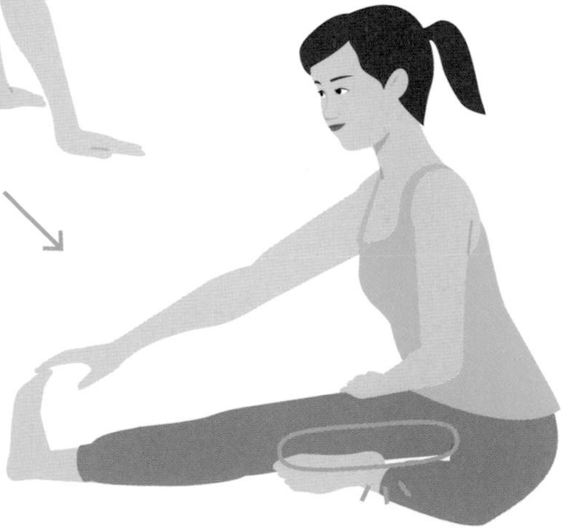

2　這時右腳打直，伸展右手，上半身慢慢往前靠，右手摸腳尖。自然呼吸伸展 30 ～ 40 秒。右腳做完換左腳。
※ 手摸不到腳尖也無妨，盡量伸展就好了。

伸展操③ 臀部

可伸展臀部最大的肌肉「臀大肌」。這部位的肌肉與股關節的動作關係密切，也能改善腰痛。

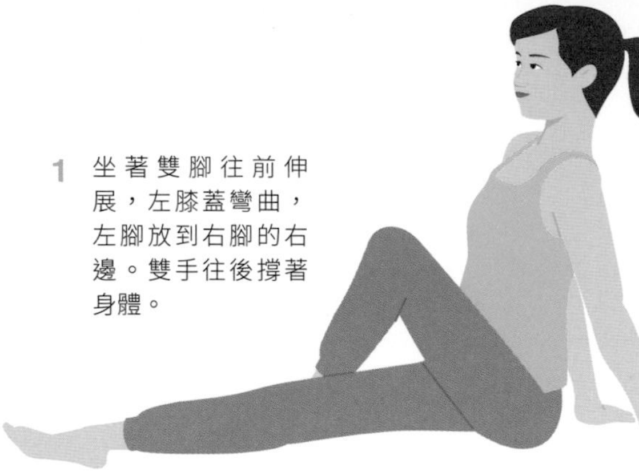

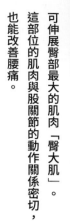

1 坐著雙腳往前伸展，左膝蓋彎曲，左腳放到右腳的右邊。雙手往後撐著身體。

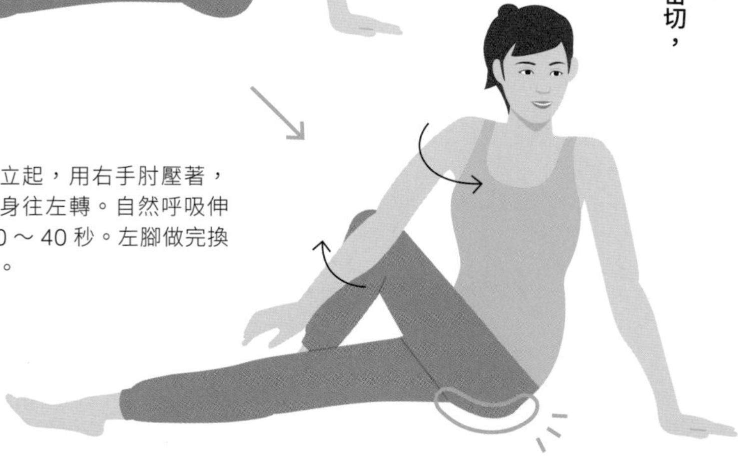

2 左膝立起，用右手肘壓著，上半身往左轉。自然呼吸伸展 30 ～ 40 秒。左腳做完換右腳。

伸展操④ 腹部

身體趴著、彎曲背部，可伸展腹部前面的大肌肉「腹直肌」。

1 身體趴著，雙腳打開與肩同寬。

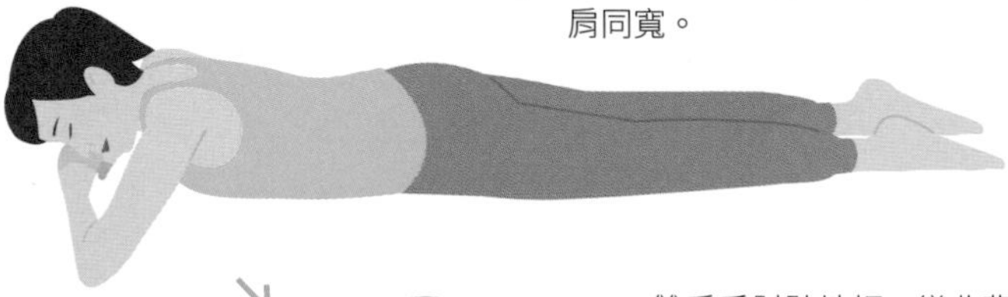

2 雙手手肘貼地板，彎曲背部。

重點

背部僵硬的人，不用過度勉強。

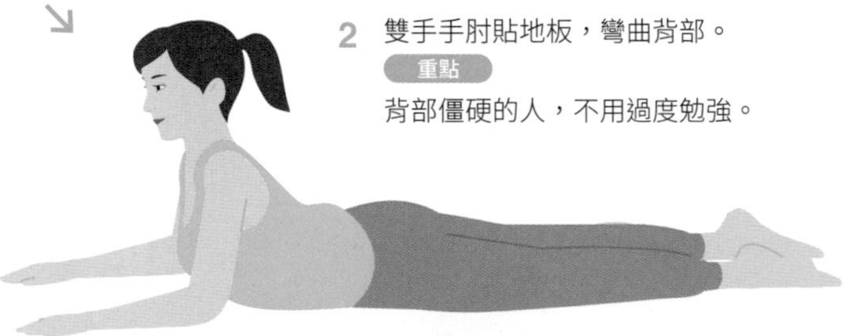

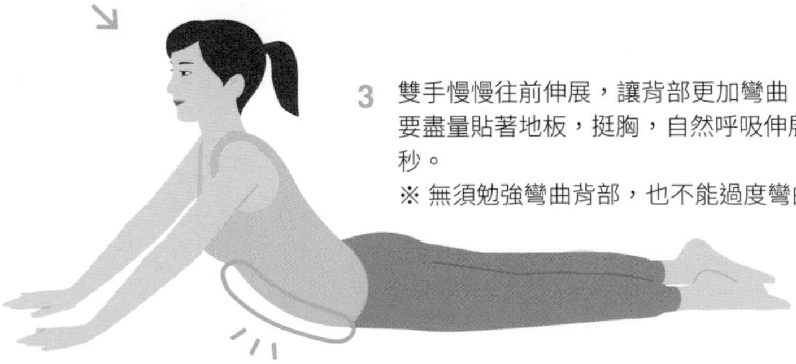

3 雙手慢慢往前伸展，讓背部更加彎曲。這時肚臍要盡量貼著地板，挺胸，自然呼吸伸展 30 ～ 40 秒。

※ 無須勉強彎曲背部，也不能過度彎曲。

伸展操⑤ 小腿

小腿有第二心臟之稱，宛如傳送血液的幫浦。走路時常用到，也很容易疲勞，須好好伸展小腿深處的「比目魚肌」。

1 左膝立起，背肌打直，右膝貼地板，雙手疊放於左膝上。

2 背肌持續打直，上半身往前，伸展左膝的小腿肚。自然呼吸伸展 30 ～ 40 秒。左腳做完換右腳。

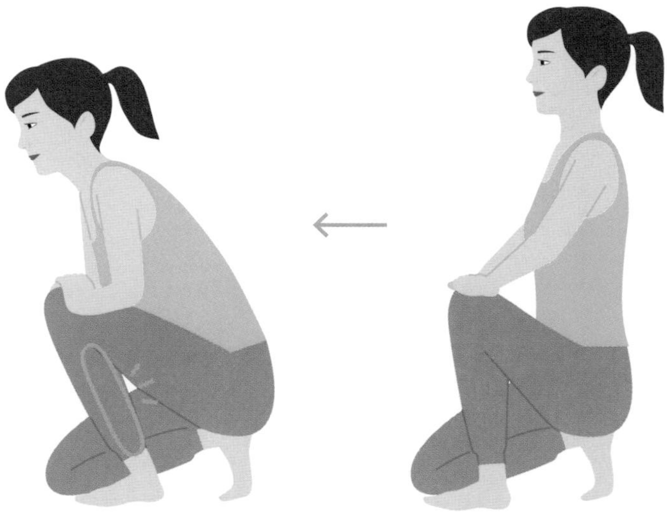

重點

這時左腳底要貼地板，不能翹起來。

伸展操⑥ 上臂與體側

可伸展手肘到體側的肌肉。這時可重整容易往內縮的肩膀，非常建議有肩頸僵硬困擾者進行。

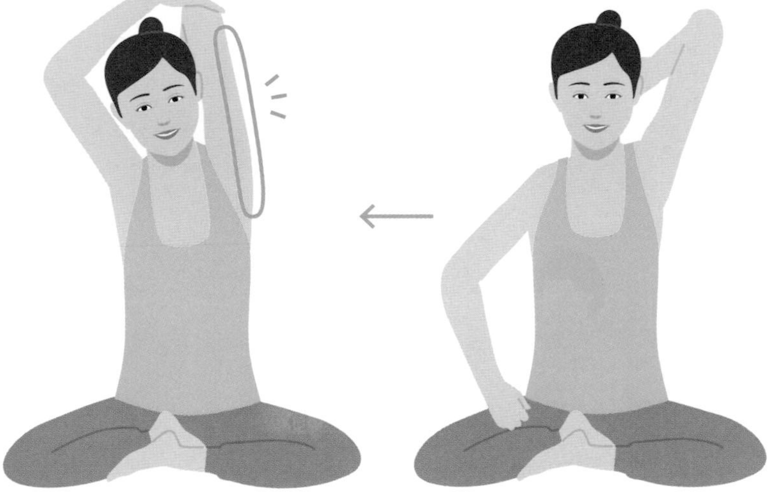

1 雙腳盤坐，左手打開放在後腦勺，右手自然地落在右腿上。

2 左手貼頭，右手靠著左手肘往右拉，伸展左上臂和體側。自然呼吸伸展 30 ～ 40 秒。左手做完換右手。

伸展操⑦ 肩膀

旋轉背部的肩胛骨，伸展肩膀或上臂的肌肉。背部有塊很大的「僧帽肌」，非常建議有肩頸或背部僵硬困擾者進行。

1 雙腳盤坐，左手往前伸展，右手靠在左手肘下面。

2 將左手往右拉。上半身朝正面，伸展左手的肩胛骨，自然呼吸伸展 30 ～ 40 秒。左手做完換右手。

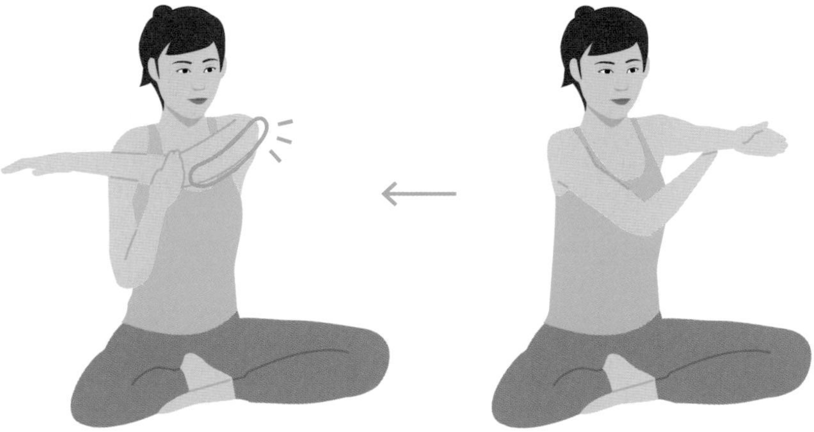

重點 這時左手要與地板平行。

利用零碎時間做伸展還能預防老化喔！

泡澡

泡澡時副交感神經活絡，血管擴張，四肢的血液循環變好。等身體變熱，肌肉跟著變軟，伸展的效果更好。泡澡時做伸展操，因為水有浮力，關節的負擔變小。經常感覺腰或關節疼痛的人不妨試試。

坐辦公桌

長時間採同姿勢坐辦公桌打電腦，會導致身體僵硬，血流變差。可趁休息時，直接坐在椅子上伸展，達到放鬆的效果。可利用伸展操⑥上臂與體側，或伸展操⑦肩膀的伸展動作，坐在椅子上進行。

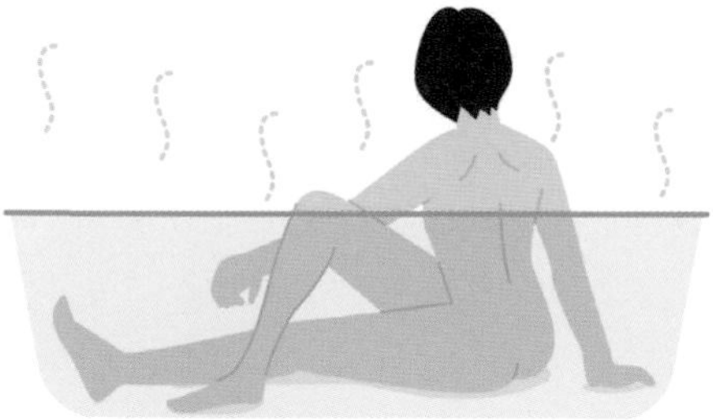

坐在浴缸裡也能伸展，建議做伸展操③臀部等伸展操。

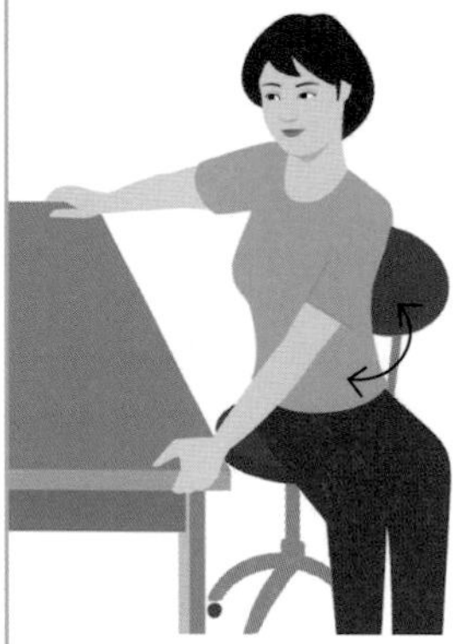

扭腰伸展操

雙手抓著桌子，上半身往前，旋轉椅子扭轉腰部。

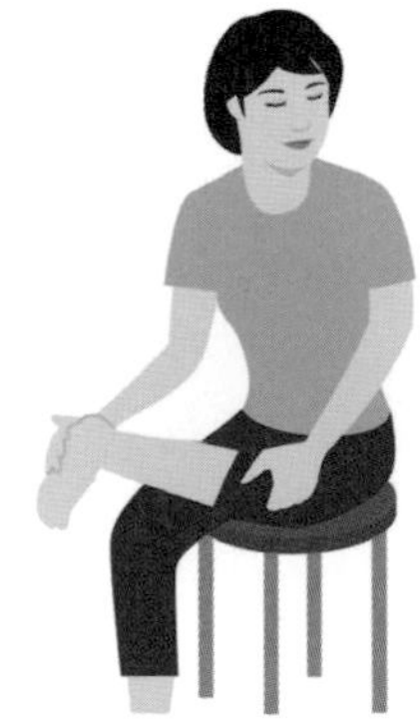

臀部伸展操

左腳跨在右膝上，背打直，上半身慢慢往前靠。

可護養肌力的飲食

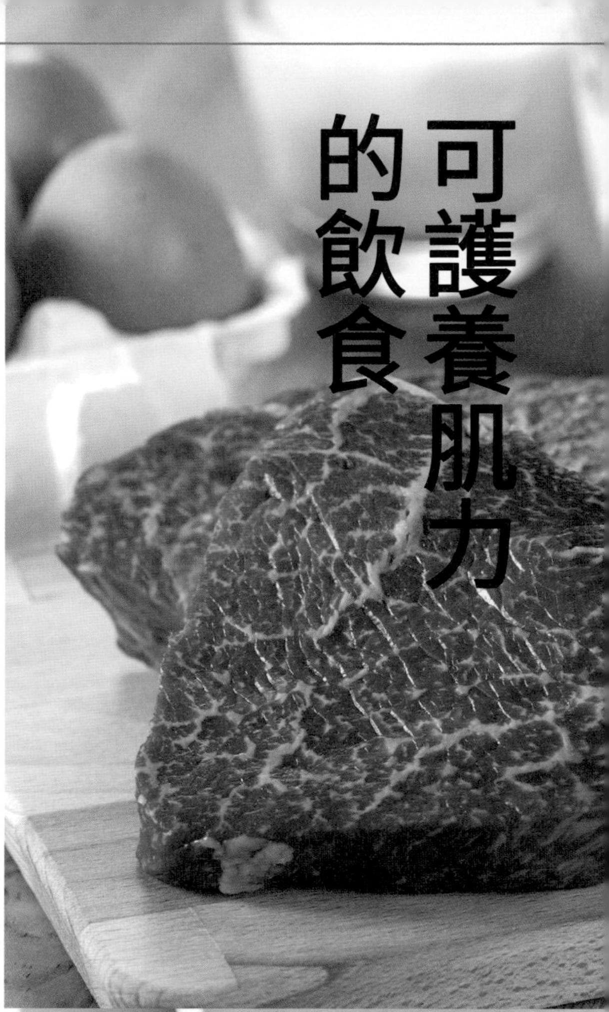

超過半數需要看護的「運動障礙症候群」是什麼？

運動障礙症候群（Locomotive syndrome），簡稱LOCOMO，是指與移動有關之下半身的肌肉、骨骼或關節的功能退化，造成「行走」或「站立」等運動能力衰弱的狀態。這種運動障礙也成為日後需要人照顧或看護的首要原因。在私家車或捷運等移動工具發達，少有機會活動腰部四肢的現代，不只是老年人，從孩提到成人的所有世代，都應該注意這個問題。

為了維持運動機能的健康，首要之務是養成運動的好習慣。而想透過運動修補流失的肌肉或骨骼，就需要均衡的營養。

從日常生活訓練肌力

肌力訓練不應只是一股運動風潮，即便不常運動的人，也該把它當成有助健康的好習慣。可增強肌力的習慣，對於從幼童到長者的每個世代，事實上都有好的影響。

一般來說，年過三十因運動量或活動量減少，肌力會慢慢衰退。但若有適度的運動或肌力訓練，即便六十～七十幾歲，依然可維持一定的肌力，甚至還能增強肌力。不過，對於關節軟骨的耗損，就算是目前的醫療手法也很難阻擋。關節軟骨一耗損，膝蓋就會痛，不只有礙行動，還會造成肌力下降。所以，要經常鍛鍊關節周遭的肌肉，才能保護關節軟骨。

話雖如此，以前從來沒有運動習慣的人，若突然開始激烈訓練也很危險。與其進行高強度的訓練，不如把肌力訓練當成生活的一部分，才能真正養出好肌力。首先可從日常生活中加入訓練肌力的活動，例如增加走路的時間，不搭手扶梯、改走樓梯等。

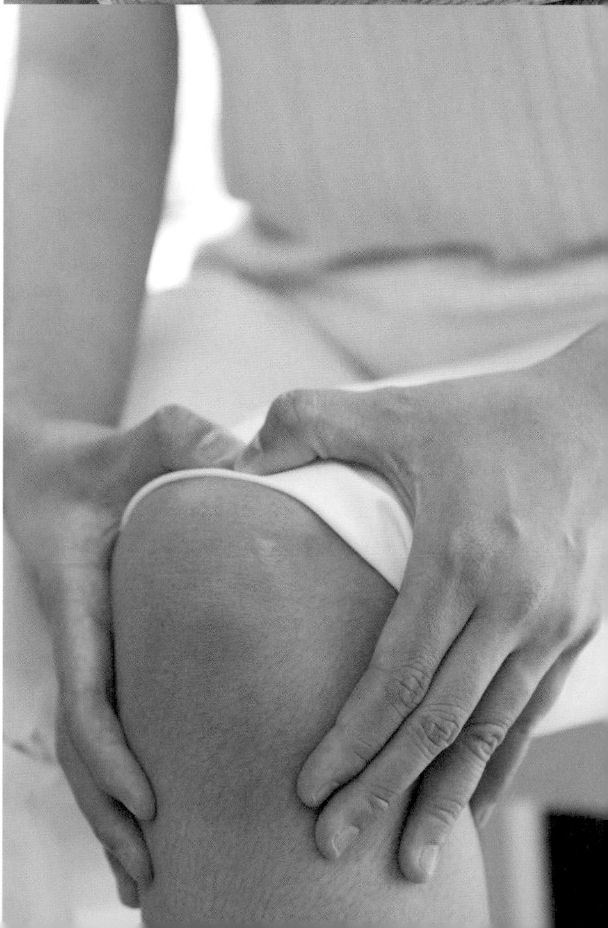

可護養肌力的飲食有哪些？

為了增加肌肉量，均衡攝取醣類、蛋白質與脂肪這三大營養素非常重要。現代人的飲食容易過度攝取醣類與脂肪，但缺少蛋白質，特別是經常外食者更明顯。反之，為了瘦身而過度限制醣類攝取，也是造成肌力減少的因素。

一天所需的蛋白質 體重一公斤約一公克

製造肌肉需要蛋白質，為了增加肌肉量，每一公斤體重需要一・〇～一・四公克的蛋白質。蛋白質雖是不可或缺的營養素，但也不能一次大量攝取，必須按照三餐分量攝取。此外，為了避免營養失調，最好均衡攝取魚肉蛋類、乳製品或大豆製品等各種食材。

※建議的蛋白質來源
雞肉（去皮）、牛或豬里肌、白肉魚、花枝、章魚、蝦子、豆腐、納豆、凍豆腐等

攝取讓血糖不易上升的醣類

想增加肌肉量，需要適量的醣類。當可做為熱量來源的醣類攝取不足，身體會分解肌肉製造熱量，肌肉量就會下降。但醣類攝取過量，或者是經常攝取容易導致血糖上升的精製麵粉、白糖或白米等食材，也會造成肥胖。這時建議改為富含膳食纖維，讓血糖不易上升的糙米、麥片或地瓜等食材。

※可當主食的食材
糙米、麥片、地瓜或全麥麵包等

肉類料理要留意膽固醇

隨著年紀增長，很多人因為在意膽固醇，刻意減少動物性食品的攝取量。但以豆類或蔬菜為主所攝取的蛋白質量，一天三餐加總不過二十公克左右，屬於低營養狀態，能增加肌肉量的材料明顯不足。

會增加壞膽固醇的飽和脂肪酸，大多存在於肥肉或乳脂肪裡。所以，吃雞肉要去皮或脂肪，選擇脂肪含量較少的牛豬里肌等部位，或是低脂鮮奶或優格，有效減少脂肪量，並攝取足夠的蛋白質。

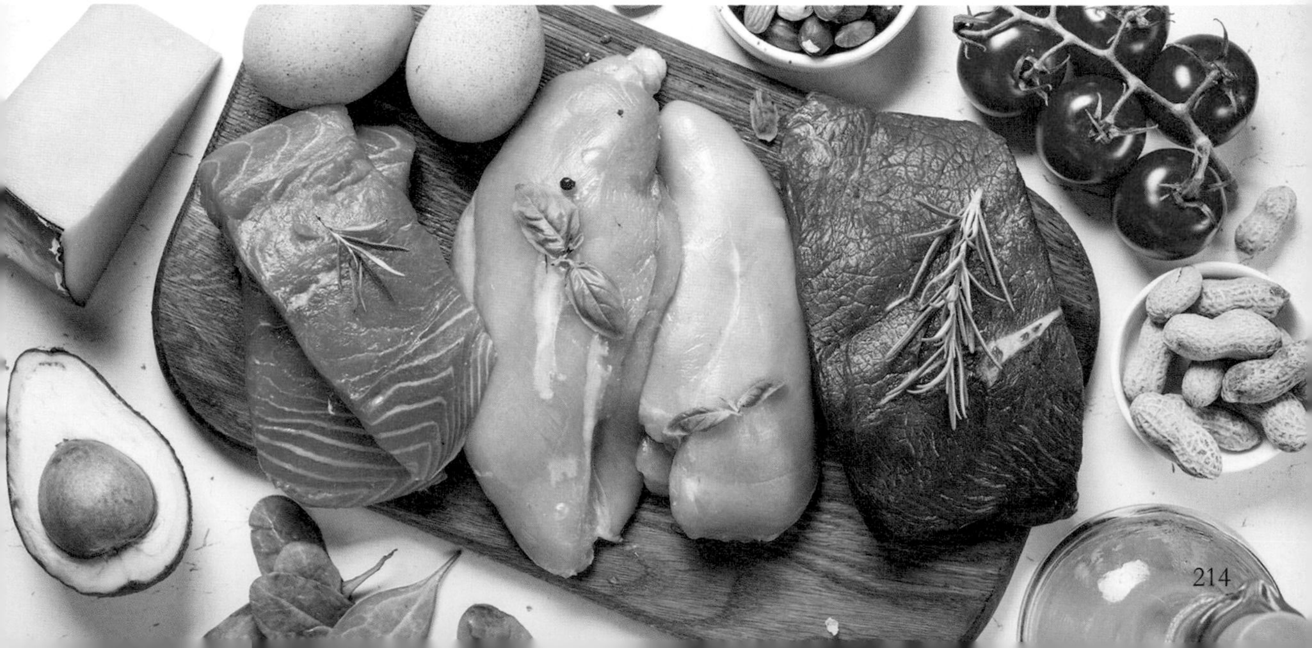

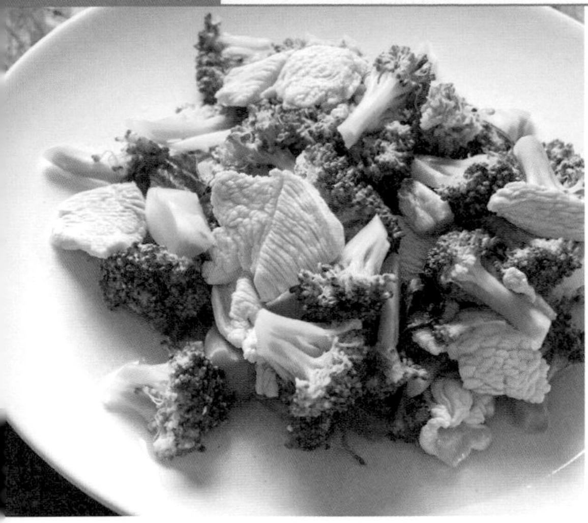

（營養價值都是一人份）

低脂高蛋白的雞胸肉
很適合用來養肌力

青花椰雞胸肉沙拉

熱量	162 kcal
含醣量	1.8 g
含鹽量	0.6 g
蛋白質量	13.3 g

材料（4 人份）

青花椰菜…2 朵
雞胸肉…200g
A 料　米醋…1.5 大匙
　　　EXV 橄欖油…3 大匙
　　　鹽…少許
鹽、胡椒粉…各少許
太白粉…1/2 大匙

作法

1 A 料拌勻備用。青花椰分成小朵，用鹽水（鹽另外準備）汆燙。
2 雞胸肉去皮切片，抹上鹽、胡椒粉和太白粉。
3 用熱水汆燙 2 的雞胸肉 2 ～ 3 分鐘，泡冷水。冷卻後取出吸乾水分。
4 雞胸肉和 1 的青花椰盛盤，淋上 A 料。

高蛋白質的蝦子搭配大量芽菜
營養滿點

芽菜鮮蝦沙拉

熱量	62 kcal
含醣量	0.6 g
含鹽量	0.1 g
蛋白質量	6.7 g

材料（4 人份）

蝦子（帶殼）…8 隻
蒜頭…1 瓣
百里香（有的話）…1 根
香菜…15g
青花椰苗
　…1 ～ 2 包（50 ～ 100g）
A 料　白葡萄酒醋…1.5 大匙
　　　EXV 橄欖油…1 大匙
　　　鹽…少許
沙拉油…適量

作法

1 A 料充分攪拌。蝦子去殼除腸泥，抹點鹽、胡椒粉（另外準備）。
2 沙拉油、蒜瓣和百里香下鍋，小火加熱。炒出香氣後，加入 1 的蝦子，轉中火煎至兩面上色。
3 香菜摘掉葉子，莖切成粗末。
4 青花椰苗、2 和 3 的食材倒入碗裡，用 A 料拌勻。

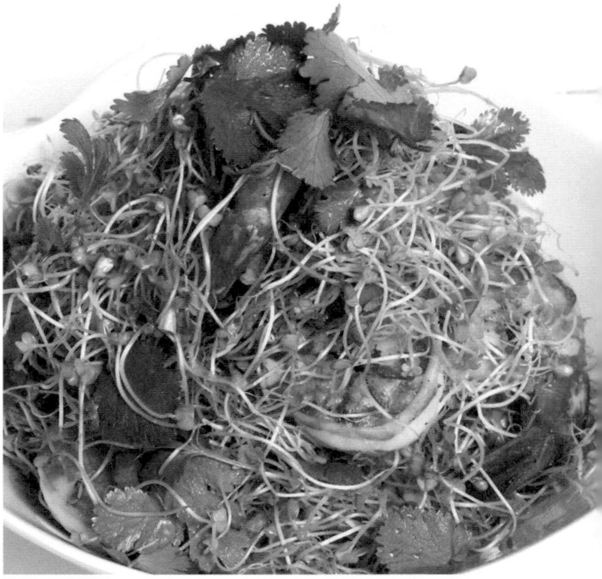

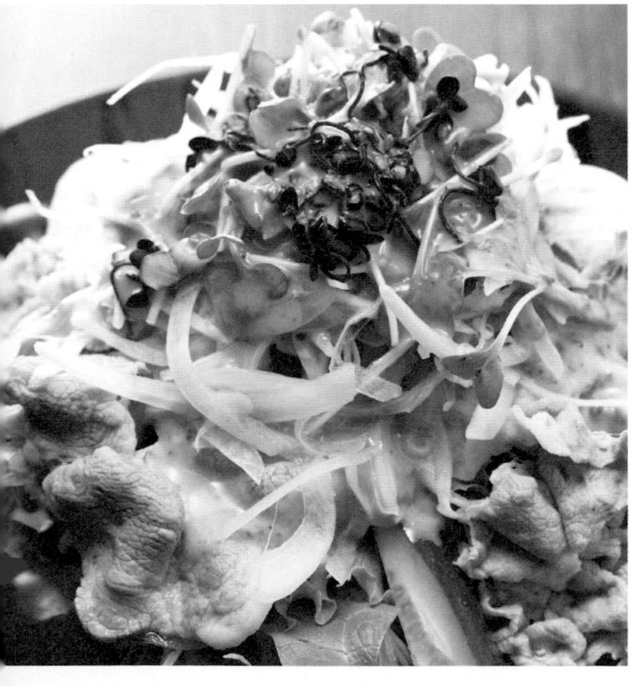

豬肉先用熱水汆燙
去除多餘脂肪更健康

豬肉涮涮沙拉

熱量	175 kcal
含醣量	11.7 g
含鹽量	0.9 g
蛋白質量	16.0 g

材料（4 人份）

豬肉薄片（涮涮鍋用）…250g
洋蔥…半顆
小黃瓜…1 根
萵苣…半顆
小番茄…2 ～ 4 顆
蘿蔔嬰…適量
紅蓼…適量
A 料　豆漿…1/4 杯
　　　白醋…1.5 大匙
　　　味噌…1.5 大匙
　　　砂糖…1 大匙
　　　白芝麻醬…1 大匙

作法

1 A 料拌勻備用。用足量的熱水加點鹽、米酒（另外準備）汆燙肉片後，瀝乾。洋蔥切絲。
2 小黃瓜切 0.5 公分寬斜片。萵苣撕成適當大小。
3 先將 2 的食材和小番茄盛盤，鋪上 1 的肉片、蘿蔔嬰和紅蓼，再淋上 A 料。

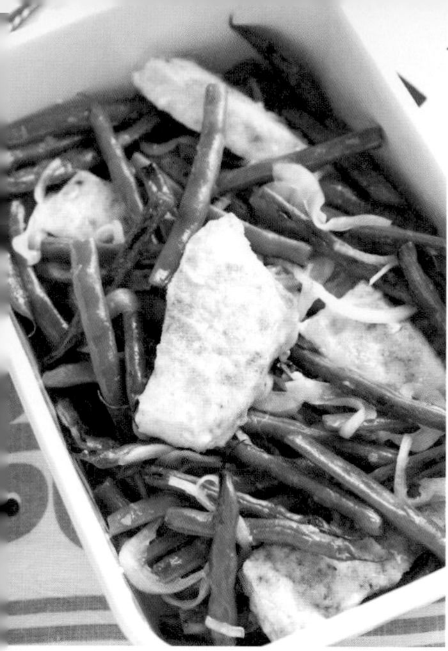

四季豆
富含胺基酸

四季豆涼拌旗魚

熱量	314 kcal
含醣量	11.4 g
含鹽量	1.8 g
蛋白質量	25.6 g

材料（4～6 人份）
四季豆…2 包（500～600g）
旗魚…3 片（600g）
洋蔥…1/4 顆
麵粉、鹽、胡椒粉、橄欖油…各適量
A 料 白醋…4 大匙
EXV 橄欖油、砂糖…各 2 大匙
鹽…1 小匙
胡椒粉…適量

作法
1 四季豆摘除筋膜，對半切。洋蔥切細絲。旗魚片抹鹽、胡椒粉，撒上麵粉。
2 少量橄欖油用中火加熱，先炒四季豆。
3 四季豆盛碗裡。再用橄欖油煎旗魚片，等兩面上色，一樣放入碗裡，加洋蔥絲和 A 料充分拌勻。
4 放涼後冷藏 1 小時即可食用。

雞胸肉低脂又低卡

雞胸肉酪梨捲

熱量	205 kcal
含醣量	1.1 g
含鹽量	1.0 g
蛋白質量	12.7 g

材料（2 人份）
酪梨…1 顆
檸檬汁…1 小匙
雞胸肉…2 片
A 料 鹽…1/3 小匙
米酒…2 小匙
鹽、胡椒粉…各適量
橄欖油…1 小匙

作法
1 酪梨去籽去皮，直切成 8 片，淋上檸檬汁。每片雞胸肉包上保鮮膜，敲成手掌大薄片，淋上 A 料，直切成 4 片。
2 用肉片捲酪梨，撒上鹽、胡椒粉。
3 橄欖油加熱，一一擺上酪梨捲，煎出香氣上色。

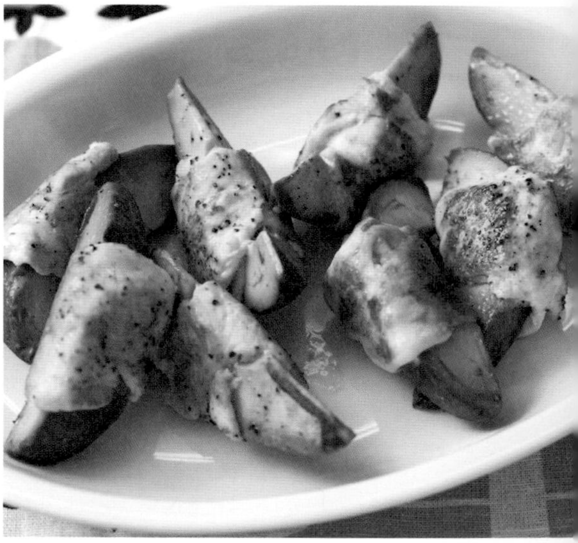

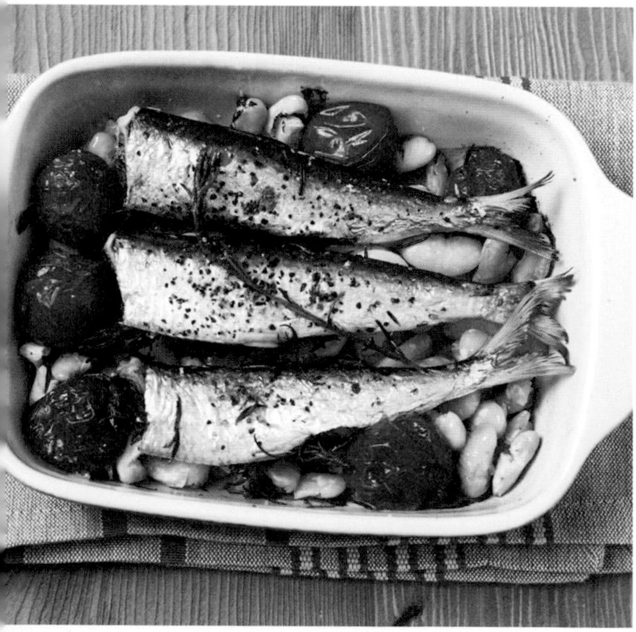

只要擺好烤熟即可
非常簡單！

迷迭香烘烤白扁豆沙丁魚

熱量	357 kcal
含醣量	11.4 g
含鹽量	0.6 g
蛋白質量	21.0 g

材料（2 人份）
白扁豆…煮熟 160g
沙丁魚…3 條
小番茄…5～6 顆
蒜頭…半瓣
迷迭香…3～4 根
鹽、粗黑胡椒…各適量
橄欖油…2～3 大匙

作法
1 沙丁魚清除內臟洗淨擦乾，塞入迷迭香。蒜頭切薄片。
2 將白扁豆、小番茄和蒜片放入烤盤，先撒一半的鹽、粗黑胡椒和橄欖油。再擺上沙丁魚，淋上剩下的鹽、粗黑胡椒和橄欖油。
3 用 200°C的烤箱烤 20 分鐘。

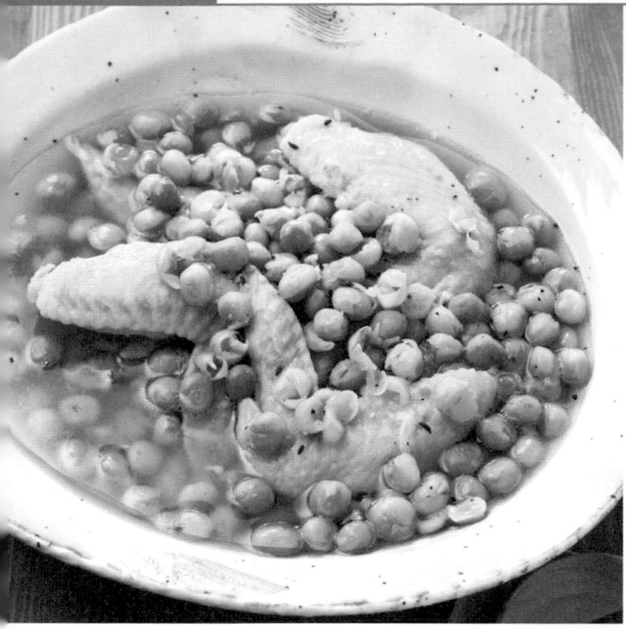

湯裡有滿滿的
膠原蛋白

豌豆雞翅濃湯

熱量	331 kcal
含醣量	28.0 g
含鹽量	1.8 g
蛋白質量	25.6 g

材料（2 人份）

豌豆…130g
雞翅…150g
水…4 杯
A 料 鹽…1 大匙
茴香、胡椒粉…各少許
月桂葉…1 片
B 料 茴香、胡椒粉…各少許
鹽、胡椒粉…各少許

作法

1 豌豆洗淨，用足量的水浸泡一晚。用 A 料搓揉雞翅，冷藏 1 ～ 2 小時。
2 豌豆連水一起煮開後，加入 B 料與快速沖洗過的雞翅，轉中火煮到豌豆軟熟。等湯汁大致收乾，用鹽、胡椒粉調味。

給人飽足感的高蛋白丼飯

凍豆腐雞蛋丼飯

熱量	416 kcal
含醣量	62.3 g
含鹽量	1.7 g
蛋白質量	16.3 g

材料（2 人份）

凍豆腐…1 大塊
洋蔥…半顆
青蔥…少許
A 料 高湯…3/4 杯
醬油…1 大匙
砂糖…1/2 大匙
雞蛋…2 顆
白飯…2 碗
香油…適量

作法

1 凍豆腐擰乾，切成 12 等分。洋蔥切絲。青蔥切蔥花。
2 香油加熱，用中火將凍豆腐煎到上色。
3 加入 A 料煮開後，再加入洋蔥絲煮到湯汁收乾，打蛋加蓋，轉中火稍微燜煮 30 秒。
4 先盛飯，倒入 3 的豆腐，撒上蔥花。

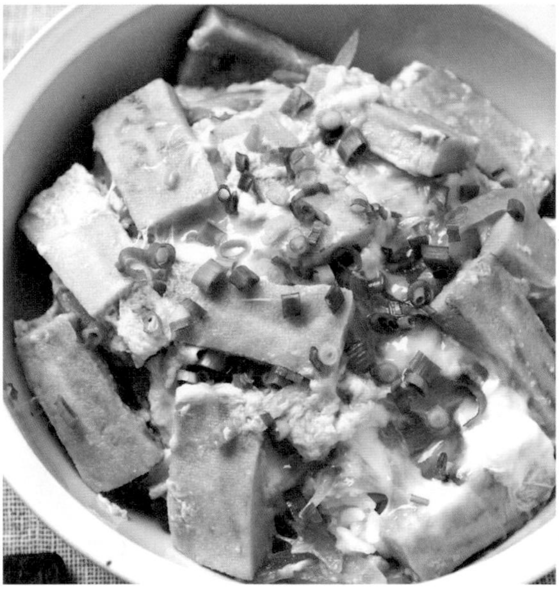

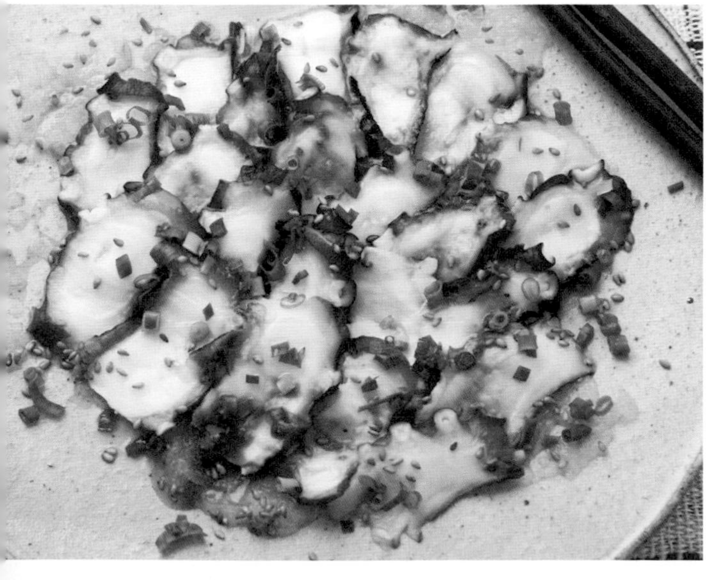

利用低脂高蛋白的海鮮
製作清爽小菜

章魚芝麻冷盤

熱量	151 kcal
含醣量	3.5 g
含鹽量	1.0 g
蛋白質量	12.7 g

材料（2 人份）

熟章魚腳…2 根
洋蔥…（小）半顆
珠蔥…3 根
白芝麻…1 大匙
橄欖油…1 大匙
A 料 醬油…1/2 大匙
芥末…1/2 小匙

作法

1 章魚腳切斜薄片。洋蔥磨成泥。珠蔥切蔥花。芝麻先炒香。
2 盤子先鋪層洋蔥泥，擺上章魚腳，灑上蔥花和芝麻，加點橄欖油，最後淋上拌好的 A 料。

皮膚

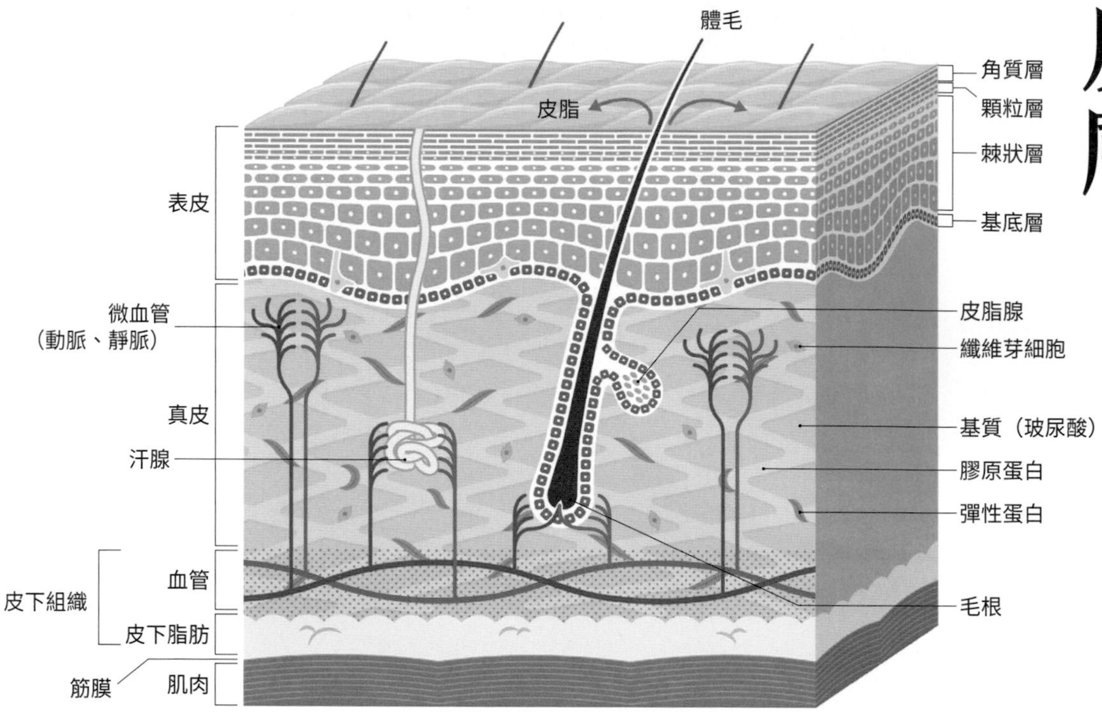

表皮的構造

表皮由內往外共有基底層、棘狀層、顆粒層和角質層四層。在基底層生成的細胞逐漸改變形狀，慢慢往表層擠壓，最後抵達最外層的角質層，形成髒汙脫落，再替換新細胞。

保護身體免於外來刺激或細菌入侵 為人體最大的器官

漢方見解「皮毛」包含汗腺、胎毛和毛孔。
「肌肉」主要為肌肉，也包含脂肪和皮下組織。
而「皮毛」與「肺」、「汗」與「心」、「肌肉」與「脾」有關。
常見的不適症狀或疾病 濕疹、斑疹、蚊蟲叮咬、粉刺、皮膚炎、足癬、雞眼、長繭、長疣、皮膚乾裂

覆蓋身體表面的皮膚約占體重的一六～一七%。以成年男性為例，皮膚總面積約一・六平方公尺，重約九公斤，為人體最大的器官。

皮膚的功能很多，可保護身體免於外來的各種刺激或細菌入侵，或感受寒暑，啟動下視丘，調節體溫，還能防止水分流失。

皮膚可分為三層結構——上層為表皮、中層為真皮、下層為皮下組織。表皮是平均厚度只有〇・二毫米的極薄膜，可以防止異物入侵，保護皮膚裡的血管或神經。

位於表皮最底部之基底層裡的肌細胞，會逐步製造新生的細胞往上擠壓，約十四天抵達角質層。接下來繼續往表層擠壓，約二十八天形成髒汙，自然脫落。接下來又再度循環製造新細胞，生成新皮膚，這稱為「肌膚再生」（turnover）。

位於基底層的黑色細胞一曝曬紫外線，會製造黑色素，吸收紫外線，保護皮膚。

表皮下面是真皮，大部分皮膚組織都在真皮層，可說是皮膚的大本營，平均約有二毫米的厚度。真皮富含膠原蛋白這類纖維狀蛋白質，裡面有皮脂腺、汗腺、包覆毛根的毛囊、血管、淋巴管等組織。皮膚的血管可將養分或水分送到表皮，帶走二氧化碳或老舊廢物，感受痛感、觸感或溫度，並保持身體的溫度或濕度。

至於最下層的皮下組織，大多是皮下脂肪，平均厚度約十毫米。這層組織可以緩衝外來的刺激，具有隔熱效果，也能儲存熱量。

對皮膚來說 膠原蛋白是重要的養分？

隨著年紀增長，皮膚失去彈性，容易變得鬆弛或長皺紋，主要原因出自表皮下層的真皮組織。真皮組織的一大要素——膠原蛋白纖維，由膠原蛋白這種蛋白質構成，幾乎無法收縮，以非常強韌的骨架構造撐住皮膚的彈性。而皮膚的彈性則來自彈性蛋白（也屬蛋白質）這種彈性纖維的收縮。所以，當年紀增長，無論是膠原蛋白或彈性蛋白都會減少，皮膚自然會鬆弛、缺乏彈性。

大家都認為多吃富含膠原蛋白的食物，可增加皮膚的彈性。遺憾的是，不管是膠原蛋白或彈性蛋白，都無法直接吃下肚就被吸收，就算擦在皮膚也無法滲透。

身體所攝取的膠原蛋白或彈性蛋白，被分解為胺基酸後，需借助維生素於體內合成。所以，從體內改善體質，才能有效預防鬆弛或皺紋。日常的生活重點之一，就是均衡攝取含各種胺基酸或維生素類的食物。此外，多多促進血液循環或提升新陳代謝率，也能有效預防這些問題。

皺紋形成的機制

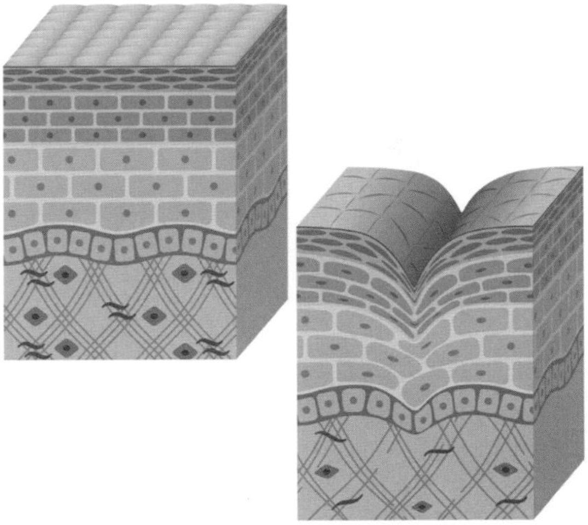

位在極薄表皮下的真皮組織，擁有含水與玻尿酸等物質的基質，裡面有強韌的膠原蛋白纖維如網子層層堆疊，再結合如橡膠般具有彈性的彈性蛋白，形成保有皮膚彈性的結構。不同於常常「肌膚再生」的表皮，真皮並不會有很大的變化，但隨著年紀增長，膠原蛋白纖維或彈性蛋白會減少或斷裂，讓皮膚失去彈性，最終出現皺紋。而膠原蛋白纖維或彈性蛋白之所以減少或斷裂，主要起因是紫外線造成的「光老化」。原本體內有可分解彈性蛋白的酵素，但因紫外線或老化的關係，此酵素的作用變強。在孩提時期，身體可持續製造新的膠原蛋白纖維或彈性蛋白，一旦老化，這種能力跟著衰退。皺紋可分為三種，一為乾燥皺紋，因乾燥等因素導致表皮暫時出現小細紋。二為皺紋可達真皮的小皺紋，若繼續往下扎根，就是第三種，也就是俗稱的「大皺紋」或「老化性皺紋」。

皮膚的自我防禦機制

所謂皮膚的自我防禦機制，就是表皮的角質層會保有滋潤感，保護皮膚，避免乾燥或外來刺激。角質層擁有天然保濕因子，提供皮膚滋潤感，細胞與細胞之間由神經醯胺等脂質串聯，再由堪稱天然保濕霜的皮脂膜整個包覆，避免水分蒸發。但皮膚若過於乾燥，細胞與細胞間形成縫隙，除了容易有刺激性物質入侵，水分也容易流失。

所以，為了讓皮膚保有這種防禦機制，要選擇適合膚質的洗面皂，徹底清除表面的髒汙，再擦保濕型保養品。洗臉的方法很重要，先讓洗面皂充分起泡，輕揉洗臉，等髒汙浮出表面再沖洗乾淨。切記不能用力搓洗刺激皮膚，一旦洗過頭，反而會讓皮膚變乾燥。

傷口為何會痊癒？

皮膚一受傷，血液就會往此聚集覆蓋傷口加以凝固，讓皮膚表面結痂。接下來，基底層的細胞開始分裂，將新細胞往表面擠壓。在傷口結痂的過程，下面的皮膚持續再生，最後等傷口的痂自然脫落，完成皮膚的修復。所以，結痂的傷口若任意摳掉，有礙傷口的復原，也會延緩復原的時間。其他像皮膚龜裂或凍瘡，起因是表皮缺水，或皮膚太乾、抵抗力不佳。所以，長時間碰水工作後，記得抹上油性乳霜，幫皮膚補水。

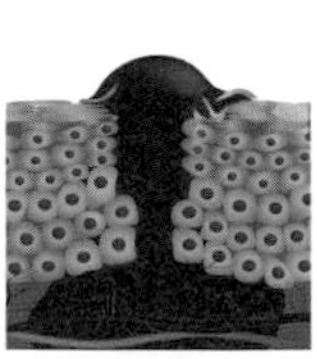

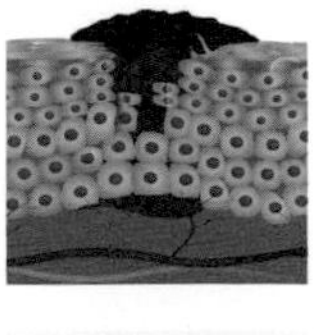

不同紫外線對皮膚的傷害不一

紫外線過度曝曬會對皮膚造成莫大的傷害。紫外線中光源能量大的A波，以及波長短但強有力的B波，會入侵皮膚傷害細胞，導致免疫力下降，或傷及遺傳因子，增加罹患皮膚癌的風險。眼睛若過度照射紫外線，也會增加白內障的風險。此外，黑色素一增加，皮膚會出現各種問題，如長皺紋或雀斑，角質層的保濕力變差等。

除了紫外線以外，血液循環不良或抽菸等不良習慣，也會導致皮膚老化。紫外線或抽菸都會破壞膠原蛋白，促進黑色素*1形成，要特別留意。

皮膚的黑色素量和真皮裡的血液顏色，會決定皮膚的顏色，黑色素一多，皮膚就偏黑。

位於皮膚表皮最下層的基底層，有黑素細胞可製造黑色素。一接觸紫外線，「製作黑色素！」的訊息就會傳給黑素細胞，在酵素的協助下製造黑色素，以阻絕有害的紫外線保護皮膚。若日照強烈，製造過多黑色素，很容易曬傷，導致皮膚變黑。

在正常情況下，黑色素會隨時間而分解，連同表皮細胞成為髒汙脫落。萬一這種平衡機制失調，黑色素就會沉澱形成斑點。

所以，皮膚會長斑的主要原因還是紫外線。長期曝曬紫外線，皮膚會受傷，皮膚細胞再生能力下降，排除黑色素的功能跟著變差。

再加上年紀增長，氧化的脂肪增加更多的黃褐色素，形成黯黑偏黃的斑點。雖說維生素C或E可抑制這種色素的形成，但皮膚的吸收能力有限，還是要從食物裡充分攝取。

紫外線也有好處？

大家都知道，曝曬過多的紫外線，會增加皮膚癌的風險，導致免疫力下降；但紫外線並非一無是處，它能生成體內必要的維生素 D。無論骨骼的生長或健康，都需要足夠的維生素 D。身體若缺少維生素 D，幼童會出現骨骼生長障礙；骨密度偏低的長者，會增加骨質疏鬆的風險，也會因為骨折而長期臥床。不過，紫外線不是曬越多越好，一天大概曬 15 分鐘就可以了。

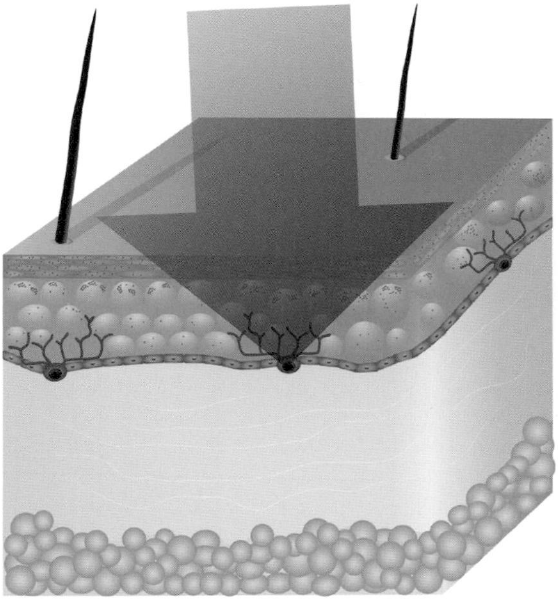

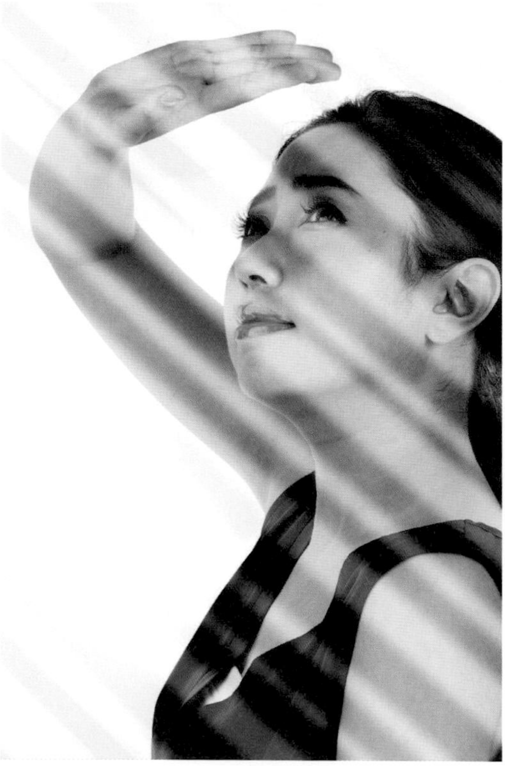

紫外線的種類

紫外線依波長不同可分為 UVA、UVB 和 UVC 3 種，波長越長，穿透力越高而能量較弱。UVC 因波長較短，大多被離地 10 ～ 50 公里的臭氧層阻絕，能抵達地球表面的只有長波 UVA 和中波 UVB 兩種。UVA 因波長較長，可抵達真皮層，加速皮膚老化，長時間曝曬會導致皮膚鬆弛或長皺紋。而 UVB 會讓皮膚曬傷發炎。但近年來因臭氧量逐漸減少，可抵達地表的紫外線變多了，要特別注意。

＊1 黑色素

黑色素為製造膚色、髮色或瞳孔顏色的色素，可隔絕紫外線保護細胞。曝曬過量的紫外線，皮膚會曬傷變黑，其實是黑色素暫時保護細胞的反應機制。

漢方 「皮毛」可反映「肺」的狀態

漢方稱皮膚、汗腺或體毛等身體表面為「皮毛」。「皮毛」與「肺」關係密切，「肺」正常運作則皮毛豐潤有光澤，可防止外物（外邪）入侵。「肺」若失調，皮膚會出現各種問題。肺氣不足會出現容易出汗、易染風邪或皮膚粗糙等症狀。肺氣如果失調，則有惡寒、發燒、鼻塞、流鼻水、咳嗽等症狀。「汗」為體內水分和生命能量蒸發顯現於體表的體液，與「心」有關。當心血（主導精神活動的根本物質）或體內水分不足或過剩，排汗量就會異常。此外，遇上強烈的恐懼或不安感等壓力，汗水也會變多。汗一多會消耗心血，人顯得更加不安或出現心悸。而皮下脂肪或皮下組織，都跟肌肉一樣屬於「肌肉」的環節（參考第 203 頁）。「肌肉」與「脾」關係密切，「脾」氣一充實，也能整頓皮下脂肪或組織。

建議漢方藥

清上防風湯／粉刺

桂枝茯苓丸加薏苡仁／粉刺、斑點、皮膚乾燥粗糙

藥草 利用藥草保養皮膚

很多化妝保養品都會利用藥草或花草類等植物成分當作原料，例如德國洋甘菊／消炎，薏仁／除疣、美肌，玫瑰／收斂，玫瑰果、桑（桑葚）、石楠花、覆盆莓葉／防斑、防黯沉。此外，很多花草茶可利尿，促進血液循環，經常飲用可改善膚色與氣色。若選擇上述具有美肌效果的藥草，或許短時間內就能看到效果！

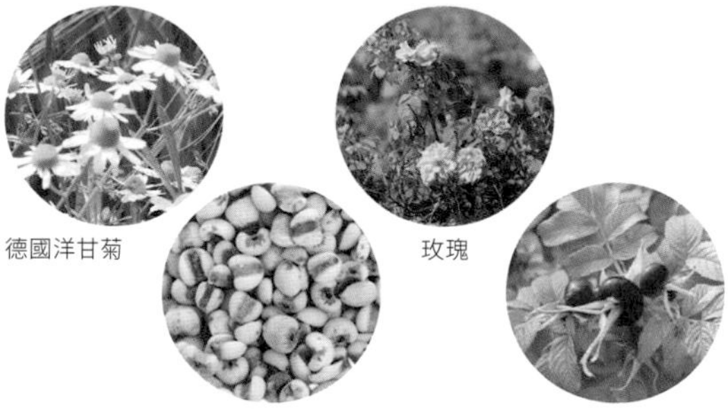

德國洋甘菊　玫瑰　薏仁　玫瑰果

好食材與食用方法

有益肌膚的好食材

蛋白質、維生素 A、維生素 B 群或維生素 E，均可促進體內的新陳代謝。

而維生素 C 有預防黑斑或雀斑形成的效果。

想讓氣色變好需要鐵，想控制皮脂正常分泌則需要維生素 B_2。

此外，抽菸或壓力等都會增加體內的活性氧，促成老化現象，製作過多的黑色素，要多留意。再者，血液若循環不良，也會延緩黑色素的排除。

皮膚曬黑可分為兩種

皮膚曬黑可分為曬傷（sunburn）與曬黑（suntan）兩種。曬傷主要是UVB造成的發炎現象，皮膚會泛紅，曝曬過度會刺痛，嚴重時還會起水泡。而曬黑來自UVA這種紫外線，皮膚會慢慢變黑。

此外，入侵眼睛的紫外線也會帶來傷害。所以，當腦部感測到入侵眼睛的紫外線，會下達指令製造黑色素以保護皮膚。尤其是日照強烈的仲夏，可戴上太陽眼鏡保護眼睛，避免紫外線的傷害。

防曬產品 SPF 與 PA 的不同

防曬產品上面常標註 SPF、PA，顯示預防紫外線的效果。SPF 即防曬係數，為可預防造成皮膚泛紅發炎之 UVB 的防曬指數。數值就是相較於未塗抹任何防曬品，可防止 UVB 造成發炎的時間長短。例如，SPF30 就是相較於不塗任何防曬品，可預防 30 倍的紫外線量。而 PA 就是預防短時間內皮膚變黑之 UVA 的指標；正數越多，預防效果越好。

不過，無論是哪一種防曬產品，數值越高，皮膚的負擔也越大，重點是按照皮膚狀況選擇合適的防曬產品。

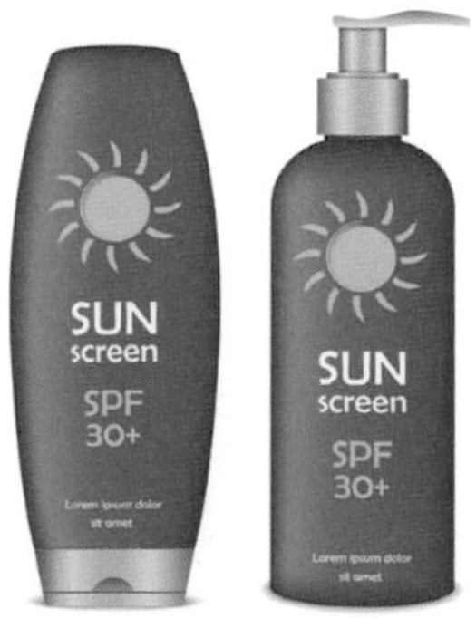

頭髮

我們的頭髮約有十萬根，據說每天都會掉八十～一百五十根。因頭髮會變長，常被認為是活的、不會死，事實上，死掉的細胞團會從頭皮被擠出來。

頭髮可大致分成「毛幹」與「毛根」兩部分，從頭皮露出的是毛幹，藏在皮膚下面的是毛根。毛根最下面圓鼓起的是毛乳頭，可從微血管吸收養分送到毛母細胞，再透過這種細胞反覆分裂，慢慢推擠變成頭髮。

雖說因人而異，但據說頭髮每天會長○・二～○・三毫米。頭髮成長的巔峰期，成年男性約二十歲，成年女性為二十五歲，這時的頭髮最粗、最具光澤，有彈性。但隨著年紀增長，頭髮生長速度變慢，逐漸失去光澤與彈性。

有趣的是，頭髮在一天裡的生長速度不太一樣。據說上午十～十一點開始生長，且生長速度最快。之後逐漸變慢，到了下午四～六點速度再度變快，等到夜裡幾乎不長了。

而且，頭髮不是一輩子都在長，而會經一定週期凋亡脫落，再從相同毛孔長出新頭髮，這樣的反覆生長類型稱為「毛髮週期」。

頭髮是皮膚的一部分
為結束活動的細胞團

漢方見解 「髮」與「腎」有關。
常見的不適症狀或疾病 **掉髮、禿頭**

一根頭髮的構造

頭髮由最外側的表皮層，內側的皮質層，以及中心部分的髓質層所構成。

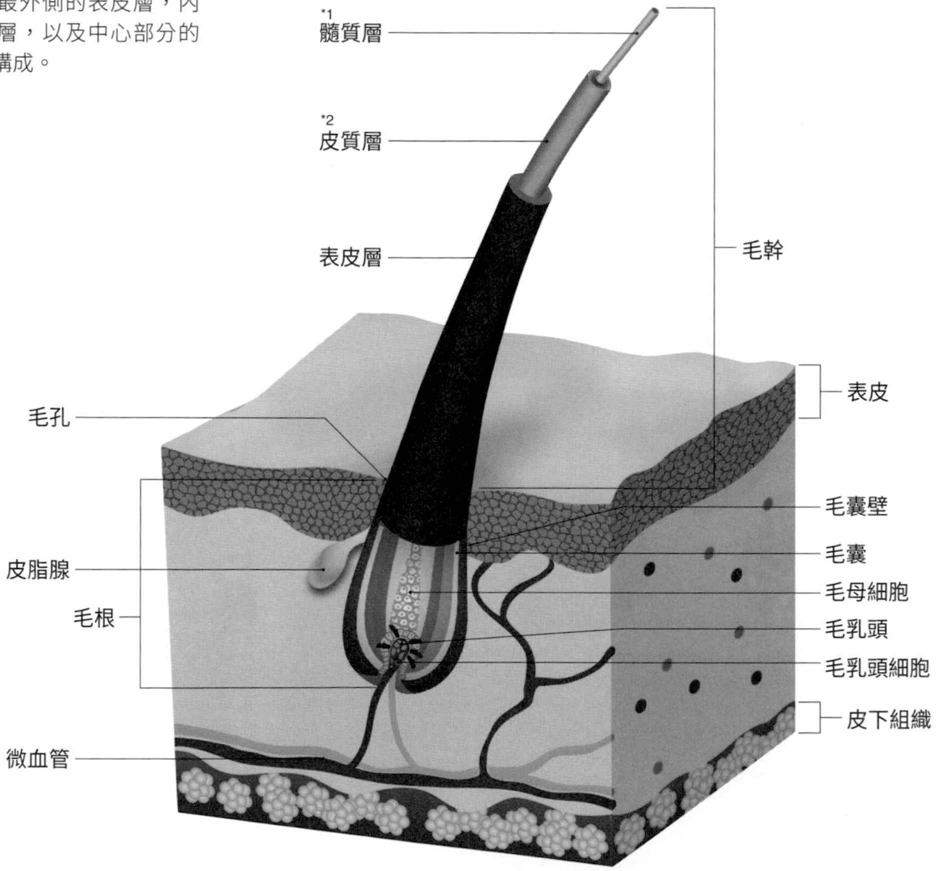

＊1 髓質層
頭髮的中心部分，有蜂巢狀細胞排列。一般來說，頭髮越粗，髓質層越多，嬰兒的體毛或胎毛就沒有髓質層。

＊2 皮質層
位於表皮層內側，約占頭髮組成的 85 ～ 90%，由纖維狀的角蛋白這種蛋白質所構成。皮質層的狀態可決定頭髮的粗細、硬度或韌度。內含 12 ～ 13% 的水分，可決定頭髮的柔軟度。此外，裡面的黑色素含量可決定髮色。

頭髮可以保護人體重要的部位

對人體來說，頭髮具有三大功能。

①保護頭部、調節體溫。頭皮幾乎沒有肌肉或脂肪，由頭蓋骨保護腦部。當頭蓋骨遭受撞擊，會造成腦部莫大損傷。有頭髮的話，多少可以減少這類撞擊。頭髮還能保護頭部，減少紫外線、豔陽或氣溫等變化的刺激。

②排除有害物質。頭髮可排除體內吸入的鋁或鉛等有害物質。

③當作感覺器官。布滿於毛根的神經，可反映外來的刺激，察覺危險性。

由此可知，頭髮不是只有蓋住頭皮維持美觀，而是非常重要的東西。一旦變薄或脫落，身體就可能受傷。所以，平常要多按摩頭皮，促進血液循環，均衡飲食，從體外好好保養頭髮。

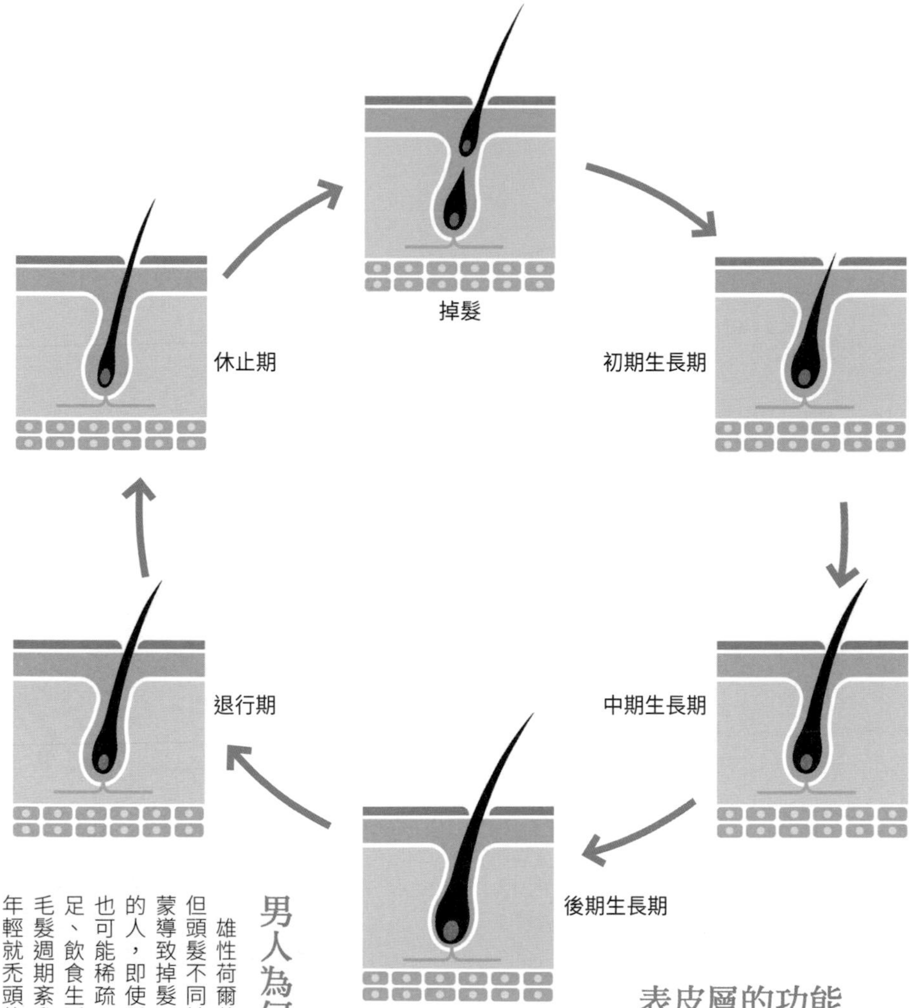

男人為何會禿頭？

雄性荷爾蒙雖能促進毛髮生長，但頭髮不同於其他體毛，會因荷爾蒙導致掉髮。所以，雄性荷爾蒙多的人，即使鬍鬚或胸毛濃密，頭髮也可能稀疏。其他像壓力、睡眠不足、飲食生活不規律等，也會導致毛髮週期紊亂，造成禿頭。特別是年輕就禿頭的人，受這些因素影響更大。

表皮層的功能

表皮層可包覆頭髮表面，保護頭髮免於外來的刺激，增加光澤。但表皮層不耐摩擦，所以，洗完頭不要用毛巾搓揉髮絲或用力梳頭。表皮層一受傷，頭髮就會分叉或毛燥。

年紀一增長 頭髮也會出現變化

年過四十以後，對於頭髮的煩惱會不太一樣，如擔心白頭髮變多、頭髮變毛燥容易打結、失去光澤感，甚至越來越捲。等過了五十歲，除了擔心頭髮變細沒韌度，還會煩惱髮量變少，分線越來越明顯。

頭髮的基質（皮質層），由兩種性質不同的皮質細胞構成。當這兩種細胞的分布一失衡，頭髮就會捲曲。頭髮一捲曲，髮流就會亂掉，頭髮看起來就沒光澤。這時皮質層裡的脂肪變少，頭髮不再柔軟，變得易脆、容易斷裂。

頭髮的生長週期為二～六年的成長期，約二週的退行期，三～四個月的休止期。隨著年紀增長，成長期變短，頭髮變細，容易脫落。這時休止期變長，整個髮量變少。

當毛母細胞旁的黑色素消失，就會長出沒有上色的頭髮——白頭髮，年過五十者約有九成都會長出白頭髮。

頭髮為何會變白？

黑色素的量可決定頭髮顏色。黑色素越多，髮色越黑；黑色素越少，髮色呈褐色。若因老化導致新陳代謝力不佳，或因某種因素無法製造黑色素，就會出現白髮。就算是年輕人，若無法形成黑色素，一樣會變白髮。此外，壓力也是造成白髮的一大因素。

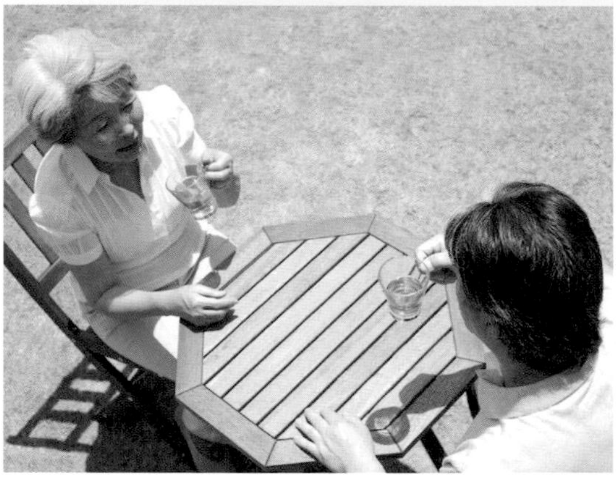

漢方 「髮」與「腎」有關

漢方認為「髮」與「腎」關係密切。「髮」的成長取決於「血」，故「髮為血之餘」。若生成血液的腎精或腎氣充足，髮自然充滿光澤美感；若腎精或腎氣不足，就容易長白髮或掉髮。

藥草 建議藥草

筆頭菜、咬人貓／補充毛髮生長所需的珪

好食材與食用方法

有益毛髮的好食材

1 含碘的海藻類
2 富含優質蛋白質的肉類
3 含可促進頭皮血液循環之維生素 A、C、E 的黃綠色蔬菜、水果、堅果類、芝麻
4 富含 EPA 的青背魚
5 富含可促進新陳代謝之維生素 B 群的肝臟、鮪魚、瘦肉等
6 蛋白質合成不可欠缺的鋅、牡蠣或蛋類

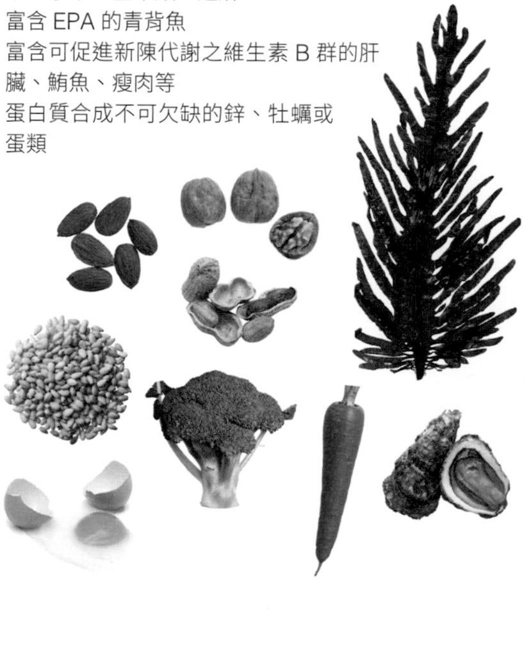

生髮劑的成分為何？

生髮劑含有促進毛髮生長的成分「米諾地爾」(minoxidil)，或促進頭皮血液循環的成分「卡普氯胺」(carpronium chloride)。此外，有些還加了當歸、朝鮮胡蘿蔔等生藥萃取、維生素製劑、止癢的抗組織胺成分、荷爾蒙成分等。

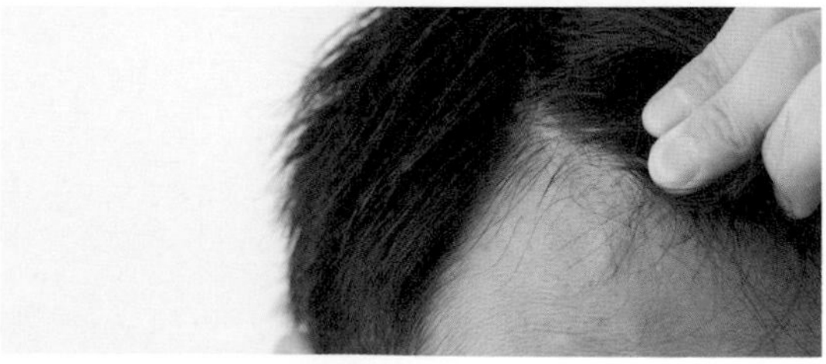

指甲

指甲（爪）為細胞死掉之皮膚角質層變化的產物，跟頭髮一樣由角蛋白這種蛋白質構成。正因為是死掉的細胞，因此剪指甲才不會痛。

指甲除了三層構造以外，還有藏在皮膚裡看不到的部分，各有各的名稱。指甲根部稱為「指甲基質」，可不停生成指甲，據說一個月約三～五毫米長。指甲的生長速度因季節而異，夏天會比冬天快，成人約四～五個月指甲就會全部更新。

指甲內含之一〇～一五％的水分，也會因季節而含量不一，冬天指甲易乾裂，是含水量少的緣故。指甲下面有血管，因此指甲表面呈現粉紅色。

指甲可以輔助感覺器官，完成一些細緻的作業，並且調整力量的大小。此外，指甲也能預防細菌等外物入侵，避免感染。

用雙腳撐住身體走路時，腳尖會有抓地力，以維持身體的平衡。

指甲是死亡細胞變化的產物即使被剪也不會痛

漢方見解 與「肝」有關。

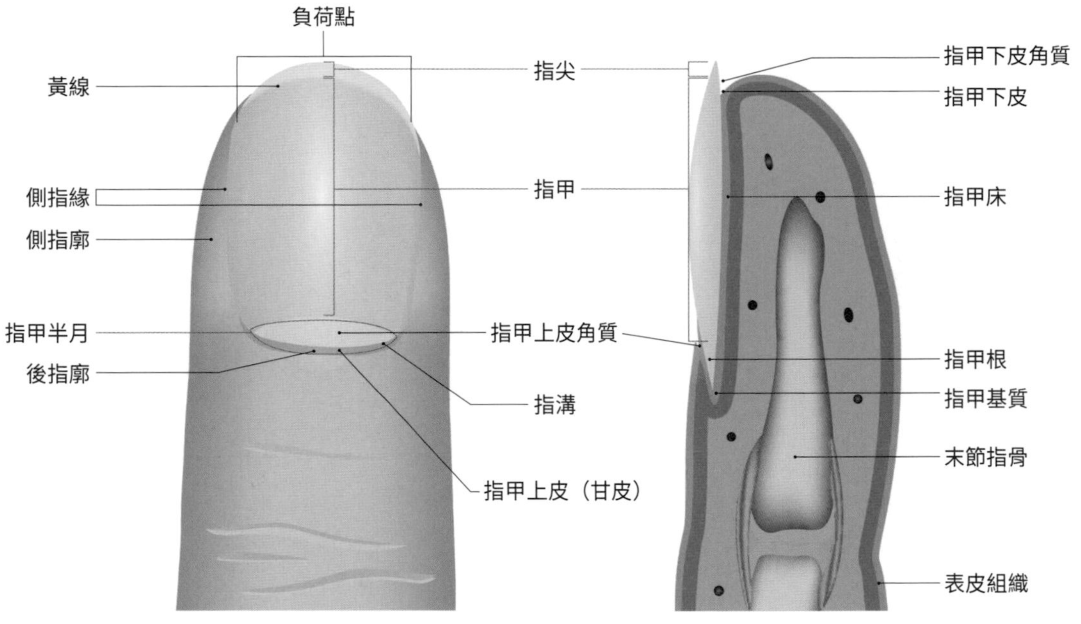

指甲的構造與主要名稱

指甲的表面稱為指甲（甲板），皮膚下面稱為指甲根，指甲最前端是指尖，容易因水分不足而斷裂，形成指甲剝離症（俗稱兩片指甲）。指甲內側與皮膚相連處為指甲床，兩側稍微隆起的皮膚稱為指甲廓。只要指甲基質正常，因受傷而不見的指甲也能再生。

漢方 「爪」與「肝」有關

漢方認為「爪為筋之餘」，跟「筋」一樣與「肝」關係密切。爪之狀態受肝血所左右，若肝血不足則爪無光澤，也會變脆。

藥草 建議藥草

筆頭菜、咬人貓／補充毛髮生長所需的珪

指甲的保養

據說手指甲一天約長 0.1 毫米，腳趾甲一天約長 0.05 毫米。所以，5 ～ 7 天剪手指甲，10 ～ 14 天剪腳趾甲剛剛好。指甲留太長，和手指離得越遠，容易水分不足而斷裂。

若指甲剪得太短露出指尖，容易造成捲甲。指甲短，甘皮（指甲上皮或表皮層）就容易生長以支撐指甲。

甘皮就是指甲根和皮膚交界的那層薄皮，可防止細菌或異物入侵手指。若甘皮過長，會帶走指甲的水分和養分，所以要適時修剪甘皮和指甲上皮角質，避免過長，但也不能剪太短。

剪完後，先用指甲專用的護甲油或護甲霜確實塗抹甘皮保濕，接下來再用這類保養品，邊按邊搓揉全部的指頭。

指甲剝離症與捲甲

指甲有三層構造，若因某種因素，層與層之間有空氣跑進去，就會形成指甲剝離症。像敲打鍵盤的衝擊，或者是用鈍鈍的指甲刀剪指甲，指甲一受到壓力會破掉，形成鋸齒狀的斷面，最後變成指甲剝離症。這時可用利一點的指甲刀剪整齊，用銼刀磨平斷面。水分不足或營養不良，也會讓指甲變成兩片。

而腳趾頭的捲甲主要是捲曲趾甲時過於用力，或過度分散力量所引起。此外，穿著細尖頭鞋子或走路方式等，也會造成捲甲。針對捲甲，正確的修剪方式，是指甲邊邊不要剪，先剪成一直線，再用銼刀把兩側修圓。平常指甲不能剪得太短，讓它自然生長，就不會變成捲甲了。

代表性的指甲疾病

從指甲可以了解身體健康的狀態，但指甲本身也會生病。像是因白癬菌這種黴菌感染引起的「指甲白癬」，會讓指尖增生變厚。此外，還有因這種指甲白癬或壓迫導致的「捲甲」（凍甲、嵌甲），或指尖剝落變黃白的「指甲剝離」等。尤其是腳趾甲不明顯，容易被忽視，往往已經生病而未察覺。發現穿鞋會痛或不好走路時就要注意，平常也不要忘記檢查自己的腳趾甲。

指甲是健康的指標

從指甲表面可觀察身體的健康狀態。例如，指甲有橫紋，可能是身體狀況不佳或壓力等抑制了指甲生長。指甲出現直紋，為老化現象之一，但若直紋非常明顯，可能是血液循環不良。指甲表面長斑點，要留意肝臟或年輕型糖尿病。若指甲下半偏白，上半偏紅，可能是腎臟有問題。若指甲末端如湯匙翹起（匙狀指），可能是貧血或甲狀腺機能障礙。若指頭末端鼓脹如鼓槌（杵狀指），很可能是心臟病或呼吸器官方面的疾病。

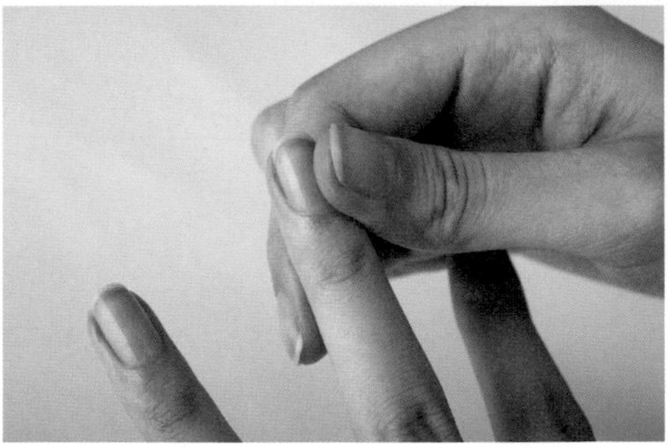

指甲油有何影響？

指甲的細胞沒有掌控生命跡象的核心，也不會呼吸。因屬於死掉的細胞，不會新陳代謝，塗上指甲油也不會有問題，況且指甲油還能防止指甲表面水分蒸發。

但有影響的是去光水，太常使用會讓指甲失去水分或油分，所以不要硬擦掉殘留的指甲油。水分不足的指甲容易變白、龜裂，形成指甲剝離症。因此，去光水一週用一次就好，等指甲油自然脫落，再擦點護甲油或護甲霜保養指甲。

利用天然油保養全身

身體會分泌天然油脂保護肌膚、毛髮和指甲，維持健康的狀態。但若荷爾蒙分泌失調、老化或清潔過度等，導致油脂分泌不足，水分容易蒸發，失去原有的光澤。這時可塗抹少許天然油，防止水分蒸發或乾燥粗大，維持肌膚原有的健康與美感。

這些天然油的好處，是不受限於身體部位，全身均可使用。市售的保養品常指定用途為「肌膚用」、「毛髮用」或「指甲用」。天然油雖因其種類特質多少會有適合與不適合，但基本上一瓶油可塗抹全身。加上原料很簡單，容易因保養品添加物出現問題皮膚的人，建議使用這種美容方法。

橄欖油

料理常用的橄欖油，也可用來保養肌膚。橄欖油含有構成人類皮脂成分的油酸或角鯊烯，以高保濕力為特徵。想保養肌膚或毛髮，建議選擇橄欖油這類商品。

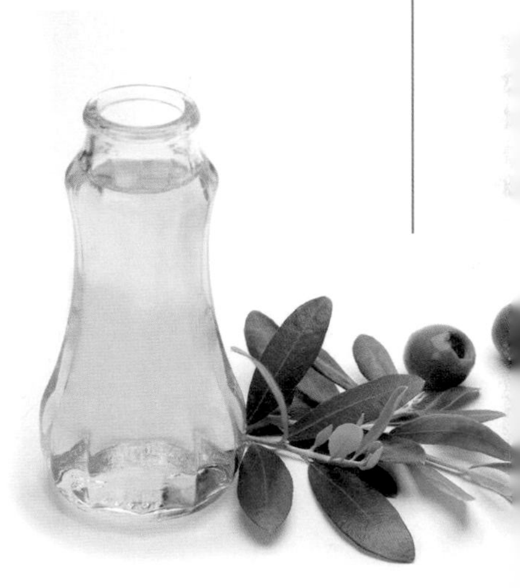

荷荷芭油

採集產自墨西哥或美國南部之荷荷芭種子製作的油品。延展性優於橄欖油，塗抹薄薄一層即可。荷荷芭油也含有人類皮脂成分裡的「蠟」，可保護皮膚表層，避免外來刺激。

甜杏仁油

取自杏仁種子的油品，富含油酸與亞麻油酸，保濕力絕佳。質地清爽與優異延展性為其特徵，除了全身的保濕保養，也可當成按摩油。

茶花油

取自茶花種子的油品，自古即被用於保養品、食品或藥品裡。稍微塗抹就感覺很滋潤，且因富含油酸不易氧化，保濕力絕佳。

馬油

取自馬匹皮下脂肪製作的動物性油品。富含油酸、亞麻油酸和亞麻酸等成分，自古即被當成民間常用的皮膚藥。馬油的性質類似人類的皮脂，肌膚容易吸收，且保濕力佳。

乳木果油

採集生長於西非到中非之乳油木果實所製作的油品。常溫下為固態，因為抹在肌膚會因體溫逐漸融化如奶油，而得此名。在原產國家常被用來治療燙傷、肌肉痛或保護嬰兒肌膚，用途十分廣泛。

使用的注意事項

油脂成分百分之百的天然油，首先要注意用量。頭髮的話，手心滴數滴，推開抹在髮梢；臉或指尖的話，一～二滴即可。

此外，也要認知到：即使成分天然，但未必對肌膚沒有不良反應；就跟食物一樣，有時也會引發過敏。使用前先測試一下，確認不會過敏。這類油品開封後會氧化，宜盡早使用完畢，且要放在陰涼處保存，避免日曬。

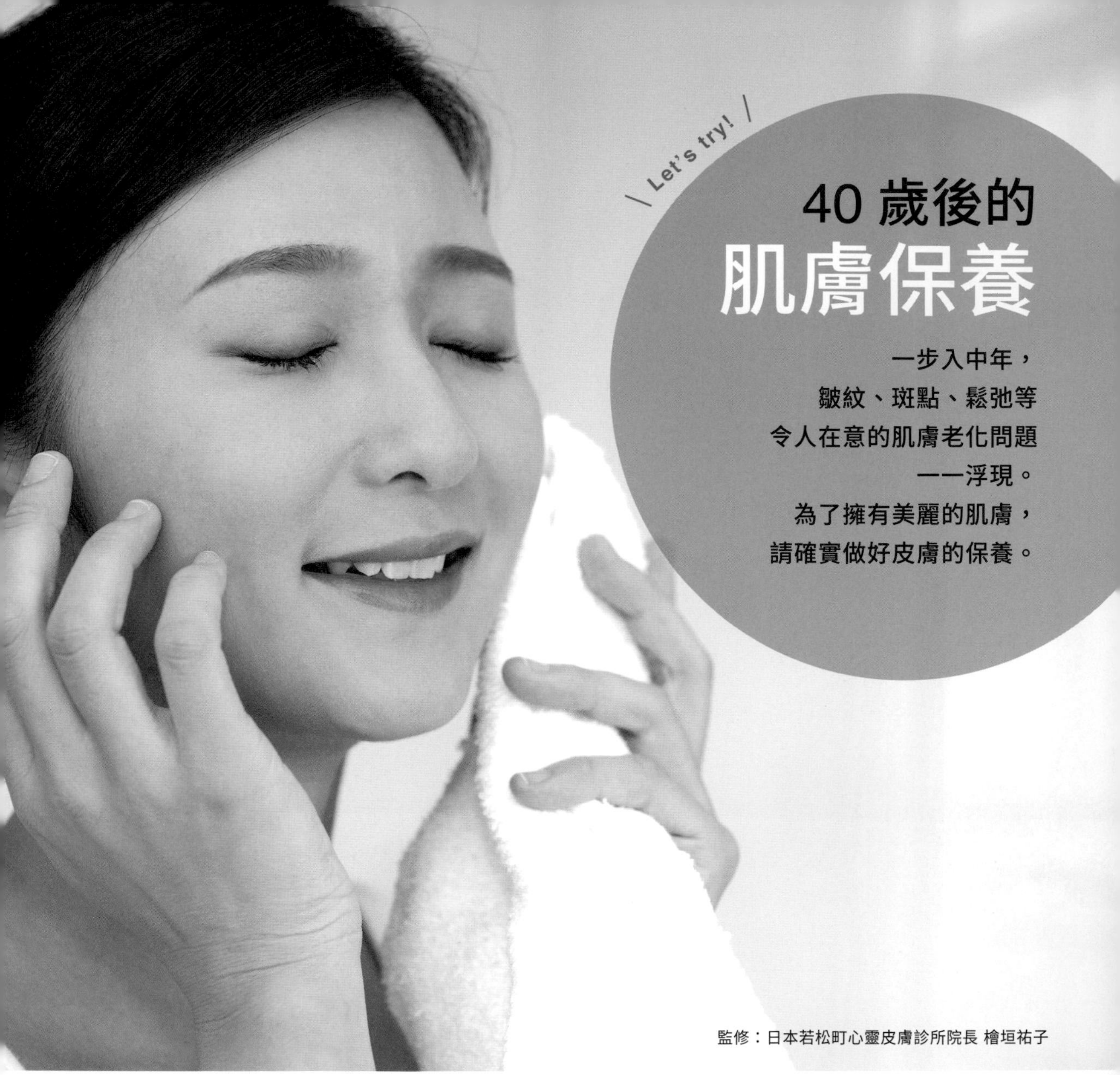

Let's try!

40歲後的肌膚保養

一步入中年，
皺紋、斑點、鬆弛等
令人在意的肌膚老化問題
一一浮現。
為了擁有美麗的肌膚，
請確實做好皮膚的保養。

監修：日本若松町心靈皮膚診所院長 檜垣祐子

過度保養是引發問題肌膚的元凶

很多人都有「肌膚花越多時間保養越漂亮」的迷思，經常過度保養。尤其一邁入四十歲，皺紋或斑點讓人很在意，都會覺得應該給肌膚補充些什麼。

肌膚原本就具有優良的性能，可適應環境讓皮膚保持健康狀態。例如，根據濕度或溫度收縮或打開毛孔，或是調節體溫，並在角質層鎖水，以保持肌膚的豐潤感。

但是，錯誤且過度的肌膚保養，反而會讓肌膚的性能變差，成為引發問題肌膚的元凶。接下來請重新檢視每天的肌膚保養有無問題。

過度清潔、搓揉過久或過度保濕都屬於過度保養

有些人會因為感覺「油油的」、「不能留下髒汙」，而過度清潔或洗臉；或者是感覺「皮膚乾乾的」、「因為是敏感肌」而過度保濕。「確實清洗、做好保濕」乍見之下好像沒錯，然而對肌膚來說卻是有負擔的「過度保養」。

用洗淨力強的洗面皂搓洗臉部後，肌膚需要的皮脂或皮質層跟著流失，會造成肌膚的屏障崩毀，失去保濕力。

此外，過度使用添加保濕成分的化妝水或精華液，毛孔裡的常駐菌會失衡，肌膚容易發炎。

尤其女性四十歲後荷爾蒙改變，因泛紅、斑疹或粉刺等問題，深受「酒糟性皮膚炎」困擾的人也越來越多。

保養時要了解自己的膚質跟肌膚對話

我們的膚質或肌膚的狀態，會因為季節、身體狀況或年紀等因素出現變化。每天一成不變的保養方式，會不自覺增加肌膚的負擔。

首先應了解自己屬於哪種膚質，再配合膚質啟動「適度」的保養。可激發肌膚原有保護力的「適度」保養，才是獲得美麗肌膚的捷徑。但這種「適度」的平衡感因人而異，可試著確認肌膚的觸感或色澤等細節，再重新調整肌膚保養的力道。

一旦感受到季節變動或膚質出現變化，請參考上述的「膚質診斷法」，確認自己目前的肌膚狀態如何。

簡單的膚質診斷法

Step 1

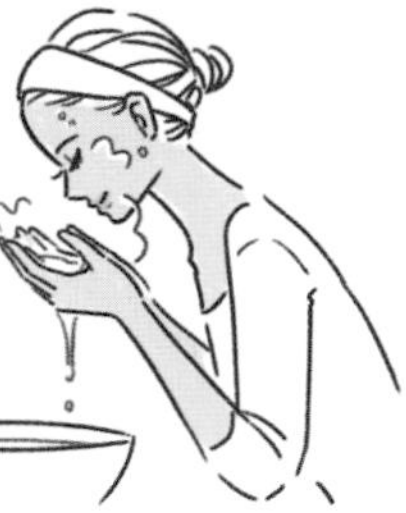

一如往常在晚上洗臉。

▼

Step 2

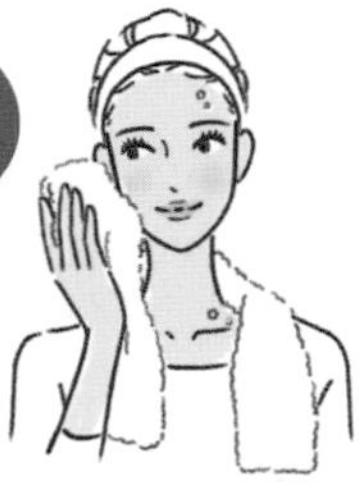

用毛巾拍乾，什麼都不擦；夏天等 10 分鐘，冬天等 5 分鐘。

▼

Step 3

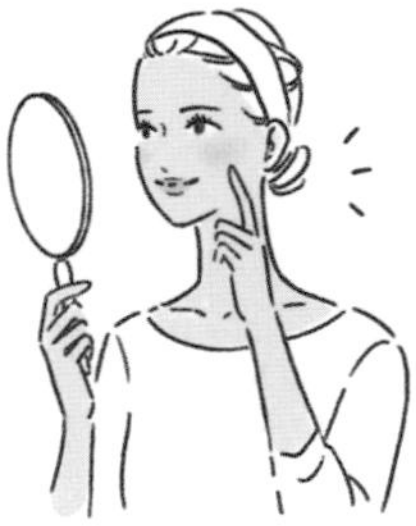

觀察肌膚的狀態。

診斷

感覺有些緊繃。眼睛、嘴巴周圍或臉頰粗粗乾乾的。

↓

乾性膚質

為皮脂量正常～偏少、水分不足的狀態。眼睛或嘴巴周圍出現小細紋，不容易上妝。有時會變成容易出現斑疹的敏感肌，要特別注意。

有濕潤感。沒有緊繃感。T 字部位不會太油或太乾。

↓

中性膚質

為皮脂量普通、水分多的理想狀態，較不易出問題。

眼睛、嘴巴周圍或臉頰有些部位粗粗乾乾的，但 T 字部位卻油油的。

↓

混合性膚質

顏面會因部位出現皮脂量或水分不一的狀態。有些部位粗粗的，屬於偏乾性的混和肌，但 T 字部位容易出油，則是偏油性的混合肌。

有濕潤感。沒有緊繃感，但整個臉感覺太油或太乾。

↓

油性膚質

為皮脂量、水分較多，雖有濕潤感但偏油的狀態。肌理粗糙，毛孔粗大。

內在的肌膚保養也要重視

肌膚過度保養會對皮膚造成不良影響。為了確認肌膚是否確實發揮原有的機能性，首先應確定自己沒有「保養過了頭」。接下來再確認自己有無可增強肌膚代謝力與復原力的「優質睡眠」，或有無進行可促進血液循環的有氧運動，以及飲食是否均衡。

皮膚也是身體的器官，所以，意識到擁有健康生活，攝取有益肌膚健康之營養的「內在肌膚保養」重要性，可說是肌膚的終極保養。

若能了解皮膚的構造，就更能理解上述的概念（左圖）。如前所述，皮膚可分為表皮、真皮與皮下組織，表皮最外側為角質層。厚約〇・〇一～〇・〇三毫米的角質層，說起來就是一層摸得到、看得到的皮膚，如同薄薄的保鮮膜，發揮屏障功能，保護肌膚。

而角質層的屏障功能可保護細胞、血管或神經免於異物的入侵，所以，保養品無法滲透到這個角質層的下一層。如此看來，從體外所做的肌膚保養，效果都很有限。

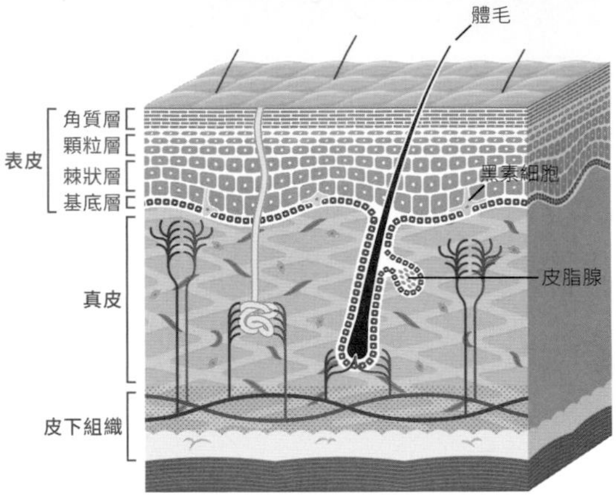

表皮由外往內依序是「角質層」、「顆粒層」、「棘狀層」、「基底層」，共有四層。在基底層生成的細胞，反覆分裂往表層擠壓形成角質層，最後變成髒汙脫落，換上新的細胞，稱為「肌膚再生」。

對肌膚重要的營養素

維生素 A

可強化肌膚或黏膜組織，具有良好的抗氧化力。

維生素 C

膠原蛋白的生成需要維生素 C，可防止黑色素生成。

維生素 E

可促進肌膚的新陳代謝。

類胡蘿蔔素（茄紅素、蝦紅素等）

具有絕佳的抗氧化力。

蛋白質

可製造優質的皮膚。

「適度保養」可激發肌膚原有保護力

現在可以想想，什麼才是適合自己的保養。要了解，洗臉其實會對皮膚造成很大的負擔，尤其是「洗過頭」或「搓過頭」等方式都不恰當。

適度洗臉

選擇容易起泡的洗面皂，不要用手指直接接觸皮膚。洗完臉用溫水或冷水沖乾淨。若沖完臉紅紅的，表示你洗過頭了。

若需要卸妝，也要在一～二分鐘內完成，避免造成皮膚的負擔。卸妝用品要考慮妝的濃淡和洗淨力，最好不須搓洗也能卸乾淨。

適度保濕

健康的肌膚會有一定的保水度，無須使用過多的保濕品。保養的品項盡量少一些，要適合自己的膚質，若因季節變化感覺皮膚乾乾的，可試著增加一種保養品。所以，保養未必要一一塗上化妝水、精華液或乳液等，想想肌膚需要什麼，保養盡量簡單些。

記得防曬

所有保養的首要任務其實是防曬，因肌膚老化有七成起因於日曬。紫外線對肌膚帶來的傷害，有長斑點和皺紋、肌理粗糙、鬆弛感等。而且，角質層的屏障功能幾乎阻擋不了紫外線，應確實擦防曬品，做好防曬。

能喚醒肌膚保護力的「適度保養」非常重要

1 適度洗臉

早上

基本上不用洗面皂，用溫水或冷水沖個五～六次就好。若T字部位容易出油，這裡用洗面皂就好。

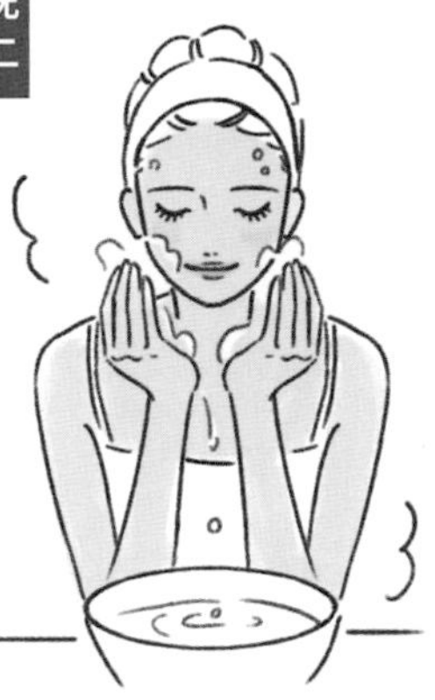

晚上

讓洗面皂充分起泡，塗在臉部幾個部位，將泡泡在皮膚上畫圓推開。想像你的臉像豆腐般嬌嫩，要輕輕撫摸，不能用力，以免傷害肌膚。用溫水沖乾淨，再用毛巾輕拍擦乾。

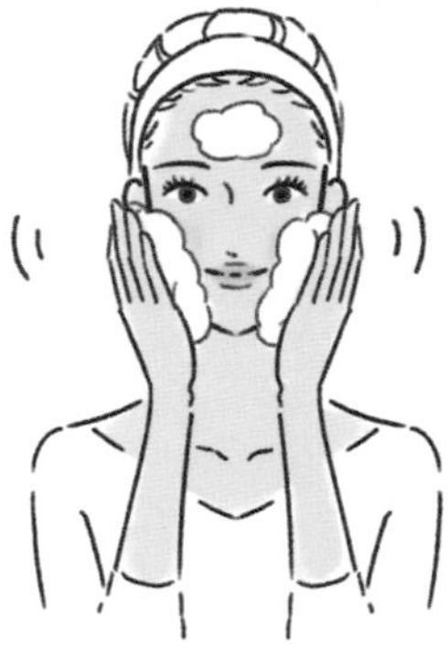

2 適度保濕

化妝水

雙手沾上化妝水，於手心推開後，從臉頰、額頭、下巴到眼睛周圍，以手心輕輕按壓。

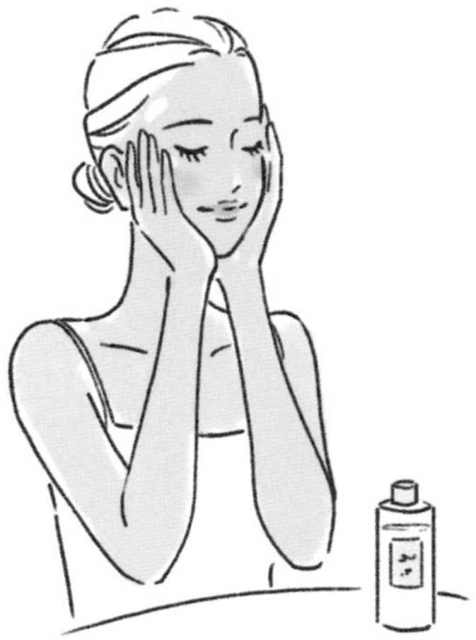

肌膚狀況不佳時

萬一肌膚狀況不佳，「什麼都不擦的保養」才是最佳保養。利用週末假日的二～三天，試試看什麼保養品都不擦，也不清洗。這能讓肌膚恢復屏障功能，重拾原有的保濕度。肌膚自行製造的天然保濕成分（皮脂、汗水、角質細胞間的脂肪等），效果可是凌駕於化妝水或藥品呢！

3 確實防曬

擦防曬品

取適當的防曬品，均勻塗抹。容易曬到的額頭、臉頰可多塗一些，也別忘了耳朵前後、頸部或脖子後面等。容易長斑點的部位可重複塗抹。

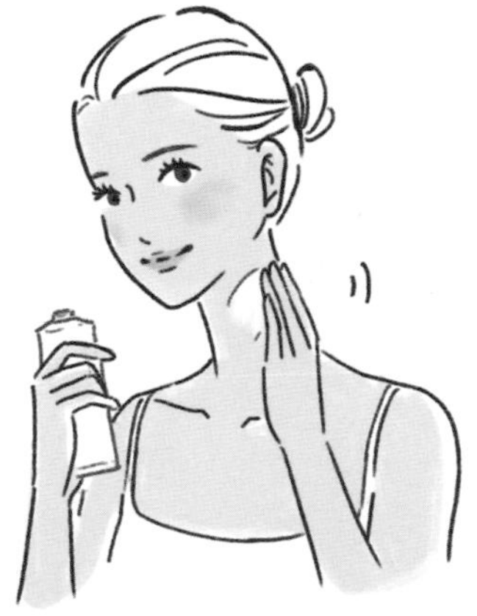

防曬品種類

可分為化學性防曬（吸收紫外線）和物理性防曬（反射紫外線）。一般都覺得化學性防曬比較會傷皮膚，但只要商品符合規定，並無太大問題。選購防曬品時，要注意清潔時會不會造成皮膚的負擔。

中老年人要留意的肌膚保養

一進入四十歲，皮膚的老化更加明顯。年紀增長造成的肌膚老化現象，不同於其他器官，可分為生理性老化和光老化兩種。

肌膚老化的徵兆有斑點、皺紋、鬆弛、長疣等，據說這種老化現象有七成都是因為紫外線傷害導致的「光老化」。

光老化，特別是顏面的老化現象更明顯，且最大的問題在於腫瘤。在紫外線長期且反覆傷害細胞的前提下，最終恐怕會導致皮膚癌。

皮膚癌好發於四十歲後的中老年人，高齡者的發生比例越高。而年輕人總自恃年輕，喜歡曬太陽。在壽命不斷延長的現代，從今天起積極防曬非常重要。

有些人一曬太陽，皮膚馬上變黑，有些人只會泛紅，不會變褐色，後者的黑色素生成力較差，皮膚更容易受紫外線傷害。

日常防曬除了擦防曬品以外，陽傘、帽子或長袖衣物等都不可少，才能保護皮膚，擁有美麗的肌膚。

更年期女性的肌膚困擾

女性的更年期主要是四十五～五十五歲，為平均停經年齡五十一歲的前後五年。這時隨著卵巢功能衰退，女性荷爾蒙分泌出現變化，引發各種不適，容易出現熱潮紅或盜汗等自律神經症狀，特別是血液多的臉部，會出現各種皮膚問題。

就皮膚的構造（參考第二三〇頁）來看，真皮具有血管，血流若不穩定，會影響上面的表皮。於是，出現濕疹、皮膚炎，感覺臉部刺刺、癢癢的或泛紅，甚至於擦什麼保養品都不行。

過度保養是很多女性的迷思，這時期重要的是「重整」。請配合老年期的生理狀況，把握適合自己肌膚的良機，重新檢視自己的肌膚保養習慣。

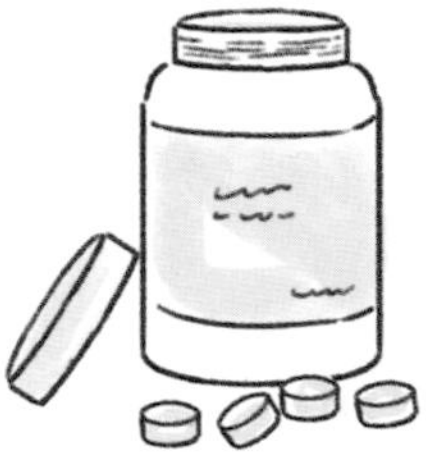

這時可攝取富含大豆異黃酮這類，類似女性荷爾蒙「雌激素」的食材，或可讓異黃酮活性化的健康食品。

Q&A

Q 敷化妝水可增加角質層的濕潤度嗎？

A 剛敷完化妝水，會感覺肌膚飽滿、充滿濕潤感，但這只是皮膚吸水變得泡泡的狀態。只讓皮膚感覺濕潤的保養，反而會讓皮膚變乾。所以，敷完化妝水記得擦乳液或乳霜鎖水，但也不能擦太多。

Q 皮膚老是乾乾的，怎麼辦？

A 可試著把乳液換成乳霜，配合膚質調整。洗臉時也不要過度清潔。想擁有美麗的肌膚，或許可以試試「不化妝、不洗臉」這種選項。

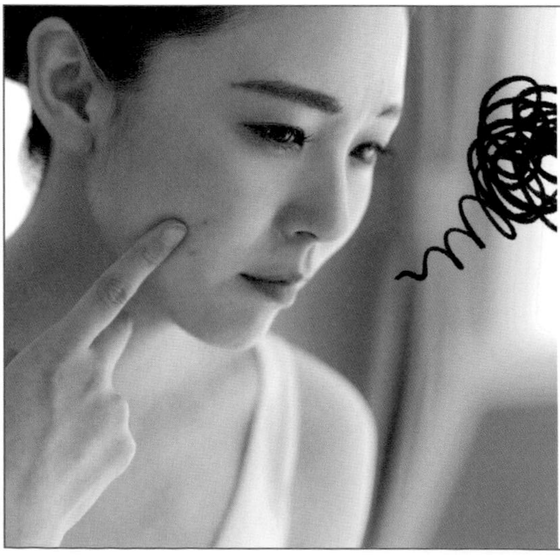

第7章

身體的淨化

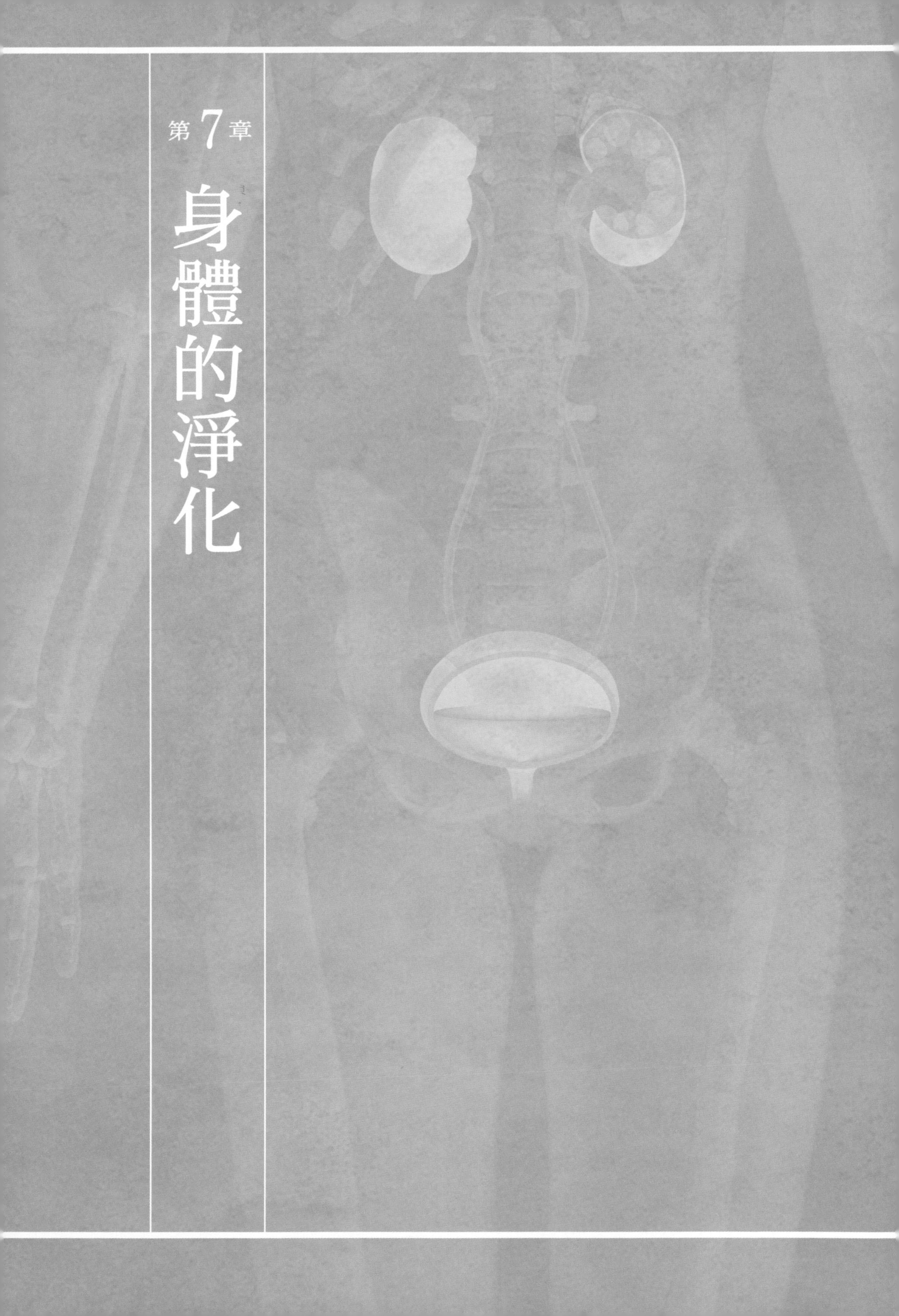

腎臟

腎臟是淨化血液不可或缺的器官，位於脊椎骨兩側左右各一，靠背側腰骨稍上方處。外形如蠶豆，每顆重約一二〇～一五〇公克。

腎臟的主要功能有五個。一是過濾血液裡的多餘水分或老舊廢物等物質，把不需要的東西當成尿液加以排除。腎臟裡面有製造尿液的腎單位（腎元，nephron），據說單一腎臟就有百萬個腎單位，每一個都可以製造尿液。

二是調節體內水分，維持一定平衡。腎臟可製造尿液，維持體內水分平衡，也會根據氣候或身體狀況調整水分排出量。夏天或運動大量流汗時，會排出水分少的濃尿液；反之，冬天不怎麼流汗時，則排出水分多的淡尿液。除了水分，腎臟還能調整鈉、鉀、磷等電解質。

三是調整血壓。腎臟與許多荷爾蒙有關，可於血壓高時降血壓，血壓低時提升血壓。腎臟會分泌腎素這種非常重要的酵素，針對荷爾蒙（血管張力素）發揮作用，維持血壓穩定，完成這種複雜的控制機制。

四是幫忙製造紅血球。腎臟可分泌造血荷爾蒙（紅血球生成素），促成骨髓製造紅血球。

五是活化維生素D。維生素D可代謝骨質，對人體非常重要。肝臟儲存的維生素D轉到腎臟後變得活絡，有促進鈣質吸收等各種功能。

過濾血液裡的老舊廢物製造尿液

漢方見解「腎」可儲存生命能量。代謝水分。與呼吸的深度有關。與「膀胱」互為表裡。

常見的不適症狀或疾病 腎盂腎炎、慢性腎臟病、腎功能不全、腎病症候群

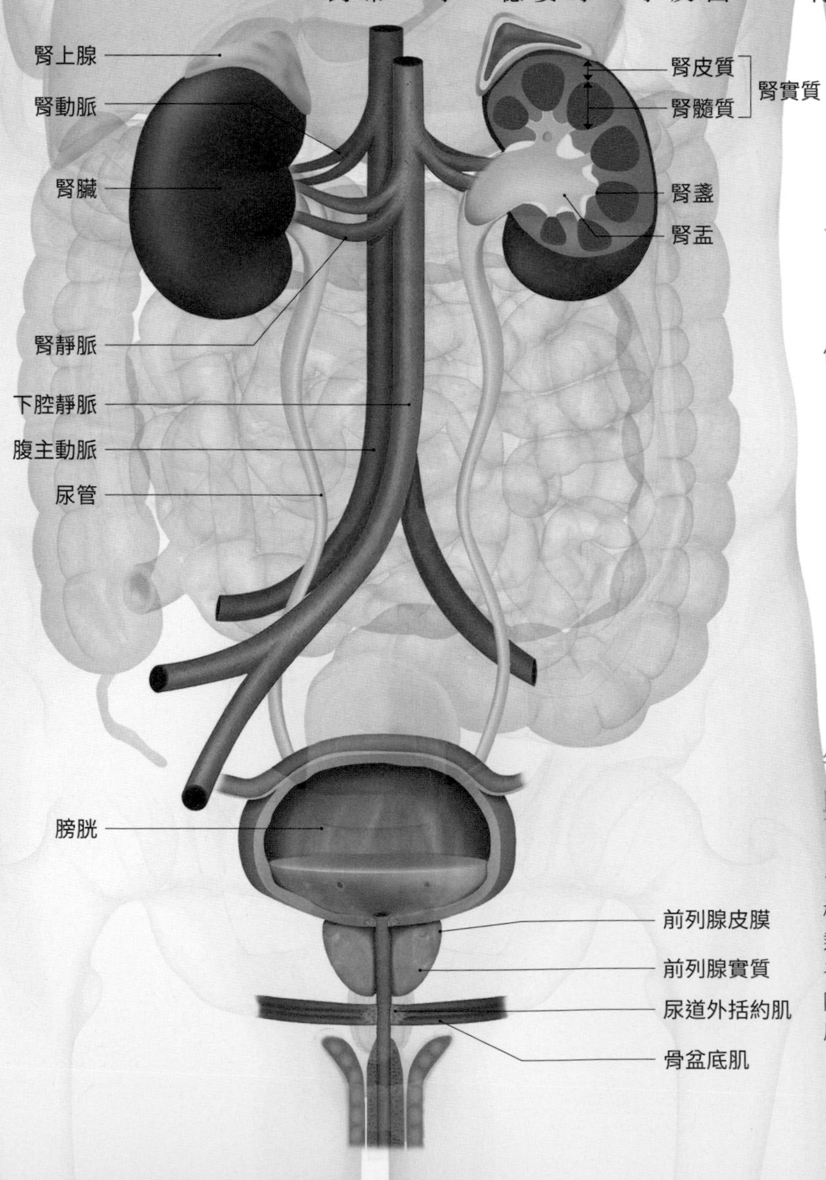

每天可製造的尿量與尿液成分

尿液來源──「原尿」的量約150公升，相當於一個大型汽油桶。尿液裡有95%都是水分，剩下的5%為老舊廢物。裡面幾乎都是尿素，其他還包含了鉀、阿摩尼亞、鎂、鹽分、肌酸酐、尿酸等物質。

尿蛋白

了解腎臟或尿路系統有無異常

藉由尿液檢查了解尿液裡的蛋白質含量。若蛋白質滲進尿裡，表示腎功能變差。若出現陽性反應，可能是腎絲球出現問題的腎炎或尿路異常（主要是感染）。

正常	輕微異常	需再檢查	需精密檢查
陰性（-）	弱陽性（±）	陽性（+）	強陽性（++）以上

尿潛血（顯微血尿）

檢查尿裡有無血液，了解是否有腎臟疾病

藉由尿液檢查了解尿裡有無血液。若尿液含血，可能是腎臟疾病、膀胱炎、尿路結石或膠原病等問題。若非疾病因素，月經、劇烈運動或性交等，也可能出現陽性反應。

正常	輕微異常	需再檢查	需精密檢查
陰性（-）	弱陽性（±）	陽性（+）	強陽性（++）以上

尿沉渣

透過顯微鏡確認尿液成分，以發現腎臟疾病

將尿液離心，透過顯微鏡觀察沉澱部分的沉渣物，確認腎臟或尿道有無異常的檢查。若紅血球或白血球超過正常值，可能是尿路系統出血或發炎。其它還會發現細胞、圓柱、結晶或細菌等，可根據數量分辨疾病。

肌酸酐

了解腎臟的過濾功能

肌酸酐為肌肉代謝時的產物，從血液含多少肌酸酐，可了解腎臟的過濾功能。肌酸酐由腎臟過濾後排入尿裡，若數值高出正常值，表示腎功能變差。肌肉量越高，肌酸酐的含量也越多；但正常值男女有別。

	正常值	要注意	異常
男性	<1.00	1.01～1.29	>1.30
女性	<0.70	0.71～0.99	>1.00

（單位：mg/dL）

腎絲球過濾率（eGFR）

為精細的腎功能指標

根據肌酸酐值，加上性別或身高換算出來的簡單公式，為精細的腎功能指標，可了解一分鐘內可過濾的血液量。數值越低，表示腎功能越差。

正常值	要注意	異常
>60.0	45.0～59.9	<44.9

（單位 $mL/min/1.73m^2$）

腎素的功能

腎臟之腎絲球的血管會製造「腎素」這種荷爾蒙，以調整血壓。腎絲球是過濾血液製造原尿的場所，當血壓下降，過濾功能會變差。所以，若感測到血壓低下，就會製造腎素排到血液裡。

接下來，腎素跟血液裡肝臟原有的酵素發生反應，變成血管張力素 I；緊接著又跟肺臟的酵素發生反應，變成血管張力素 II。這種血管張力素 II 可針對血管發揮作用，收縮血管，讓血壓上升。

由上可知，腎臟、肝臟、肺臟和血管會攜手合作，維持血壓的正常。

何謂洗腎？

當腎功能惡化無法過濾血液時，就必須開始洗腎（人工透析）。

洗腎就是用機器代替腎臟執行「將多餘水分、鹽分、老舊廢物排出體外」的功能，大致區分為兩種療法。一是血液透析，這也是九七％洗腎患者都會使用的代表性療法；另一種是腹膜透析。患者可先請醫師評估，再選擇適合的洗腎療法。

血液透析就是利用洗腎機過濾血液的療法。開始洗腎前，必須先完成動靜脈瘻管手術，接合上肢的動脈和靜脈，建立長期洗腎所需的血管通路。血液透析時，上肢會扎入兩根針管，經由導管連接洗腎機。血液透析須在專責醫院進行，每週三次，一次四～五小時。

至於腹膜透析，則是把微血管如網子漫布的腹膜當成透析器。開始洗腎前，必須在腹部埋入透析液流通的導管。在腹腔內打入高濃度的透析液，再靜置六～八小時，利用滲透壓的差異，將血液裡多餘的水分或老舊廢物等物質送入透析液中。一天可換四次新的透析液，也有人選擇晚上睡覺時，用機器自行交換透析液。若赴院治療，一個月一～二次即可。

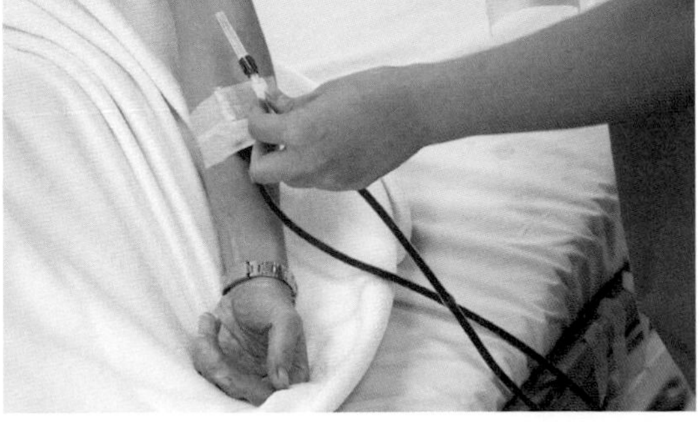

尿液的功能就是保留身體需要的物質捨棄不需要的物質

腎臟是無數個腎單位（腎元）*1聚集製造尿液的工廠，腎單位製造尿液的過程，可大致分為兩個階段。

首先是由腎絲球這種毛線狀微血管過濾血液，再由收納腎絲球的鮑氏囊接收。紅血球、白血球或蛋白質等無法在此過濾，會留下來，所以尿裡通常不會有蛋白質。萬一出現尿蛋白，表示過濾系統異常。

接下來是再次吸收。被過濾的水流到腎小管，身體需要的物質又被送回血液裡。其中的葡萄糖或胺基酸百分之百可以再次被吸收，水分或鈉等電解質則適量回歸。至於身體不需要的物質，會從血管送到腎小管加以排除，不過，過濾的水分有九九%都會重新回到血液裡面。

腎臟若無法正常運作，身體會出現各種不適症狀。嚴重的腎炎或腎功能不全等，造成腎單位失去原有功能，無法過濾血液，老舊廢物會滯留血液裡，嚴重的話還會造成尿毒症，危及性命。

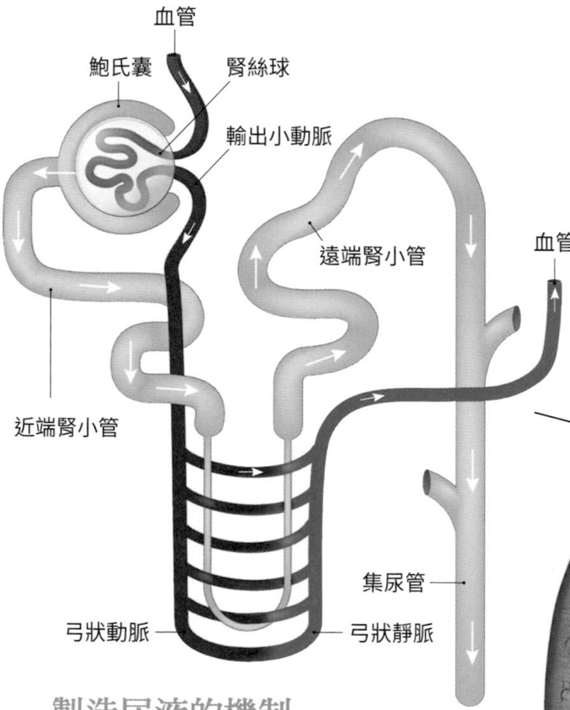

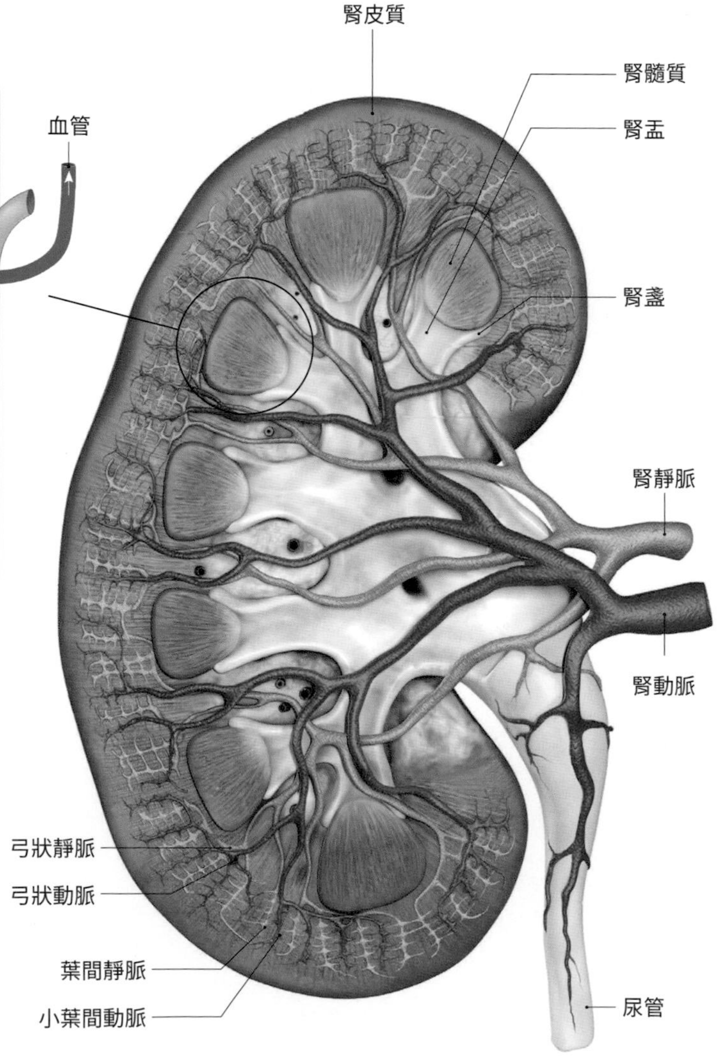

製造尿液的機制

在鮑氏囊過濾的原尿，由腎小管再次吸收必要成分後，剩下的老舊廢物或水分變成尿液排出體外。

＊1 腎單位（腎元）
腎單位由俗稱腎絲球之微血管的聚合體、收納腎絲球的鮑氏囊和腎小管所構成。

尿酸值

了解尿酸的產生與排泄的平衡機制

所謂的尿酸值乃血液中所含尿酸濃度的數值，超過 7mg/dL 即為異常。而尿酸就是體內的「普林」使用完畢後所生成的物質。普林具有 DNA 或 RNA 的構成成分，每個細胞都有，乃生命活動不可或缺的物質。普林除了透過食物攝取，體內細胞的新陳代謝也會製造普林，被分解於血液裡，以尿酸的形式存在。健康者的體內常會儲存 1200mg 的尿酸，稱為「尿酸池」。在正常情況下，體內的生成和食物的攝取，一天約可製造 700mg 的尿酸，放在尿酸池裡。這些尿酸一天可從 500mg 的尿液和 200mg 的糞便或汗水裡排除，約替換一半的量，讓尿酸池維持在一定的量。萬一普林攝取過多，尿酸升高，尿酸會從尿酸池外溢，若超過血液可溶解的量就會形成結晶，引發痛風。因尿酸可被溶解的限度為 7mg/dL，必須將尿酸值控制在 7 以下。

好食材與食用方法

有益腎臟的食用方法

眼睛周圍、臉或四肢容易水腫時，可能是腎臟的負擔過大，先檢視自己的生活習慣是否傷腎。若是腎炎或腎功能不全等問題，要馬上就診；如果是慢性的腎臟病，必須聽從醫生的指示加以治療。

想保護腎臟，要注意哪些事？

① **蛋白質不要攝取過量，營養要均衡**

② **多吃蔬菜或魚**

蔬菜含鉀可降血壓，高血壓患者可多攝取。但若有腎臟疾病，血壓偏高又屬重症，吃太多蔬菜，血液裡的鉀增加，可能引發心跳停止等後果。因鉀屬水溶性，腎臟疾病患者先將蔬菜燙過，即可安心食用。

③ **鹽或脂肪不要攝取過量**

長期吃高鹽食物容易導致腎功能變差，這時可多吃富含鉀的食品幫助鈉排出。

④ **適度補充水分，不要憋尿**

⑤ **喝酒要節制，也不要吸菸**

喝酒或吸菸都是血管收縮或血壓上升的因素。

⑥ **擁有充足的睡眠**

每天走走路，做些溫和的運動，減輕身心的壓力，有助於入眠。

有益腎臟的成分： EPA、鎂、大豆球蛋白（大豆裡的優質蛋白質）

富含普林的食物

鮟鱇魚肝、肝臟類、魚膘、牛里肌肉、豬里肌肉、蝦子、蟹黃

1 請勿食用魚內臟

2 因普林屬於水溶性，少喝高湯類或過於鮮甜的湯類

漢方

儲存生命能量 控管水分

漢方認為「腎」為五臟之一，乃肚臍下面的部分，跟解剖生理學裡的腎臟屬於同一位置。「腎」主要功能為「藏精」、「主水」、「納氣」。所謂的藏精即儲備精氣，「精」為構成與維持人體的基本物質，可視為生命活動的能量來源，有來自雙親的先天精氣，加上取自食物的後天精氣。主水為控管與調節水分的代謝，生成尿液並加以排除。納氣則是把氣從「肺」降到「腎」的功能，「腎」可跟「肺」一起調節呼吸。且「腎」與「膀胱」有經絡相連，互為表裡，彼此的生理或病理活動均有關聯性，雙方可合作製造、儲存、排除尿液。「腎」的異常會反映在「腦」、「齒」、「髮」，恐懼或驚嚇等情感也跟「腎」的作用有關。

建議漢方藥

木防已湯／水腫

苓甘薑味辛夏仁湯／伴隨手腳冰冷的腎臟病

柴胡加龍骨牡蠣湯／慢性腎臟病

八味地黃丸／腎炎、攝護腺肥大

防已黃耆湯／腎炎、腎病症候群、水腫、多汗

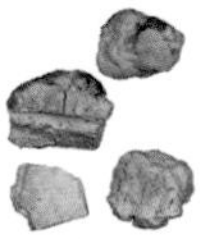

茯苓

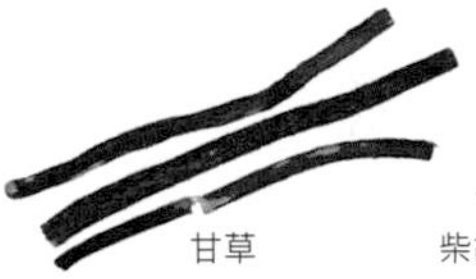

甘草

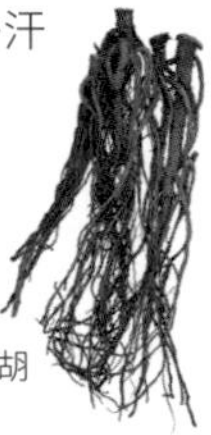

柴胡

藥草

建議藥草

貓鬚草、筆頭菜、魚腥草、杜松子／利尿

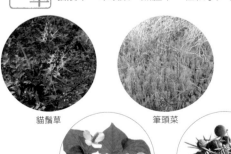

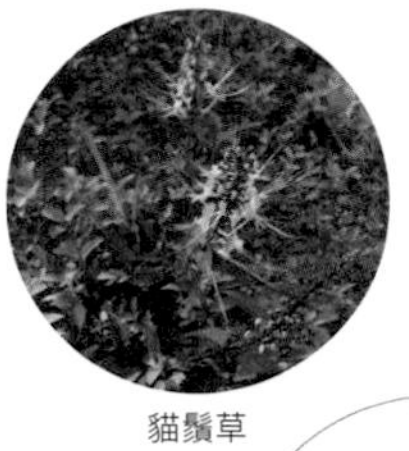

貓鬚草

筆頭菜

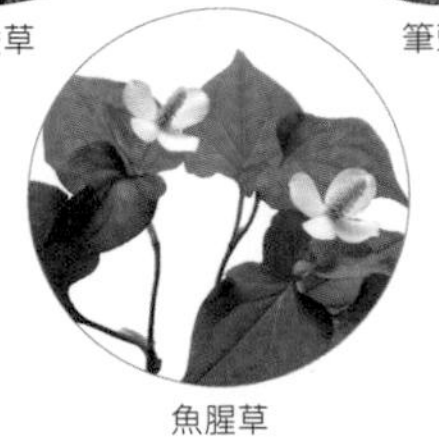

魚腥草

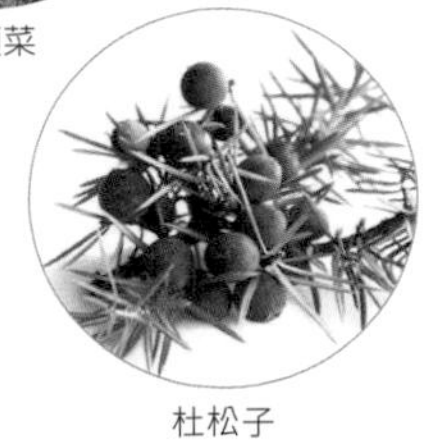

杜松子

膀胱

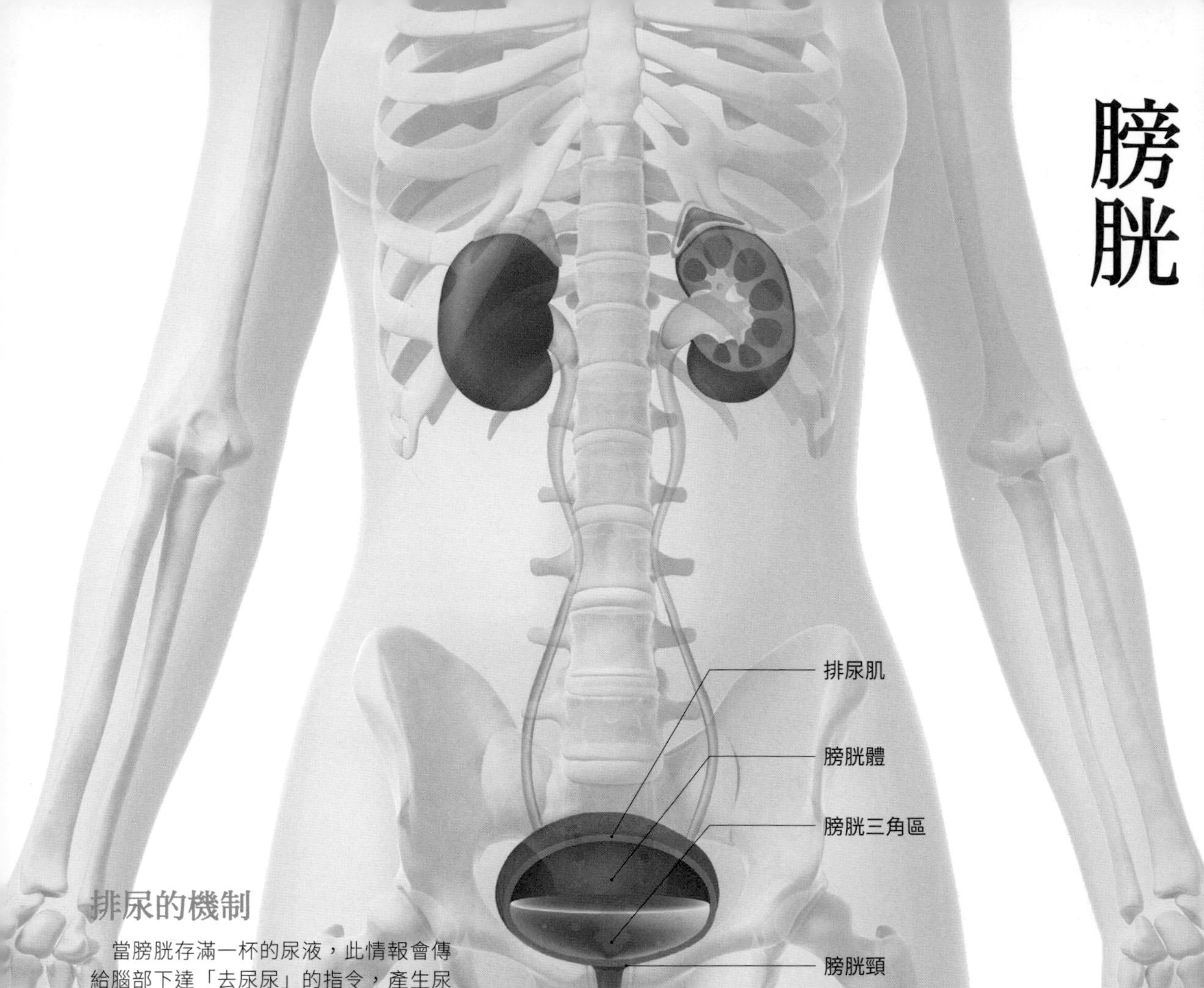

排尿的機制

當膀胱存滿一杯的尿液，此情報會傳給腦部下達「去尿尿」的指令，產生尿意。接下來膀胱會收縮，尿道鬆弛去尿尿。等膀胱排空，膀胱會鬆弛，尿道緊縮再開始存尿。萬一有尿意卻無法真的去尿尿時，腦部會下達「現在不能尿」的指令，尿道就不會放鬆。

尿液是健康的指標
尿完記得多看兩眼

漢方見解 **可儲尿、排尿，與「腎」互為表裡。**

常見的不適症狀或疾病 **膀胱過動症、頻尿、排尿困難、殘尿感、膀胱黏膜炎、尿道炎、膀胱炎**

膀胱為恥骨正後方的袋狀器官，可暫時儲存腎臟製造的尿液，大小可伸縮。等膀胱存了約二百～三百ｃｃ的尿液，神經就會受到刺激引發尿意。健康成人一天約可排尿五～八次。

尿液是健康的指標，健康成人的尿液為淡黃或淡黃褐色。若尿液近似無色，可能是水喝太多、尿量增加，或尿液濃縮力下降、變成多尿的「尿崩症」。反之，若尿液顏色太深，應該是水喝得不夠，所以大量流汗後，要記得補充水分。

如果尿液呈深褐色，可能是肝臟方面的疾病。如果呈現白濁感且混入大量白血球，可能是膀胱或尿道發炎。如果腎臟到尿道的某處血液滲入尿液，出現血尿時，或許是膀胱癌等重大疾病。

除了顏色，也可以從尿液的味道發現疾病。健康者的尿液味道很淡，如果一尿完就聞到濃烈臭味，表示膀胱或尿道有細菌繁殖或發炎現象。萬一尿味聞起來甜甜的，就要懷疑是否有糖尿病。

此外，尿液會起很多泡泡，且都不會消失，可能是腎臟病或糖尿病。而尿量極端的多或少都不正常，可能是某種疾病的徵兆，應盡快就診。

漢方 與「腎」相輔相成的「膀胱」

漢方認為「膀胱」為六腑之一，位於肚臍以下的下腹。「膀胱」主要功能為尿液的儲存與排泄。循環全身滋養人體的水分送到「腎」以後，被分為需要（清）與不需要（濁）之物。清者上升再次被吸收回到全身，而濁者下降成為尿液儲存於膀胱，達一定量後排出體外。「膀胱」與「腎」有經絡相連，互為表裡，且彼此的生理或病理活動均有關聯性。這兩種臟腑可以合作，維持體內的水分代謝，並製造、儲存、排除尿液。「膀胱」的功能會被「腎」影響，而攝取過多辛辣物或飲酒過量，讓膀胱過熱也會影響「腎」功能，導致頻尿或排尿疼痛。

建議漢方藥

八味地黃丸／膀胱黏膜炎、腎炎、糖尿病、腰痛、攝護腺肥大

清心蓮子飲／殘尿感、頻尿、水腫

牛車腎氣丸／排尿困難、頻尿、水腫

豬苓湯／排尿困難、排尿疼痛、殘尿感

龍膽瀉肝湯／尿道痛、殘尿感

藥草

建議藥草

筆頭菜、咬人貓、魚腥草／利尿

德國洋甘菊、西番蓮／膀胱炎引起的疼痛

紫錐菊、石楠花／尿道感染

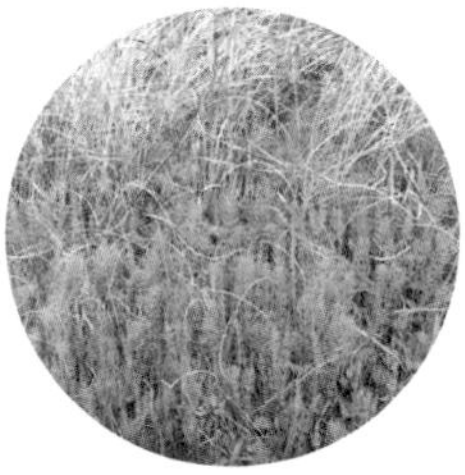

筆頭菜

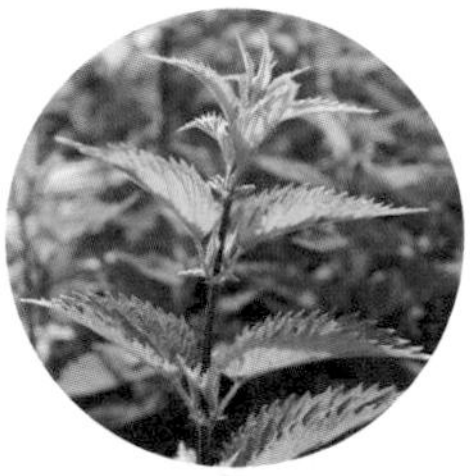

咬人貓

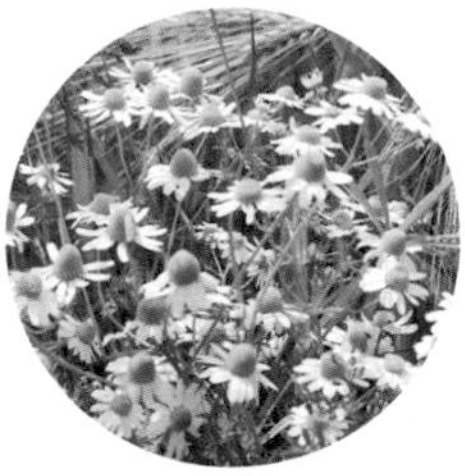

德國洋甘菊

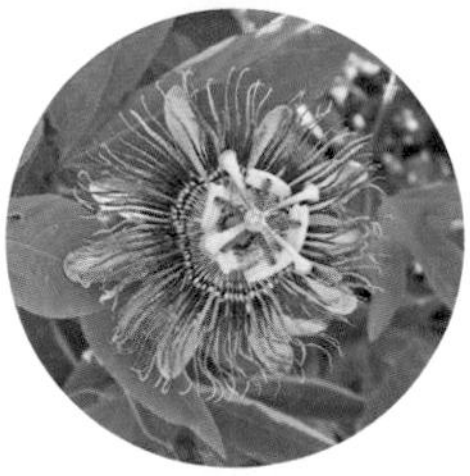

西番蓮

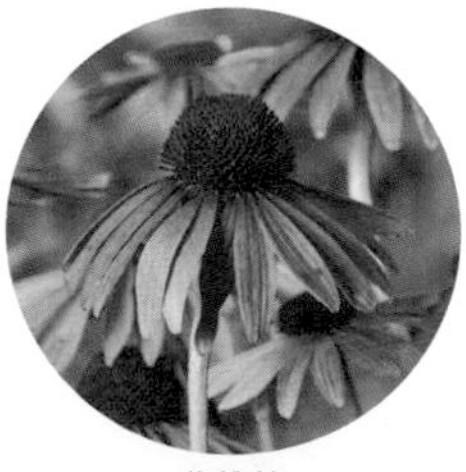

紫錐菊

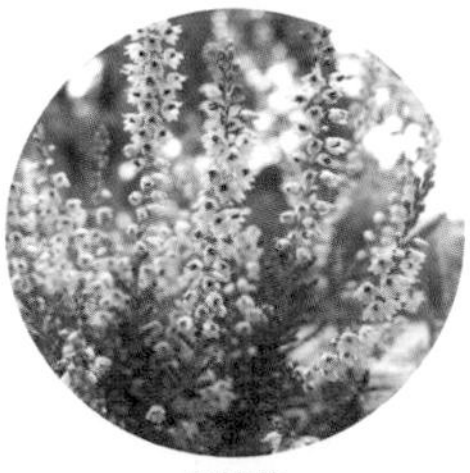

石楠花

尿意能忍多久？

尿道的括約肌可由自我意識控制，即便有尿意還是能忍著不去廁所。這種括約肌平常是緊的，睡覺時才不會尿出來。但忍著的尿意也有極限，據說最多是 600 ～ 800cc。天氣一冷時膀胱收縮，就很想上廁所，加上冬天時汗流得少，尿量增加，上廁所的次數自然也會增加。

越上了年紀越頻尿？

上了年紀感覺越來越頻尿，一個晚上要起來上廁所好幾次，這可能是可存尿的膀胱括約肌功能變差或膀胱過動所造成，有時還會突然出現無法忍住的強烈尿意。此外，女性停經後荷爾蒙分泌量變少，膀胱變小，也會頻尿。男性的話，很多是攝護腺肥大導致的頻尿現象。其他也可能是各種疾病造成頻尿，宜盡早就診。

何謂膀胱過動症？

無關自我意識，膀胱自行收縮突然引起尿意的現象，可能是連接腦部與膀胱（尿道）的神經出了問題，或骨盆底肌變弱的緣故。除了吃藥，透過訓練或體操也能改善變弱的膀胱或骨盆底肌。

好食材與食用方法

南瓜子可改善尿尿問題

南瓜子對於膀胱過動、頻尿、尿失禁或下腹痛等症狀，均有改善效果。若搭配亞麻油酸等脂肪酸、維生素 E、類胡蘿蔔素、植物固醇或礦物質類，改善效果更好。

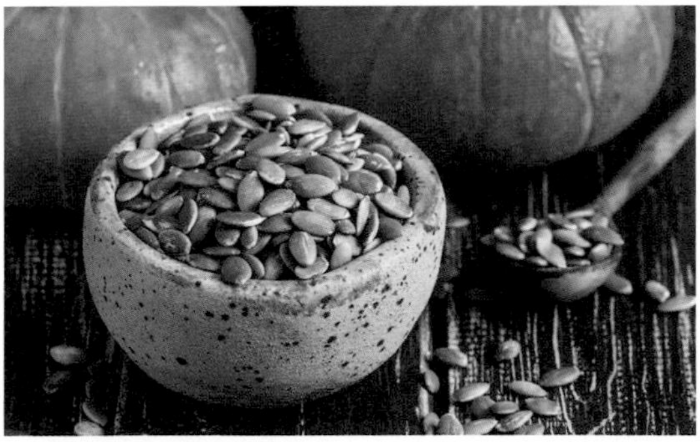

兩性的尿道結構不同 誰的尿道比較長？

可將膀胱積存的尿液排出體外的通道稱為尿道，其位置或長度會因男性或女性出現很大的差異。

男性尿道長約十六～十八公分，貫穿陰莖，末端為對外的外尿道口。男性的尿道因為較長，不易細菌感染，可是也因為較長，較容易塞住，容易引起尿道結石。

而尿道括約肌靠膀胱這側稱為「後部尿道」，往前靠陰莖那側稱為「前部尿道」。而尿道上端的重要腺體——攝護腺*1，可分泌前列腺液，將精液注入尿道射出。當年紀增長，攝護腺變得肥大，尿道會變窄影響排尿，攝護腺肥大壓迫到尿道，即攝護腺肥大症。

相較於男性，女性尿道只有四～六公分，比男性少十公分，位在陰道口上方有一個外尿道口。女性尿道因為較短，較不易塞住，但容易細菌感染引發膀胱炎。

＊1 攝護腺（前列腺）
位於膀胱正下方，環繞尿道，可分泌前列腺液。大小如核桃，重約20公克。

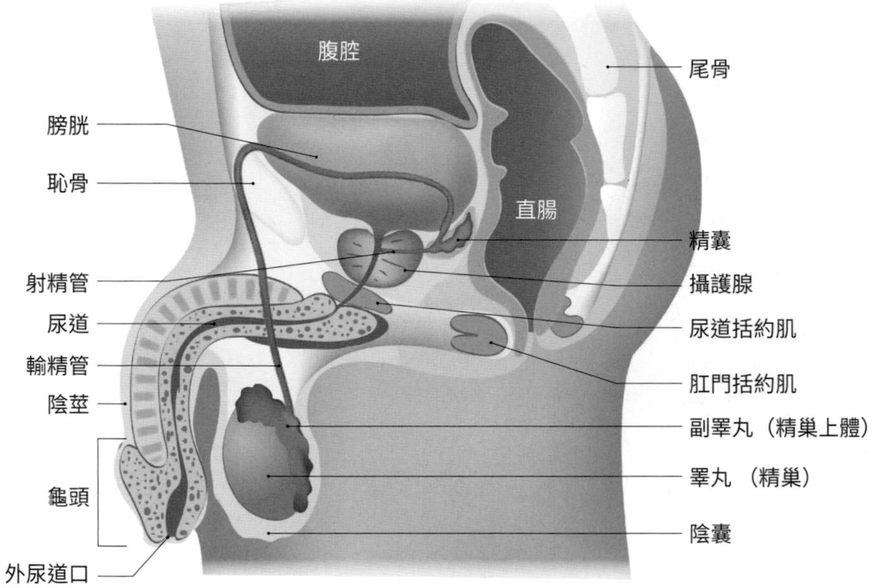

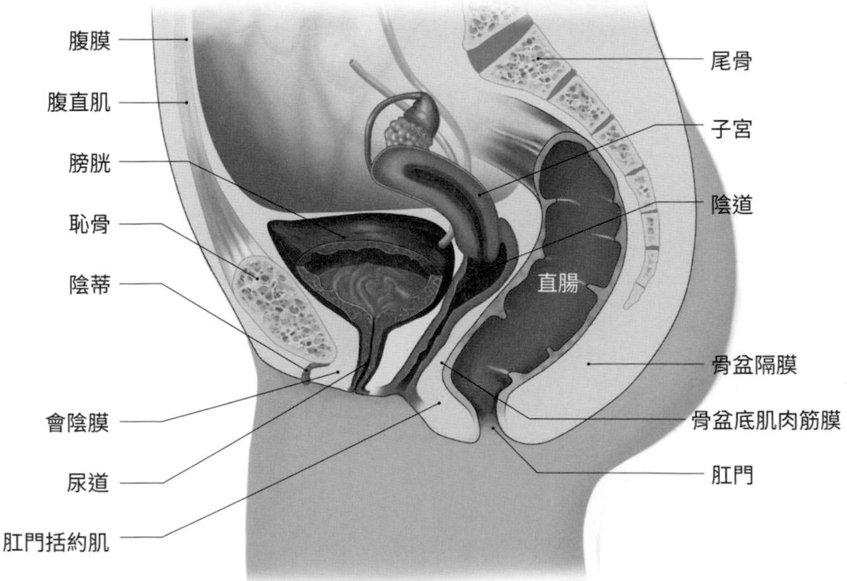

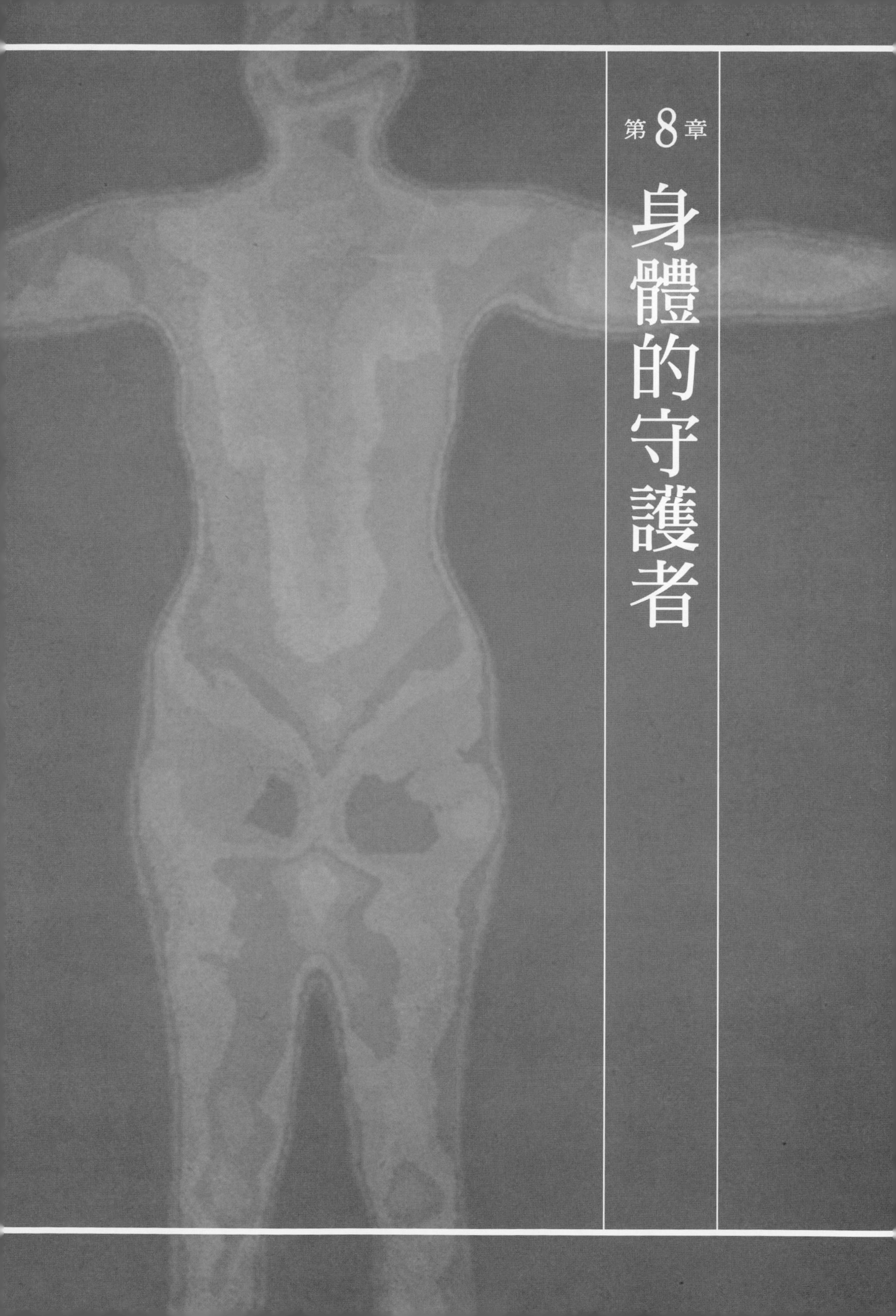

第8章 身體的守護者

免疫力

身體經常受到細菌或病毒等病原體的威脅，為了保護身體，我們需要防禦系統——免疫。顧名思義，免疫就是「免於」「疫病（疾病）」的威脅。免疫細胞可針對體外入侵的細菌或病毒，或體內自生的癌細胞等，辨識「同類與非同類」以保護身體健康。

免疫系統基本上可分為兩類，一種是「先天性免疫」。當病毒或細菌入侵體內，可快速針對病原體做出反應，製造可對抗病毒等的抗體加以攻擊。

另一種是「後天性免疫」（也稱為獲得性免疫、適應性免疫），曾經感染病毒或細菌後，記住這些病毒或細菌的特徵，等下回被入侵時加以回擊。而負責這種先天性免疫與後天性免疫功能的，就是免疫細胞。

癌症與免疫力

身體每天會製造三千個以上的癌細胞，幸好有「免疫力與自然療癒力」，我們才能免於癌細胞的威脅。

分布於身體各個組織與器官的「巨噬細胞」或「自然殺手細胞」（NK細胞）一發現癌細胞，就會聚集「攻擊癌細胞的巨噬細胞」和「提示癌抗原的巨噬細胞」，吞噬或殺死癌細胞。

接下來再由後天性免疫細胞「B細胞」製造抗體，「T細胞」指示「自然殺手細胞」攻擊癌細胞。所以，當身體的免疫力下降，就無法遏止癌細胞。

保護身體免於病毒或細菌入侵
免疫是必要且不可或缺的

漢方見解 免疫力與「氣」有關。

同類與非同類

身體把跟自己一樣的視為「同類」，不一樣的視為「非同類」。免疫細胞若在體內發現非同類，會加以清除。

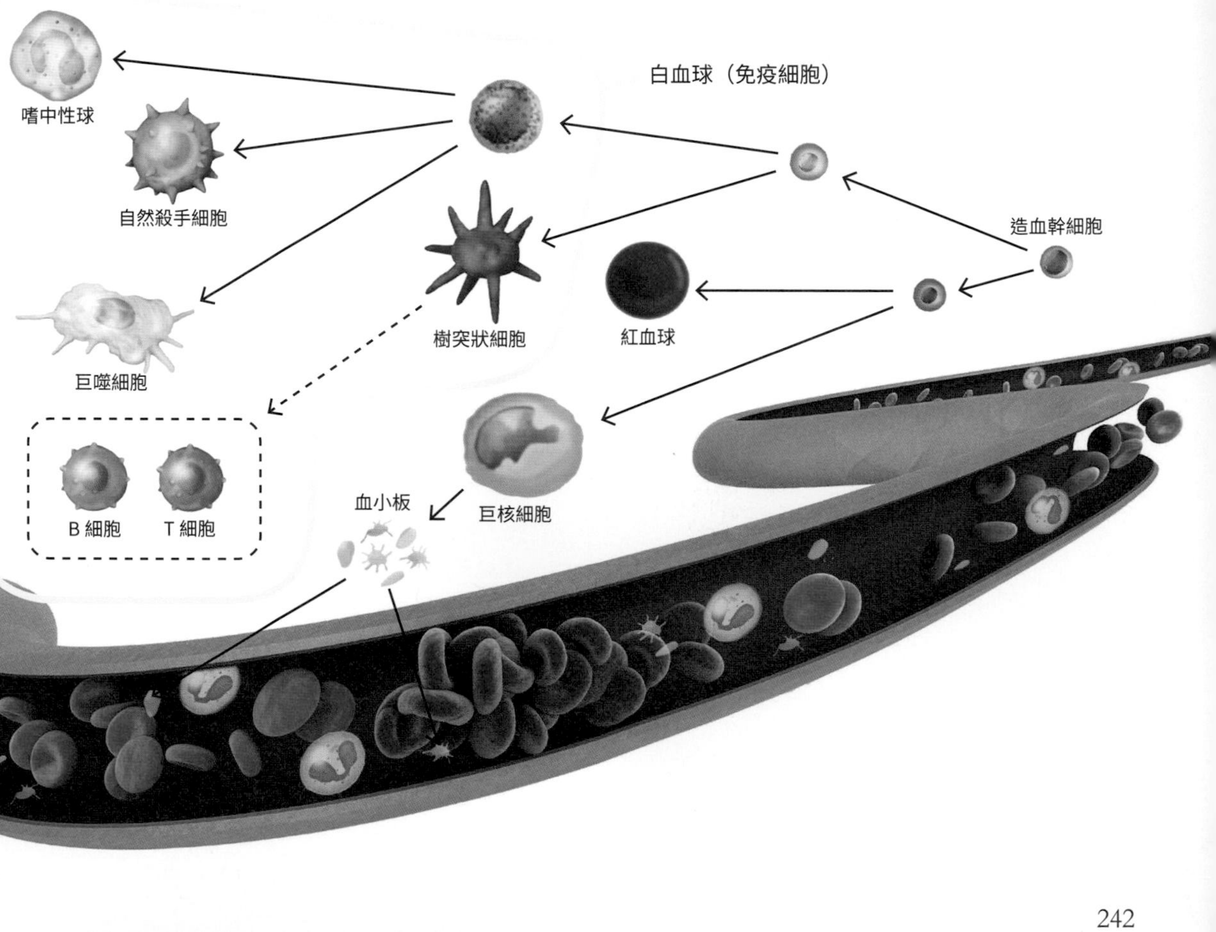

病毒與免疫抗體

免疫機制以抗體為主角，或以抗體以外的免疫細胞為中心。

當異物入侵體內，從巨噬細胞等接收到異物訊息的T細胞，對B細胞下指令製造大量抗體。由B細胞所製造的大量抗體為Y字型的蛋白質，可攻擊特定細菌或病毒等異物。

人體原本就備有超過一兆的各種抗體，這些抗體會跟補體合作，當自己感染細菌或病毒的時候，就會攻擊自身的細胞。

抗體（免疫球蛋白）與異物病原體（病毒）結合，只會攻擊這種病原體。

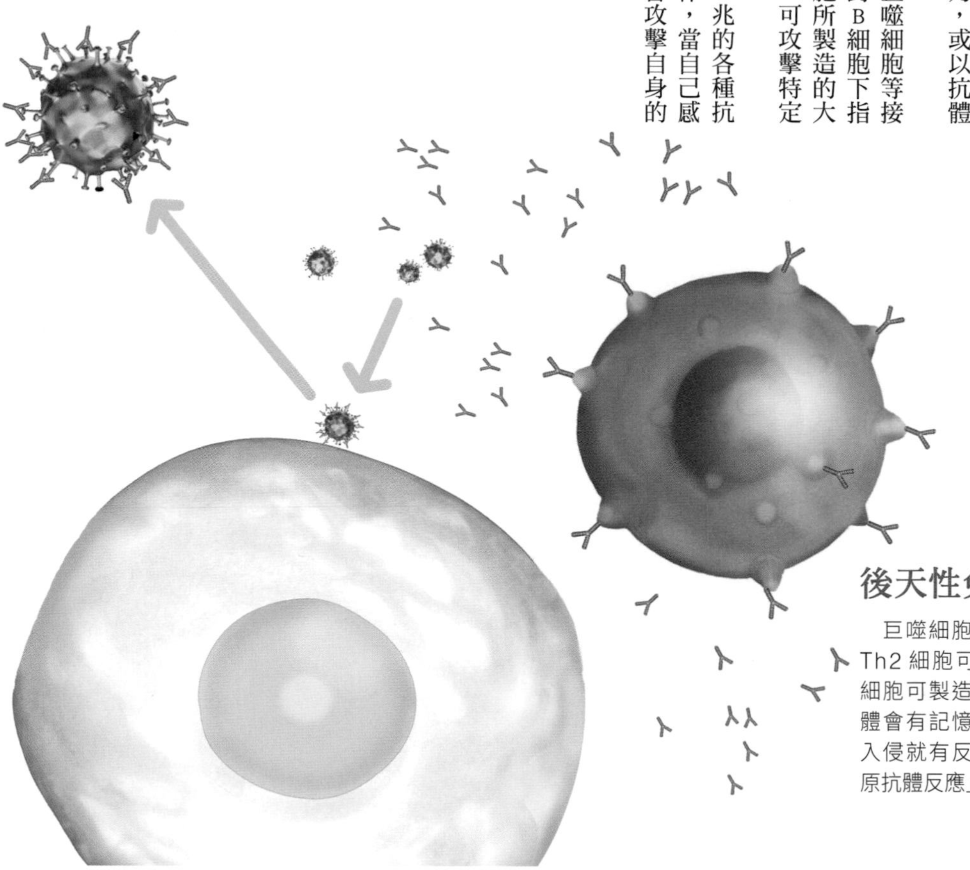

後天性免疫

巨噬細胞、輔助細胞、Th2 細胞可傳達訊息，B細胞可製造抗體。這種抗體會有記憶性，同一異物入侵就有反應，稱為「抗原抗體反應」。

疫苗的原理

疫苗的原理就是：接種從細菌或病毒之病原體所製作的無毒或弱毒性的抗原，以產生抗體。相較於感染症的病原體，仿效體內的自然「免疫應答」（參考第一一四頁），以針對疾病獲得免疫力。

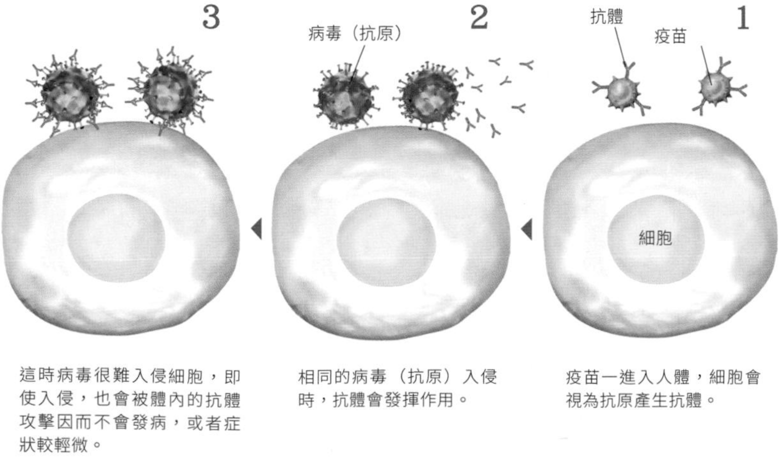

疫苗一進入人體，細胞會視為抗原產生抗體。

相同的病毒（抗原）入侵時，抗體會發揮作用。

這時病毒很難入侵細胞，即使入侵，也會被體內的抗體攻擊因而不會發病，或者症狀較輕微。

CRP

被稱為「發炎反應指標」的疾病指標

檢測血液裡的 C- 反應蛋白，可了解有無感染症狀（主要是細菌或病毒）、發炎症狀（各種因素引起）或癌症。當身體發炎或細胞壞死時，血液裡的 C- 反應蛋白就會增加，有助於早期發現上述的疾病。C- 反應蛋白如出現異常，可做其他檢查找出致病的原因。有時腫瘤也會導致 C- 反應蛋白濃度變高。

正常值	要注意	異常
<0.30	0.31 ～ 0.99	>1.00

（單位：mg/dL）

如何增加自然殺手細胞？

自然殺手細胞會在體內巡邏，一發現癌細胞或感染病毒的細胞，無須指令就能消滅這種細胞。因此其功能很重要，在疾病萌芽之際即可消滅，但隨著年紀增長或壓力等因素，活動力減弱，數量也跟著下降。

經過研究，以下的方法均可活化自然殺手細胞。

1 **溫和的跑步或快走**，可以增加自然殺手細胞，但讓人感到疲憊的劇烈運動則會有反效果。

2 **常常笑**。很多證據都顯示，常常笑可以增加自然殺手細胞。

3 **培養自己的興趣**。針對 HIV 之體驗者等的研究證實，喜歡卡拉 OK 的人一歡唱，自然殺手細胞就會增加。

4 **優格裡的乳酸菌，或香菇等食物裡的 β- 葡聚糖**，都能活化自然殺手細胞。

漢方　「正氣」與「邪氣」平衡為重點

漢方認為構成人體的基本物質保持平衡，五臟六腑正常運作，才能維持健康。而能讓五臟六腑正常運作，攻擊有害物質，讓身體復原的能力為「正氣」；反之引發各種疾病之源為「邪氣」。「正氣」若充實，就有抵抗疾病的能力；「正氣」如衰微，「邪氣」容易入侵。「正氣」一強，可提升自然療癒力或免疫力。漢方有「未病」的觀念，在未成疾病但已出現某些不適時，就要著手改善免於重症。因此在「正氣」轉弱前或「邪氣」轉強前，都得注意正邪之氣的平衡。

建議漢方藥

補中益氣湯／疲勞倦怠、食慾不振

藥草

建議藥草

紫錐菊、刺五加／提升免疫力

白血球

人體的紅血球、白血球和血小板，都是由骨髓僅有的一種「造血幹細胞」所製造。其中白血球分為好幾種，可跟功能不同的各種免疫細胞合作，消滅異物。

先天性免疫

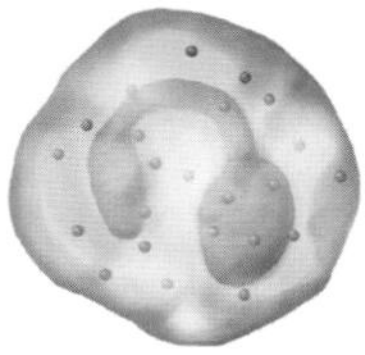

嗜中性球

占了白血球 50% 以上的貪食細胞，可利用酵素消化吞噬細胞。

自然殺手細胞

常在體內巡邏找出被病毒感染的細胞加以攻擊。不同於 T 細胞和 B 細胞，無須接收外來指令即可攻擊異物，為天生的殺手，故有此名。

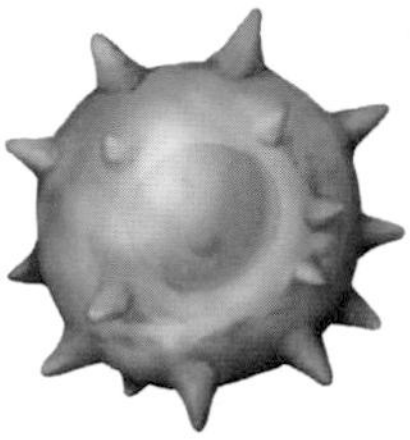

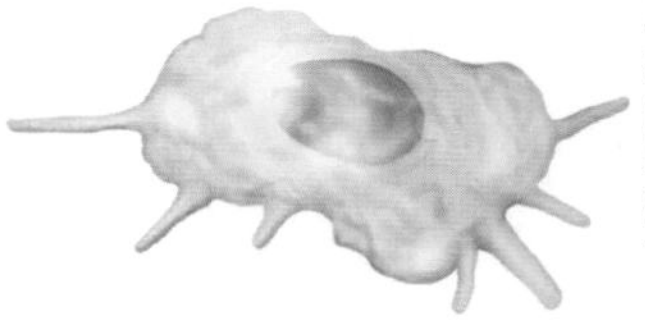

巨噬細胞

為代表性的免疫細胞。當體內有病毒或細菌入侵，會加以吞噬，也被稱為大食細胞。負責把病毒等訊息傳給 T 細胞。

樹突狀細胞

此細胞狀如其名，周遭有樹枝狀突起。存在於肺、胃、腸道或皮膚等部位，可自行掠取異物，將其特徵傳給其他細胞。

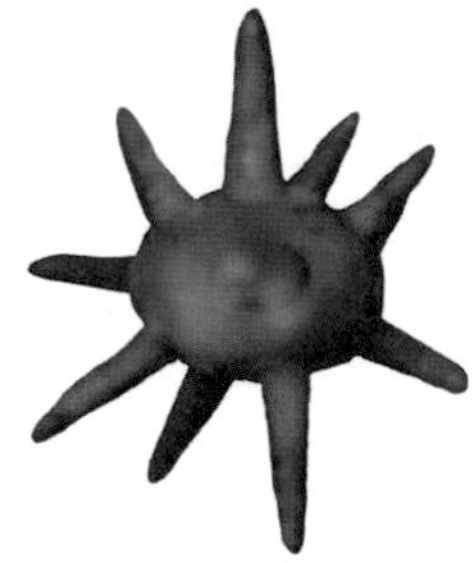

後天性免疫

T 細胞與 B 細胞

T 細胞一發現被病毒等感染的細胞會加以清除。T 細胞可分為輔助 T 細胞、殺手 T 細胞和抑制 T 細胞三種，各自負責掌控、攻擊和抑制。B 細胞則接收製造抗體之免疫細胞「樹突狀細胞」的指令，製造只會攻擊外敵或異物的細胞。記憶 B 細胞會記憶曾入侵體內的病毒與細菌，等下次有外敵入侵時，就會偵測有無同樣的病毒和細菌入侵。

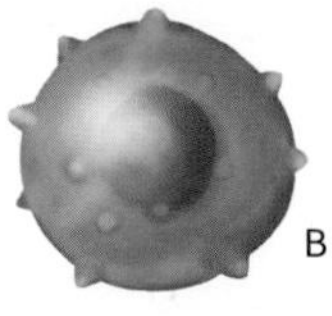

B 細胞

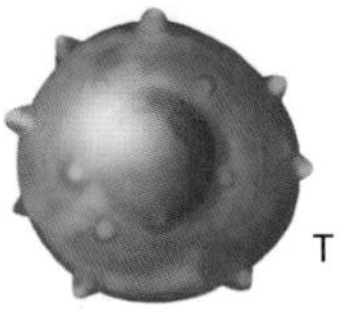

T 細胞

提升免疫力

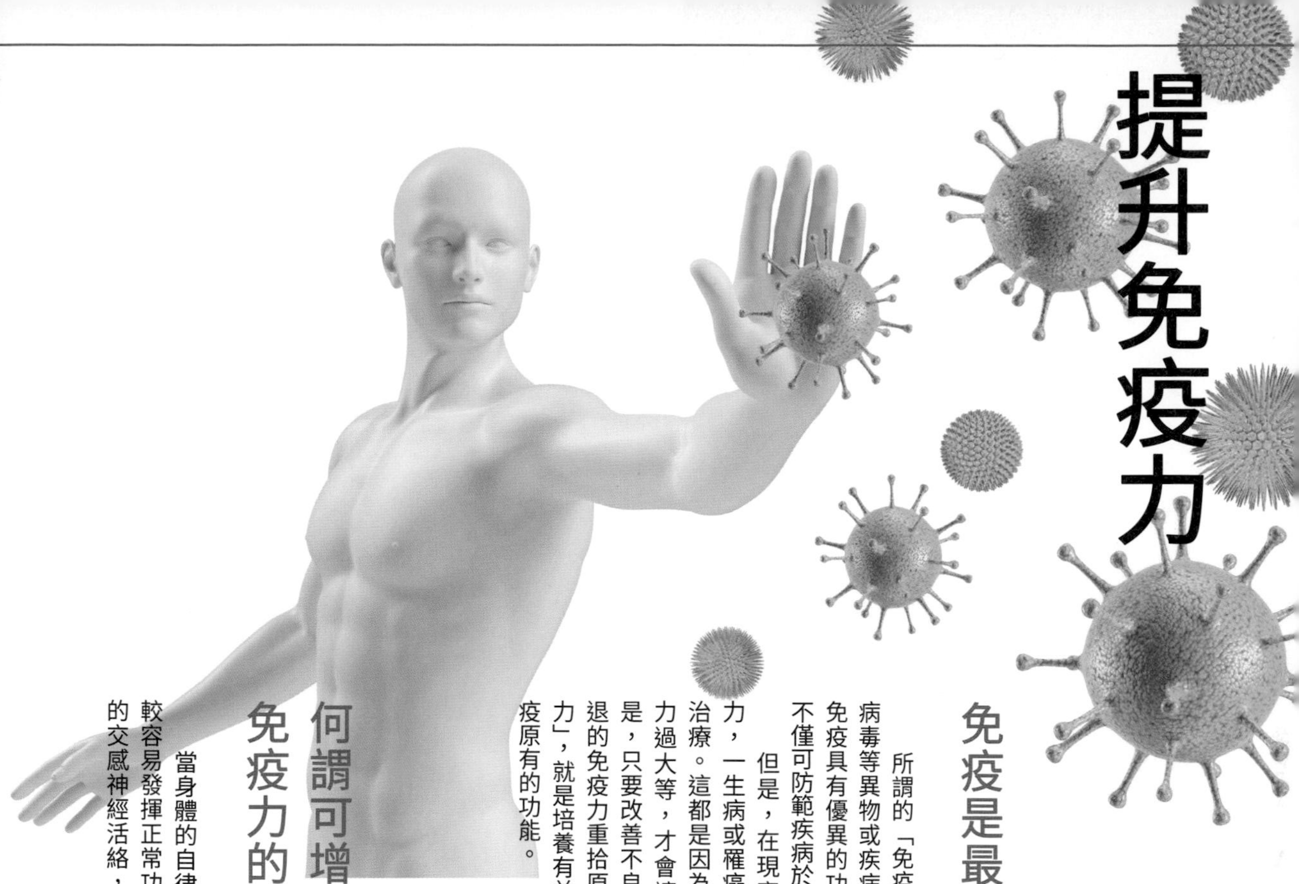

免疫是最強的醫生

所謂的「免疫」，就是人體具備可抵抗細菌或病毒等異物或疾病入侵，保護身體健康的系統。免疫具有優異的功能，只要免疫機能正常運作，不僅可防範疾病於未然，就算生病也能自我療癒。

但是，在現實生活裡，因缺乏足夠的免疫力，一生病或罹癌，往往得依賴藥物或手術才能治療。這都是因為現代人生活不規律、偏食、壓力過大等，才會讓免疫力失去原有的功能。但是，只要改善不良的生活習慣，還是有機會讓衰退的免疫力重拾原有的能力。所謂的「增強免疫力」，就是培養有益身心的生活習慣，充分激發免疫原有的功能。

何謂可增強免疫力的生活？

當身體的自律神經維持良好平衡，免疫系統較容易發揮正常功能。白天活動時，自律神經裡的交感神經活絡，到了晚上放鬆時，副交感神經比較活絡。但若累積壓力，讓交感神經持續活絡，免疫力下降，會增加生病或罹癌的風險。反之，過食或運動量不足，讓副交感神經持續活絡，免疫功能會過於亢進，容易引發過敏症狀。在手機等通訊工具普及，二十四小時訊息不離身的現代，怎麼看都是交感神經容易活絡，免疫力容易下降的環境。

為了讓自律神經維持良好的平衡，首要之務是養成規律的生活習慣。生活要避免過大的壓力，活動跟休息要取得平衡，才是保護身體健康的原則。

睡眠要充足

想要身體發揮正常的免疫功能，需要充足的睡眠。一般來說，夜間七小時的睡眠應該就夠了，但跟睡眠時間一樣重要的，還有睡眠品質。想提升睡眠品質，必須讓生理時鐘正常運作。而進入視網膜的光線可調整人體的生理時鐘，所以早上起床時應看到充足的光源，晚上睡覺時房間則要幽暗，才能養成規律的生理時鐘。

泡澡

泡澡可讓體溫上升，掌管免疫功能的白血球會變得活絡，增強免疫力。泡澡也可讓身心放鬆，抑制會妨礙白血球作用的壓力荷爾蒙或皮質醇分泌。至於淋浴則無法讓體溫升高，建議還是用三十八~四十℃的熱水好好泡個澡。

適度運動

掌控免疫功能的白血球遇上壓力，活動力就會變弱。人類本是活蹦亂跳的生物，完全不運動的人不知不覺累積了壓力，造成免疫力下降。所以，一週二~三次，每次半小時的運動習慣即可。若真的不行，一天十分鐘的散步或體操，效果也很好。不過，激烈的訓練或運動過頭反而會形成壓力，讓免疫力下降。

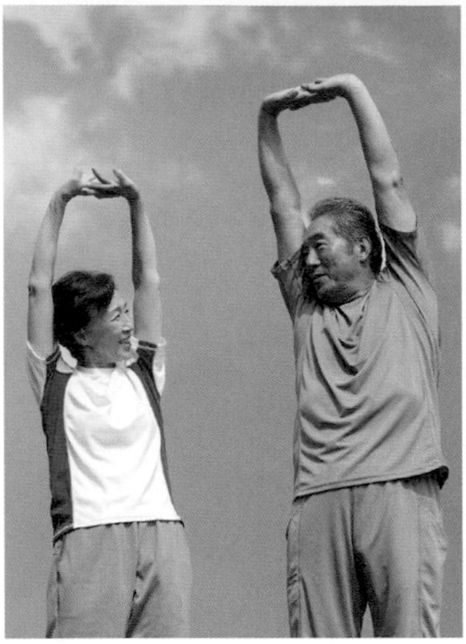

可增強免疫力的食材

要增強免疫力，必須攝取充足的養分。一天三餐、均衡攝取五大營養素為基本原則，並積極攝取增強免疫力的食材。

可強化黏膜的食材

人體黏膜是對抗細菌或病毒入侵的第一道防線，所以，可製造皮膚或黏膜的蛋白質、可維持肌膚健康的維生素A和C、可當成維生素A前驅物質的植物色素成分「β-胡蘿蔔素」，均可積極攝取。

※富含蛋白質的食材
肉、魚、蛋、大豆等

※富含維生素A的食材
豬肝、鰻魚、胡蘿蔔等

※富含維生素C的食材
甜椒、高麗菜、柑橘類等

※富含β-胡蘿蔔素的食材
胡蘿蔔、南瓜、紫蘇等

可促進熱量代謝的食材組合

所謂的疲勞，就是無法充分製造熱量，代謝下降的狀態，而疲勞或壓力都會造成免疫力下降。可攝取製造熱量的醣類，搭配可促進代謝的維生素B群，以消除疲勞、增強免疫力。

※醣類×維生素B群
醣類…米飯、芋薯類、麵類、穀物、麵包、糙米（糙米也富含維生素B群）
維生素B群…豬里肌肉、鹹鱈魚子、鰻魚、肝臟、納豆、雞蛋

可讓身體變暖的食材

平常容易手腳冰冷的人，可多攝取可讓身體變暖的食材。有關可讓身體變暖的食材，可參考第一五八頁的「手腳冰冷」。

※牛瘦肉、羊肉、生薑、白蘿蔔、胡蘿蔔、長蔥、蒜頭、韭菜等

可調整腸道環境的食材

腸子是掌管人體免疫功能的器官，改善腸道環境，免疫力自然提升。可多攝取膳食纖維或乳酸菌等，可給腸道好菌當食物的食材。有關可調整腸道環境的飲食習慣，可參考第三八頁的「腸道環境」。

※蔬菜類、海藻類、水果、芋薯類、牛蒡、穀物、豆類、菇類、米糠醬菜、泡菜、納豆、優格

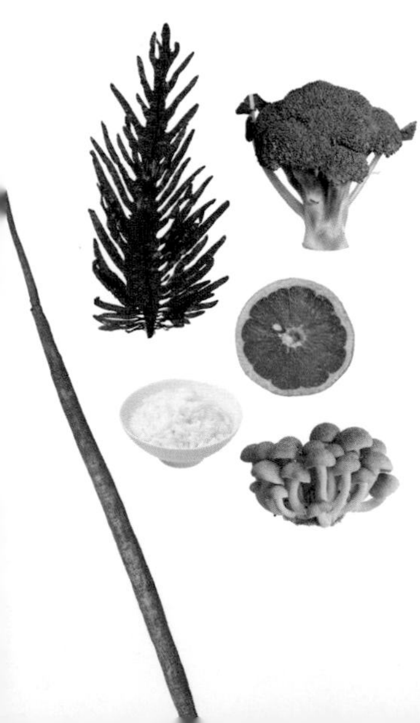

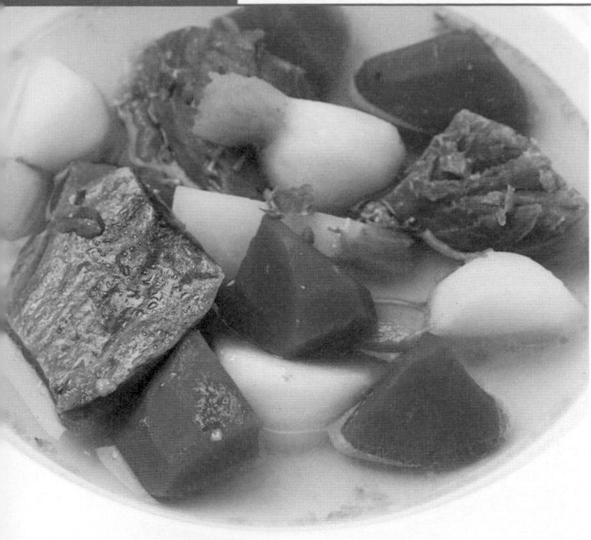

（營養價值都是一人份）

熱量	351 kcal
含醣量	12.6 g
含鹽量	2.8 g

鮭魚富含蝦紅素
可增強免疫力、抗老化

鮭魚蕪菁煮物

材料（2 人分）
鹹鮭魚…2 片
蕪菁…2 小顆
胡蘿蔔…1/2 根
昆布…4cm
水…2.5 杯
鮮雞晶…2 小匙
米酒…1 大匙
鹽、胡椒粉…各適量

作法
1 鹹鮭魚去皮去骨，斜切成 3 ～ 4 小片。蕪菁去皮切成 4 等分，燙熟備用。胡蘿蔔切滾刀塊。昆布切成 2 公分小塊。
2 鮭魚片下鍋，兩面煎成金黃色。
3 蕪菁、胡蘿蔔、昆布和水下鍋，用中火煮滾後，加入鮮雞晶、2 的鮭魚和米酒。加蓋轉中小火燜煮 30 分鐘，再以鹽、胡椒粉調味。

黃豆裡的大豆異黃酮
可增強免疫力

熱量	165 kcal
含醣量	19.5 g
含鹽量	1.5 g

醋拌甜椒黃豆

材料（準備適當的分量）
黃豆（乾燥）…100g
西洋芹…1 根
紅黃甜椒…各 1 顆
A 料 白醋…1 杯
砂糖…4 大匙
鹽…1 大匙
粗黑胡椒…1/2 小匙

作法
1 黃豆洗淨，確實瀝乾。
2 黃豆下鍋，用中火邊炒邊搖鍋子，炒到黃豆裂開。
3 另用一小鍋煮 A 料，煮到砂糖溶解。加入炒好的黃豆，冷卻涼拌入味。
4 西洋芹和甜椒切得比黃豆大些，加入 3 裡醃漬 30 分鐘以上入味。

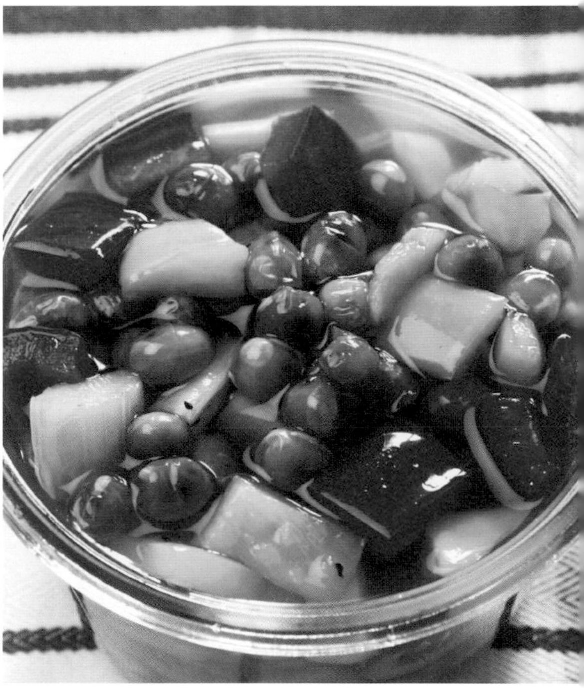

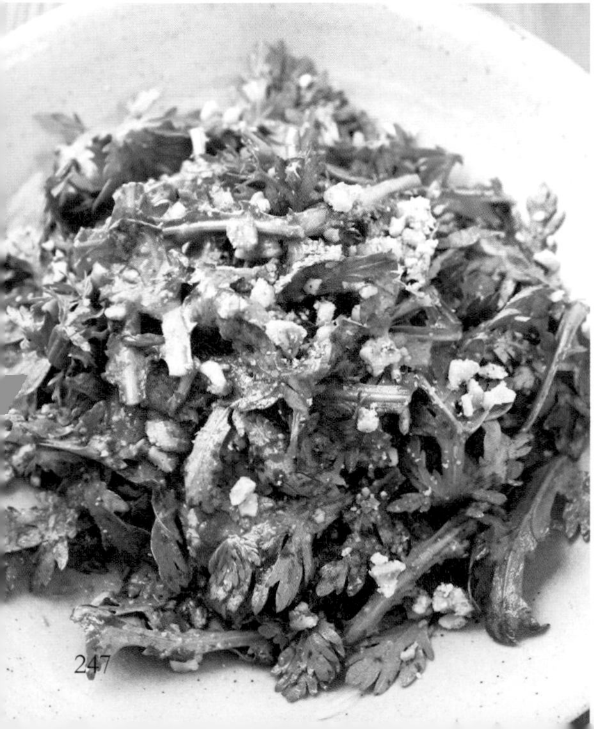

核桃富含的維生素 E
也能增強免疫力

熱量	189 kcal
含醣量	4.3 g
含鹽量	0.5 g

核桃茼蒿沙拉

材料（2 人份）
核桃…30g
茼蒿…1/2 把
洋蔥…1/4 顆
A 料 辣椒…1/2 根（切末）
味噌…1 小匙
白醋…2 大匙
橄欖油…1 大匙

作法
1 核桃炒熟碾碎。茼蒿洗淨，燙熟擰乾再切段。洋蔥切絲，泡水擰乾。
2 把 1 的食材放入碗裡拌勻，再淋上拌好的 A 料。

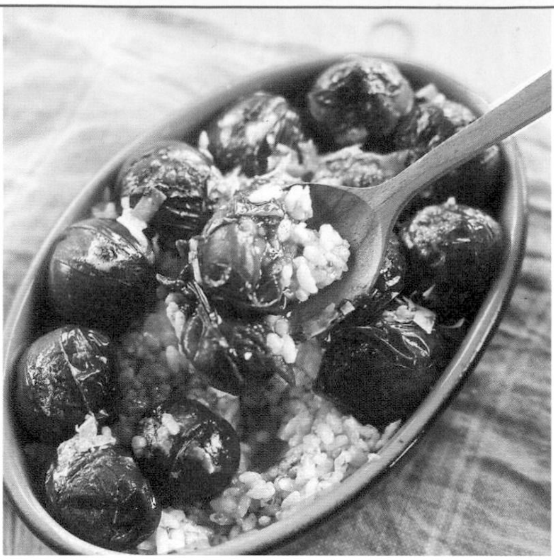

蒜頭裡的含硫化合物
可消除疲勞

蒜頭番茄焗飯

熱量	377 kcal
含醣量	60.3 g
含鹽量	0.6 g

材料（2 人份）
小番茄…15 ～ 20 顆
白飯…2 碗
蒜末…2 瓣的分量
奶油…2 大匙
鹽、胡椒粉、起司粉…各適量

作法
1 奶油下鍋，先炒蒜末，再加入白飯拌炒，用鹽、胡椒粉調味。
2 把飯倒入耐熱皿，舖上去掉蒂的小番茄。
3 用烤箱烤約 5 分鐘，撒上起司粉再烤 1 ～ 2 分鐘，表面稍微上色即可。

油菜的維生素 C 含量
位居春季蔬菜的冠軍

油菜炒鯷魚

熱量	86 kcal
含醣量	1.8 g
含鹽量	1.1 g

材料（2 人份）
油菜…1 把
鯷魚…12g
蒜頭…1 瓣
橄欖油…1 大匙
鹽、胡椒粉…各適量

作法
1 油菜去根切大段，稍微燙一下。鯷魚剁碎，蒜頭切薄片。
2 橄欖油下鍋，用中火爆香蒜片，加入鯷魚和油菜大火快炒。等炒均勻再用鹽、胡椒粉調味。

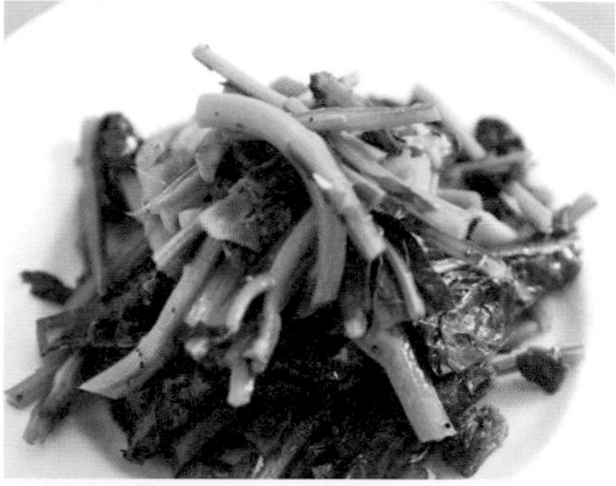

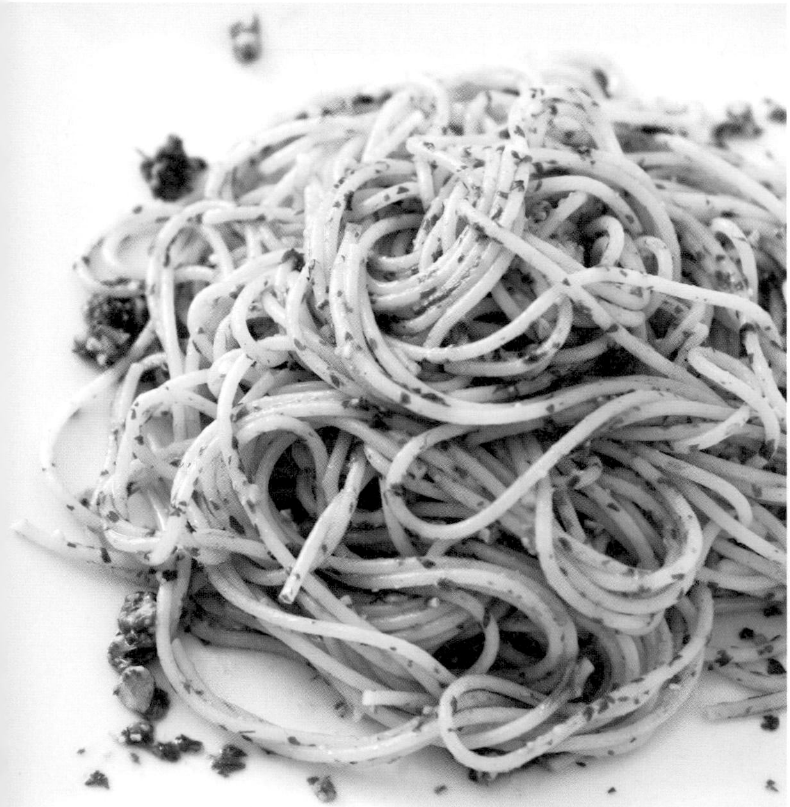

熱量	638 kcal
含醣量	61.5 g
含鹽量	2.0 g

茼蒿富含維生素 C 或 β- 胡蘿蔔素
也可增強免疫力

茼蒿腰果義大利麵

材料（2 人份）
茼蒿…1/2 把
腰果…4 大匙
A 料 橄欖油…3 大匙
　　起司粉…3 大匙
　　胡椒粉…少許
義大利麵…160g

作法
1 茼蒿只摘取葉子。腰果下鍋炒到微微上色。義大利麵煮熟備用。
2 把 1 的茼蒿和腰果用食物調理機或果汁機打成菜泥，加入 A 料攪拌均勻。
3 把適量的菜泥倒入鍋裡，加 2 ～ 3 大匙煮義大利麵的湯汁，用小火加熱。再倒入義大利麵拌勻。

過敏

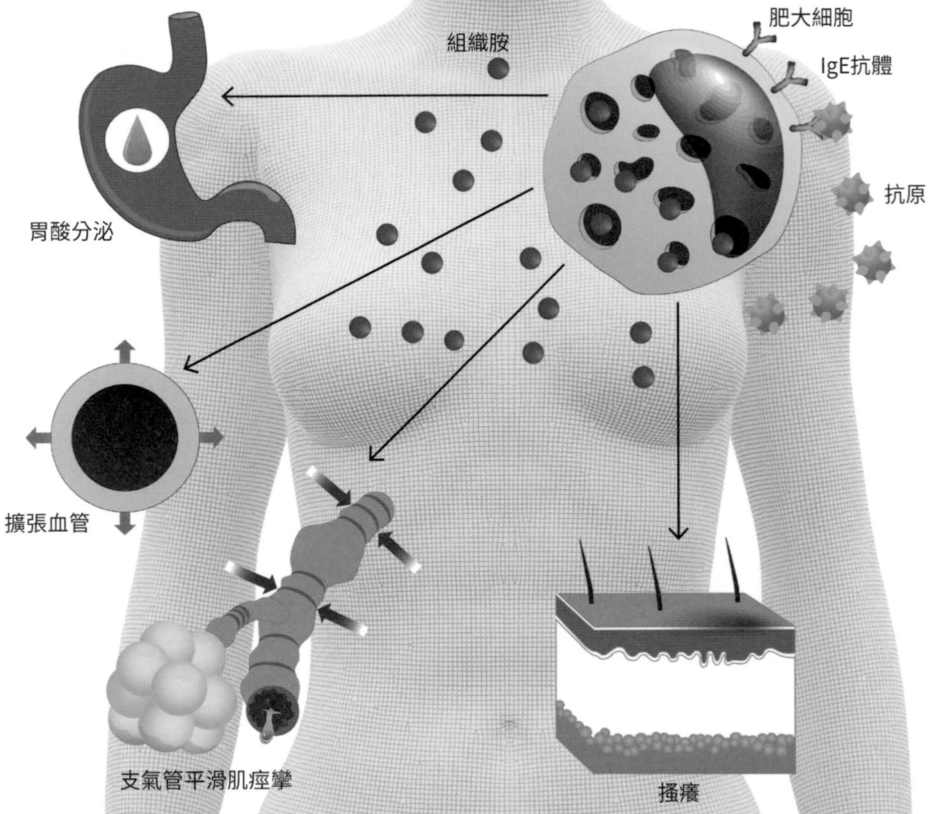

過敏是自體免疫的過度反應

常見的不適症狀或疾病 過敏症、花粉症

＊1 IgE 抗體
針對入侵體內的過敏原，啟動保護機制的抗體。原本血液裡只有少量這種抗體，但據說體質過敏者的血液裡有很多這種抗體。

當細菌或病毒等異物入侵體內時，身體會啟動免疫保護自身，擊退異物，但是免疫機制也可能對無害身體的物質過度反應，稱為過敏（allergy），意味著原本是要保護身體的系統反而危及自身。

而引發過敏的物質稱為「過敏原」（allergen）或「抗原」。為了擊退這些入侵的過敏原，身體會製造IgE抗體[＊1]（免疫球蛋白）這種蛋白質。

據說體質過敏者也比較容易製造這種IgE抗體。無論針對何種過敏原，都會製造IgE抗體，可稱為「對此過敏原啟動過敏反應」，但這只是過敏反應，並非疾病。

而且，無論是何種物質成為過敏原，或出現何種過敏反應，都因人而異，甚至也會被環境等因素所左右。常見的過敏反應為「即時型」，過敏原一旦入侵體內，短時間就會出現過敏症狀，如花粉症、過敏性皮膚炎、食物過敏或支氣管性氣喘等。

此外，還有一種是過敏原入侵後，經過數小時才會出現症狀的「延遲型」過敏。

過敏引發的疾病主要有哪些？

過敏兩個字看似簡單，但種類或症狀不一，治療方法也因人而異。

像是現在猶如日本國民病的花粉症，乃杉木或檜木花粉（過敏原），讓鼻黏膜出現過度反應的過敏現象之一，會有打噴嚏、鼻塞、流鼻水等主要症狀。除了杉木或檜木，也有人對豬菜或稻子等過敏。

此外，還有全身或局部出現，伴隨搔癢感濕疹的過敏性皮膚炎。這是因外部刺激或乾燥等因素，導致皮膚的屏障能力下降，外來抗原容易入侵，跟免疫細胞結合所引起的過敏性發炎症狀。

若持續發炎，身體就越癢，越去抓它，發炎就更嚴重，屏障功能越差，陷入惡性循環。重點是要減少皮膚的刺激，滋潤與保養肌膚。

如果是特定食物裡的過敏原，讓免疫功能出現過度反應，稱為食物過敏。一吃完會出現濕疹、喉嚨刺痛發癢、咳嗽或嘔吐等症狀。而且，食物過敏原除了從嘴巴，還可能從皮膚等部位入侵，要小心。

至於氣喘，則是空氣的通道發炎，突然呼吸困難的疾病。這時黏膜有慢性發炎現象，跟健康者相比，氣管變窄，空氣自然不易流通。

氣喘常被視為幼童疾病，其實大人也會發病。成人的支氣管性氣喘大多沒有特定的過敏原，塵蟎、灰塵、壓力等都是原因。若置之不理很可能慢性化，還是要盡早治療。

由上可知，過敏引發的疾病不一而足。若有症狀，想了解自己對哪些物質過敏，最好去醫院檢查。

過敏測試

了解容不容易過敏與引發過敏的物質

透過檢查可以了解自己是否為過敏體質，若是的話，會對哪些物質過敏。主要有血液檢查與皮膚測試。前者即抽取少許血液，檢查有無過敏原，若出現過敏原，再詳細檢查會對哪些物質起反應。後者有點刺測試（prick test）或貼布測試（patch test）等方法。點刺測試是針對即時型過敏的檢查方法，將過敏原刮入皮膚，15 分鐘後確認皮膚的反應。而貼布測試則是針對延遲型過敏的檢查方法，將潛在過敏原放進貼布中，貼在皮膚 48 小時，將反應當成判斷的基準。

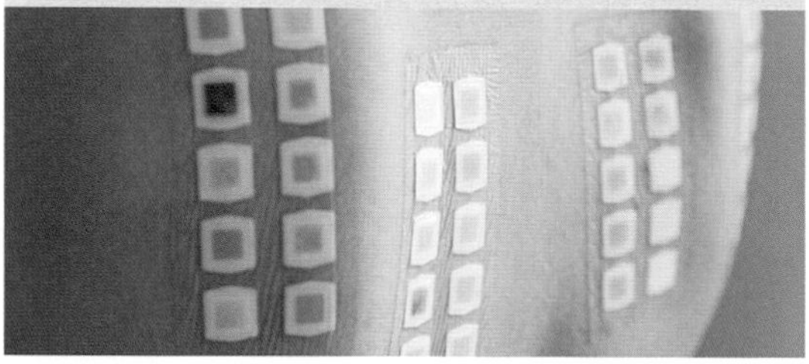

何謂過敏性休克？

引起過敏的物質一旦入侵人體，好幾個器官都會出現症狀的過度反應，稱為過敏性休克(anaphylaxis)。這時出現血壓降低、意識模糊或呼吸困難等症狀的風險大增，一旦如此，很可能危及性命。雖然過敏性休克的出現時間，因個人或過敏原而有差異，但有可能在數分鐘內成為重症，還是要快速因應比較好。

漢方　可改善過敏的漢方

不管是漢方或藥草，不僅要抑制症狀，還要改善體質。

建議漢方藥

黃連解毒湯、十味敗毒湯、消風散／過敏性皮膚炎
小青龍湯、麻黃附子細辛湯／過敏性鼻炎

藥草　建議藥草

咬人貓／改善體質
西洋蒲公英／增強代謝與免疫力
德國洋甘菊／消炎
薄荷／冷卻、消炎
接骨木花／打噴嚏、流鼻水

代表性的過敏原

過敏原就是引起敏症狀的物質。
有的透過呼吸入侵體內（吸入性過敏原，花粉、灰塵等）
有的透過食物入侵體內（食物性過敏原，雞蛋、牛奶等）
有的透過接觸引起敏症狀（接觸性過敏原，金屬、橡膠等），類型很多。
而引起過敏症狀的過敏原其實也很多，在此介紹幾個代表性的過敏原。

食物性過敏原

雞蛋

大多是蛋白裡的蛋白質成為過敏原，比起蛋黃，蛋白更容易引發過敏。而且會成為過敏原的蛋白質容易溶於水，因此加了雞蛋的湯頭，即使避免直接吃雞蛋，還是有可能引起過敏。

雞蛋過敏原一加熱會產生變化，溫度越高或加熱時間越長，越不易引起過敏。而部分的藥品可能會含有取自蛋白的「溶菌酶」（體內的免疫系統）成分。

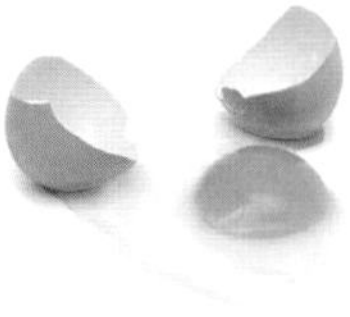

牛奶

牛奶裡的酪蛋白常是引起過敏的因素。而牛奶裡的過敏原，即使加熱或發酵也絲毫未損其引起過敏的能力，所以要注意優格或起司等加工食品。而對牛奶過敏者，也會對山羊或羊乳過敏。

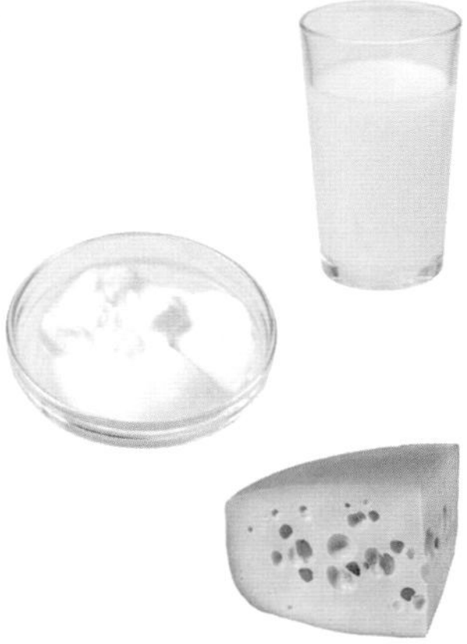

小麥

小麥製品（像是麵包或餅乾）即使經過高溫烘烤，也不會減少過敏原。而對小麥過敏者，也可能對黑麥、大麥或燕麥過敏，但對其他米類或穀物沒有反應。

小麥屬於常容易引起「食物依賴運動誘發過敏性休克」（FDEIA）的食材。這種過敏性休克從學生到成人都很容易出現，也就是吃完飯做運動，就會引起過敏。

花生

花生是引起過敏性休克的代表性過敏原，以引起全身蕁麻疹或呼吸症狀等非常強烈的過敏症狀為特徵。很多過敏原會隨年紀增長獲得改善，但很遺憾地，花生過敏原會跟一輩子。

在歐美國家，花生是主要的過敏原，而隨著花生的攝取量增加，對花生過敏的人也越來越多。

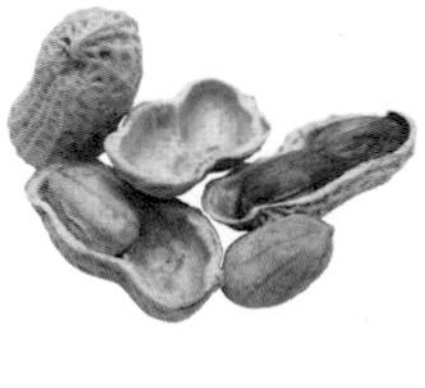

水果

奇異果、蘋果、桃子、哈密瓜、葡萄、香蕉等常見的水果常引起過敏，也是成人以後好發的過敏原。一吃完，嘴巴或喉嚨就覺得癢癢的，為其代表症狀。若未意識到過敏，反而越吃越多，很可能引發呼吸症狀或過敏性休克。有些人的皮膚一被果汁碰到就會長蕁麻疹。

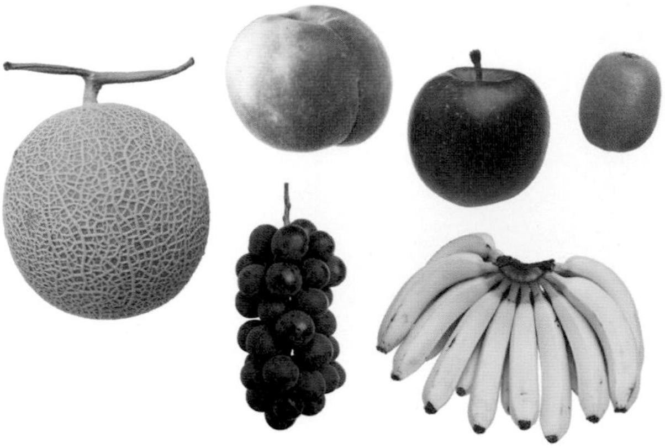

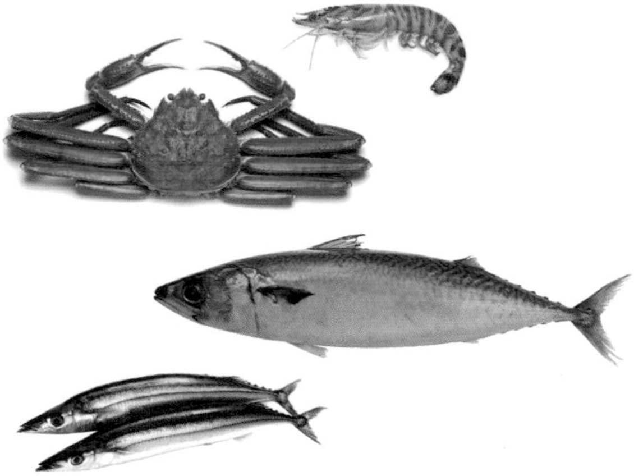

魚貝類（魚類、甲殼類）

蝦蟹等甲殼類是成人最容易過敏的食物，一吃下肚會出現蕁麻疹、水腫或嘴巴乾癢等症狀，也會引起過敏症。

而對魚過敏，據說青背魚較容易引起，但魚類的過敏原成分其實都一樣，即便吃白肉魚也會引發過敏。但若製成竹輪、魚板或鮪魚罐頭等加工製品，過敏原會變少。

麵條

麵條也是常見的過敏原。幾乎所有對麵條過敏的人，一碰到煮麵的蒸氣，或吸入極微量的麵粉，就會引起過敏反應。對麵條過敏者在飲食上要留意。

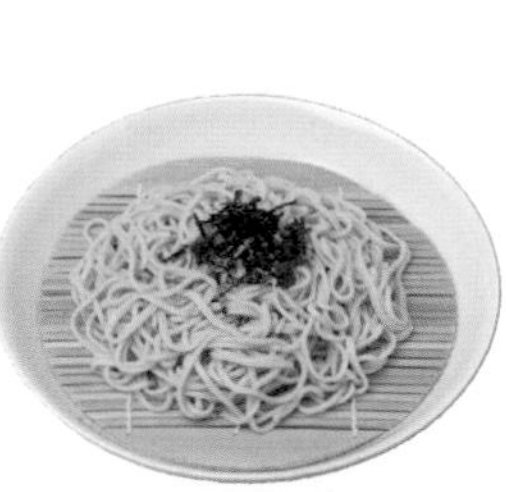

大豆

豆漿也是過敏原之一。若確定自己對大豆過敏，對豆芽、毛豆、黃豆粉或大豆沙拉油等製品也得留意。但像醬油或味噌裡的大豆，在製造過程中，過敏原已大幅下降，攝取上沒有問題。

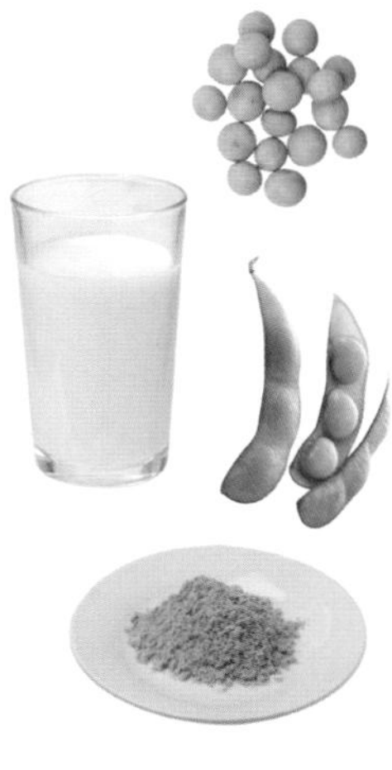

吸入性過敏原

花粉

花粉也是常見的一大過敏原，據說日本每四人就有一人有花粉症。杉樹或檜木、豬菜等的花粉，一附著於鼻子或眼睛黏膜，就會引起打噴嚏、流鼻水或淚水等過敏症狀。而且，成年後越容易有花粉症，近年來患者也越來越多。

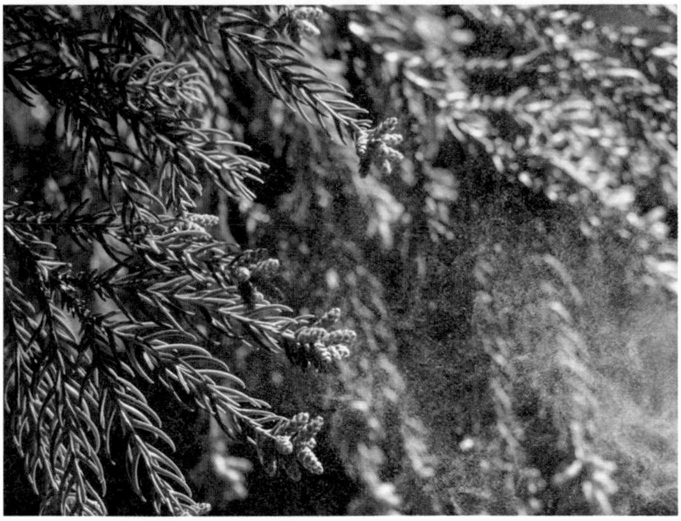

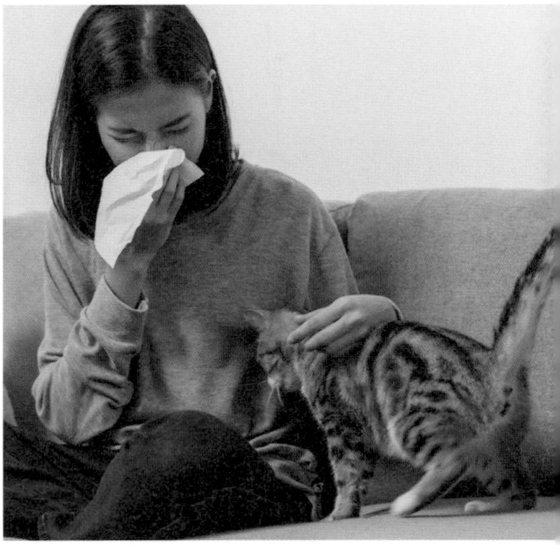

動物

動物的頭皮、毛髮、糞便或尿液等也是過敏原，會引起過敏性鼻炎、結膜炎、支氣管性氣喘、過敏性皮膚炎等症狀。除了家裡常見的貓犬、倉鼠，鳥類、馬、羊或兔子等動物也是原因。

黴菌

有些人一吸入黴菌孢子就會過敏，出現鼻炎、咳嗽、呼吸困難、結膜炎或濕疹等各種症狀。因黴菌喜愛高溫潮濕的環境，每年的六~九月可說是好發期。室內的塵埃或寢具也容易孳生黴菌，要經常清潔或讓空氣流通，才能降低黴菌過敏。

塵蟎

塵蟎是引發過敏性皮膚炎、結膜炎、鼻炎、支氣管性氣喘等各種過敏症狀的原因。塵蟎於氣溫與濕度上升的五~七月繁殖，一過仲夏會死亡，但到了九~十月，大量出現的糞便或屍骸非常容易引起過敏。人類的頭皮、汙垢、殘渣或灰塵等，都是塵蟎的食物，因此，經常清潔與打掃，為預防塵蟎的首要之務。

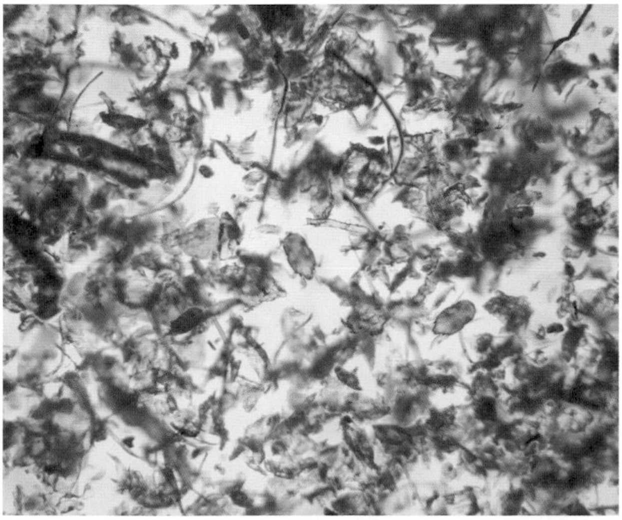

接觸性過敏原

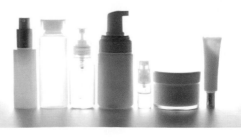

金屬

因為流汗而溶出的離子化金屬，一被身體吸收，就會被視為異物，引起搔癢或斑疹等過敏症狀。金屬過敏經常是成人後才有的狀況，特別是愛戴飾品的女性，容易出現金屬過敏。而且，一旦對金屬過敏就很難痊癒，唯一的方法，就是了解自己對哪種金屬過敏，小心迴避。

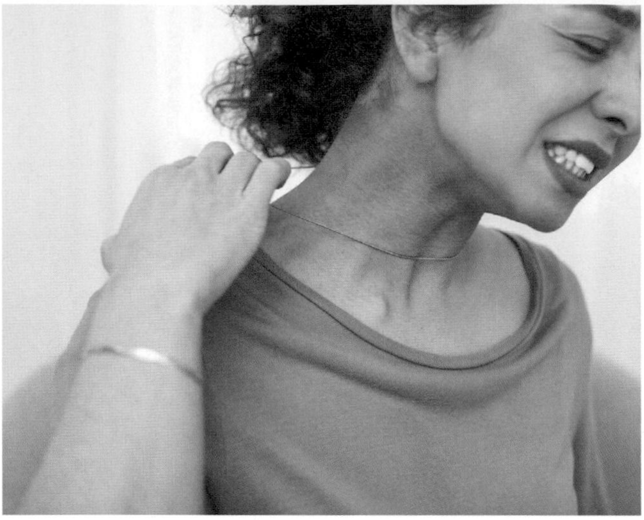

漆樹

一接觸芒果或腰果等漆樹科植物，也會引起過敏性皮膚炎。從接觸到出現過敏症狀需要時間，大概二天後會達反應的高峰。幸好漆器等物品幾乎不會引發過敏。

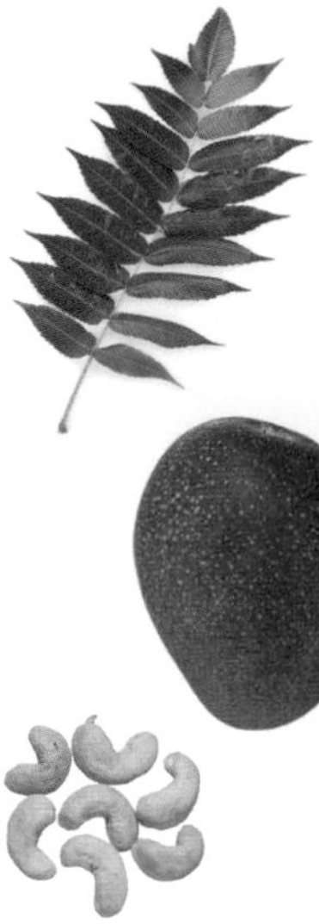

橡膠

接觸天然橡膠所引起的蕁麻疹、過敏性休克等過敏症狀，也稱為乳膠過敏。長時間戴著天然橡膠製的手套，或是在肌膚乾燥等肌膚屏障功能下降時，接觸天然橡膠製品，也會增加乳膠過敏的機率。

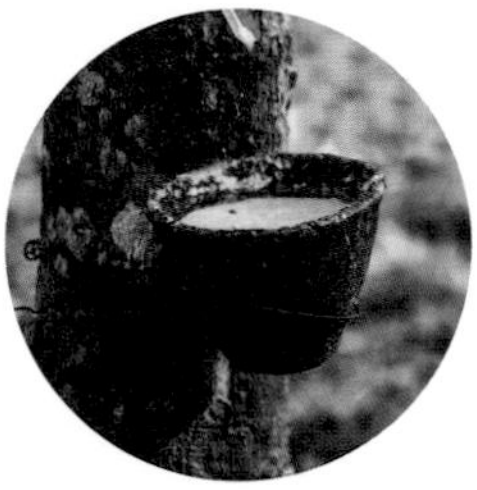

保養品

因為對保養品裡的成分過敏，引起溼疹或發炎等症狀。特別是著色劑、界面活性劑、酒精或香料等，容易成為過敏原。使用新的保養品或化妝品前，可先做皮膚測試，確認會不會過敏，比較安全。

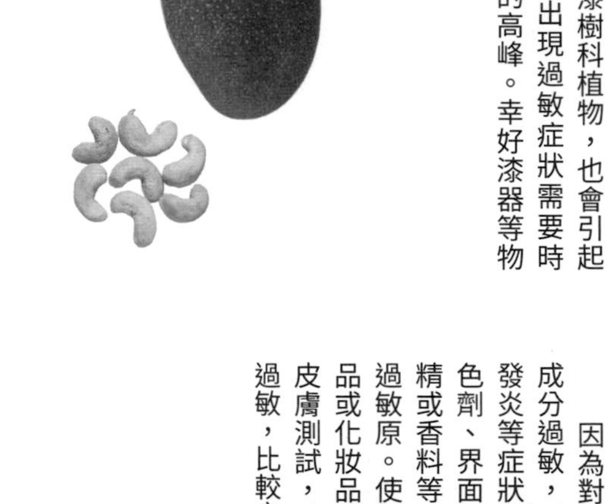

肥皂引起的過敏

之前曾發生製造肥皂的原料——「水解小麥蛋白」引起過敏的情形。後來發現這不是接觸性過敏，而是皮膚、眼睛或鼻子的黏膜吸收過敏原，才會引發過敏反應。

微生物與感染症狀

細菌、病毒、真菌的差異與特性

細菌、病毒與真菌都是肉眼看不見的微生物。例如，光是用筆芯〇・五毫米原子筆所點的這個點點裡，就有超過五百種的細菌和真菌；病毒只有它們的一百分之一，小得更可怕。

一提到細菌，印象中跟它最接近的就是「黴菌」，被歸類於真菌類。製造日本酒的麴菌也是真菌的一種。細菌與真菌是單一細胞的簡單構造，只要有養分，就會自行增殖。而病毒是造成感冒或水痘等許多疾病的原因，其蛋白質粒中只有ＤＮＡ（或ＲＮＡ）無法自行成長，必須寄生於其他生物細胞上面才能增殖。

雖說這三種微生物會棲息於空氣或身體各處引發感染，但對於健康守護上還是有所貢獻。

細菌

只靠單一細胞生存，因此稱為「單細胞生物」，只要擁有養分、適當的溼度與溫度，就能自行增殖。

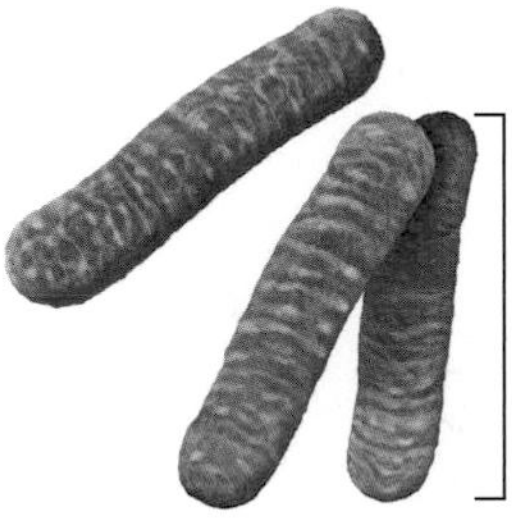

大小為 0.5～幾 µm

病毒

沒有細胞，只有蛋白質粒裡的ＤＮＡ或ＲＮＡ情報，必須寄生於生物體，以細胞為材料才能繼續增殖。

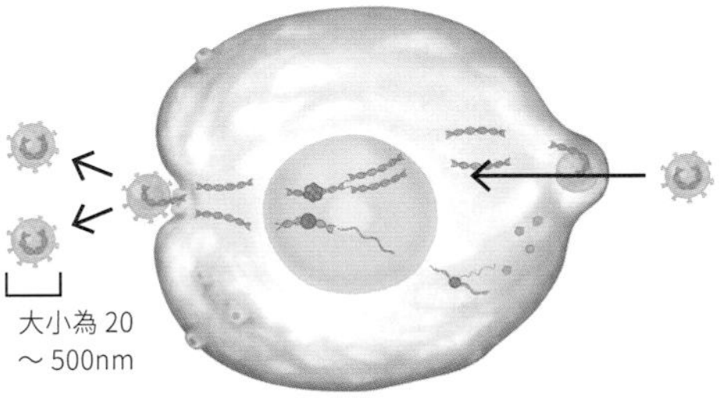

大小為 20～500nm

真菌

大小為五～十二µm。

黴菌類的總稱，為無法合成葉綠素的植物性生物，肉眼就可以看到繁殖狀態。

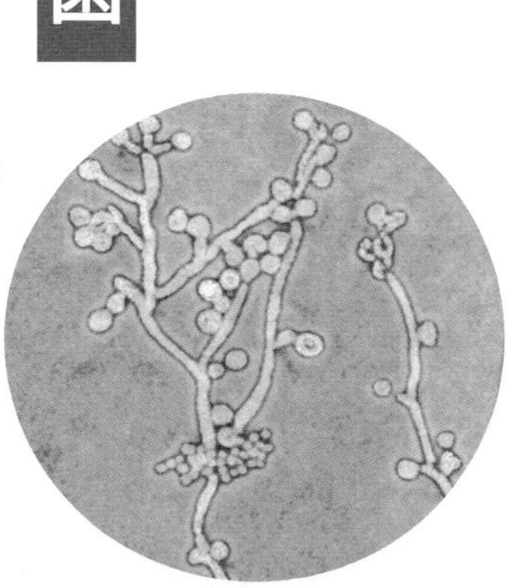

µm 和 nm

1µm =1mm 的千分之一。1nm 又是 1µm 的百分之一。

單細胞生物

只由一個細胞構成的生物。若是複數細胞構成的生物，就稱為「多細胞生物」。

細菌與種類

可與人類共存的代表性微生物

細菌大小只有幾μm，可棲息於地球任何角落，也可棲息於人體內。據說身體裡面的微生物多達一百兆個，大部分都是細菌。皮膚的表皮葡萄球菌會吃掉皮脂，製造脂肪酸讓皮膚維持弱酸性，而腸道裡的乳酸菌可幫助消化。細菌就像這樣維護人體健康，但它也會棲息於體內反覆細胞分裂、製造毒素，或入侵細胞引發感染。這時可針對細菌的種類，使用可滅菌或抑制細菌增殖的抗菌藥物加以治療。

腸道出血性大腸桿菌O157

要注意生肉或生肝等食材

大腸桿菌的一種，可於體內增殖產生Vero毒素。此菌原棲息於家畜或毛小孩的腸道，趁處理肉品之際轉移到生肉上。本身不耐熱，可透過生肉或生肝等入侵人體。感染力強，即便數量不多仍會引發症狀。

潛伏期約三～五天，但也可能感染一天就發病。嚴重腹瀉、腹痛、發燒和嘔吐為常見症狀，有時會血便。幼童或老年人會併發溶血性尿毒症候群，所以食材要充分加熱，調理器具或筷子也要消毒，避免感染。

腸炎弧菌

魚類確實洗淨再調理

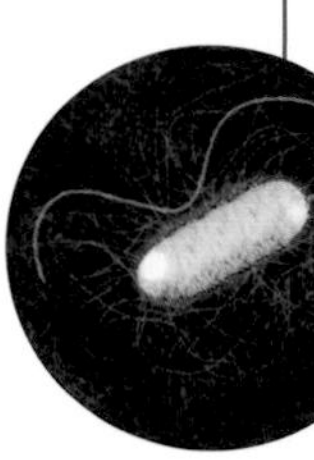

生存於海中或海泥裡的腸炎弧菌，遇上十五℃以上的水溫會變得活絡。大多寄生於夏季攝取的魚貝類，若流通或調理不當會引起中毒。

腸炎弧菌幾乎是透過生魚片或壽司等食材來感染，會瞬間增加，在人體腸道釋放毒素，感染後六～二十四小時就會發病。主要症狀有嚴重腹痛、腹瀉和嘔吐。這種弧菌一碰到水就會死亡，所以調理魚貝類前記得確實洗淨，連調理用的器具也要洗淨消毒。且要注意，切魚的砧板不要切菜，避免感染。

肉毒桿菌

充分加熱即可預防感染 幼兒要特別注意

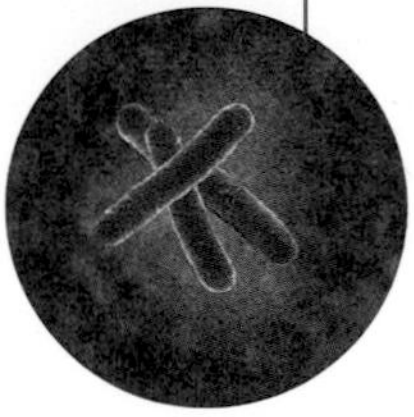

生存於土壤、海底或河底泥沙裡的肉毒桿菌，在土裡為俗稱「芽孢」的休眠狀態，這種芽孢即便用一百℃的熱水煮十分鐘依然活著，遇到氧氣少的環境會開始發芽增生，對神經產生毒素。食用玻璃罐裝或罐頭等食品，要特別小心。肉毒桿菌特別喜歡肉類，昔日歐美曾有密封火腿或香腸因肉毒桿菌中毒的案例。

其症狀為肌肉麻痺，經過八～三十六小時，出現視力模糊、口齒不清等現象，嚴重的話還會呼吸麻痺。

肉毒桿菌的毒素用一百℃的熱水煮十分鐘就會消失，只要充分加熱，即便是細菌殘存的毒素也會消失。而殘留下來的細菌，就由腸道裡的大腸桿菌負責善後。幼兒因大腸桿菌少，容易因芽孢感染。昔日也曾發生幼兒食用蜂蜜後中毒的案例，所以絕對不要讓幼兒吃蜂蜜。

肺炎黴漿菌

每逢奧運年就會流行？

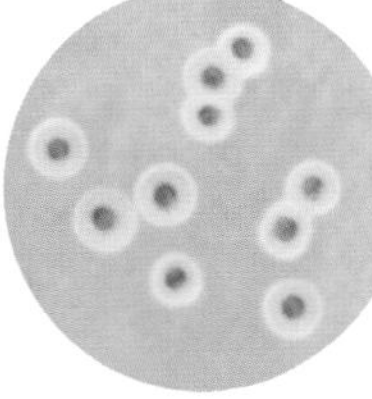

肺炎黴漿菌大小約三百nm，為特別迷你的細菌，以前每四年就會大流行，被戲稱為「奧運年就會流行」。目前雖無大流行現象，但患者數卻有增加的傾向。患者由咳嗽或噴嚏等飛沫感染，經二～三週潛伏期，出現發燒或倦怠感，持續三～四週乾咳。感染者有八成都小於十四歲，但成人也會感染，雖不易形成重症，但也會導致併發症，可用抗菌藥治療。

退伍軍人桿菌

確實換水與消毒預防感染

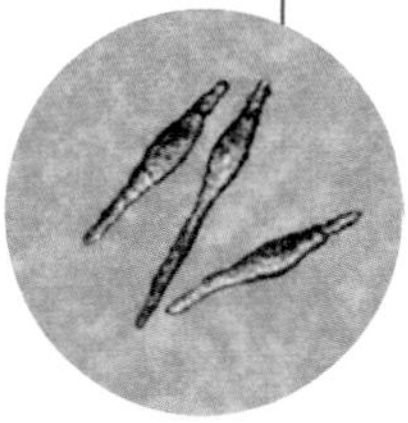

河川、湖水、溫泉水或土壤裡的變形蟲等生物中，都可發現這種桿菌。雖然用六十℃的熱水煮五分鐘就會死亡，但泳池或泡湯設施等過濾器裡的汙泥，還是有很多這種桿菌，會增加感染風險。若吸入混入此菌之溫泉水的飛沫，就會感染，引發肺炎症狀。而免疫力不佳的長者若感染容易重症化，出現意識模糊、四肢抖動等神經症狀或腹瀉。雖可用抗菌藥治療，但早期發現早期治療才是重點。若使用超音波震動等非加熱型的加濕器，因汙垢或黏液都是孳生此菌的溫床，記得每天換水、清潔容器。

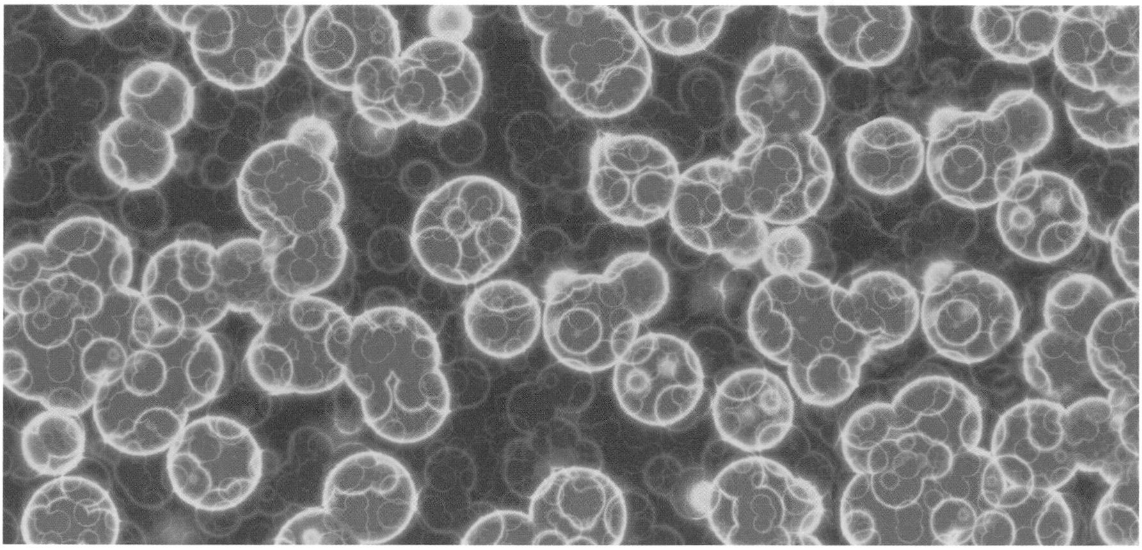

真菌

自然界常見的黴菌類

真菌雖有「菌」字，卻是與細菌截然不同的生物，用抗菌藥也無效。其大小約十μm，棲息於人體細胞中伸展其菌絲。真菌有很多都是常駐於人體的念珠菌，當身體免疫力下降，就會感染。此外，還有引發足癬、頑癬的白癬菌，導致肺炎的曲黴菌等。

酵母也屬於真菌

可讓麵包發酵的酵母菌也屬於真菌，但不會製造如黴菌的菌絲，而是從細胞發芽增生。它以糖分為食，製造胺基酸等成分，是發酵食品不可欠缺的菌種。大多存在於自然界裡的成熟果實表面。

病毒與種類

可駭入細胞的奈米生物

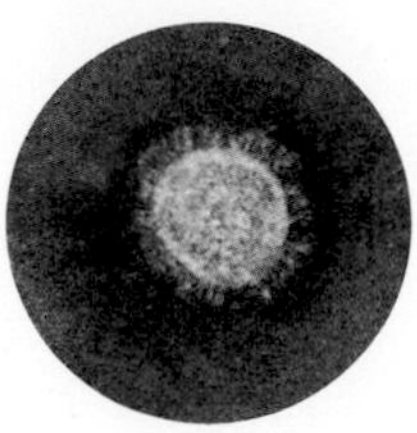

病毒不同於細菌或真菌，沒有細胞構造，只是個蛋白質裡有ＤＮＡ或ＲＮＡ情報的微小顆粒，不能歸類為生物，但廣泛存在。病毒無法自行增生，必須駭入活細胞裡大量複製。過不久，這個細胞炸裂，它再找另一個新細胞當宿主，同樣可複製增殖。

目前有很多針對病毒的治療藥物，在疫苗方面，小兒麻痺或腮腺炎等均可預防施打，但有很多病毒感染仍缺少疫苗。

病毒感染會引發大流行，在無藥可用的前提下，被視為人類的宿敵。事實上，人體存在著大量的病毒，且多數是人體的常駐菌，間接對健康有所貢獻。而這些存在於人體的病毒被統稱為「Virome」，有很多相關的研究。

流感

反覆大流行的代表性病毒

流感病毒有Ａ型、Ｂ型和Ｃ型三種。Ａ型會感染給人與動物，種類多、容易變異，常引起大流行。Ｂ型只會感染人類，變異性不大，偶爾會引起大流行。Ｃ型的話，構造跟前二者截然不同，很罕見，也不會流行。

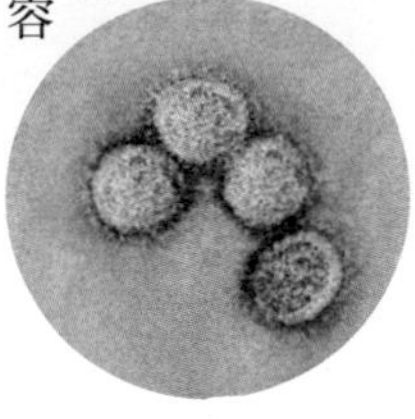

流感患者的咳嗽或打噴嚏、飛沫就有感染力，潛伏期約二～三天，一天可增加百萬倍的病毒量。患者會突然發高燒、咳嗽、打噴嚏，也有肌肉痛和倦怠感。體力和免疫力都下降的長者，如果感染流感，容易重症化，甚至引起肺炎等併發症。

若感染流感，可於發症後四十八小時內服用克流感，舒緩後續症狀。而施打流感疫苗的目的不是為了預防感染，而是為了抑制發病與重症化。疫苗都含有預測這年會流行的Ａ型與Ｂ型兩種成分。

何謂Ｈ１Ｎ１？

大家耳熟能詳的「Ａ型俄國流感Ｈ１Ｎ１」、「Ａ型香港流感Ｈ３Ｎ２」，究竟是什麼？

其實流感病毒的表面有入侵細胞時需要的「ＨＡ」（血球凝集素），以及脫離細胞時需要如天線般突出的「ＮＡ」（神經胺酸酶）兩種抗原。

Ａ型的ＨＡ有十五種，ＮＡ有九種，各自組合讓Ａ型流感做細部分類，所以才會有「Ｈ１Ｎ１」等稱呼。

克流感等幾乎所有的抗流感藥物，都是針對脫離細胞時的ＮＡ發揮作用，讓它起不了作用，即可抑制繁殖。

20 世紀後的大流行

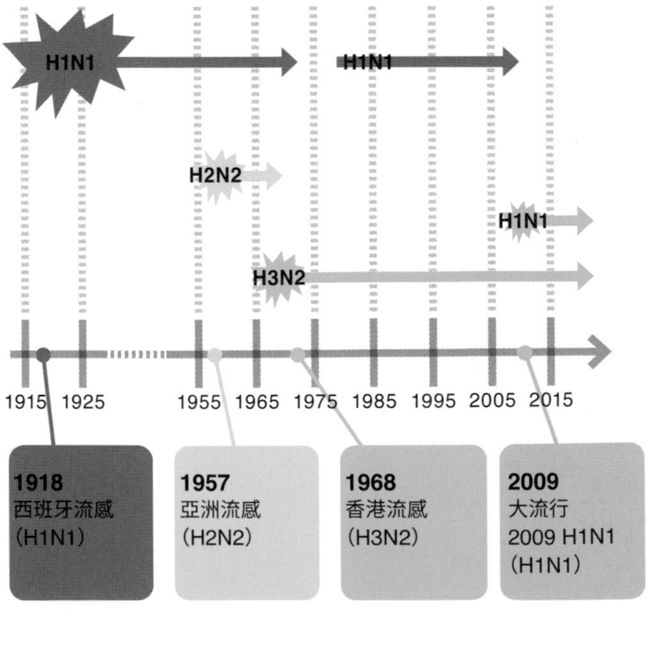

冠狀病毒

有七種會感染人類

冠狀病毒種類繁多，有的會感染家畜或野生動物引發症狀，有的則會感染人類。像是豬、雞、實驗小鼠等不同物種，都有特定的冠狀病毒，幾乎不會跨越物種感染其他動物。

而會感染人類的冠狀病毒，包含新型冠狀病毒在內共有七種。

其中有四種會引起感冒症狀，多數是輕症，六歲前的幼童幾乎都有感染的經驗。

二〇〇二年在中國發生的ＳＡＲＳ（嚴重急性呼吸道症候群）、二〇一二年在沙烏地阿拉伯發生的ＭＥＲＳ（中東呼吸道症候群），也都屬於冠狀病毒。至於二〇一九年出現在中國武漢的新型冠狀病毒，就是第七種。

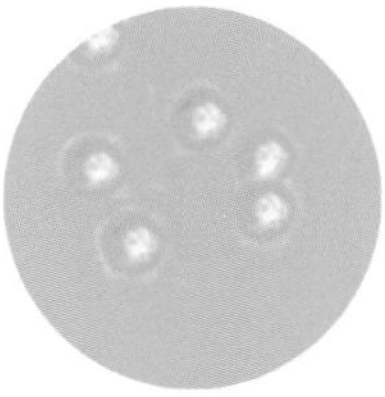

副流感病毒

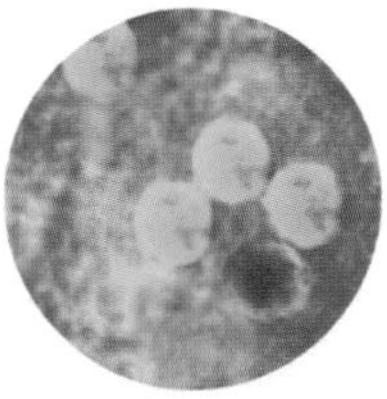

呼吸道融合病毒（RS病毒）

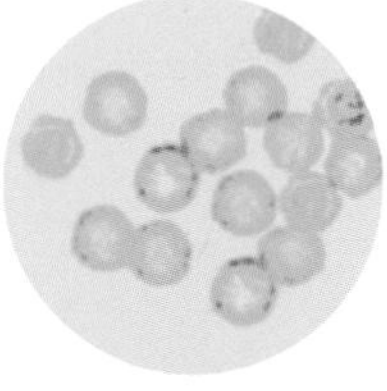

鼻病毒

跨越物種界線的病毒

二〇〇二年發生於中國廣東的ＳＡＲＳ，到二〇〇三年十一月為止，有超過三十個國家或地區受到感染。這種病毒以菊頭蝙蝠為宿主。

而二〇一二年出現在沙烏地阿拉伯的ＭＥＲＳ，截至二〇一九年十一月底為止，則有二十七個國家受到波及。這是會讓單峰駱駝感冒的病毒，據說只有〇・一五％的沙烏地阿拉伯人具有抗體。

這兩種病毒很明顯已經跨越物種界線，從動物感染給人類。而患者只要咳嗽或打噴嚏，飛沫就會傳染給別人，老年人或糖尿病患者比較容易重症化。

新型冠狀病毒

二〇一九年十二月，中國湖北省武漢市出現一種新型冠狀病毒疾病（COVID-19）。二〇二〇年一月三十日，世界衛生組織（ＷＨＯ）針對疫情發出最高級警報，宣布構成「國際關注公共衛生緊急事件」，並於三月十一日表明「會造成全世界大流行」。

患者咳嗽或打噴嚏的飛沫，或觸及飛沫附著的物品為主要感染途徑，在某些條件或環境下，感染力更強。根據ＷＨＯ在二〇二〇年二月發表的聲明，其潛伏期超過五天，約一～十四天發病。患者出現發燒、咳嗽或打噴嚏等呼吸道症狀，感覺全身倦怠，透過肺部Ｘ光或ＣＴ影像可確認肺炎。

肝炎病毒

感染途徑或症狀不一

肝炎也會因為病毒感染而發病。肝炎病毒分為A～E五種類型，感染途徑或症狀不一。

A型肝炎病毒（HAV）

可透過牡蠣等生的魚貝類，或衛生條件不佳的生水經口感染。感染後一個月左右發病，會發燒或有倦怠感。目前沒有治療藥物，只要靜養二個月可自然痊癒，也不會變成慢性肝炎。

B型肝炎病毒（HBV）

共用注射針頭或性行為的體液接觸，是B肝主要的感染途徑。至於輸血感染的情形，因為捐血後會做血液檢查，目前幾乎不會發生。經過一～二個月的潛伏期，患者會出現倦怠、噁心感、黃疸、尿液變茶色等症狀，有的還會更嚴重。B肝可用干擾素和抗病毒藥物治療。懷孕期間可能發生母子垂直感染，孕婦若B肝檢查呈陽性，新生兒必須注射免疫球蛋白或疫苗加以預防。

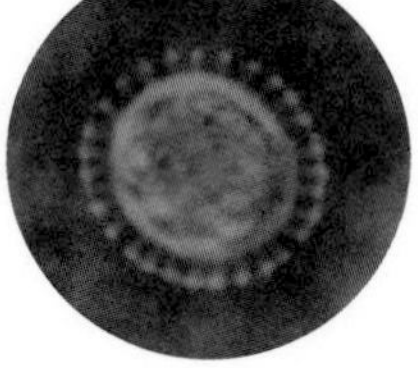

C型肝炎病毒（HCV）

因C肝患者的血液進入體內而感染。以前會因輸血或非加熱凝血劑等為感染途徑，包含無症狀患者在內，光是日本的感染者就高達一五〇萬～二〇〇萬人。多數患者即便感染也無自覺症狀，不知不覺有七成轉為慢性肝炎，三十年後變成肝硬化，四十年後很可能變成肝癌。最近已開發抗病毒藥物，服用八～二十四週或併用干擾素即可治療。

E型肝炎病毒（HEV）

跟A肝一樣，都是衛生條件不佳的生水經口感染，生食豬肉、鹿肉或山豬肉也會造成感染。潛伏期約六週，症狀類似A肝，病程很類似，少數會重症化。

伊波拉病毒

發生在中非和西非

一九七六年發現的伊波拉出血熱，二〇一三年開始在西非的幾內亞大規模傳染。伊波拉病毒有五種，致死率依種類為二〇～九〇％不等。

患者的體液、嘔吐物、排泄物均可傳染，潛伏期約二～二十一天，會有高燒、頭痛、全身衰竭等症狀，不久後會嘔吐或腹瀉不止，引發多種器官功能障礙。半數以下的患者在體內發現多處大出血。這種病毒目前仍持續威脅人類，據說自然的宿主極可能是蝙蝠，但尚未確定。

目前多種抗病毒藥物均可治療，經過驗證，其中也包括日本所開發的法匹拉韋（AVIGAN錠）抗病毒藥物。

針對伊波拉病毒，有個說法是：以前的熱帶森林就有患者，但因致死率很高，沒來得及離開森林就死了；但現在森林被開發成道路或居住地，因此伊波拉病毒也跟著蔓延出來。

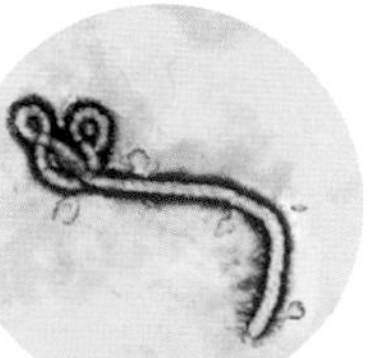

諾羅病毒

造成「冬季腹瀉」的代表病毒

諾羅病毒好發於冬季，食用未充分加熱、感染諾羅病毒的牡蠣等貝類而引發感染。患者的排泄物或嘔吐物裡極微量的飛沫也可能感染，因此有時會造成集體中毒事件。

感染後經過十二～四十八小時潛伏期，會出現嚴重噁心感和嘔吐、腹瀉、腹痛、發燒等症狀，約三天即可痊癒。目前尚無治療藥物或疫苗。

所以，食用貝類時，要以八十五～九十℃加熱超過九十秒，上完廁所或料理前確實洗手，才能預防此種病毒。為了避免二次感染，要戴手套或口罩清理患者的嘔吐物，清潔後的地板或用具，也要用漂白水消毒乾淨。

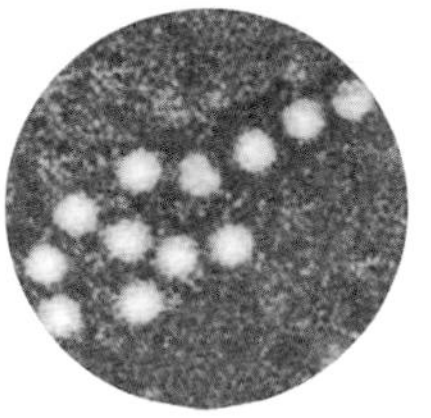

麻疹病毒

施打疫苗患者「零感染」的病症

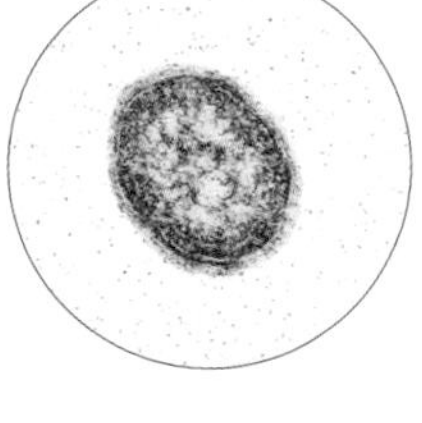

麻疹疫苗以人為宿主，會人傳人且感染力強，接觸、飛沫、空氣粒子等都是傳染媒介，戴口罩也難以預防，且感染後九〇％都會發病。

經過十～十二天的潛伏期後，患者開始發燒、倦怠、眼睛或口腔黏膜充血。過了三天會退燒，緊接著又發高燒和起紅疹，且擴及全身。出疹後三～四天進入恢復期，約三〇％會有肺炎或中耳炎等併發症，甚至引起腦部病變。若一週內持續發燒且出現許多併發症，即可謂重症。

因麻疹病毒的感染途徑只限人傳人，接種疫苗即可終生免疫。台灣的新生兒也會在出生第十二個月接種第一劑ＭＭＲ疫苗，滿五歲後接種第二劑。

腺病毒

為「三大夏季風邪」之一會導致泳池熱

腺病毒造成的疾病，就是以前學校泳池未用氯消毒引起的大流行「泳池熱」。腺病毒、手足口病和疱疹性咽峽炎，為幼童夏季好發的「三大夏季風邪」。七～八月為高峰期，但近年來冬季也會有高峰期。除了打噴嚏、咳嗽等飛沫傳染，也可透過門把、毛巾、床包等物品感染，好發於醫院、幼稚園或學校等地。

經過五～七天潛伏期，患者會發高燒，出現結膜炎或咽頭炎，約三～五天即可痊癒。目前尚無治療藥物或疫苗。且很多人即便感染也不會發病，不知不覺擴大感染。平常要避免共用毛巾、確實洗手才能預防。

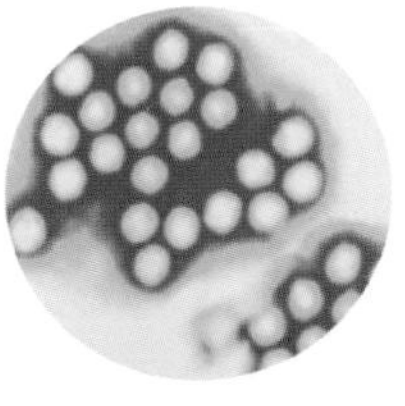

體溫

體溫顧名思義就是身體的溫度。據說因人類屬於恆溫動物，維持一定體溫才能存活，因此超過六〇％的熱量都要用來維持體溫。而且，身體部位不同，體溫也不一樣。四肢的末端或是臉的表面容易受季節或環境影響，常出現變化。若問哪裡的溫度才是基準，無疑是腦部溫度。

腦部的下視丘（參考第一四二頁）可調節體溫，體溫調節中樞宛如控制台。就像冷氣的自動調節功能，設定適合的溫度後，超過或低於設定溫度時，冷氣就會自動調整溫度。而體溫調節中樞也是一樣，針對設定的體溫（調整點），調整體內製造的熱量與釋出的熱量。

若身處低於體溫之處，下視丘會下達指令製造熱量，避免流失。這時微血管緊縮，皮膚的熱量釋出變少。所以，天氣一冷臉色看似青色，其實是皮膚裡的血液變少的關係。

反之，身處高於體溫之處，下視丘會下達指令「釋出熱量」，擴張微血管促進末端血流，增加熱量釋出。如果這樣還無法降溫，就會下達流汗的指令。當皮膚表面的水分氣化變成水蒸氣，熱量消散，體溫就會下降。

經皮水分散失量（TEWL）

身體除了尿液或汗水，呼吸或皮膚也會透過自然蒸發水分的型態，流失身體的水分，稱為經皮水分散失量。當體溫正常，在二十八℃室溫下，一公斤體重平均一天可蒸發十五毫升的水分。所以，若體重六十公斤，一天不知不覺可蒸發九百毫升左右的水分。

當體溫每上升一℃，經皮水分散失量會增加一五％；當氣溫從三十℃每增加一℃，經皮水分散失量會增加一五～二〇％。而感冒發燒時，除了流汗，經皮

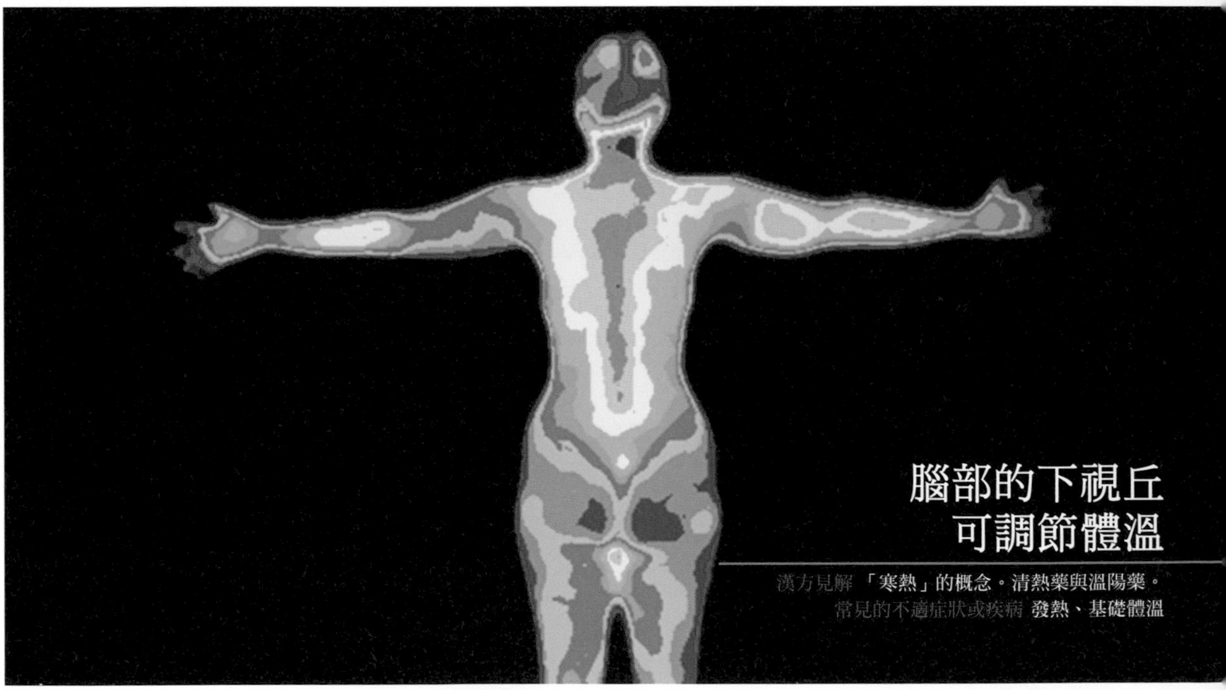

腦部的下視丘 可調節體溫

漢方見解 「寒熱」的概念。清熱藥與溫陽藥。

常見的不適症狀或疾病 發熱、基礎體溫

一天中體溫出現微妙變化 測量基礎體溫可掌握身體的節奏

身體可透過體溫調節中樞維持一定的體溫，但體溫一天中會有微妙變化，構成一天的生理節奏。

通常睡醒前體溫最低，傍晚體溫最高，之後再慢慢下降。隨著體溫上升，身體會甦醒活絡，當體溫逐漸下降，身體進入睡眠模式。所以，體溫堪稱打造生活節奏的生理時鐘。

若身體健康，一般來說很少會刻意量體溫。而且，就算量體溫，若沒有在固定時間量就沒有意義。這是因為我們的體溫一天中都有微妙的變化，有時難以判斷這只是體溫變化，或者是病原菌等入侵引起的發燒。

此外，女性若有測量基礎體溫的習慣，除了可預測下次生理期，還能算出較易受孕的時期或排卵期。持續測量基礎體溫，即可掌握自己的生理節奏。

水分散失量也會增加，補充水分十分重要。

此外，老年人體內的水分原本就少，當腎功能變差，需要更多的尿幫忙排除老舊廢物，讓身體顯得更加乾燥。所以，上了年紀不容易感到口乾舌燥，但即使口不渴，也要多補充水分。

低體溫

當正常體溫出現三十五℃稱為「低體溫」。女性常有低體溫現象，是因為可製造熱量的肌肉量較少、刻意減少熱量攝取，或荷爾蒙失調等緣故。理想的體溫應該是三六．五～三七．〇℃，據說體溫每下降一℃，基礎代謝率就降低一〇～二〇％，免疫力降低三〇～四〇％。

但隨著年紀增長，身體活動率下降，體溫跟著降低。且有很多數據顯示低體溫者較長壽，所以，不能以偏概全地說低體溫就不好。

一般來說，幼童的正常體溫會高些，但最近低體溫的孩子也變多了。這時可讓孩子白天多活動、早點就寢，養成規律的生活習慣，調整自律神經，改善低體溫現象。

何謂中暑？

當氣溫接近體溫，即使流汗也不易讓體溫下降。於是，腦部啟動體溫中樞，擴張表皮下面的血管增加血流，想辦法讓體溫下降。這時流到全身的血液量增加，腦部的血液量不足，就會開始暈眩。

這時流汗會讓身體的水分不足，感覺不舒服，還會頭痛。若症狀加劇，汗水還會釋出過多鹽分，導致體內鹽分不足。於是，肌肉的收縮擴張開始出現問題，手腳就會抽筋。

接下來，體內的水分量呈現最低水平，不容易出汗，體溫逐步上升，腦內的溫度跟著上升，人就昏倒了。

這樣的過程稱為中暑。有時雖然氣溫不高，但濕度過大，妨礙汗水的蒸發，體溫無法下降時也會中暑。

要預防中暑，補充水分為首要之務。而且，不是一次牛飲喝大量，而是分成數次適量攝取，也可以吃點鹽糖或能量飲料補充鹽分。萬一狀況惡化，請將患者移至陰涼處，並寬鬆衣物，試圖降下體溫。要注意患者的意識，若意識模糊，趕緊叫救護車。

漢方　寒氣與發熱要同時掌握

中醫裡寒氣與發熱稱為「寒熱」，是問診的重要項目。「寒熱」可大致分為 4 種類型。①是發熱與寒氣同時出現（病因於體表的狀態）②是發熱與寒氣交替出現（病因持續入侵體內的狀態）③是只有寒氣（體內寒邪過剩的狀態，或消耗陽氣的手腳冰冷）④是只有發熱（出現 38℃以上的高燒，可能有病毒感染。若是頭昏腦脹般的微熱，可能是氣滯或氣血不足）。

建議漢方藥

麻黃湯／惡寒、發熱、頭痛、流感

藥草

建議藥草

接骨木花、菩提樹、紫蘇／發汗

感冒發燒時怎麼辦？

體溫超過三十七．五℃為發燒的基準，而發燒也是體內免疫細胞與病毒奮戰的證據。此外，當體內熱能增加或反之熱能釋出量減少，都會讓體溫上升。而感冒會發燒，是為了讓體溫上升活絡免疫細胞，降低病毒活動力。流感病毒在低溫環境下容易增殖，但超過二十℃，病毒的活動力就會下降。所以，若室內夠暖和，沒有惡寒感，衣服可以穿少一些，且要多補充水分。只要病毒的活動力下降，身體的燒自然就退了，刻意穿很多衣服想要多流汗，只會讓身體更疲憊，沒有退燒效果。

守護身體的基本原則

居家原則為洗手、清潔和消毒

想保護身體避免感染的基本原則，就是平常要養成清潔的習慣。重點如下。

洗手

回到家、上完廁所或料理食材前等，一定要用肥皂或洗手乳確實洗手。

浴室清潔

浴室的擦手巾要定期清潔。地板、門把、水龍頭開關等處，要用消毒水擦拭乾淨。

調理器具

廚房料理使用的器具要充分洗淨，充分乾燥。可先用稀釋過的漂白水（〇・〇二％）浸泡十分鐘，再沖乾淨。抹布的話，可以煮沸五分鐘以上作消毒。

廁所

便座、便器、地板或門把都要用消毒水擦拭乾淨。

房間

灰塵或髒汙易成為病原體的溫床，要徹底清潔，留意通風。

關於消毒藥水

關於常用的消毒藥水有　①次氯酸鈉　②次氯酸水　③乙醇（酒精）　④消毒肥皂。可按照使用目的、病原體種類區分使用。

		次氯酸鈉	次氯酸水	乙醇（酒精）	消毒肥皂
商品名稱		・普力二氧化氯消毒錠、一錠淨 ・米爾頓消毒錠 ・貝親消毒錠	・HH護幼安超次氯除菌液 ・次綠康次氯酸清潔液	・消毒用酒精 ・酒精抗菌濕巾	・消毒肥皂 ・抗菌洗手露 ・抗菌洗手乳
有效病原體		多數細菌、真菌、病毒（HIV、B肝）、諾羅病毒	多數細菌、真菌、病毒、諾羅病毒	多數細菌、真菌、病毒（HIV）、結核菌	多數細菌、真菌
無效病原體		結核菌、部分真菌	結核菌	B肝病毒、芽孢、諾羅病毒	結核菌、芽孢、幾乎所有病毒
使用濃度		市售的氯濃度多為6%，通常會稀釋60～300倍使用	市售多為100ppm。可自行調整為需要濃度（1ppm=0.0001%）	可直接使用原液	通常會稀釋100～300倍使用
適用地點	廚房	以0.02%藥水浸泡調理器具和抹布	先將髒汙去除，噴灑35ppm以上的藥水，靜置20秒後，用乾淨的抹布或紙巾擦乾淨。 若用擦的，藥水濃度要超過80ppm		食器洗乾淨，再用0.01～0.2%的藥水浸泡5分鐘
	廁所	以含有0.05～0.1%藥水的紙毛巾等擦拭		以含有原液的紙毛巾等擦拭	以含有0.01～0.2%藥水的紙毛巾等擦拭
	洗臉台等	以含有0.02%藥水的紙毛巾等擦拭		以含有原液的紙毛巾等擦拭	以含有0.01～0.2%藥水的紙毛巾等擦拭
	沾到排泄物等髒東西的地方或衣服	先大致清洗乾淨，再用0.02%藥水浸泡10分鐘後洗淨曬乾	若是很嚴重的髒汙，要用200ppm的藥水消毒		
	玩具或門把	以含有0.02%藥水的紙毛巾等擦拭	使用35ppm以上的藥水	以含有原液的紙毛巾等擦拭	
	雙手	不可使用	不可使用	噴完搓揉1分鐘讓消毒水乾燥	用一般的肥皂洗手後，再浸泡0.01～0.2%的藥水
注意事項		藥水隨著時間有效濃度會下降，一天內使用完畢。具漂白效果。會腐蝕金屬。誤用的話會產生有毒氣體。絕不可跟「酸類」清潔劑混用	選購時要注意商品標示（用法、有效濃度、pH值、有效期限），不可直接用手接觸。因曬到太陽會劣化，必須放在不透光容器和陰暗處保存。要在有效期限內用完	遇火會引燃，要小心使用。碰到橡膠或樹脂製品也會變質。擦式消毒水會讓手變粗，要注意，也要避開黏膜組織	因效用關係無法提前製作，只能每天現做使用。本身沒有去汙力，但有殺菌效果

預防接種與疫苗

最有效的預防感染法

預防接種就是把疫苗打進體內。疫苗是以引發感染的細菌或病毒為底製成的生物製劑，一打進體內可觸動免疫機制製造抗體，讓人不易感染，即便感染，症狀也較輕微。這時感染的風險大幅降低，傳染別人的風險降低，社會整體的感染風險跟著降低。

疫苗有以減少病原體毒性為材料製成的「減毒性疫苗」、以完全失去感染力的原體毒性為材料製成的「不活化疫苗」，以及只取病原體毒素為材料製成的「類病毒疫苗」。減毒性疫苗可製造良好的免疫力，接種次數較少。而不活化疫苗和類病毒疫苗所產生的免疫力不強，必須接種多次。

在懷孕期間，胎兒可承接來自媽媽的免疫力，但一出生會失去很多抗體。所以，嬰幼兒必須按時接種各種疫苗。雖說有時打完疫苗會出現發燒或疹子等副作用，但症狀還是比實際感染時輕微多了。

口腔護理

預防病毒感染的口腔衛生

大家都知道為了預防流感，勤洗手或漱口的重要性，但關於維持牙齒或口腔清潔的重要性卻不太了解。近年來，隨著口腔細菌的研究，口腔護理對於預防感染的重要性，逐漸受到重視。

像是牙周病菌會製造容易讓流感病毒入侵黏膜的酵素，口腔不乾淨時容易感染病毒，牙周病發炎症狀也是增加病毒感染的要因。

牙周病菌增殖生成的牙垢，據說也含有肺炎鏈球菌或流感病毒等病菌。尤其是老年人，若因誤嚥讓食物或唾液跑進氣管裡，病原體會一起進入氣管，增加肺炎風險。

此外，牙周病菌進入腸道，會破壞腸道菌的平衡，引發各種疾病。

而口腔唾液具有良好的抗菌效果，可保護黏膜免於細菌入侵。想要唾液確實發揮這種抗菌效果，就要確實做好口腔的清潔。甚至有報告指出，只要落實口腔護理，好好刷牙，就能讓流感發病率降到十分之一。

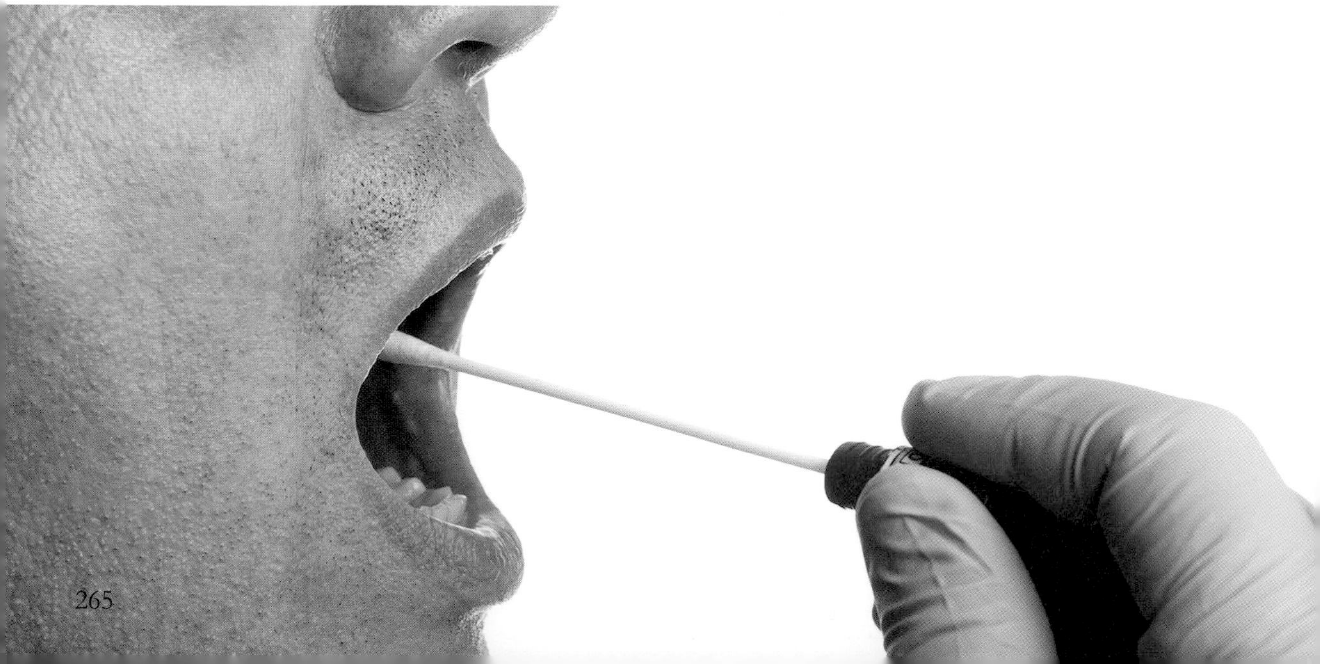

母子垂直感染

孕婦健檢預防感染

孕婦一被病原體感染，也會透過孕期的子宮、生產的產道或母奶感染給寶寶。

可能引起母子垂直感染的有B肝病毒、C肝病毒、愛滋病毒（HIV）、人類T細胞白血病病毒、梅毒、B型溶血性鏈球菌、德國麻疹病毒、性器披衣菌等病菌。寶寶如果感染德國麻疹（風疹），可能導致聽力障礙、視力障礙、先天性心臟病等疾病；如果感染B型溶血性鏈球菌，則會導致髓膜炎或敗血症。

有關孕婦健檢的項目，各醫療院所不盡相同，請洽詢醫師或護理人員。若發現感染，要好好配合治療，以防寶寶感染或未來發病。

食物中毒

二〇％都是家中飲食所造成

細菌和病毒都是造成食物中毒的主因。若是食用肉類引起，可能感染沙門氏菌、致病性大腸桿菌、彎曲桿菌。若是肉類加工製品引起，可能感染肉毒桿菌。若是魚貝類引起，可能感染諾羅病毒、腸炎弧菌。若是人的傷口等引起，可能感染金黃色葡萄球菌。根據相關的研究顯示，食物中毒有二〇％都是家中飲食所造成。

所以，調理食物前要確實洗手，食材也要清洗乾淨，調理用器具記得消毒殺菌。食材即使放冰箱也要盡早食用完畢，燒烤生肉要用公筷。落實「細菌或病毒的不接觸、不增加、消滅」三大原則，才能預防病菌感染。

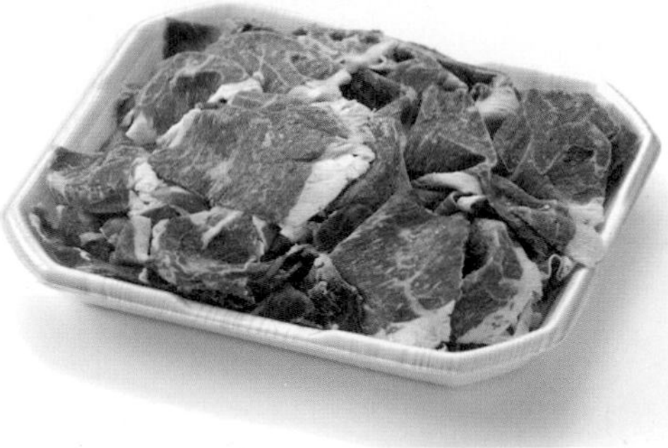

關於抗菌藥物

抗生素也是抗菌藥物的一部分

所謂的「抗菌藥物」就是可殺菌或抑制細菌活性的藥物，是針對細菌感染的處方藥。而「抗生素」如同盤尼西林來自青黴菌一樣，是以微生物自然衍生的化學物質為材料所製成的抗菌藥物。包含人工合成的藥物在內，對細菌有療效的藥物，稱為抗菌藥物。

抗菌藥物無法治療感冒

抗菌藥物可破壞細菌的細胞壁，中止細菌特有的遺傳因子或蛋白質合成，展現療效。但大半的風邪症狀為病毒導致，因病毒沒有細胞壁，無法自行合成遺傳因子或蛋白質，因此抗菌藥物無法治療感冒。

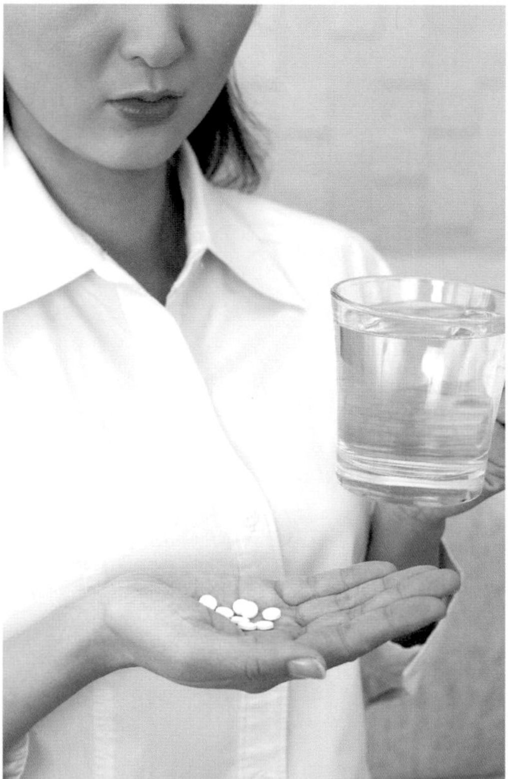

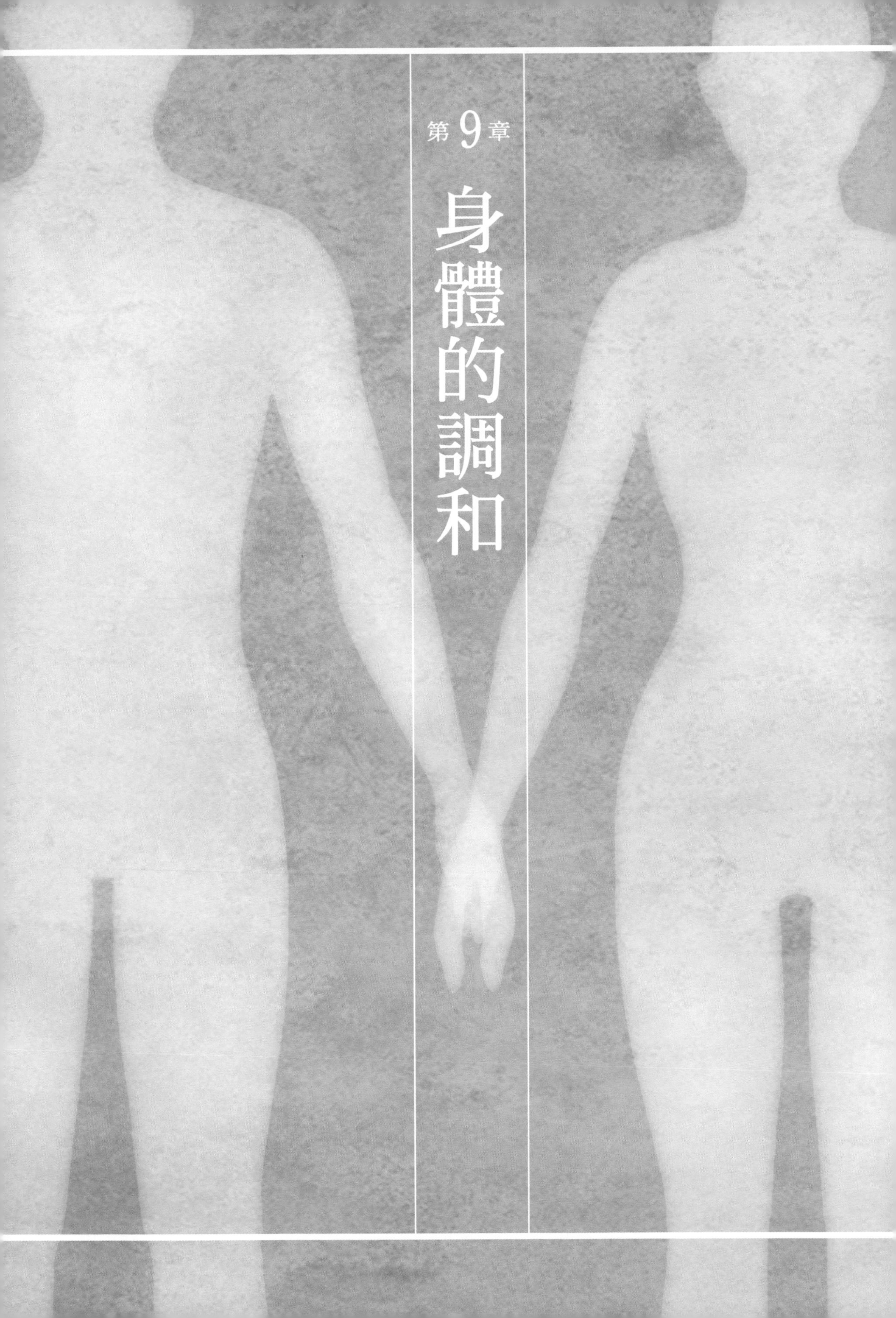

第9章 身體的調和

荷爾蒙

荷爾蒙（hormone）的正式醫學名稱為「激素」，來自希臘語，意思是「興奮活動」。身體會分泌各類荷爾蒙，配合狀況調節各種器官的功能，據說種類超過一百種。

身體的內分泌系統（荷爾蒙）和神經系統主要負責調節各種細胞活動，且全都必須因應身體內外環境的變化，維持體內的平衡（恆定狀態）。

其中內分泌系統的荷爾蒙由內分泌腺分泌，透過血液運送，傳達速度緩慢，但持續時間長為其特徵。而神經系統可透過突觸直接作用於連接的標的細胞，傳達速度快，但持續時間比內分泌系統短。

雖說荷爾蒙很重要，但分泌量過多或過少都會導致荷爾蒙失衡，無法在體內正常運作。

所以，細胞表面的受體*1（接收器）就成為接收荷爾蒙的窗口，讓荷爾蒙發揮正常的作用。

而血液裡的荷爾蒙濃度會影響其功能，身體有反饋機制可調節分泌量，讓血液裡的荷爾蒙濃度維持穩定。當血液裡的荷爾蒙濃度偏低，這種機制馬上運作、分泌荷爾蒙，反之，濃度過高，就會抑制分泌荷爾蒙。

荷爾蒙就像讓身體各機能順利運作的潤滑劑

常見的不適症狀或疾病 甲狀腺疾病、副甲狀腺疾病、腎上腺皮質疾病

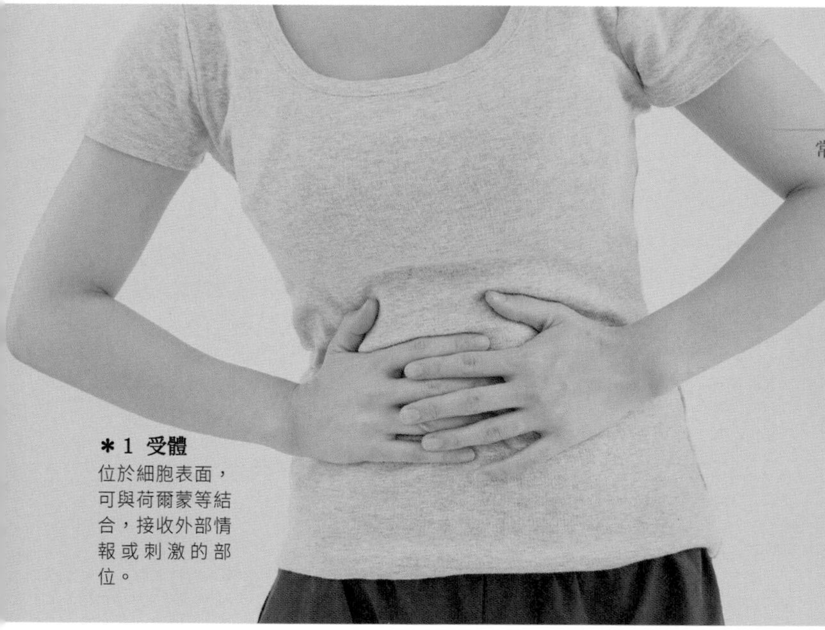

荷爾蒙的反饋與負反饋作用

荷爾蒙一經分泌，會先作用於標的細胞。若分泌過量，就不是針對標的細胞，而是結合分泌細胞的感知器抑制分泌量，稱為負反饋作用。

＊1 受體
位於細胞表面，可與荷爾蒙等結合，接收外部情報或刺激的部位。

身體各部位均可製造荷爾蒙

荷爾蒙（激素）主要是由下視丘、腦下垂體、松果體、甲狀腺、副甲狀腺、腎上腺（副腎）、胰臟、精巢、卵巢等器官分泌，不過，一個器官可以製造多種特定的荷爾蒙。荷爾蒙的種類繁多且功能不一，可從化學構造分為三個類別。

①是以胺基酸為材料所合成的酚類衍生物，如甲狀腺素、腎上腺素、正腎上腺素等。②是來自膽固醇，帶有類固醇架構的類固醇化合物（甾體激素），如腎上腺皮質荷爾蒙、雌激素、雄激素等。③是胺基酸構成的肽類激素，如下視丘荷爾蒙、腦下垂體激素、胰島素等。

荷爾蒙有易溶於水的水溶性荷爾蒙與不易溶於水的脂溶性荷爾蒙。前者可溶於血液運送，而後者必須結合蛋白質再送到血液，最後送達需要的器官。

一喝酒就想上廁所？

一喝酒就想上廁所，是因為酒精會抑制抗利尿激素（加壓素）的分泌，所以喝酒要補充水分，才不會脫水。

甲狀腺

了解有無甲狀腺疾病

透過血液檢查檢測甲狀腺荷爾蒙，可確認有無巴塞多氏病、橋本氏症等甲狀腺機能亢進或低下症。若用超音波直接觀察甲狀腺，可確認大小或形狀有無異常，或是有無腫瘤病變。

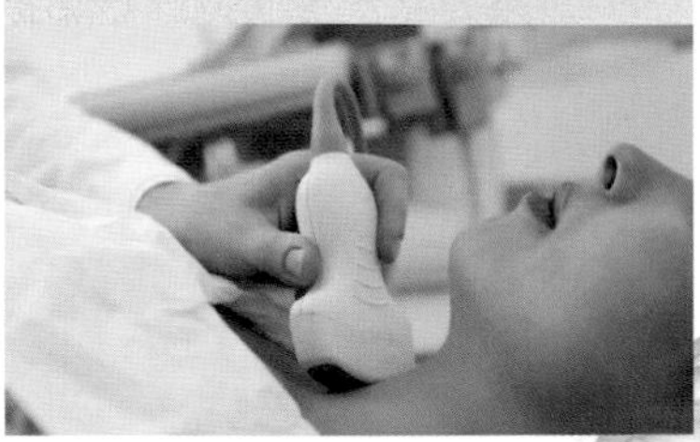

分泌荷爾蒙的中樞系統「腦下垂體」

腦下垂體位於頭顱內的蝶鞍部，相當於頭顱正中央，懸垂於大腦與中腦之間的間腦下視丘。腦下垂體主要可分泌五種荷爾蒙：①促甲狀腺激素　②促腎上腺皮質素　③促性腺激素（濾泡刺激素和黃體生成激素）　④促乳素（泌乳激素）　⑤生長激素。這些荷爾蒙按其名稱作用於各部位以外，也作用於其他器官，調節這些器官的荷爾蒙分泌。

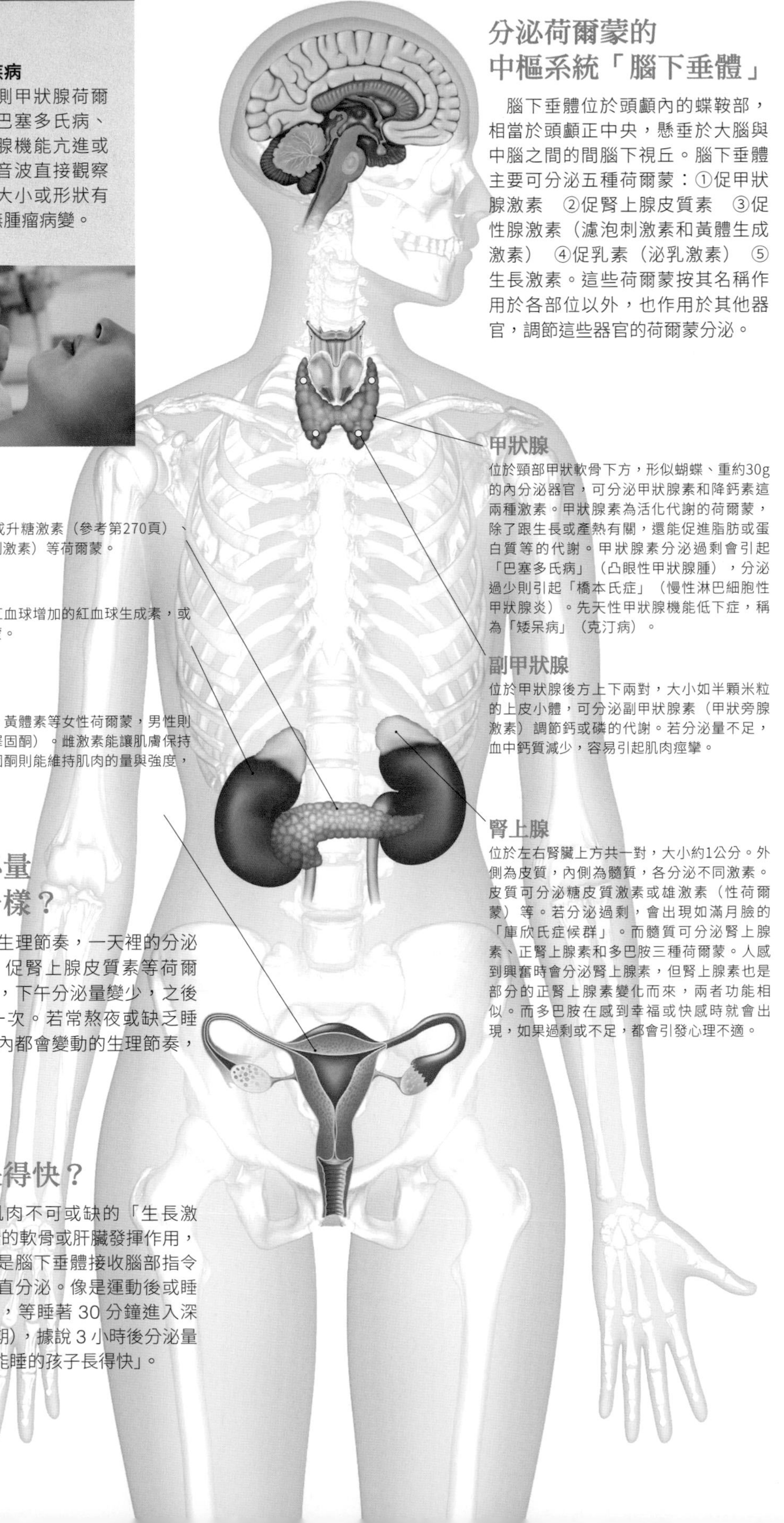

甲狀腺

位於頸部甲狀軟骨下方，形似蝴蝶、重約30g的內分泌器官，可分泌甲狀腺素和降鈣素這兩種激素。甲狀腺素為活化代謝的荷爾蒙，除了跟生長或產熱有關，還能促進脂肪或蛋白質等的代謝。甲狀腺素分泌過剩會引起「巴塞多氏病」（凸眼性甲狀腺腫），分泌過少則引起「橋本氏症」（慢性淋巴細胞性甲狀腺炎）。先天性甲狀腺機能低下症，稱為「矮呆病」（克汀病）。

副甲狀腺

位於甲狀腺後方上下兩對，大小如半顆米粒的上皮小體，可分泌副甲狀腺素（甲狀旁腺激素）調節鈣或磷的代謝。若分泌量不足，血中鈣質減少，容易引起肌肉痙攣。

腎上腺

位於左右腎臟上方共一對，大小約1公分。外側為皮質，內側為髓質，各分泌不同激素。皮質可分泌糖皮質激素或雄激素（性荷爾蒙）等。若分泌過剩，會出現如滿月臉的「庫欣氏症候群」。而髓質可分泌腎上腺素、正腎上腺素和多巴胺三種荷爾蒙。人感到興奮時會分泌腎上腺素，但腎上腺素也是部分的正腎上腺素變化而來，兩者功能相似。而多巴胺在感到幸福或快感時就會出現，如果過剩或不足，都會引發心理不適。

胰臟

可分泌控制血糖的胰島素或升糖激素（參考第270頁）、體抑素（生長激素釋放抑制激素）等荷爾蒙。

腎臟

可分泌能讓骨髓所製造的紅血球增加的紅血球生成素，或可調節血壓的腎素等荷爾蒙。

性腺

女性可由卵巢分泌雌激素、黃體素等女性荷爾蒙，男性則由精巢分泌男性荷爾蒙（睪固酮）。雌激素能讓肌膚保持光澤，預防骨質疏鬆；睪固酮則能維持肌肉的量與強度，增加專注力。

荷爾蒙的分泌量一天內都不一樣？

人體的荷爾蒙依照生理節奏，一天裡的分泌量會有變化。例如，促腎上腺皮質素等荷爾蒙，早晚為分泌高峰，下午分泌量變少，之後每2～3小時分泌一次。若常熬夜或缺乏睡眠，會破壞這種一天內都會變動的生理節奏，影響身體各種器官。

能睡的孩子長得快？

骨骼生長或製造肌肉不可或缺的「生長激素」，可針對骨頭末端的軟骨或肝臟發揮作用，促進生長。生長激素是腦下垂體接收腦部指令所分泌，但並不是一直分泌。像是運動後或睡覺時會分泌生長激素，等睡著30分鐘進入深度睡眠（非快速動眼期），據說3小時後分泌量最高；所以才會說「能睡的孩子長得快」。

身體主要的荷爾蒙與其功能

		荷爾蒙	功能
下視丘		促腎上腺皮質素釋放激素	讓腦下垂體分泌促腎上腺皮質素
		生長激素釋放激素	讓腦下垂體分泌生長激素
		泌乳激素釋放激素	讓腦下垂體分泌促乳素
		促甲狀腺激素釋放激素	讓腦下垂體分泌促甲狀腺激素
		促性腺激素釋放激素	讓腦下垂體分泌促性腺激素
		生長激素抑制激素	抑制腦下垂體分泌生長激素
		泌乳激素抑制激素（多巴胺）	抑制腦下垂體分泌泌乳激素
腦下垂體	**前葉**	生長激素	促進生長
		促乳素（泌乳激素）	生成與分泌乳汁，抑制排卵
		促甲狀腺激素	讓甲狀腺分泌甲狀腺素
		促腎上腺皮質素	讓腎上腺皮質分泌腎上腺皮質荷爾蒙
		促性腺激素（濾泡刺激素、黃體生成激素）	讓卵巢分泌女性荷爾蒙，精巢分泌男性荷爾蒙
	松果體	褪黑激素（促褪黑激素細胞激素）	讓體溫降低，喚醒睡意
	後葉 *	抗利尿激素（加壓素）	減少尿量
		催產素（縮宮素、射乳激素）	促進子宮收縮，分泌乳汁
甲狀腺		甲狀腺素、降鈣素	活絡代謝，調整鈣質代謝
副甲狀腺		副甲狀腺素（= 甲狀旁腺激素）	調整鈣質代謝
腎上腺	**腎上腺皮質**	醛甾酮	讓血壓上升
		皮質醇	代謝醣類、脂肪、蛋白質，抗發炎
		雄激素	促進性功能
	腎上腺髓質	兒茶酚胺激素	讓血壓上升
胰臟		胰島素	讓血糖值下降
		升糖激素	讓血糖值上升
消化道		分泌素、膽囊收縮素、胃泌素等	調整消化液胰液的分泌。促進膽囊排放膽汁。促進胰液分泌。促進胃收縮，分泌胃酸
腎臟		紅血球生成素、腎素等	讓紅血球熟成。促進小腸吸收鈣磷。讓血壓上升
心臟		心房利鈉肽	讓鈉排入尿液裡，調整血壓
肝臟		血管收縮素原	讓血壓上升
精巢		雄激素（睪固酮）	男性性器發育、二次性徵、精子形成、造血等
卵巢		雌激素	子宮內膜增生、子宮肌肉發育、乳管上皮增生等
		黃體素	維持妊娠、體溫上升、抑制排卵、乳腺發育等

* 腦下垂體後葉激素，就是下視丘製造後被送到後葉釋出的荷爾蒙。

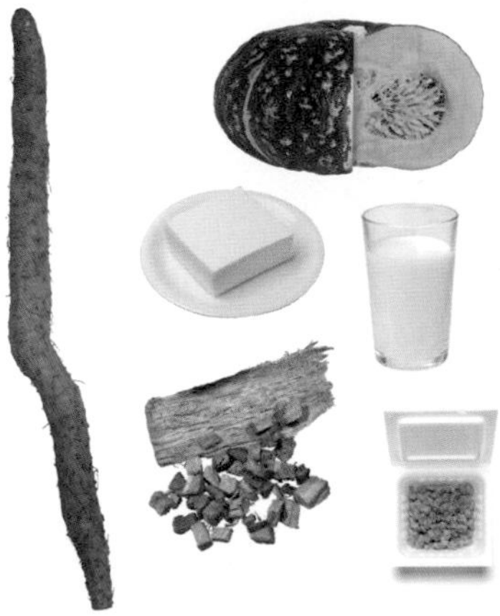

好食材與食用方法

有益荷爾蒙健康的食物

無論男女，都很適合食用芋薯類。芋薯類裡的薯蕷皂素，可讓變少的荷爾蒙逐漸恢復。男性的話可吃南瓜子（若有夏南瓜更好），改善初期的攝護腺肥大；女性的話可吃大豆製品。大豆裡的大豆異黃酮一進入體內，功能類似女性荷爾蒙（雌激素）。葛根也有類似的作用。

生殖荷爾蒙

七歲以前，男孩女孩的發育差不多。雖說生長狀況還是因人而異，但身體除了性器官以外，幾乎沒有不一樣。但過了七歲，男孩和女孩的身體和外表慢慢展現差異。

隨著身體發育，性腺日益發達，腦下垂體會分泌可控制性發育的促性腺激素。

女性的話，會分泌雌激素[*1]（卵泡荷爾蒙）和黃體素[*2]（黃體荷爾蒙）。當這類荷爾蒙於血液裡的濃度上升，開始有初經或排卵現象，乳房隆起，開始長陰毛，卵巢、子宮等器官也日益成熟。接下來，體脂肪比例增加，大腿或臀部堆積脂肪，形成圓潤的體型。

男性則由精巢分泌「睪固酮」這種男性荷爾蒙，促進骨骼或肌肉的發育，開始長鬍鬚、陰毛，聲音變得低沉，陰莖也會勃起，具備生殖能力。

於是男女性出現第二性徵，迎向青春期。雖說有個人差異，但一般來說，從十一歲左右到十八歲為止都屬於青春期。

據說女性若身型渾圓，或媽媽的青春期較早，第二性徵也會比較早出現。

青春期身體出現的重大變化，雖然讓人感到困惑，但心理層面像獨立的成人，是肯定自我的重要時期。

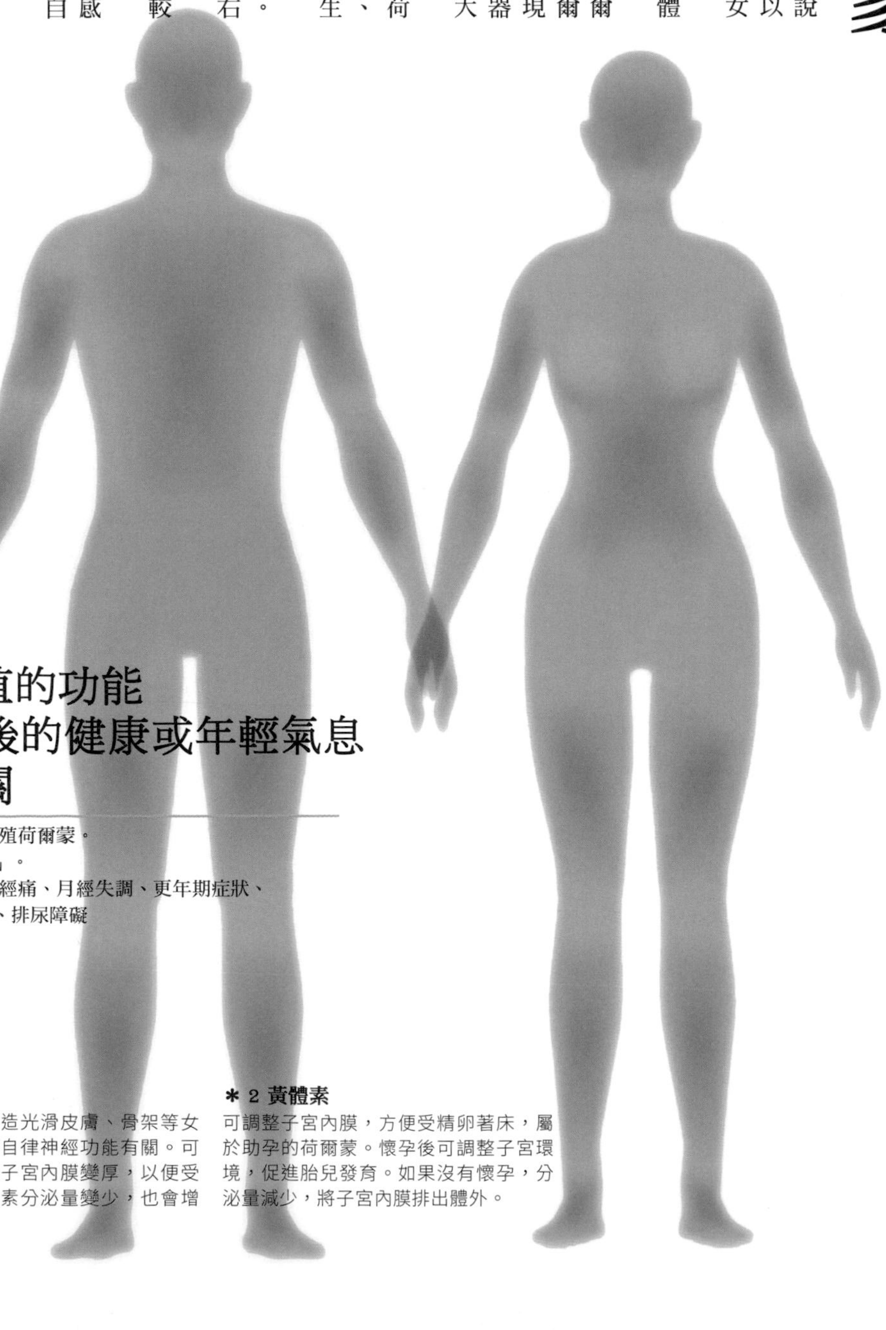

不只是生殖的功能
跟50歲以後的健康或年輕氣息
也息息相關

漢方見解 「肝」掌控生殖荷爾蒙。
女性生殖器官為「胞宮」。
常見的不適症狀或疾病 經痛、月經失調、更年期症狀、妊娠不適、攝護腺肥大、排尿障礙

＊1 雌激素
為了促使乳房發育，打造光滑皮膚、骨架等女性象徵的荷爾蒙，也跟自律神經功能有關。可針對子宮發揮作用，讓子宮內膜變厚，以便受精卵著床。停經後雌激素分泌量變少，也會增加骨質疏鬆的風險。

＊2 黃體素
可調整子宮內膜，方便受精卵著床，屬於助孕的荷爾蒙。懷孕後可調整子宮環境，促進胎兒發育。如果沒有懷孕，分泌量減少，將子宮內膜排出體外。

PSA（攝護腺特定抗原）

可評估有無攝護腺癌的可能性

透過血液檢查確認 PSA 數值。PSA 就是只存在攝護腺上皮細胞的蛋白質，若攝護腺癌化，數值會上升。PSA 偏高可能是攝護腺癌、攝護腺肥大等攝護腺方面的問題。

正常值	異常
<4.0	>4.1

（單位：ng/mL）

（審定註：台灣的 PSA 正常值一般為 4 以下。）

攝護腺肥大

靠近膀胱，包覆尿道的攝護腺一旦腫大，會導致排尿困難。這也是隨年紀增長，罹患人數增加的疾病之一。

排尿困難

指尿液無法儲存、難以排出或無法排出的情形，無論男女長輩都很常見。

漢方　「肝」掌控生殖荷爾蒙

「腎」可促進性功能與生殖功能，「肝」則負責調整。這兩大臟腑相輔相成，讓生殖功能維持平衡。男性精液的儲存與排泄，與「肝」的疏泄功能息息相關，若此機能異常，性慾或精力也會生變，因此調節「肝氣」可改善生殖功能。而女性的月經或排卵也跟「肝」的疏泄功能息息相關。若此機能異常，月經週期、出血量，甚至於懷孕或生產都會出現問題。

建議漢方藥

八味地黃丸／攝護腺肥大、陰萎
牛車腎氣丸／排尿困難、頻尿
清心蓮子湯／殘尿感、頻尿、排尿疼痛

藥草

建議藥草

鋸葉棕櫚（鋸椰）／良性攝護腺肥大（I～II期）、排尿困難

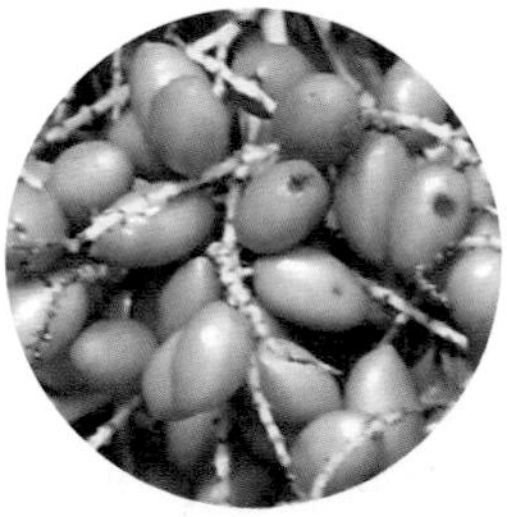

與第二性徵有關 負責精子形成等 重要任務

男性荷爾蒙的代表為雄激素，其主要構成成分為睪固酮。睪固酮負責製造肌肉、打造骨骼等型塑男性體態的重要任務。睪丸（精巢）約可製造九五％的睪固酮，剩下的五％由腎上腺負責。

睪丸左右各一，各自獨立製造精子，所以，即使一顆睪丸失去功能，也不會失去生殖能力。

而精子的基底細胞出現在胎兒初期，稱為原始細胞。等胎兒出生，馬上分裂成為精原細胞，之後進入冬眠期。到了青春期，在男性荷爾蒙刺激下開始活動。而負責啟動這個活動開關的，就是腦下垂體所分泌的促生殖腺激素。

精原細胞約二個月可成長為精子。精原細胞在睪丸裡的細精管*1反覆分裂，透過塞特利氏細胞*2的幫助，約可製造三千萬個精子。

身心問題是 勃起功能障礙的主因！

勃起就是陰莖變硬挺立的生理現象。陰莖若無法勃起，稱為陽痿或不舉，近年來統稱為勃起功能障礙（ED, Erectile Dysfunction）。

會導致勃起功能障礙的原因很多，大致分為「心因性勃起功能障礙」與「器質性勃起功能障礙」。壓力、不安、過度緊張等心理因素，都是造成前者的主因。巨大壓力會讓交感神經緊繃，血管收縮，阻斷通往陰莖海綿體的血流，導致陽痿。

而後者的主因有糖尿病，或其造成的併發症、高血壓等，藥物副作用也有影響。據說超過六十歲的男性有三〇％都會不舉，但事實上，誰都有可能不舉。

服用藥物或補充男性荷爾蒙均可治療陽痿，但功效因人而異。

＊1 細精管
精巢裡的彎曲狀細管，精子形成的處所。

＊2 塞特利氏細胞
精巢內孕育精子的細胞，也可供應營養給未成熟精子。

與排卵、月經有關 型塑女性化的體態

女性荷爾蒙有濾泡荷爾蒙（雌激素）和黃體荷爾蒙（黃體素）兩種，各有不同功能。這兩種荷爾蒙以二十八天左右為一週期，反覆增減形成月經。

雌激素可增加皮下脂肪量，讓乳房發育，型塑女性化的體態，而黃體素能讓卵巢更成熟。

腦部的下視丘（參考第一四二頁）對卵巢下達指令後，卵巢就會分泌這些荷爾蒙。此處會分泌促性腺激素，受到刺激的腦下垂體分泌濾泡刺激素，包覆卵子的濾泡更加成熟。接下來，這些濾泡會分泌雌激素。

而我們的腦部也會常常檢視卵巢所分泌之荷爾蒙的量。若血液裡的雌激素非常充裕，下視丘會下達新指令分泌黃體素，刺激已成熟的濾泡引發排卵。

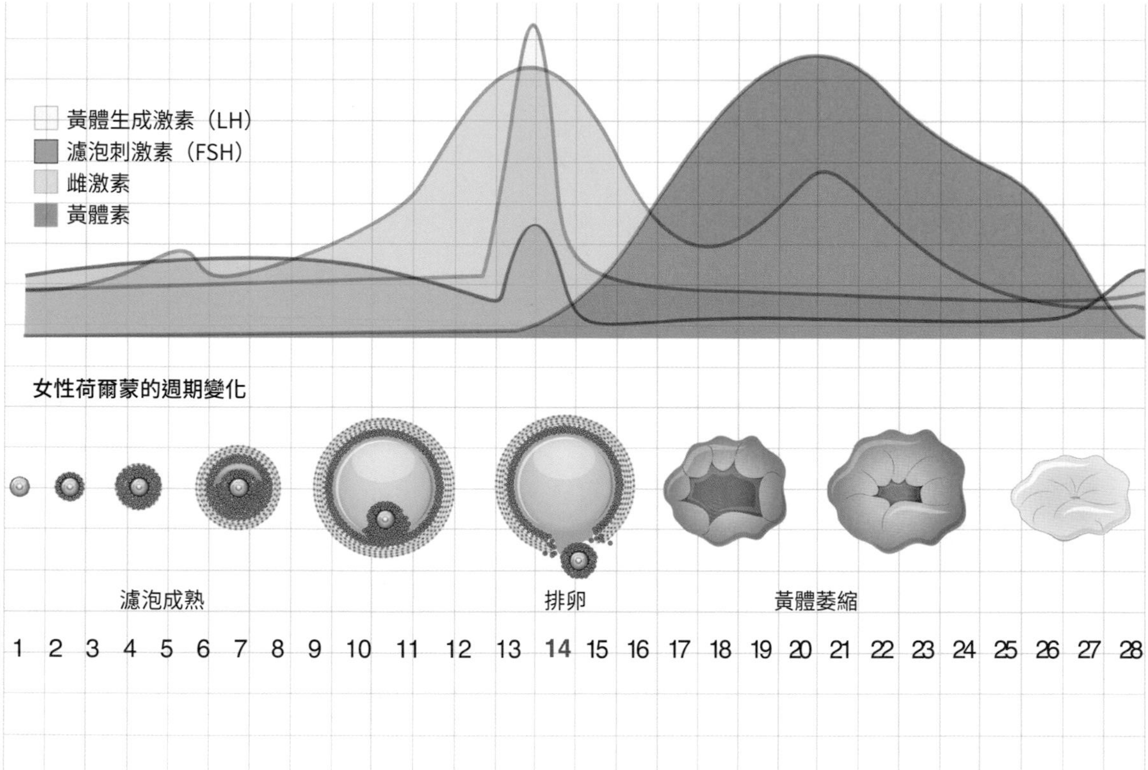

經痛與經前症候群

從生理期（月經）快來時到生理期這段時間，因子宮收縮引起的疼痛，稱為經痛，經痛的程度或症狀因人而異。若經痛程度已對日常生活造成影響，或許有子宮肌瘤或子宮內膜異位等問題，宜盡早就診。而從生理期前一～二週就出現的不適感，稱為「經前症候群」（PMS），引發因素目前尚未明朗，有可能是這時期女性荷爾蒙劇烈變化，導致失調的緣故。

女性荷爾蒙與節食

女性荷爾蒙與節食有很大的關係。雌激素可促進新陳代謝，調整膚質或自律神經，月經後一週內到十天左右分泌量最多，據說此時最容易變瘦。而排卵後到月經前的黃體期，黃體素分泌量多，容易水腫，不適合節食。

女性生殖器官大多位於體內 懷孕時可保護胎兒

女性生殖器中外露於陰道外側（體表）者稱為「外在性器官」，而內在性器官顧名思義即位於體內。卵巢的大小如蠶豆，左右各一，從卵巢到子宮運送卵子的輸卵管，長約十二公分。而能接收受精卵、孕育卵子的地方是子宮，形似倒梨狀。

由此可知，女性的生殖器官幾乎都在體內，大多在骨盆裡，同時也夾在膀胱與直腸之間，以便保護胎兒的安全或防止溫差變化。

據說尚未懷孕時的子宮大小如雞蛋，一旦懷孕，平滑肌就會配合胎兒發育伸展。子宮的下部狹窄（子宮頸），可從陰道連到陰道口。所以，陰道就成為子宮連接外在性器官的通路，也是胎兒出生時的產道。子宮內部呈酸性，可防止細菌感染。

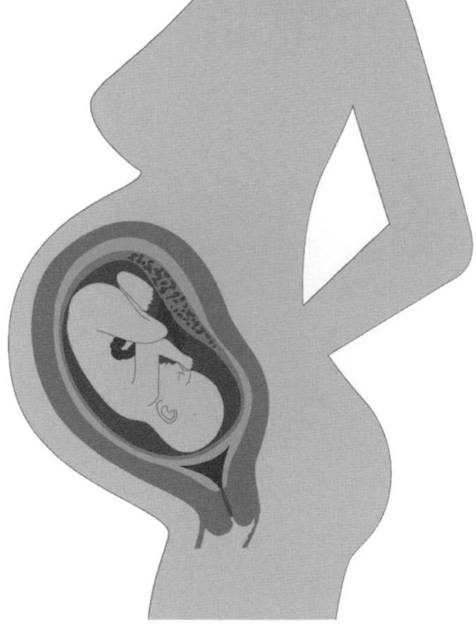

子宮頸抹片檢查

可確認有無子宮頸癌

用器具從子宮頸採集細胞，判斷有無子宮頸癌的檢查，同時也會針對內外性器官進行視診和內診。定期做抹片才能保護自己，6 分鐘護一生。

乳房檢查

確認乳腺有無病變

可早期發現乳癌，確認乳腺異常的檢查。代表性的檢查有兩種，一是「乳房攝影檢查」，從 X 光拍攝影像找出病變。一是「乳房超音波檢查」，從專門的超音波診斷裝置進行判別。因沒有曝露 X 光的疑慮，連孕婦都能做。若透過這兩項檢查發現病變，必須做更精細的檢查，部分組織切片，確認有無癌細胞。

漢方　「胞宮」指女性生殖器

跟月經、妊娠、生產有關的女性生殖器官「胞宮」屬「奇恒之腑」，也被稱為「女子胞」（子宮）。「胞宮」與「肝」、「腎」關係密切，「肝血」與「腎精」可合為精血加以儲存。而以「腎精」為本俗稱「天癸」的物質，可促進生殖功能。女子於 14 歲時「天癸」至，促進生長發育迎向初經。歷經 30 年充實期，「天癸」逐漸衰竭，進入所謂的更年期。

建議漢方藥

當歸芍藥散、加味逍遙散、桂枝茯苓丸、溫清飲、五積散、溫經湯／經痛、各種更年期症狀

加味逍遙散、溫清飲、柴胡桂枝乾薑湯、女神散、四物湯、三黃瀉心湯、川芎茶調散／月經失調、婦科疾病

藥草

建議藥草

鼠尾草／改善更年期症狀、減少經血量或抑制多汗症狀

覆盆莓葉／經痛、改善經前症候群

女人一戀愛就變美？

戀愛中的女人看似變美，主要跟雌激素、苯基乙胺（愛情激素）、催產素和多巴胺這四種荷爾蒙有關。雌激素為女性荷爾蒙之一，據說分泌量增加，皮膚會變得白皙，胸部會變大。苯基乙胺能促進代謝，型塑女性體態。催產素俗稱「母性荷爾蒙」，一有性行為，分泌量會增加。而多巴胺正是感到幸福就會分泌的荷爾蒙。女人一戀愛，這些荷爾蒙的分泌量變多，感覺就變漂亮了。

更年期障礙

更年期、更年期症狀、更年期障礙的不同

更年期通常發生於四十五～五十五歲，多數女性在四十九～五十二歲進入更年期，而真正停經的前後十年，統稱為更年期。

女性荷爾蒙通常由腦部控管，由腦部的下視丘（參考第一四二頁）發出指令，從卵巢分泌荷爾蒙。但一進入更年期，即便腦部發出指令，卵巢也無法分泌荷爾蒙，導致腦部混亂，引發更年期症狀。這時身體出現各種不適感，工作或家事等日常生活都受影響，嚴重時還會失眠。雖說女性荷爾蒙分泌量減少是導致更年期障礙的主因，但孩子成長後離家獨立、雙親的照護與死亡、工作責任加重，或憂心自身老後等外在壓力，都是可能的原因。

只要是女性就有更年期，但可能不是每個人都有更年期症狀或更年期障礙。有的人毫無相關症狀，有的人症狀輕微，快的話，有人四十幾歲就出現自覺症狀，顯示症狀或年齡都會因人而異。

一接近更年期，腦下垂體所分泌的濾泡刺激素增加，但雌激素變少。從這項數值，可確認是否即將停經。所以，四十歲後的婦女可去婦科檢測這些數值，或加做乳癌、子宮癌、卵巢癌等女性特有疾病的檢查。有時自己覺得是更年期症狀，但或許是其他疾病，治療方法完全不同。所以，若出現讓人很在意的症狀，還是盡早就診比較好。

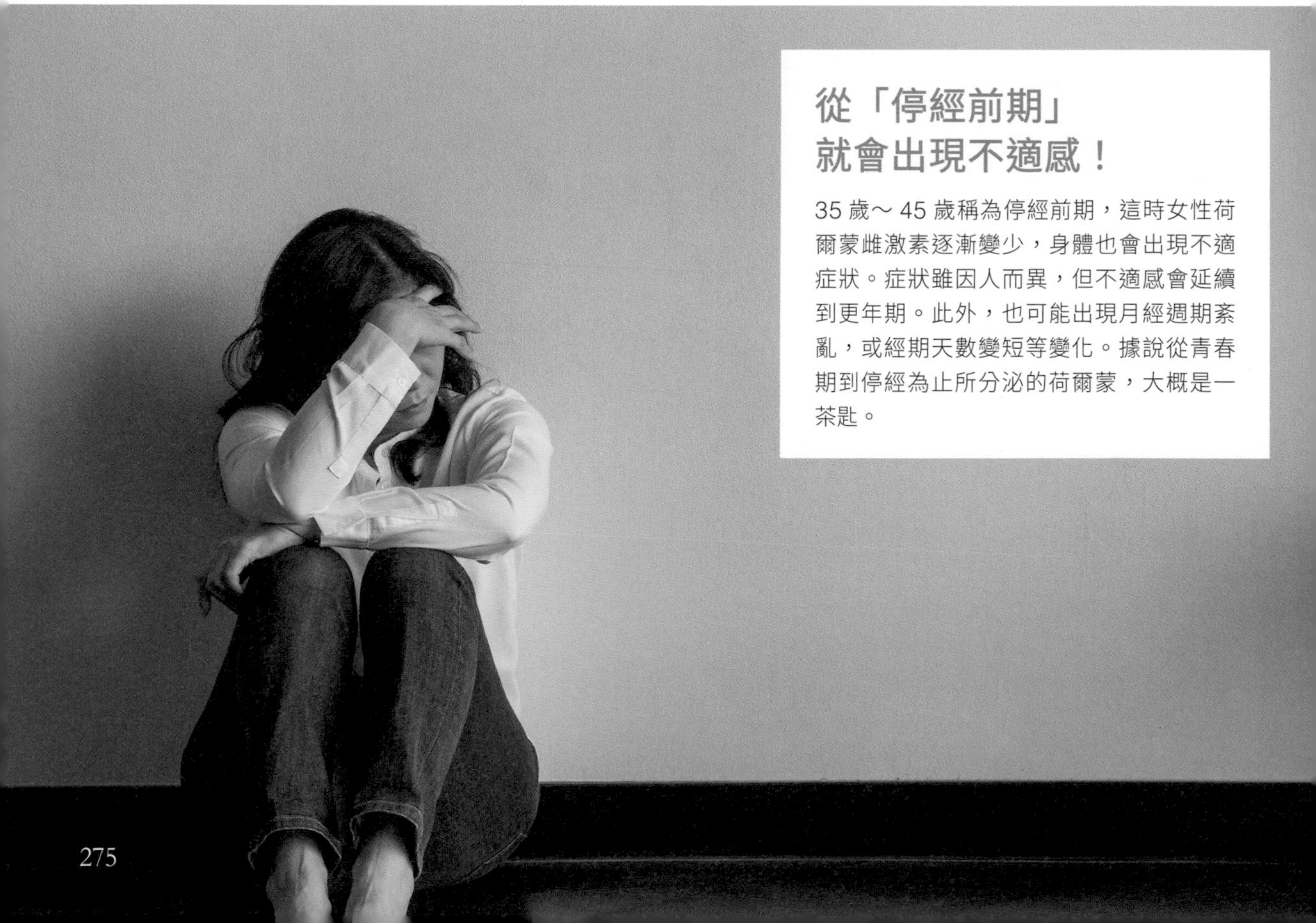

從「停經前期」就會出現不適感！

35 歲～ 45 歲稱為停經前期，這時女性荷爾蒙雌激素逐漸變少，身體也會出現不適症狀。症狀雖因人而異，但不適感會延續到更年期。此外，也可能出現月經週期紊亂，或經期天數變短等變化。據說從青春期到停經為止所分泌的荷爾蒙，大概是一茶匙。

更年期症狀因人而異

更年期症狀雖然只有簡單五個字，症狀卻不一而足。例如，明明不是夏天卻大量流汗、臉部突然感到潮紅、肩頸痠痛、頭痛、焦慮、失眠、疲勞、情緒不穩、肌膚粗乾、腰痛等，症狀可能多達上百種。包含輕症在內，約有八成女性都會覺得身體哪邊怪怪的。

更年期症狀如上所述因人而異，卻能凸顯當事者的宿疾。例如，年輕時肩頸就經常痠痛的人，一到更年期，情形更嚴重，會頭痛的人甚至痛到失眠。而原本沒啥自覺症狀的人，也會出現新的不適感。更誇張的是，孩童期治好的氣喘或過敏症狀，還會再度出現。

為何會這樣呢？原因是當女性荷爾蒙順利分泌時，這些荷爾蒙可以抑制不適感，等到荷爾蒙分泌量變少，無法抑制的不適感就會一一出現了。

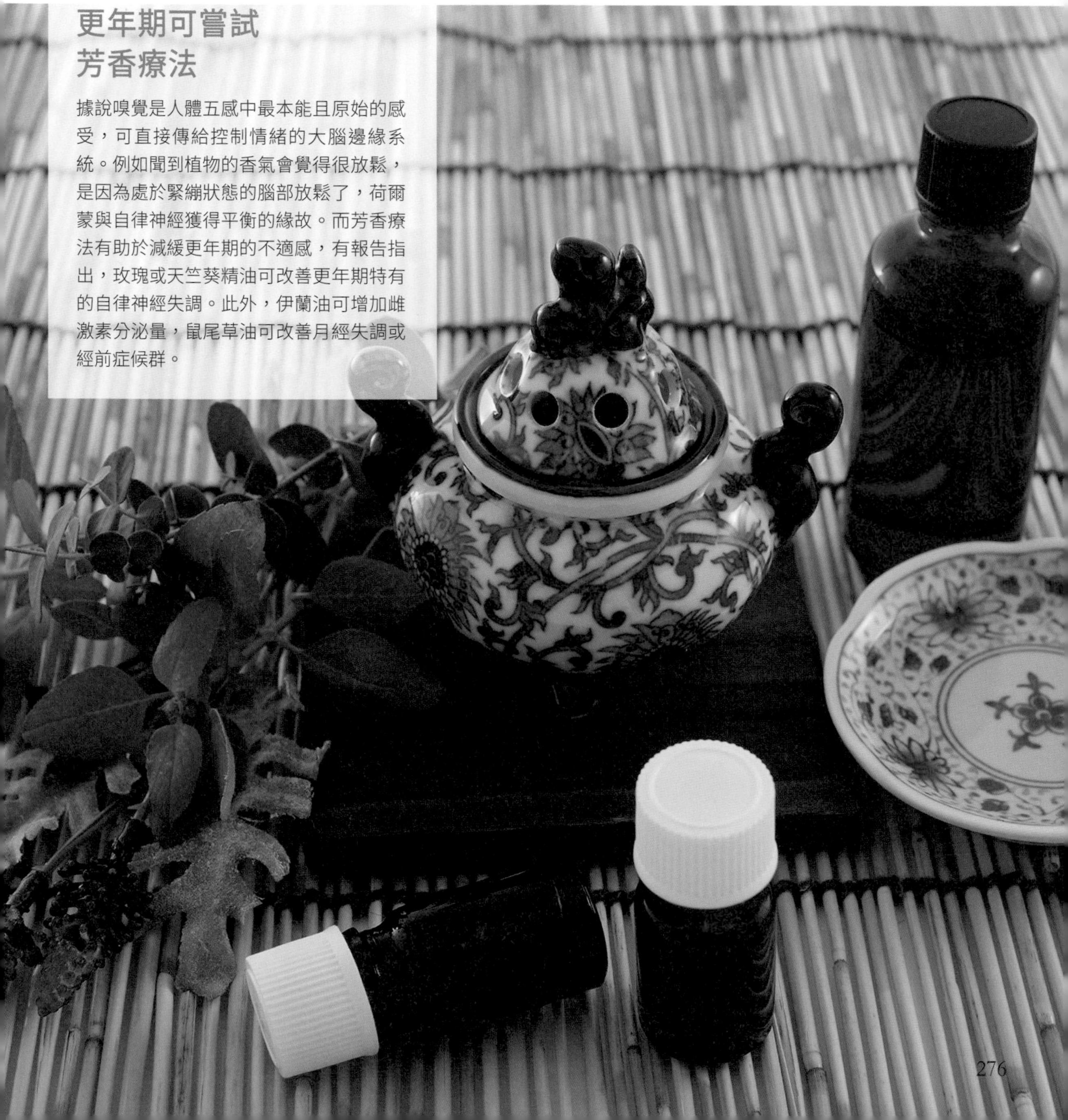

更年期可嘗試芳香療法

據說嗅覺是人體五感中最本能且原始的感受，可直接傳給控制情緒的大腦邊緣系統。例如聞到植物的香氣會覺得很放鬆，是因為處於緊繃狀態的腦部放鬆了，荷爾蒙與自律神經獲得平衡的緣故。而芳香療法有助於減緩更年期的不適感，有報告指出，玫瑰或天竺葵精油可改善更年期特有的自律神經失調。此外，伊蘭油可增加雌激素分泌量，鼠尾草油可改善月經失調或經前症候群。

避免症狀惡化的五大重點

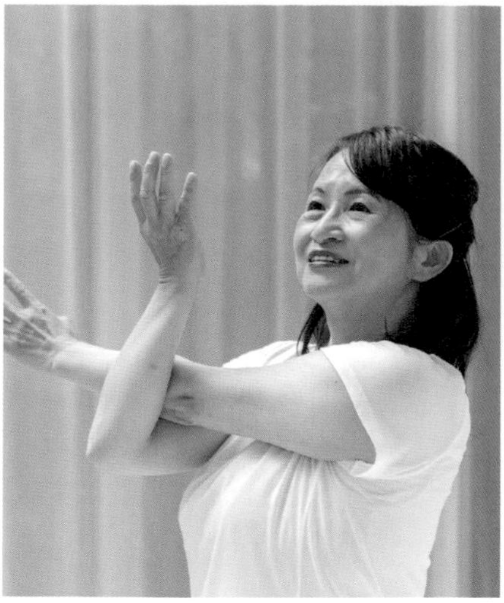

想完全預防更年期症狀很難，但避免症狀惡化才是重點。所以，請重新檢視既有的生活習慣，重點有五個：①充足睡眠 ②均衡飲食 ③適度運動 ④身心放鬆 ⑤不要逞強。

睡眠不足會讓症狀更加惡化，若因身體發熱而睡不著，可用冰枕助眠。不要就寢前才洗澡，也要避開咖啡等含咖啡因的飲品。手機或筆電更要在睡前一小時就關掉。

均衡飲食是基本原則，但女性荷爾蒙一減少容易骨質疏鬆，所以可多補充鈣質，或多攝取蔬菜或大豆製品。大豆裡的大豆異黃酮，功能類似雌激素，可取代減少的雌激素發揮作用，減輕更年期症狀。而葛根也有如同大豆異黃酮的成分。

再者，富含DHA或EPA的青背魚，可抑制心血管、腦部疾病或抗憂鬱。堅果類裡的維生素E可促進血液循環，調整荷爾蒙。此外，要注意肉類的攝取或鹽分含量。

運動的話，快走、慢跑或游泳等有氧運動都有益健康。除了可促進血液循環，活動身體還可助眠。萬一不愛運動，可以做瑜珈、伸展操或拉筋，或是聽喜歡的音樂、嘗試芳療課程，讓身心放鬆或喚醒身心靈。

人生不如意事十之八九。人一逞強就容易累積壓力，會讓更年期症狀更加惡化。話說回來，很多事也不是單靠自己就能控制的。若是家裡的問題，請勇敢說出自己的狀況，尋求家人的支持與理解。

比較麻煩的是職場。一到四十幾歲或五十幾歲，可能在公司身居要職，就算身心狀況不佳，也不敢示弱或不得不逞強。可以的話，請上司、同事或下屬等多協助，也是方法之一。若周遭的人無法理解，自己也要找時間多休息，避免症狀惡化。

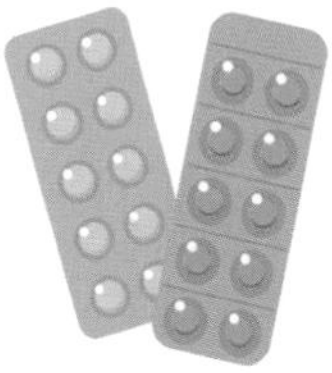

何謂低劑量避孕藥？

一般常作為避孕藥的低劑量口服避孕藥（OC, oral contraceptives），據說也有改善停經前期或更年期症狀的效果。其主要成分有雌激素和黃體素（參考第271頁）兩種。一經服用，荷爾蒙分泌速度變慢，可改善焦慮、肌膚粗乾或水腫等症狀，也有預防骨質疏鬆的效果。雖然可能有噁心感、消化不良、頭痛等副作用，但幾乎數日或數週內就會消失。此外，它有增加血栓的風險，服用者必須戒菸。

更年期障礙有三種主要治療方法

更年期障礙的治療方法大致分為三種：①荷爾蒙補充療法（ＨＲＴ）②漢方療法 ③精神科藥物。荷爾蒙補充療法，就是補充停經後減少的女性荷爾蒙「雌激素」。用於ＨＲＴ的藥劑有口服、用貼的或擦的，歐美國家五十年前即開始使用。根據使用報告可知它具有即效性，改善效果良好，也非常安全。據說對於熱潮紅等血管的擴張或散熱、頭痛或眩暈等症狀都有改善效果。

不過，只用雌激素會讓子宮內膜異常增生，增加子宮內膜異位的風險，需合併使用黃體素。再者，曾罹患乳癌、子宮體癌、腦血管障礙、心肌梗塞等疾病，目前正在治療者也不能使用。其他像是有子宮肌瘤、糖尿病、高血壓、肝功能問題的人，要根據病史或狀態改變處方藥或劑量。所以，用藥前務必就診，才能找到適合自己的治療方法。

而針對三十五歲～四十五歲的「停經前期」，據說低劑量口服避孕藥（ＯＣ）可抑制焦慮感、改善水腫，預防骨質疏鬆。雖說ＯＣ有其安全性，但跟ＨＲＴ一樣，有乳癌、高血壓或糖尿病等病史者不能服用。

在漢方療法方面，以「氣、血、水」的整合為重點。「氣」若失調則頭痛、肩頸痠痛、焦慮；「血」若失調則肌膚粗乾、疲勞、失眠；「水」若失調則手腳冰冷、水腫、眩暈。

漢方藥集結了各種生藥材的療效，可全面調整失衡的身心。尤其是更年期特有的焦慮感、倦懶、頭重等多種症狀格外有效。且漢方藥不同於荷爾蒙療法，即使有乳癌或子宮體癌等病史者也

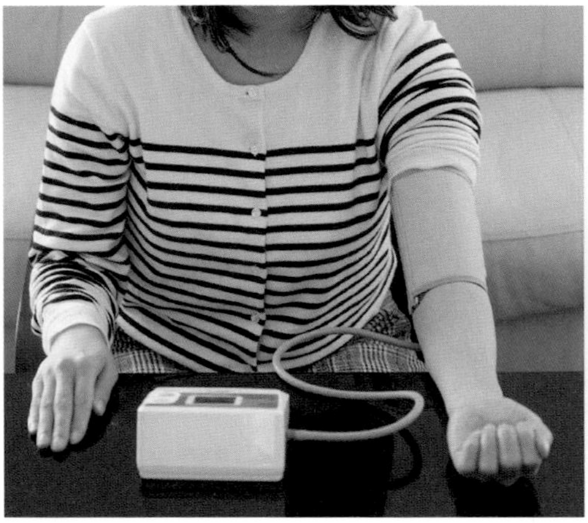

要留意更年期高血壓！

女性的荷爾蒙雌激素可擴張血管。但進入更年期後，雌激素分泌量變少，血管柔軟度下降，血壓會上升。這個時期的一大特徵，是血壓不穩定，容易變動。例如，每去醫院血壓就會上升的「白袍高血壓」，或者僅僅睡眠不足或焦慮，也會讓血壓上升。而高血壓號稱「沉默的殺手」，沒有自覺症狀。高血壓若未改善，可能會導致動脈硬化，增加腦梗塞或心肌梗塞的風險。所以，迎向更年期後，記得每天要在固定時間量血壓。

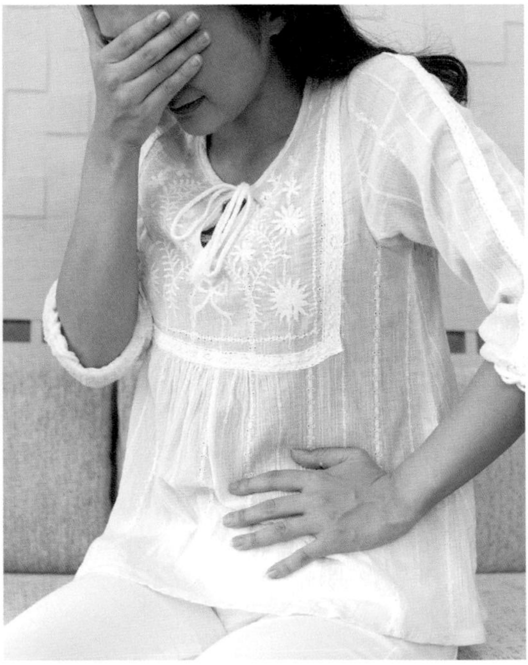

更年期要注意的疾病

除了上述的高血壓，因女性荷爾蒙變少要注意的疾病，還有卵巢癌、子宮體癌、糖尿病、骨質疏鬆等。雌激素一變少，體質或生活習慣上的缺失都會曝露。例如，胃腸原本就較弱者，一到更年期，胃腸狀況更糟，還會出現原本沒有的症狀。而更年期也會出現焦慮或情緒不穩等精神症狀，這是更年期導致荷爾蒙失調所致，治療更年期症狀即可改善。可是，若已經有憂鬱症，就需要身心科或精神科的治療。其他如出現容易疲乏、體重增減過劇，可能是甲狀腺問題；若有眩暈等症狀，可能是良性陣發性姿勢性眩暈（BPPV）等疾病。所以，身體一有狀況，不要以為只是更年期到了，宜盡早就診以免耽誤病情。

藥草 建議藥草

鼠尾草／熱潮紅

薰衣草、玫瑰／情緒不穩

貫葉連翹／抗抑鬱、失眠

筆頭菜／預防骨質疏鬆

可以使用。

更年期常用的漢方藥，有桂枝茯苓丸、加味逍遙散和當歸芍藥散三種。不過，原本漢方藥就是針對每個人的體質、身體狀況或體力等因素開立，彌補患者的弱點，改善體質；所以即便症狀一樣，開立的漢方藥也會因人而異，可由更年期門診的專科醫師綜合診斷再開立處方箋。雖然市面上也有以生藥為主的相關藥物，但先諮詢熟悉漢方藥的藥師比較妥當。

至於精神科藥物，主要用於患者情緒抑鬱、不穩、焦慮、低落等精神狀況特別糟的時候。

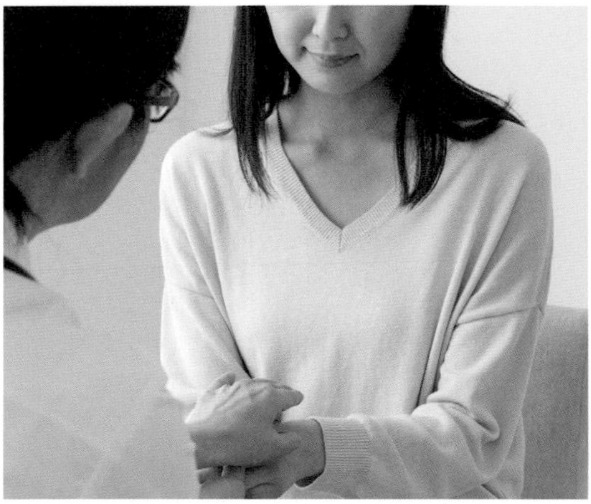

找熟悉的婦科醫生

一進入更年期，若感覺身體不適，建議找長期就診的婦科醫生看診。因為包括停經前期在內，更年期的症狀不一而足，而且引發各種疾病的風險也會增加。若有不適感或憂心之處，還是找原本熟悉的醫生比較妥當。

男人也有更年期？

其實男人也有更年期障礙。男人的更年期障礙，俗稱遲發型性腺功能低下症（LOH 症候群），因男性的荷爾蒙「睪固酮」減少，引發焦慮、失眠、不安、盜汗等症狀。

男性的睪固酮由腦部下指令給精巢，製作後分泌到血液裡，確保性功能正常，並強化骨骼或肌肉。如同女性的更年期障礙一樣，男性的症狀也因人而異，均衡飲食、適度運動、充足睡眠等還是很重要。

男性更年期障礙的治療方法，有漢方藥、補充男性荷爾蒙、針對憂鬱狀態或精神層面的精神科藥物等。若有性功能障礙，則要開立 ED 治療藥。

主要的漢方藥有補中益氣湯，可改善氣力虛弱、疲勞感或倦怠感。若要補充荷爾蒙，有攝護腺癌、肝病等病史者或治療中的人都不能服用。此外，也可能出現血色素值上升，或紅血球異常增生等現象。

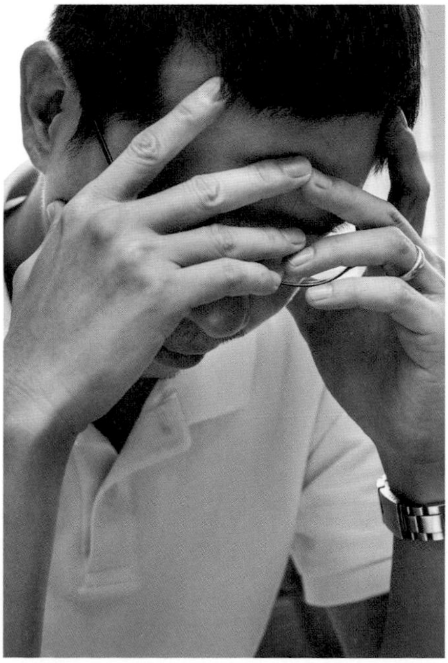

RNA
為「核糖核酸」的簡稱，按其功能可分為三種類型——可轉錄DNA遺傳訊息的傳訊RNA（mRNA）、以核糖體為主成分的核糖體RNA（rRNA）、將胺基酸轉譯為核糖體的轉運RNA（tRNA）。自然界的RNA通常是單鏈存在。

↓頁二三七／二五五／二五八

胺基酸
由胺基與羧基構成的有機化合物，是蛋白質或酵素的構成成分。人體的蛋白質由二十種胺基酸所構成，胺基酸約占人體的二〇％。

↓頁三一／三二／五二／五三／五五／六一／一四三／二一六／二一九／二三六／二五七／二六八

必需胺基酸	非必需胺基酸
人體無法合成或不易合成	可於體內合成
纈胺酸	精胺酸
異白胺酸	甘胺酸
白胺酸	丙胺酸
蛋胺酸	絲胺酸
賴胺酸（離胺酸）	酪胺酸
苯丙胺酸	半胱胺酸
色胺酸	天門冬醯胺
蘇胺酸	穀胺醯胺
組胺酸	脯胺酸
	天門冬胺酸
	穀胺酸

鹼中毒
指血液過度偏鹼性的狀態。有血液裡的酸減少或重碳酸鹽過剩引起的代謝性鹼中毒，以及呼吸過快、血液裡的二氧化碳濃度下降所引起的呼吸性鹼中毒。

↓頁八四

α波
腦部發出的一種電氣訊號。清醒且放鬆狀態下α波變多，緊張且想睡時α波變少。

↓頁一五六

阿摩尼亞（氨）
常溫常壓下的無色氣體，帶有特有的刺激臭味。蛋白質代謝過程中於體內產生的阿摩尼亞，於肝臟代謝為尿素排出體外。

↓頁三六／五二／五三／二三四

胰島素
胰臟裡的蘭氏小島可分泌胰島素這種荷爾蒙。除了可幫細胞吸收血糖降血糖值，還能幫肌肉吸收胺基酸合成蛋白質，或促進脂肪的合成。也常用來治療糖尿病。

↓頁二七／二九／五六／五七／五九／六一／一四〇／二六八／二六九／二七〇

智齒
位於成人最內側牙齒最後面的位置，正式名稱為「第三大臼齒」。其他的恆牙通常在十二到十三歲左右就會長齊，但智齒的生長期從十五到二十五歲都有可能。

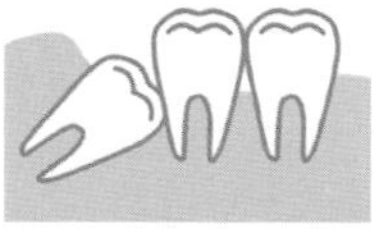

↓頁一六／一七

食慾素（下視丘泌素）
為神經胜肽的一種，與攝食行為的控制，以及睡眠、甦醒的控制關係密切。若食慾素功能有礙會引發嗜睡症，功能亢進則引發失眠。

↓頁二三

生理節奏
約以二十四小時為週期變動的生理現象，不單是人類，動植物、菌類、藻類等，幾乎所有生物都有。會影響腦波、荷爾蒙分泌、細胞再生等各種生命活動。也被稱為生理時鐘。

↓頁二六九

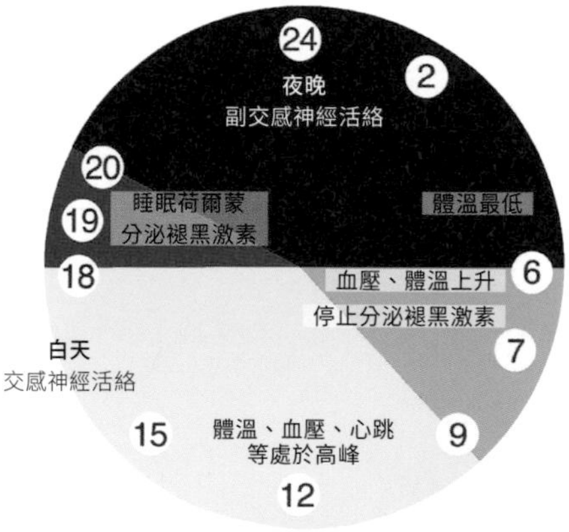

潰瘍
出現在皮膚、黏膜或角膜等部位，可及深部的組織缺損。而比潰瘍輕微的損傷稱為糜爛，缺損僅及上皮組織。

↓頁二〇／二一／二二／二三／二四／三〇／三一／三三／三四／三五／二一九

咖啡因
具有亢奮作用的有機化合物，咖啡、綠茶、紅茶、可可、可樂、巧克力、營養飲料等都有。咖啡因可亢奮中樞神經系統，具有甦醒與微弱的強心作用，還能燃燒皮下脂肪或利尿。

↓頁一三／八一／一五五／二七七

基塞巴哈部位
位於鼻中膈前端的黏膜部位，以德國耳鼻喉科醫師威爾荷姆・基塞巴哈命名。此處靜脈匯聚，一受傷就會流鼻血。

↓頁一七四

肌原纖維
構成骨骼肌之肌纖維的細微纖維，直徑約一nm。

↓頁二〇一

酮體
肝臟分解脂肪產生的丙酮、乙醯、β-羥酪酸等化合物的總稱。肝臟無法利用，但可作為骨骼肌、心臟、腎臟等器官的熱量來源。酮體一累積會讓體液的pH值偏酸性，稱為「酮酸中毒」。有糖尿病、高脂肪飲食、斷食、運動、外傷或大手術等狀況時，用脂肪取代醣類補充熱量，就會引起酮酸中毒。

↓頁一四

恆溫動物

即哺乳類或鳥類等，不受環境溫度影響，深層體溫維持一定的動物。反之，變溫動物就是爬蟲類、魚類或昆蟲等，會受環境溫度影響改變深層體溫的動物。

↓頁二六二

虹膜

角膜與水晶體間的薄膜，會隨瞳孔的大小變化，調整進入視網膜的光源量。虹膜樣態因人而異，利用這種特性所做的個人認證，稱為「虹膜認證」。

↓頁一六六／一六七／一六八

軟骨素

即希臘語的「軟骨」之意。除了關節軟骨或骨骼，腦神經組織等幾乎所有器官或組織裡都有這種成分，功能非常重要。

↓頁一八九

θ波

腦部發出的一種電氣訊號。入眠時、被打麻藥或昏昏沉沉時很多。

↓頁一五六

耳石（砂粒）

內耳中碳酸鈣的結晶組織，與平衡感覺和聽覺有關，也稱為聽砂。

↓頁一七〇／一七一

消化酵素

由胃、胰臟、小腸等器官分泌的酵素，可將食物分解成血液好吸收的大小。如可將蛋白質分解為胺基酸的蛋白酶（蛋白質分解酵素）、將碳水化合物分解為葡萄糖的澱粉酶（碳水化合物分解酵素）、將脂肪分解為脂肪酸的脂肪酶（脂肪分解酵素）等。

↓頁一三／二〇／二五／三〇／三一／三二／五〇／五五／五六／五七

水晶體

位於眼球前面角膜後方的凸鏡透明體，可讓光線折射於視網膜形成影像。如長時間近距離持續觀看物體，調整水晶體厚度的睫狀肌會從緊繃狀態無法復原，形成所謂的近視。

↓頁一六六／一六七／一六八

血清素

為腦神經傳導物質之一，與情感或心情控管、精神穩定關係密切。且除了精神層面，也會影響消化、排便、體溫調節等功能。曬太陽可以活化血清素，因此在日照少的冬天容易缺少血清素。

↓頁三八／一四三／一四六／一四七／一四八／一四九／一五二／一五五

唾液

從唾液腺分泌到口腔裡的分泌液。九九．五％成分都是水，剩下的無機質與有機質各占一半。據說健康者一天可分泌一～一．五公升的唾液。除了含有可消化澱粉的澱粉酶，唾液也有保護與洗淨口腔黏膜、殺菌等效果。

↓頁一二／一三／一四／一五／一七／五五／一一三／一二五／一四三／一七二／一七三／二六五

脫水

指體內體液不足的狀態。輕度脫水，會有口乾、眩暈、噁心、食慾不振、尿量變少等症狀。中度～重度脫水，則有全身無力、體溫上升、出現幻覺、眩暈、肌肉痙攣、恍神等症狀。

↓頁三三／二六八

中耳炎

中耳為耳膜到聽小骨的部位。當細菌或病毒通過耳道感染，就會導致中耳炎。幼童的中耳比成人還不成熟，且容易有細菌入侵引起中耳炎。

↓頁七九／一七〇／一七一／二六一

指甲白癬

足癬的一種。因白癬菌這種黴菌入侵指甲，導致指甲顏色變濁或變厚的狀態。

↓頁二二六

DNA

「去氧核糖核酸」的簡稱，帶有生物遺傳訊息的物質。為兩根螺旋分子由四種鹼基結合的雙螺旋構造，鹼基的排列次序都含有遺傳訊息。

↓頁二八／二三七／二五五／二五八

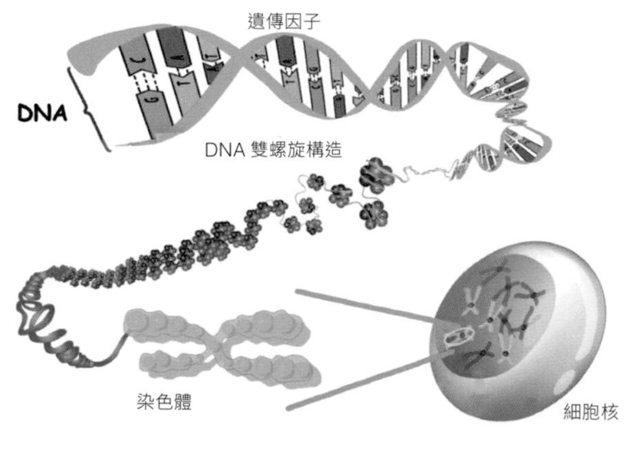

心悸

自覺到心臟在跳動的症狀。可感受到心臟激烈跳動、脈搏飛快或不規律。沒有心臟方面疾病也可能會經常心悸，但很少會是致命的徵兆。

↓頁三三／八四／九八／九九／一〇〇／一〇一／一一六／一二六／一八一／一八二／二三一

瞳孔

虹膜呈圓盤狀，中間的圓孔就是瞳孔，位於水晶體的前方。瞳孔之所以看似黑色，是因為後方的視網膜色素上皮沒有反光的緣故。

↓頁一四二／一四三／一六六／一六九／二二〇

多巴胺

位於中樞神經系統的神經傳導物質，與運動調節、荷爾蒙調節、快感、意欲、學習等有關。有一種說法是：部分的統合失調或憂鬱症，與多巴胺功能低下有關。

↓頁三八／一三七／一四三／一四六／一四七／二六九／二七〇／二七四

嗜睡症

白天突然覺得好睏，不限時間或地點，一天總會反覆睡好幾次的疾病。目前引發原因不明，但欠缺神經傳導物質「食慾素」，可能是原因之一。

↓頁一五七

乳酸

為代謝、分解葡萄糖等醣類後的生成物質。人體肌肉製造能量時可分解糖分；乳酸會讓肌肉的酸鹼值平衡偏酸性，被視為造成疲勞的原因之一。

↓頁二〇〇／二〇一

乳酸菌

代謝醣類產生乳酸之厭氧微生物的總稱，可抑制腸道壞菌增殖，調整腸道平衡，也被稱為有益健康的「益生菌」。有促進排便、降膽固醇、增強免疫力、防癌等各種功能。優格、起司、泡菜或日本酒等發酵食品，都富含乳酸菌。

↓頁三一／三七／三九／四四／二四四／二四六／二五六

黏液

由黏膜內層所分泌的濕滑液體，由俗稱黏蛋白的糖蛋白、醣類、無機鹽等構成。有保護體表、具保水性、運送物質、輔助感覺等功能。

↓頁二〇／二一／二二／二三／二四／四九／七四／八〇／八一／一六八／一七一

胼胝體

為連接左右大腦半球的神經纖維束，位於大腦縱裂底部，側腦室靠背側，可於左右大腦皮質間蒐集情報。

↓頁一三六／一三九

玻尿酸

一種黏多醣，保水性優異，可保持水分與黏性，幾乎存在於人體每一個細胞裡，在皮膚、軟骨或眼球等處發揮重要功能。

↓頁一八九／二一八／二一九

糜爛

潰爛。指皮膚或黏膜表皮缺損，下部組織外露的狀態。若缺損狀態僅止於上皮部分稱為糜爛，缺損嚴重則稱為潰瘍。

↓頁二二

鼻竇炎

指臉頰、額頭下方與雙眼間骨骼裡的鼻竇發炎的狀態，大多是因風邪導致鼻黏膜發炎，擴及鼻竇進而引發鼻竇炎。

↓頁一七四／一七五

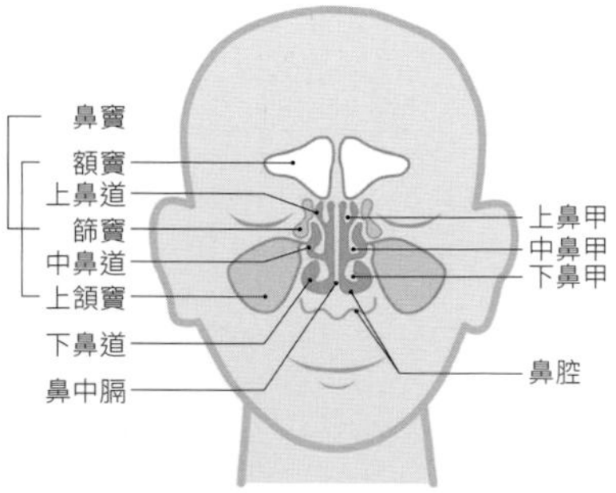

葡萄糖

自然界最多的代表性單醣類，動植物活動的熱量來源。葡萄糖是人類非常重要的營養素，可作為腦部能量。在血液裡以血糖之姿呈現，由胰島素控制濃度。

↓頁一二／五二／五五／五六／五七／七七／一四〇／一八九／二三六

β-葡聚糖

為廣泛存在於植物、菌類、細菌等自然界的膳食纖維之一，可活化免疫力，提升身體的防護力。菇類的酵母菌、大麥或牛蒡等，均含有這種營養素。

↓頁二四四

β波

腦部發出的一種電氣訊號。動態下活絡思考時或專注時會變多。

↓頁一五六

盤尼西林

一九二八年英國的亞歷山大・弗萊明博士，從青黴素所發現之世界最早的抗生素。盤尼西林的發現，被譽為二十世紀最偉大的發現之一。

↓頁二六六

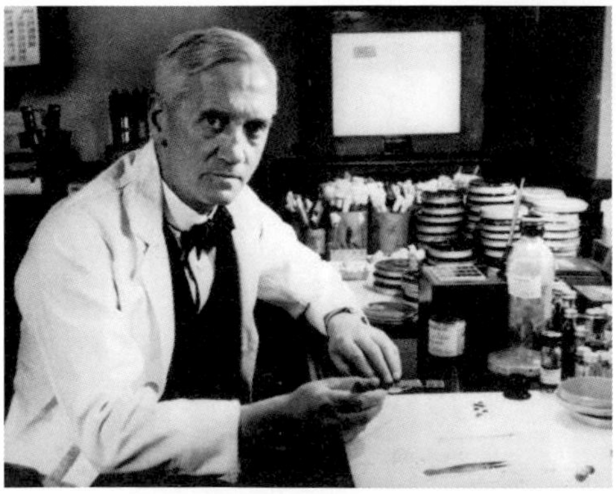

胜肽

由二～四十九個胺基酸單體構成，若是五十～十幾萬個胺基酸構成者，稱為蛋白質。可於體內當作荷爾蒙或抗氧化物，具有降血壓、抗菌、抑制血栓等各種功能。

↓頁三二／五五／五七

Vero毒素

部分腸道出血性大腸桿菌產生的毒素，會引發出血性下痢、急性腦炎、溶血性尿毒症候群等各種疾病。

↓頁二五六

慢性酒精中毒

酒精依賴症。因喝酒導致精神或生理上，無法靠自我意識控制喝酒行為，或反覆喝酒造成的精神障礙。有時也會誘發精神疾病、憂鬱症或導致情緒不穩。

↓頁一三七

粒線體

細胞裡的一種胞器，為製造熱量的工廠。與細胞增殖、蛋白質合成或運動時的能量供應都有關聯。

↓頁七六

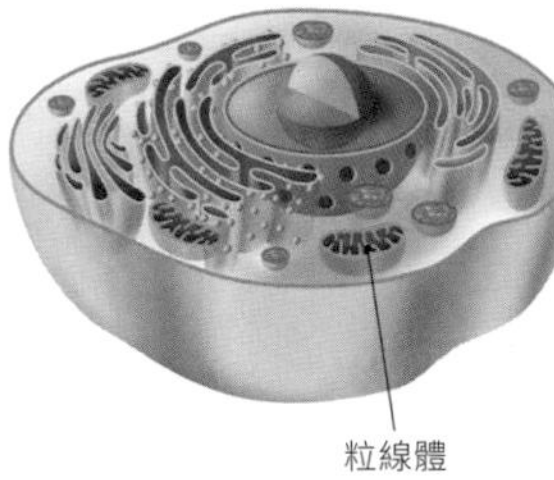

變形鏈球菌

變形鏈球菌有好幾種，而在人的口腔裡會造成蛀牙的是轉糖鏈球菌，可分解食物殘渣裡的糖分，形成牙垢。這種牙垢的黏性強，會牢牢黏在牙齒光滑面。

↓頁一六

味蕾

位於舌頭兩側和軟口蓋。人類的舌頭約有八千個味蕾，可感受食物的味道。上有可感受甜、鮮、苦、酸、鹹等味道的細胞，但部分細胞可對應多種味道。

↓頁一四／七八／一七一

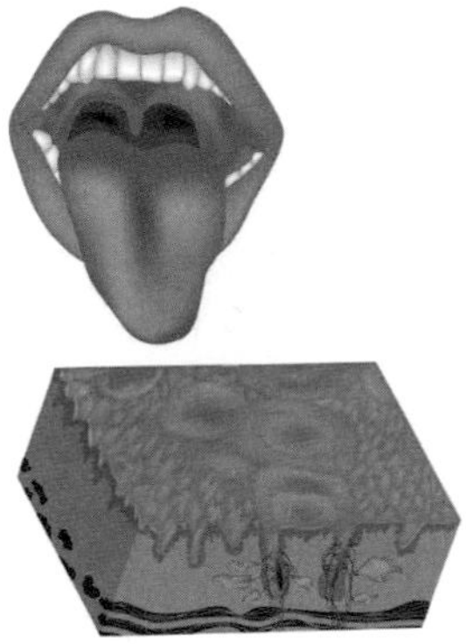

黏蛋白

動物上皮細胞等處分泌的黏性糖蛋白。像納豆或山藥等黏性成分總稱為黏蛋白，其實是誤用。鰻魚等動物性黏液才是黏蛋白，但植物性黏液要稱作「黏多醣類」。

↓頁一三／一五／一六八

視網膜

眼睛的構成要素之一，可將視覺影像轉換成神經訊號，常被比喻為相機的軟片。

↓頁一三六／一六六／一六七／一六九／二四五

溶血性尿毒症候群

主要是幼兒感染發病。感染腸道出血性大腸桿菌或赤痢菌時，細菌釋出的毒素導致溶血或腎功能不全，或引起尿毒症。

↓頁二五六

酪酸

由「酪酸菌」這種腸道菌製造的一種短鏈脂肪酸，可作為大腸的熱量來源，讓大腸正常運作。平常可攝取含酪酸菌食品，或多吃可當作酪酸菌食物的膳食纖維，以增加體內的酪酸菌。

↓頁三二

腎素

腎臟的腎絲球所製造的蛋白質分解酵素之一，可針對同為腎絲球製造的荷爾蒙發揮作用，維持血壓的穩定。

↓頁二三四／二三五／二六九／二七〇

受體素

脂肪細胞所分泌的蛋白質荷爾蒙，與抑制食慾和調整熱量代謝有關係。有針對下視丘的飽食中樞控制食慾、活絡交感神經以燃燒脂肪、促進能量消耗、控制肥胖程度等功能。

↓頁一五五

名詞索引

參考文獻

《圖解運動・身體 新版 基本生理學》（mynavi出版）
Newton別冊《人體 完全指導手冊》（Newton press）
《圖解入門 生理學的基本與構造》（秀和系統）
《最簡易生理學》（成美堂出版）
《一秒就懂人體解剖圖 根據系統・部位的視覺解說》（成美堂出版）
《你會愛上的免疫學》（講談社）
Newton別冊《身體與疾病的科學新知 新裝版》（Newton press）
Newton別冊《你認識大腦嗎？》（Newton press）
《漢方醫學入門》（南江堂）
《了解基本與構造 東洋醫學的教科書》（棗社）
《從基礎認識最新漢方藥入門》（技術評論社）
《臨床運用 芳療與香草療法》（南山堂）
《腦部與心理的結構》（新星出版社）
《你的身體會喜歡 最新營養學》（高橋書店）
《餐桌上的藥效事典》（農文協）
《山珍海味 藥效・藥膳事典》（農文協）
《可延年益壽的藥食法》（主婦之友社）

健康大百科 0005

來自日本NHK 從日常飲食調理體質的身體大全【全彩圖解】

NHK出版 不調を食生活で見直すためのからだ大全

監　　修　池上文雄、樫村亞希子、加藤智弘、川俣貴一、松田早苗
譯　　者　高淑珍
封面設計　Atelier Design Ours
內頁排版　吳思融
特約主編　錢滿姿
行銷經理　王思婕
總 編 輯　林淑雯

讀書共和國出版集團

社長　郭重興
發行人兼出版總監　曾大福
業務平臺總經理　李雪麗
業務平臺副總經理　李復民
實體通路經理　林詩富
網路暨海外通路協理　張鑫峰
特販通路協理　陳綺瑩
印務部　江域平、黃禮賢
　　　　李孟儒、林文義

出 版 者　方舟文化／遠足文化事業股份有限公司
發　　行　遠足文化事業股份有限公司
231 新北市新店區民權路 108-2 號 9 樓
電話：(02) 2218-1417　　傳真：(02) 8667-1851
劃撥帳號：19504465　　戶名：遠足文化事業股份有限公司
客服專線　0800-221-029　　E-MAIL　service@bookrep.com.tw
網　　站　www.bookrep.com.tw
印　　製　呈靖彩藝有限公司
法律顧問　華洋法律事務所　蘇文生律師
定　　價　定　價　1200 元 特 價 990 元
初版一刷　初版一刷　2021 年 9 月

國家圖書館出版品預行編目（CIP）資料

來自日本 NHK 從日常飲食調理體質的身體大全（全彩圖解）／池上文雄、樫村亞希子、加藤智弘、川俣貴一、松田早苗監修；高淑珍譯 . -- 初版
-- 新北市：方舟文化，遠足文化事業股份有限公司，2021.09
288 面；18.2×25.7 公分 . --（健康大百科：5）
譯自：NHK 出版不調を食生活で見直すためのからだ大全
ISBN 978-986-06779-2-8（平裝）
1. 健康法　2. 食療
411.1　　110010332

Original Japanese title: NHK SHUPPAN FUCHO WO SHOKUSEIKATSU DE MINAOSU TAME NO KARADA TAIZEN
supervised by Ikegami Fumio, Kashimura Akiko, Kato Tomohiro, Kawamata Takakazu, Matsuda Sanae
edited by NHK Publishing, Inc.

方舟文化官方網站　　方舟文化讀者回函